W0258012

Herausgeber

N. P. Haas

E. Neugebauer

H. Bauer

Chirurgisches Forum 2003

für experimentelle und klinische Forschung

Springer-Verlag Berlin Heidelberg GmbH

Herausgeber

N. P. Haas
Präsident des 120. Kongresses der Deutschen Gesellschaft für Chirurgie

E. Neugebauer
Vorsitzender der Sektion Chirurgische Forschung

H. Bauer
Generalsekretär der Deutschen Gesellschaft für Chirurgie

Chirurgisches Forum 2003

für experimentelle und klinische Forschung
120. Kongress der Deutschen Gesellschaft für Chirurgie
München, 29. 04. – 02. 05. 2003

Schriftleitung
M. D. Menger unter Mitarbeit von
M. Laschke und J. Slotta

Forum-Ausschuss
N. P. Haas, Berlin (Vorsitzender)
H. Bauer, Berlin
E. Neugebauer, Köln
B. Ulrich, Düsseldorf
M. D. Menger, Homburg/Saar
(Vorsitzender des
Wissenschaftlichen Beirates)
M. W. Büchler, Heidelberg
W. Ertel, Berlin
R. Függer, Linz
K. W. Jauch, München
K. Meßmer, München
H. K. Schackert, Dresden
L. Sunder-Plassmann, Ulm
B. Vollmar, Rostock

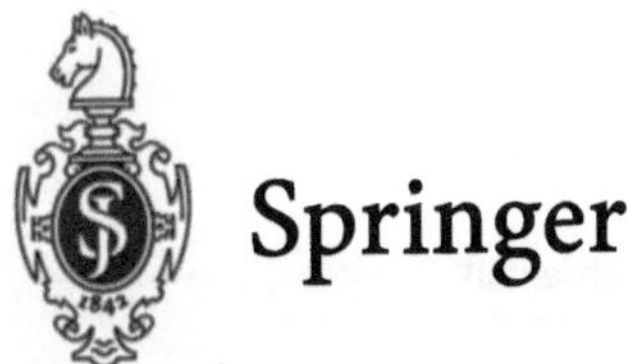

Springer

Herausgeber

Professor Dr. N. P. Haas
Direktor der Klinik für Unfall-
und Wiederherstellungschirurgie
Universitätsklinikum Charité
Campus Virchow-Klinikum
Augustenburger Platz 1, 13353 Berlin

Professor Dr. E. Neugebauer
Leiter der Biochemischen
und Experimentellen Abteilung
II. Chirurgischer Lehrstuhl Universität zu Köln
Ostmerheimer Straße 58/59, 51109 Köln

Professor Dr. H. Bauer
Deutsche Gesellschaft für Chirurgie
Geschäftsstelle
Luisenstraße 58/59
10117 Berlin

Schriftleitung

Professor Dr. M. D. Menger
Direktor der Abteilung für
Klinisch-Experimentelle Chirurgie
Universität des Saarlandes
66421 Homburg/Saar

Mitarbeiter der Schriftleitung

M. Laschke
J. Slotta
Abteilung für Klinisch-
Experimentelle Chirurgie
Universität des Saarlandes
66421 Homburg/Saar

ISBN 978-3-540-00659-6 ISBN 978-3-642-19024-7 (eBook)
DOI 10.1007/978-3-642-19024-7
Bibliographische Informationen der Deutschen Bibliothek
Die Deutsche Bibliothek verzeichnet diese Publikation in der Deutschen Nationalbibliografie; detaillierte bibliographische Daten sind im Internet über ⟨http://dnb.ddb.de⟩ abrufbar.

Dieses Werk ist urheberrechtlich geschützt. Die dadurch begründeten Rechte, insbesondere die der Übersetzung, des Nachdrucks, des Vortrags, der Entnahme von Abbildungen und Tabellen, der Funksendung, der Mikroverfilmung oder der Vervielfältigung auf anderen Wegen und der Speicherung in Datenverarbeitungsanlagen, bleiben, auch bei nur auszugsweiser Verwertung, vorbehalten. Eine Vervielfältigung dieses Werkes oder von Teilen dieses Werkes ist auch im Einzelfall nur in den Grenzen der gesetzlichen Bestimmungen des Urheberrechtsgesetzes der Bundesrepublik Deutschland vom 9. September 1965 in der jeweils geltenden Fassung zulässig. Sie ist grundsätzlich vergütungspflichtig. Zuwiderhandlungen unterliegen den Strafbestimmungen des Urheberrechtsgesetzes.

http://www.springer.de/medizin
© Springer-Verlag Berlin Heidelberg 2003
Ursprünglich erschienen bei Springer-Verlag Berlin Heidelberg New York 2003

Die Wiedergabe von Gebrauchsnamen, Warenbezeichnungen usw. in diesem Werk berechtigt auch ohne besondere Kennzeichnung nicht zu der Annahme, daß solche Namen im Sinne der Warenzeichen- und Markenschutzgesetzgebung als frei zu betrachten wären und daher von jedermann benutzt werden dürften.
Produkthaftung: Für Angaben über Dosierungsanweisungen und Applikationsformen kann vom Verlag keine Gewähr übernommen werden. Derartige Angaben müssen vom jeweiligen Anwender im Einzelfall anhand anderer Literaturstellen auf ihre Richtigkeit überprüft werden.

Herstellung: PRO EDIT GmbH, Heidelberg
Umschlaggestaltung: deblik Berlin
Layout: deblik Berlin
Satz, Druck- und Bindearbeiten: K. Triltsch, Print und digitale Medien GmbH, Ochsenfurt
104/3160 Di – 5 4 3 2 1 0

Editorial Board

Viszeralchirurgie:
H. D. Becker, Tübingen
H. P. Bruch, Lübeck
M. W. Büchler, Heidelberg
H. J. Buhr, Berlin
B. Kremer, Kiel
S. Post, Mannheim
N. Runkel, Villingen/Schwenningen
H. D. Saeger, Dresden
J. Scheele, Jena
M. Schilling, Homburg/Saar
V. Schumpelick, Aachen
J. R. Siewert, München

Laparoskopische Chirurgie:
H. Becker, Göttingen
R. Bittner, Stuttgart
R. Függer, Linz
I. Gastinger, Cottbus
F. Köckerling, Hannover
E. Mühe, Böblingen

Klinische und molekulare Onkologie:
R. Broll, Lübeck
F. Gansauge, Ulm
P. E. Goretzki, Neuß
W. Hohenberger, Erlangen
T. Junginger, Mainz
H. Kalthoff, Kiel
M. Knebel Doeberitz von, Heidelberg
H. K. Schackert, Dresden
P. Schlag, Berlin
N. Senninger, Münster
J. R. Siewert, München
A. Thiede, Würzburg

Schock, Sepsis:
U. Brückner, Ulm
W. Ertel, Berlin
E. Faist, München
R. Holzheimer, Halle
J. Seifert, Kiel
B. Vollmar, Rostock

Perioperative Pathophysiologie:
U. Brückner, Ulm
K. Meßmer, München
E. Neugebauer, Köln
W. Oettinger, Trier
F. W. Schildberg, München
H. U. Spiegel, Münster
B. Vollmar, Rostock

Plastische Chirurgie:
E. Biemer, München
G. Germann, Ludwigshafen
N. P. Haas, Berlin
W. Mühlbauer, München
G. B. Stark, Freiburg
H. U. Steinau, Bochum

Tissue Engineering:
A. Haverich, Hannover
M. Heberer, Basel
M. D. Menger, Homburg/Saar
G. B. Stark, Freiburg

Kinderchirurgie:
H. Halsband, Lübeck
K. W. Jauch, München
I. Joppich, München
H. Roth, Heidelberg

Klinische Studien:
A. Altendorf-Hofmann, Jena
A. Hölscher, Köln
W. Lorenz, Marburg
E. Neugebauer, Köln
H. K. Selbmann, Tübingen
H. Troidl, Köln

Organtransplantation:
Ch. E. Brölsch, Essen
A. Encke, Frankfurt
C. Hammer, München
U. Hopt, Freiburg
K. W. Jauch, München
J. Klempnauer, Hannover
B. Markus, Frankfurt/M.
M. D. Menger, Homburg/Saar
Th. Minor, Bonn
P. Neuhaus, Berlin

Endokrinologie:
H. Dralle, Halle
K. W. Jauch, München
E. Klar, Heidelberg
H. Lippert, Magdeburg
H. D. Röher, Düsseldorf

Unfallchirurgie:
V. Bühren, Murnau
N. P. Haas, Berlin
G. Muhr, Bochum
W. Mutschler, München
K. M. Stürmer, Göttingen

Poly-/Neurotrauma:
V. Bühren, Murnau
W. Ertel, Berlin
D. Nast-Kolb, Essen
O. Trentz, Zürich

Gefäßchirurgie:
J. R. Allenberg, Heidelberg
H. Loeprecht, Augsburg
W. Sandmann, Düsseldorf
T. Schmitz-Rixen, Frankfurt/M.
I. Sunder-Plassmann, Ulm

Thoraxchirurgie:
D. Branscheid, Großhansdorf
H. Dienemann, Heidelberg
A. Hirner, Bonn
L. Sunder-Plassmann, Ulm
H. Toomes, Gerlingen

Herzchirurgie:
F. Beyersdorf, Freiburg
A. Haverich, Hannover
F. W. Hehrlein, Gießen
R. Hetzer, Berlin
I. Sunder-Plassmann, Ulm
H. R. Zerkowski, Basel

Wundheilung:
E. Biemer, München
G. Germann, Ludwigshafen
N. P. Haas, Berlin
W. Mühlbauer, München
G. B. Stark, Freiburg
H. K. Steinau, Bochum

Emil Karl Frey 1888–1977 – Ein bedeutender Chirurg und visionärer Forscher

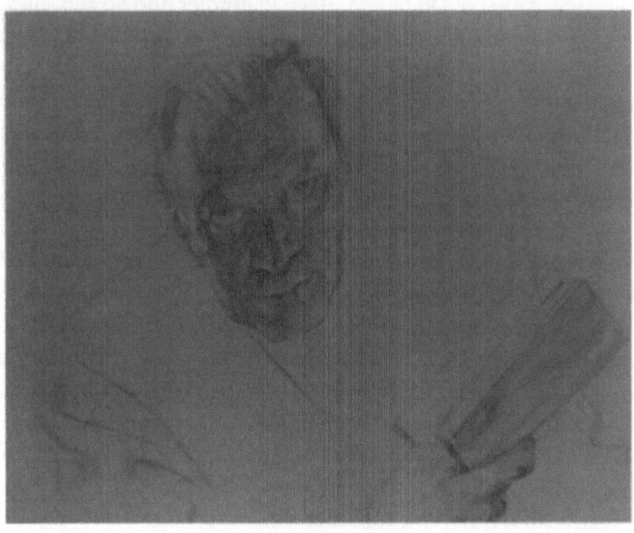

In einem Vorwort zu E. K. Frey's „Rückschau und Umschau", einer Art Lebenserinnerungen, schreibt Rudolph Nissen, wie E. K. Frey Schüler von Sauerbruch, ein unbestechlicher Gestalter und Kritiker der Medizin in der ersten Hälfte des 20. Jahrhunderts: „Frey ist der bedeutendste von Sauerbruch's Schülern gewesen – einer der ganz wenigen, welche die Grenzen unseres Wissens in das Land des Ungewissen vorgerückt haben. Männer wie er sollten Vorbild bleiben, nicht nur in ihren beruflichen Leistungen und der Bescheidenheit die ihn zeitlebens auszeichnete, auch in dem philosophischen Abstand, den er äußeren Gegebenheiten gegenüber wahrte". Für die Lebensweisheit, die dem Wesen von E. K. Frey entsprach, lassen sich die Worte von Horace Greeley anführen: „Ruhm ist Schall und Rauch, Volkstümlichkeit ein Zufall, Reichtum vergeht, die, die heute Beifall klatschen verdammen morgen. Nur eines hat Bestand: Charakter – jene göttliche Gabe, die Stärke, Duldsamkeit und Herzensgüte in sich vereint".

Warum wohl haben Herausgeber und Redaktion des Forumbandes „Chirurgisches Forum 2003 für experimentelle und klinische Forschung" die Autoren dieses Beitrages gebeten, das Wirken von E. K. Frey in die Zukunft chirurgischen Fortschritts und chirurgischer Forschung aufzuzeigen? Der Eine der Beiden hat E. K. Frey noch als Student, als begeisternden Lehrer erlebt, der einmal im Semester eine Operation, z. B. eine Cholecystektomie im Hörsaal durchführte. Der Doktorand und Medizinalassistent an der Klinik war, die er später selbst als Klinikvorstand zu leiten das Privileg hatte. Der die Aura spürte, die E. K. Frey auch längst nach seinem Tod noch immer umgab. Der Andere der beiden Autoren hat als Leiter der Grundlagenforschung, und zwar der Abteilung für Klinische Chemie und Klinische Biochemie der Chirurgischen Klinik an der Nussbaumstraße mitwirken dürfen, der Proteasenforschung gemeinsam mit Chirurgen und weiteren Kolleginnen und Kollegen aus anderen Fachrichtungen Weltgeltung zu verschaffen. Damit bewahrheitet sich die Aussage Nissens: „E. K. Frey hat das Wissen in das Unbekannte vorgerückt".

E. K. Frey, 1888 in Kaufbeuren geboren, besuchte das humanistische Wilhelms-Gymnasium in München, wo er in den letzten zwei Schuljahren von seinen Mitschülern zum

Präsidenten der Absolvia Wilhelmina gewählt wurde. Die Studienjahre verbrachte Frey von 1908-1913 in München, wo ihn Kollegs bedeutender Lehrer der vorklinischen und klinischen Fächer in der Glanzzeit der Medizinischen Fakultät von Adolf Bayer und W. C. Röntgen, von Rückert, Mollier und Frank fesselten. Später hörte er klinische Vorlesungen bei Friedrich von Müller, Rommberg, von Angerer, Döderlein, Hess, Pfaundler und Straub, alles Namen, die in der Welt einen guten Klang hatten. Das Studium schloss er 1913 mit der Approbation und Promotion bei Ferdinand von Angerer ab. Seine Studienjahre scheinen unbeschwert und glücklich gewesen zu sein. München als Kunst- und Musikstadt fesselte ihn, ganz Deutschland stand in großer Blüte. Von Stefan Zweig kennen wir die Beschreibung dieser Zeit: „Deutschland stand in Wissenschaft, Kunst und Technik an erster Stelle in der Welt – die Geister blühten, es war eine Lust zu leben".

Nach dem Ende des Studiums verbrachte er ein Jahr in Bremen im Pathologischen Institut von Professor Bohrmann und in der Inneren Abteilung bei Stoevesandt. Er habe dort viel gelernt, bemerkt er in seinen Erinnerungen. Zudem schreibt er: „Man hatte mir gesagt, die Bremer wären steife Leute und in die Bremer Gesellschaft zu kommen wäre kaum möglich. Ich habe genau das Gegenteil erlebt und gerne denke ich daran zurück, mit wieviel Offenheit und Herzlichkeit ich dort aufgenommen wurde".

1914 kehrte er zu dem bekannten Chirurgen Krecke nach München zurück, wo er nur wenige Wochen Zeit hatte, die Grundlagen der praktischen Chirurgie zu erlernen, ehe am 01. August 1914 der 1. Weltkrieg ausbrach und Frey, ausgestattet mit nur einigen Wochen chirurgischer Praxis, sofort als chirurgischer Feldarzt eingesetzt wurde. Er beschreibt anschließend seine Erlebnisse mit den häufigen Hirnverletzungen und hierbei zeigt sich bereits der spätere, mit genauer Beobachtungsgabe ausgestattete wissenschaftliche Chirurg. Er schreibt: „Da ich keine Erfahrung besaß, hielt ich mich streng an die schulgemäße Vorschrift, die Wunde zu säubern, sie aber nicht zu schließen, sondern locker zu tamponieren. Die Soldaten vertrugen den in örtlicher Betäubung durchgeführten Eingriff meist gut, bekamen aber nach wenigen Tagen einen Prolaps mit schwerer Hirn- und Hirnhautentzündung. Sie starben fast alle, was mich sehr belastete. So beschloss ich die schulgemäße Behandlung aufzugeben und die Kopfwunde exakt – wenn nötig durch eine Lappenverschiebung – zu schließen". Schlagartig änderte sich das Bild: Nun kamen fast alle Hirnschussverletzten mit dem Leben davon, wenn auch, je nach Ort der Hirnschädigung, diese oder jene Ausfallerscheinung zurückblieb. Der beratende Chirurg des Armee-Korps, Geheimrat Grasser, Erlangen, der in den rückwärtigen Lazaretten eine Reihe der von mir operierten Soldaten sah, bestellte mich zu einer Aussprache zu sich und fragte, wie ich dazu gekommen sei – gegen die Regel, aber wie sich herausgestellt habe erfolgreich – diese Verletzungen zu behandeln. Während des Gesprächs wurde Frey aufgefordert seine Ergebnisse zu veröffentlichen. In der feldärztlichen Beilage der „Münchner Medizinischen Wochenschrift" erschien dann ein Aufsatz mit dem Titel: „Über die Beobachtung von Hirnprolapsen im Feld". Die Überlegenheit der geschlossenen Behandlung Hirnschussverletzter über die offene war ganz eindeutig. In einer nach Kriegsende erschienenen Zusammenfassung kriegerischer Erfahrungen wurde dann aber immer noch die offene Behandlung empfohlen.

Vom Krieg zurückgekehrt wurde Frey Assistent bei Sauerbruch, der kurz vorher den Lehrstuhl für Chirurgie in München übernommen hatte. Hier befasste sich Frey auf Wunsch von Sauerbruch mit der Behandlung der Dorsal-Skoliose, einem Thema, das Sauerbruch sehr interessierte. Es sollte Frey's Habilitationsarbeit werden, doch musste ein anderer Mitarbeiter vor ihm habilitiert werden, so dass Sauerbruch meinte, er möge „noch so eine Arbeit" schreiben. Frey wählte sein eigenes Thema: „Über die Funktion der Herznerven und die Herznervenwirkung," ein Thema, das ihn zeitlebens tief in die Thoraxchirurgie führte bis hin zur ersten Duktus Botalli-Unterbindung und zur Mitralklappensprengung mit dem durch den Vorhof eingeführten Zeigefinger. Die experimentelle Untersuchung über Herznerven im Tierversuch brachte die Erkenntnis, dass ein Herz nach Ausschaltung aller Nerven gleichmäßig und ruhig weiterschlug. Jahrzehnte später schrieb ein amerikanischer Autor im Zusammenhang mit der Herztransplantation, dass damit der Beweis erbracht worden sei, dass das Herz ohne nervöse Impulse schlagen kann. Frey konnte in seinen Erinnerungen nicht umhin zu bemerken: „Das haben wir 40 Jahre vorher schon gewusst". Deutsche Literatur wurde nach dem 2. Weltkrieg nicht mehr gelesen.

Es entstand eine Reihe von Veröffentlichungen und schon 1924 die Habilitation zur Funktion der Herznerven und der Herznervenwirkung.

Ein besonderes Interesse Frey's galt von jeher der Niere. Aufgrund klinischer Beobachtungen interessierte ihn, ob Funktionsveränderungen einer Niere auf die Funktion der anderen Einfluss haben könne. Ob zum Beispiel bei plötzlicher Behinderung der Ausscheidung einer Niere die andere aufgrund eines ungeklärten Reflexes ihre Arbeit ebenfalls einstellt. Zur Klärung dieser Frage unternahm er verschiedenartigste Versuche an Ratten, Kaninchen und Hunden ohne zu einem Ergebnis zu kommen. Schließlich wollte er noch prüfen, ob vielleicht im Harn enthaltene Stoffe auf die Funktion der Niere und dann wohl auch auf den gesamten Kreislauf eine Wirkung ausüben könnten. Mit Hilfe eines Frank-Pettersschen-Federmanometers zur Blutdruckregistrierung beobachtete er nach Injektion von 2 cm^3 Harn, der der Blase durch Punktion entnommen wurde, in die Blutbahn, dass der mittlere Blutdruck beträchtlich sank. Die selbe Beobachtung machte er, auch wenn nur geringste Mengen an Harn injiziert wurden und auch bei Injektion menschlichen Harns in die Blutbahn des Tieres. Nach Filterung durch Tierkohle oder nach Kochen des Harns blieb die Reaktion des Kreislaufes aus. Frey schloss daraus, dass es sich hierbei um eine wichtige, physiologische Substanz handeln müsse. Sie zu isolieren oder zu identifizieren, dazu fühlte er sich mit seinen chemischen Kenntnissen nicht ausreichend qualifiziert, weshalb er nach einem Chemiker als Forschungspartner Ausschau hielt, was zunächst gar nicht einfach war. Neben Anderen suchte er zunächst den physiologischen Chemiker Kurt Felix auf, der eben ein dickes Buch über den Harn geschrieben hatte. Frey fragte, ob er oder einer seiner Mitarbeiter ihm behilflich sein könnte, den blutdrucksenkenden Wirkstoff zu analysieren. Felix lachte und meinte: „Wenn man einen solchen Dreck wie den Harn intravenös einspritze, könne man sich nicht wundern, dass etwas passiere". Und Felix weiter: „Wenn Sie veröffentlichen, dass Sie im Harn einen physiologisch wichtigen Stoff entdeckt haben, dann gibt es ein großes Gelächter". Auf den Rat von Sauerbruch hin ging Frey schließlich zu dem damals sehr bedeutenden Chemiker und Nobelpreisträger Richard Willstätter, der kurz zuvor das proteolytische Enzym Trypsin erstmals beschrieben hatte. Dieser meinte: „Leben ist das geordnete Zusammenspiel von Enzymen, eine enzymähnliche Substanz kann es wohl sein". Willstätter empfahl ihm den Dozenten Heinrich Kraut, der von nun an mit Frey eng zusammenarbeitete. Die noch unbekannte Substanz wurde zunächst als Herz-Kreislauf-Hormon angesehen und von Kraut als F-Faktor (Frey-Faktor) bezeichnet.

Frey und Kraut entdeckten und beschrieben in der zweiten Hälfte der 20er Jahre viele der bedeutendsten pharmakologischen bzw. physiologischen Eigenschaften des F-Faktors, außer der Vasodilation peripherer Gefäße und der Kontraktion glatter Muskulatur diverser Organe auch die Steigerung von Herzfrequenz und Blutfluß, die Erhöhung der Membranpermeabilität (Substanzaustausch, Ödembildung) und die Auslösung von Schmerz und Flush-Syndromen (auch in kleinsten, picomolaren Mengen, wie wir heute wissen).

Nach seiner Promotion im Jahr 1928 im Institut von Willstätter befasste sich auch der Chemiker Eugen Werle als neuer Mitarbeiter von Kraut und Frey mit der F-Substanz und entdeckte diese auch in großen Mengen in der Bauchspeicheldrüse, worauf ihr, basierend auf dem griechischen Wort für Pankreas, der Name Kallikrein gegeben wurde. Im selben Jahr (1930) fand das Trio aus einem Chirurgen, Physiologen (Kraut) und Chemiker einen potenten Hemmstoff des Kallikreins in Rinderorganen, das Aprotinin, das heute noch seinen klinischen Stellenwert in der Reduktion von Blutverlust und Transfusionsbedarf in der Herzchirurgie bei der extrakorporalen Zirkulation hat.

1927 ging E. K. Frey mit seinem Chef Ferdinand Sauerbruch als dessen rechte Hand nach Berlin an die Charitè, wo ihm wegen der vielen Verpflichtungen seines Chefs in der damaligen Weltstadt Berlin die Neuorientierung und Lenkung der Geschicke der Klinik anvertraut war. Trotz reichlicher Alltagsarbeit im Operationssaal, am Krankenbett und im Hörsaal fand Frey stets Zeit zu weiterer Forschung. Sein wissenschaftliches Tätigkeitsgebiet reichte von der Herz- und Lungenchirurgie, der Chirurgie der Niere und des Harnleiters, der Speiseröhre, des Magens und der Wirbelsäule bis zu Operationen an der Brustwand, am Mediastinum und an den Lungen. Die von Sauerbruch inaugurierte Thoraxchirurgie wurde von Frey für damalige Verhältnisse zur Perfektion entwickelt. 1939 erschien E. K. Frey's „Chirurgie des Herzens", in der an der Schwelle einer noch nicht zu ahnenden neuen Epoche der Herzchirurgie der damalige Stand des Wissens dargestellt wurde. 1956 wurde die Monographie neu aufgelegt.

Die von klinischer Perfektion und nachhaltiger Forschung geprägte Zeit in Berlin führte zwangsläufig zur Berufung auf den ersten freigewordenen Lehrstuhl, das Ordinariat an der Medizinischen Akademie in Düsseldorf. Hier konnte sich Frey weiter entfalten. Er begründete seinen eigenen Operationsstil, der durch ruhiges, überlegtes, sorgfältig anatomisches und gewebeschonendes Vorgehen gekennzeichnet war und eine Schule, aus der u.a. Chirurgenpersönlichkeiten wie Bronner, Madlener, Vossschulte, Lüdeke, Ehlert, Tauber und Hartenbach hervorgegangen sind. Für die damalige und heutige Chirurgie ist historisch bedeutungsvoll, dass unter E. K. Frey erstmals eine Einheit für Grundlagenforschung an einer Chirurgischen Klinik geschaffen wurde, was heute gerne bei der Zuordnung experimenteller Einrichtungen an chirurgischen Kliniken einer Chirurgengeneration nach Frey zugeschrieben wird.

1939 wählte die Akademie E.K. Frey als Nachfolger von Wilhelm Knipping zum Rektor. In seiner Antrittsrede stellte er die besondere Bedeutung der Grundlagenforschung für die Entwicklung der Chirurgie heraus, eine wahrlich weitblickende, zukunftsweisende Erkenntnis, basierend auf einer bereits nahezu zwei Jahrzehnte währenden eigenen Grundlagenforschung am Herzen und an pharmakologisch bzw. physiologisch hoch wirksamen Mediatoren.

Frey nahm bei seinem Weggang von Berlin 1931 den Chemiker Eugen Werle mit nach Düsseldorf und vertraute ihm die Leitung des Wissenschaftlichen Labors seiner Klinik an, was sich als besonders fruchtbar für die gemeinsamen wissenschaftlichen Arbeiten erweisen sollte. Fünf Jahre später beschrieben sie gemeinsam erstmals die enzymatische (proteolytische) Natur des im Harn vorkommenden „Herz-Kreislauf-Hormons", des Kallikreins, das aus einem hochmolekularen Eiweiß (Kininogen) das eigentlich wirksame Kinin-Effektorpeptid (Kallidin, Bradykinin) freisetzt, das wiederum durch weitere proteolytische Enzyme (die Kininasen) abgebaut und somit inaktiviert werden kann. (Die blutdrucksenkende Wirkung der sog. ACE-Inhibitoren beruht wesentlich auf der Blockierung des Abbaus der Kinine durch Hemmung der Kininase ACE, d.i. des Angiotensin konvertierenden Enzyms). Damit war die Grundlage für die Erforschung des Kallikrein-

Kinin-Systems auf molekularer Ebene geschaffen. Die Ergebnisse der sich anschließenden, überaus erfolgreichen gemeinsamen Arbeiten auf dem Kallikrein-Kinin-Gebiet wurden von Frey, Kraut und Werle erstmals umfassend in der 1950 im F. Enke Verlag / Stuttgart erschienenen Monographie „Kallikrein, Padutin" umfassend dargestellt, in einer weiteren Monographie im selben Verlag 1968 auch unter Einschluß der bis dahin weltweit erzielten Erkenntnisse über „Das Kallikrein-Kinin-System und seine Inhibitoren." Inzwischen (1966) war Eugen Werle zum Ordinarius für Klinische Chemie ernannt worden, nach dem ihm Frey 1943 die Leitung des Wissenschaftlichen Labors seiner Münchner Klinik anvertraut hatte, das dann – wiederum durch Freys Mithilfe – 1959 in eine Abteilung für Klinische Chemie und 1969 in ein Institut für Klinische Chemie und Klinische Biochemie an der Universität München umgewandelt wurde. Selbst bei der Einrichtung 1977 einer selbständigen Abteilung für Klinische Chemie und Klinische Biochemie, wiederum an der Chirurgischen Klinik, ist Frey noch Pate gestanden, als der Lehrstuhl für Klinische Chemie nach Großhadern transferiert wurde. Seither hat die Verbundforschung zwischen Grundlagenwissenschaftlern der Abteilung und klinisch sowie experimentell tätigen Chirurgen wesentliche Beiträge geleistet u. a. bei der Aufklärung der Pathomechanismen von Polytrauma, Sepsis und Schock sowie der Entwicklung neuer Therapiestrategien.

1943, als bereits die Fliegerangriffe auf deutsche Städte eingesetzt hatten, übernahm E. K. Frey den Chirurgischen Lehrstuhl in München. Damit kehrte er zurück an die Stätte seines ersten chirurgischen Wirkens und des Ursprungs seiner Grundlagenforschung, die er bis zu seiner Emeritierung 1958 mit Elan weiter betrieb bzw. förderte.

Zunächst kamen jedoch auf Frey wichtige organisatorische Aufgaben zu, wie Rudolph Zenker, sein späterer Nachfolger auf dem Münchner Lehrstuhl, anlässlich des 80. Geburtstages von E. K. Frey schrieb: „In der weisen Voraussicht, dass die Schrecken des Krieges, vor allem die Bombenangriffe noch nicht vorüber seien, verlegte Frey die Schwerkrankenabteilungen seiner Klinik und den Hauptoperationsbetrieb in das abseits gelegene Tegernseer Schloss. In der Klinik an der Nussbaumstraße blieb ein Operationsbunker – später von 1958-1974 Wirkungsstätte von Walter Brendel als Leiter der Chirurgischen Forschung – der Schutz und die Möglichkeit für Noteingriffe bot. So hat Frey unzähligen Kranken die Ängste überraschender Fliegerangriffe erspart und sie vor zusätzlicher Gefährdung bewahrt, wurde doch die Klinik der Nussbaumstrasse am 17.12.1944 größten Teils zerstört. Sie wiederaufzubauen war das vordringliche Ziel von Frey, in dem er tatkräftig von seinen Mitarbeitern Vossschulte, Ehlert, Lüdeke und Tauber unterstützt wurde."

Als Student, Famulant und Medizinalassistent spürte man die zielgerichtete Leitung der Klinik durch Frey, an der noch auf Oberarztebene bereits eine fachliche Schwerpunktbildung in Anästhesie, Urologie, Neurochirurgie, Herz- und Thoraxchirurgie sowie Gefäßchirurgie förderte. Als Präsident der Deutschen Gesellschaft für Chirurgie 1951/52 sprach E. K. Frey „von der großen Sorge um die größer werdende Zersplitterung unseres Faches". Er konstatierte aber auch, dass eine gewisse Einseitigkeit und Spezialisierung nicht nur unvermeidlich, sondern auch sehr sinnvoll sein kann, wenn sie „von den richtigen Leuten am richtigen Ort und mit tiefstem Ernst geübt werden." Eine Diskussion, die bis in unsere Zeit anhält und jüngst ihren Niederschlag – common duct – in der neuen Weiterbildungsordnung fand, die dem gemeinsamen Allgemeinwissen in der Chirurgie sowie der Spezialisierung Rechnung trägt.

E. K. Frey trat 1958 von der aktiven chirurgischen Bühne ab. Doch bis zu seinem Tode 1977 verließ ihn nicht die Neugier an der Forschung am Kallikrein-Kinin-System; er lies sich über die Fortschritte auf diesem Gebiet von Werle und seinen Mitarbeitern auf seinem Altersruhesitz, dem „Meisterhof" am Tegernsee, von Zeit zu Zeit berichten.

Seine Verdienste als Hochschullehrer, Klinikleiter, als nationaler und internationaler Mittler in der Zeit nach dem 2. Weltkrieg, um den Anschluss der deutschen Medizin an einen internationalen Standard, wurden mit dem großen Verdienstkreuz der Bundesrepublik Deutschland und durch zahlreiche Ehrendoktorate und Ehrenmitgliedschaften gewürdigt.

Als Krönung seiner Forschertätigkeit wurde E. K. Frey mit dem Orden Pour le mérite für Wissenschaft und Künste ausgezeichnet. Anlässlich der Ordensverleihung hielt Prof. von Bittel an der Universität Göttingen die Laudatio; unter anderem sagte er: „Als ich im Laufe der Vorbereitung meiner Göttinger Vorlesung erfuhr, wer und was der Entdecker des Kallikreins war und dieses den Studenten erzählte, war ich natürlich sehr davon beeindruckt, dass ein großer Chirurg - neben seinem Hauptarbeitsgebiet und seiner ärztlichen und klinischen Verantwortung sowie einer umfangreichen Lehre - eine Entdeckung in der Physiologie machen konnte, mit der eine Tür in einen ganz neuen Raum unserer Erkenntnis geöffnet wurde".

Aus den Gedenkworten für Emil Karl Frey von Adolf Buttenandt, Nobelpreisträger für Biochemie, seien folgende kurze Abschnitte zitiert: „Die höchst seltene Kombination eines großen Arztes, der die Methodik seines Faches bereichert hat und eines großen Forschers, der die Physiologie um grundlegende Erkenntnisse erweiterte, in einer Person war für die Wahl von Emil Karl Frey in die Ordensgemeinschaft Pour le mérite für Wissenschaft und Künste entscheidend, die seit ihrer Gründung im Jahre 1842 nur wenige Ärzte in ihre Reihen aufnahm". Und später: „Wer das Glück hatte, Emil Karl Frey persönlich nahe zu stehen, wer den Menschen verehren, gar lieben durfte, wird empfinden, dass all seine großen messbaren Leistungen an Bedeutung verlieren gegenüber dem Menschen, gegenüber seiner Gesamtpersönlichkeit als Mensch und Arzt, als Wissenschaftler und Forscher - wer konnte sich mit ihm messen in der Kenntnis und dem Erleben klassischer Dichtkunst, insbesondere von Goethe und Hölderlin? - Wer konnte ihn übertreffen in menschlicher Wärme, an Güte, an Geduld, an Toleranz, Respekt vor der Persönlichkeit und den Ansichten Anderer, der Fähigkeit, überall das Gute zu sehen".

E. K. Frey war in seinen jungen Jahren Extrembergsteiger und Kletterer, liebte die Natur, die Jagd und seinen Bauernhof am Tegernsee. Zu seinen Gästen und Freunden zählten herausragende Persönlichkeiten wie Otto Hahn, Max Planck, Werner von Heisenberg, Adolf Buttenandt, Feodor Lynen, Olaf Gulbranson und viele andere.

Die Entdeckungen und wissenschaftlichen Leistungen von Emil-Karl Frey werden auch zukünftigen Generationen lebending erhalten bleiben durch die 1988 aus Anlaß seines 100. Geburtstages etablierte E.K. Frey-E.Werle Stiftung der Familie Henning L. Voigt. Durch die Verleihung der E.K. Frey-E.Werle Gedächtnismedaille an verdiente Wissenschaftler auf dem Fachgebiet und die Vergabe des E.K. Frey-E.Werle Förderpreises an Nachwuchswissenschaftler mit herausragenden Leistungen wird einerseits die Entdeckungsgeschichte des Kallikrein-Kinin-Systems weltweit transparent erhalten und andererseits die Motivation zu intensivem Engagement gefördert nach dem Motto von E.K. Frey:

„Jede Wissenschaft ist nur ein Hingehen auf ein Ziel, dessen Wegstrecke nicht überschaubar ist, und in diesem Hingehen liegt der Sinn und liegt auch das Glück aller Forschung."

Prof. Leonhard Schweiberer
Prof. Hans Fritz

Inhaltsverzeichnis

I Fritz-Linder Preisträgersitzung

II Molekulare Onkologie

III Molekulare Onkologie: Gen- und Proteinexpression

IV Molekulare Onkologie: Tumorsuppressorgene und Apoptose

V Molekulare Onkologie: Adhäsionsmoleküle und Angiogenese

VI Molekulare Onkologie: Immunologie

VII Molekulare Onkologie: Prognose

VIII Onkologie: Therapie

IX Onkologie: Tumorablation

X Ösophagus, Magen, Darm

XII Wundheilung und Tissue Engineering

XIII Unfallchirurgie

XIV Unfallchirurgie: Thorax- und Schädel-Hirn-Trauma

XV SIRS, Sepsis und Schock

XVI Sepsis

XVII Transplantation: Immunologie I

XVIII Transplantation: Immunologie II

XIX Transplantation: Leber I

XX Transplantation: Leber II

XXI Leber: Regeneration

XXII Leber: Ischämie/Reperfusion

XXIII Ischämie/Reperfusion: Radikale, Leukozyten, Blutplättchen

XXIV Pankreas: Ischämie/Reperfusion und Pankreatitis

XXV Laparoskopische Chirurgie

XXVI Klinische Studien

XXVII Gefäßchirurgie

XXVIII Kinderchirurgie

XXIX Endokrine Chirurgie

XXX Thoraxchirurgie

I. Fritz-Linder Preisträgersitzung

Der Einsatz von aufgereinigten VP22-Fusionsproteinen als Basis einer neuartigen, Peptid-vermittelten und systemischen Therapie des Pankreaskarzinoms

The application of purified VP22 fusion proteins as a novel peptide-mediated and potential systemic therapy for pancreatic cancer

L. Bönicke, C. Kang, R. Pauls, C. Tams, R. Kurdow, B. Schniewind, A. Böhle, B. Kremer, H. Kalthoff

Klinik für Allgemeine und Thoraxchirurgie der CAU Kiel

Abstract

We constructed a prokaryotic vector expressing a truncated Herpes simplex virus (HSV-1)-VP22 fused to the Enhanced Green Fluorescent Protein (EGFP) and purified this fusion protein from E.coli cultures using Nickel resin. Application of purified VP22-EGFP protein to pancreatic carcinoma cells showed a highly efficient uptake and resulted in green fluorescence predominantly located in nuclei of treated cells. In comparison to common gene therapy protocols such as retroviral transduction, cells treated with VP22-EGFP fusion protein displayed a homogeneous shift of fluorescence levels as shown by FACS analysis, implying that nearly the entire cell population was successfully protein transduced by purified VP22-EGFP. The expression pattern in vitro displayed a time dependence, resulting in a complete uptake of VP22-EGFP from the medium into nuclei of pancreatic carcinoma cells after 18 hours treatment. By increasing the concentration of VP22-EGFP, we were able to nearly linearly dose the fluorescence levels of treated cells. Furthermore, purified VP22-EGFP protein efficiently translocated into deeper layers of pancreatic tumor cell spheroids and xenotransplanted pancreatic tumors in SCID mice. We conclude that the direct application of purified VP22 fusion proteins offers a new, peptide-mediated therapy for pancreatic cancer implying the remarkable opportunity to dose specific catatonic effects induced by fused tumor-suppressing proteins.

Einleitung

Bisherige gentherapeutische Ansatzpunkte zur Behandlung des Pankreaskarzinoms scheitern an der mangelnden *in vivo*-Transduktionseffizienz der eingesetzten, überwiegend viralen Vektoren. Die bisher eingesetzten, konventionellen Vektoren eignen sich insbesondere nicht für eine systemische, adjuvante Therapie, welcher eine Schlüsselrolle in der Behandlung des Pankreaskarzinoms zukommen könnte [1]. Die Erforschung des Herpesproteins VP22 hat neue Lösungen aus diesem therapeutischen Dilemma aufgezeigt [2]. Dieses wandert nach viralem Gentransfer von infizierten Zellen in Zellkerne benachbarter, nicht transduzierten Zellen [3]. Fusionierte Proteine behalten dabei ihre physiologische Funktion [4]. Die dazu eingesetzten viralen Systeme unterliegen dabei allerdings den selben, oben genannten Limitierungen. Ziel dieser Arbeit ist die Überprüfung der Eigenschaften von aufgereinigtem VP22 hinsichtlich des

Transfers von fusionierten Proteinen in Pankreaskarzinomzellen *in vitro* und *in vivo*. Zum besseren Nachweis wurde das Enhanced Green Fluorescent Protein (EGFP) als Fusionspartner gewählt.

Material und Methoden

Wir haben einen prokaryontischen Vektor, welcher ein VP22-EGFP Fusionsprotein exprimiert, konstruiert, dieses in *E. coli* Kulturen produziert und mit Nickel-Harzen aufgereinigt. 3 verschiedene Pankreaskarzinomzelllinien wurden mit VP22-EGFP behandelt und hinsichtlich der zeit- und konzentrationsabhängigen Aufnahme des Fusionsproteins untersucht. Des weiteren wurden dreidimensional-wachsende Pankreaskarzinomzellen mit aufgereinigtem VP22-EGFP behandelt. Um die Aufnahme in einer präklinischen Situation unter *in vivo* Bedingungen zu untersuchen, wurde das Fusionsprotein ferner peritumoral um etablierte, humane Pankreastumore in SCID-Mäusen injiziert.

Ergebnisse

Die Behandlung mit dem aufgereinigten Fusionsprotein zeigte eine hocheffiziente Aufnahme von VP22-EGFP in die Zellkerne der 3 Pankreaskarzinomzelllinien. Im Vergleich zu konventionellen gentherapeutischen Systemen wie retroviralen Vektoren zeigten VP22-EGFP-behandelte Zellen in FACS-Untersuchungen eine homogene Verschiebung der Fluoreszenzniveaus, was eine gleichmäßige Transduktion der gesamten Zellpopulation impliziert. Das Expressionsmuster von VP22-EGFP zeigte eine Zeitabhängigkeit und resultierte in einer vollständigen Aufnahme des Fusionsproteins in die Zellen. Durch Steigerung der eingesetzten VP22-EGFP-Konzentration konnte die mittlere Fluoreszenz annähernd linear „dosiert" werden. Bei Behandlung von dreidimensional wachsenden Pankreaskarzinomzellen konnte ein Eindringen des Fusionsproteins in tiefere Zellschichten nachgewiesen werden. Nach peritumoraler Injektion um humane Pankreastumore in SCID-Mäusen zeigte sich eine zeitabhängige, gleichmäßige Aufnahme von VP22-EGFP in den gesamten Tumor.

Diskussion

Die hocheffiziente, zeit- und konzentrationsabhängige Aufnahme von VP22-EGFP in Pankreaskarzinomzellen läßt hoffen, daß VP22-Fusionsproteine zur systemischen Therapie von Tumorerkrankungen eingesetzt werden können. In dieser neuartigen, Peptid-vermittelten Therapie könnten zytotoxische Effekte von VP22-gekoppelten, Apoptose-induzierenden oder -sensibilisierenden Proteinen wie z. B. p53 oder Bax spezifisch dosiert werden.

Literatur

1. Rosenberg L (2000) Pancreatic cancer: a review of emerging therapies. Drugs 59: 1071–1089
2. Elliott G, O'Hare P (1999) Intercellular trafficking of VP22-GFP fusion proteins. Gene Ther 6: 149–1551
3. Elliott G, O'Hare P (2000) Cytoplasm-to-nucleus Translocation of a Herpes virus Tegument Protein during cell division. J Virol 74: 2131–2141
4. Dilber MS, Phelan A, Aints A, Mohamed AJ, Elliott G, Smith CI, O'Hare P (1999) Intercellular delivery of thymidine kinase prodrug activating enzyme by the herpes simplex virus protein, VP22. Gene Ther 6: 12–21

Korrespondenzadresse: Dr. med. Lars Bönicke, Klinik für Allgemeine und Thoraxchirurgie, Universitätsklinikum Kiel, Arnold-Heller Str. 6, 24105 Kiel, Tel.: 0431-597-4481, Fax: 0431-597-1939, e-mail: boenicke@email.uni-kiel.de

Repopulation nach hepatozellulärer Transplantation – Integrationsmechanismen in der Empfängerleber

Repopulation following hepatocellular transplantation – mechanisms of integration into the recipient liver

S. König, C. Stößer, P. Krause, P. M. Markus, H. Becker

Klinik für Allgemeinchirurgie, Georg-August-Universität Göttingen

Abstract

Introduction: Hepatocyte transplantation may be considered as a suitable alternative to orthotopic liver transplantation. Understanding the processes involved in liver regeneration forms the key to the development of liver cell transplantation strategies in humans. *Methods:* 7 million hepatocytes isolated from a dipeptidyl peptidase IV positive (DPPIV$^{(+)}$) Fischer 344 rat are infused into the liver of a syngeneic DPPIV$^{(-)}$ rat via the portal vein. Endogenous cell division in the recipient animals is blocked using the pyrrolizidine alkaloid retrorsine. Further proliferation stimulus for the transplanted cells is accomplished by performing a 30% hepatectomy. DPPIV$^{(+)}$ transplanted cells and their cell-to-cell contacts are detected using immunohistochemistry, multi-layer immunofluorescence and FACS-analysis. *Results:* Transplanted hepatocytes traverse the endothelial barrier through mechanical dissociation. Thromboembolism and damage to the liver sinusoids play a central role in this. Migration and integration of donor hepatocytes into the recipient tissue occurs over a time period of 2 – 3 days. Thereafter, individual polarised donors in close proximity to the portal vessels enter into the proliferation phase. Five to seven days following transplantation, small clusters of cells may be detected. After 2 months, clusters of up to 100 cells are visible spreading out towards the central veins of the liver lobules. Flow cytometry reveals that at this point in time some 30% of the recipient organ has been repopulated with donor cells. Transplanted cells develop firm intercellular contacts not only between each other, but also with recipient hepatocytes via surface adhesion molecules (Connexin-32, E-Cadherin and ICAM 1). *Conclusion:* Fluorescence studies demonstrated that the surface adhesion molecules Connexin-32 and E-Cadherin appear to play a major role during the integration of donor hepatocytes and the remodelling of cell aggregates. In comparison with this study, the next step being taken is to repopulate the recipient parenchyma as efficiently with liver stem cells and cells conditioned in vitro.

Einleitung

Die Leberzelltransplantation als Alternative zur orthotopen Lebertransplantation gewinnt zunehmend an Bedeutung. In verschiedenen tierexperimentellen und klinischen Studien konnte bereits das Potential der hepatozellulären Transplantation zur Korrektur angeborener Enzymdefekte der Leber, ex vivo Gentherapie und Überbrückung des akuten Leberversagens unter Beweis gestellt werden [1].

In einer tierexperimentellen Studie im DPPIV$^{(-)}$-F334 Rattenmodell wurde unter Regenerations- und Repopulationsbedingungen die Rolle von Zelladhäsionsmolekülen bei der Interaktion zwischen Spenderhepatozyten, sinusoidalen Endothelzellen und Empfängerhepatozyten untersucht.

Methodik

7 Mio. Hepatozyten von DPPIV$^{(+)}$ (Dipeptidylpeptidase IV) Fischer-344 Ratten werden über die Pfortader in die Leber syngener DPPIV-defizienter Ratten infundiert. Durch Vorbehandlung der Empfängertiere mit dem Pyrrolizidin-Alkaloid Retrorsin (30 mg/kg KG, 6 und 4 Wochen vor Transplantation) wird die endogene Zellteilung blockiert und durch eine 30%ige Leberteilresektion ein zusätzlicher selektiver Proliferationsstimulus auf die transplantierten Leberzellen erzielt. Der Nachweis transplantierter Zellen (DPPIV$^{(+)}$) und deren Zell-zu-Zell-Kontakte (Connexin-32, E-Cadherin und ICAM 1) gelingt durch immunhistochemische Methoden, Multilayer-Immunfluoreszenz und FACS-Analyse.

Ergebnisse

Transplantierte Hepatozyten verursachen im Pfortaderstromgebiet Mikroembolien, die zur mechanischen und ischämischen Schädigung der Lebersinusoide führen. Bereits 30 – 40 min nach Transplantation durchbrechen transplantierte Leberzellen die Endothelzellbarriere und migrieren in das dahinterliegende Parenchym. Die Integration der Spenderhepatozyten in das Empfängergewebe beansprucht eine Zeitdauer von 2 – 3 Tagen. Hiernach kommen einzelne, als Zeichen der aufgenommenen Stoffwechselfunktion bereits DPPIV-polarisierte Spenderzellen in unmittelbarer Nachbarschaft zu den Pfortadergefäßen zur Darstellung. Nach 5 – 7 Tagen zeigen sich kleinere Cluster aus Zellen, deren interzellulären Kontakte (Connexin-32, E-Cadherin, I-CAM 1) sich ausbilden. Zwei Monate nach Transplantation imponierten Verbände mit bis zu 100 Zellen, die von den Portalfeldern in Richtung Lebervenen homogen unter Respektierung der Leberarchitektur vorwachsen. Zu diesem Zeitpunkt sind 30% der Empfängerleber mit Spenderzellen repopuliert (quantitative Durchflusszytometrie). Im Empfängerorgan bilden transplantierte Zellen sowohl untereinander als auch mit den endogenen Hepatozyten feste interzelluläre Kontakte über Oberflächenadhäsionsmoleküle aus.

Diskussion

Das DPPIV$^{(-)}$-F334 Rattenmodell ist geeignet, Integrationsmechanismen von transplantierten Zellen unter Regenerationsbedingungen zu studieren. Es konnte gezeigt werden, dass die Oberflächenadhäsionsmoleküle Connexin-32 und E-Cadherin bei der Integration von Spenderhepatozyten und beim Remodelling von Zellverbänden eine wichtige Rolle einnehmen. In einem nächsten Schritt soll das Repopulationspotential verschiedener Stammzellentitäten (intrahepatische Ovalzellen, konditionierte Knochenmarksstammzellen [2]) nach Transplantation untersucht werden. Zentrale Fragestellung ist, mit welcher Qualität und Kinetik Leberstammzellen im Empfängergewebe differenzieren.

Literatur

1. Ohashi K, Park F, Kay MA (2001) Hepatocyte transplantation: clinical and experimental application. J Mol Med 79: 617 – 630
2. Sell S (2001) The role of progenitor cells in repair of liver injury and in liver transplantation. Wound Rep Reg 9: 467 – 482

Korrespondenzadresse: Dr. med. Sarah König, Klinik für Allgemeinchirurgie, Georg-August-Universität, Robert-Koch-Str. 40, 37075 Göttingen, Tel.: +49 551 398977, Fax +49 551 396109, e-mail: sarah.koenig@chirurgie-goettingen.de

Die Rolle des Zelltyps für die ex-vivo Gentherapie bei der zellvermittelten Applikation von Bone Morphogenic Protein (BMP) zur Knochenneubildung

The role of the cell type for the ex-vivo gene therapy to deliver bone morphogenic protein (BMP) in bone healing

T. Rose[1,2,3], *H. Peng*[1], *H.-C. Shen*[1,4], *A. Usas*[1], *C. Josten*[3], *F. H. Fu*[2], *J. Huard*[1]

[1] Growth and Development Laboratory, Department of Orthopaedic Surgery, Children's Hospital of Pittsburgh and University of Pittsburgh, Pittsburgh, PA, USA

[2] Department of Orthopaedics, University of Pittsburgh, Pittsburgh, PA, USA

[3] Department of Trauma and Reconstructive Surgery, University of Leipzig, Leipzig, Germany

[4] Department of Orthopedic Surgery, Tri-Service General Hospital, Taipei, Taiwan

Abstract

Background: Cell-mediated gene therapy to deliver bone morphogenetic proteins (BMPs) offers several theoretical advantages over direct adminstration of the recombinant protein [1]. However, the ideal cellular vehicle to enhance bone healing in an immunocompetent animal have not yet been identified [2]. The purpose of the study was to evaluate the effect of muscle-derived cells transduced with retroBMP4 (MDC-BMP4) in comparison to the effect of unfractioned bone marrow cells transduced with retroBMP4 (BM-BMP4) in healing of a long bone defect in immunocompetent rats. *Material and Methods:* The primary muscle-derived cells were isolated from hind limb muscle and the unfractioned bone marrow cells from the long bones of a normal Fisher 344 rats. The cells were expanded in vitro and transduced with retrovirus to express BMP4. The muscle-derived cells transduced with retroLacZ (MDC-LacZ) were used as a control. The BMP4-protein-expression of 1 Million cells in 24 hours were evaluated with the ELISA test in each group. A 7 mm critical size defect of the femur was created in 47 adult rats. The rats were devided into three treatment groups. 5×10^6 transduced cells were seeded on each collagen sponge and implanted into the femoral defect (MDC-BMP4-group: 20 rats, BM-BMP4-group: 17 rats, MDC-LacZ-group: 10 rats). The bone healing was monitored using radiography (photodensitometry) and histology (histomorphology) after 4, 8 and 12 weeks. *Results:* The BMP4-expression (in 24 hours per 1 Million cells) were 116,6 ng in the BM-BMP4-group, 75,4 ng in the MDC-BMP4-group. No BMP4 expression was detected in the MDC-LacZ-group.

The radiographic analysis revealed a significant ($p < 0.05$) higher callus density in the MDC-BMP4-group (95%, sd = 25) comparing to the BM-BMP4-group (75%, sd = 20) 12 weeks postoperatively. All femura of both groups revealed a clear visible hard callus formation. The histomorphometric analysis did not show any difference between the BM-BMP4-group and the MDC-BMP4-group during the follow-up. No bone formation was detected at the radiographical and histological evaluation in the control group. *Conclusion:* This study demonstrates that muscle-derived cells transduced with BMP4 as well as unfractioned bone marrow cells transduced with retroBMP4 can improve healing of a critical-size segmental femoral defect. The enhancement of bone healing will further be tested with biomechanical testing after 12 weeks. This study shows that gene therapy strategy using easily obtainable muscle-derived cells may contribute to the development of new approaches to improve bone healing. The expression-level of BMP4 is probably more important for the bone-formation than the cellular vehicle type.

Einleitung

Die zellvermittelte Gentherapie zeigt gegenüber der direkten Applikation des Bone Morphogenic Protein (BMP) deutliche Vorteile in der Knochenheilung, aber das ideale zelluläre Transportmedium wurde noch nicht identifiziert [1]. Knochenmarkzellen zeigen dabei gute Eigenschaften, sind jedoch klinisch schwer zu isolieren und die in-vitro Kultivierung ist zeitaufwendig [2]. Die erfolgreiche Verwendung von „Nicht-Osteoprogenitorzellen", wie Muskelzellen, wurde bereits für die ex-vivo Gentherapie in der Knochenheilung beschrieben [3]. Die Hypothese der Studie war, dass die Verwendung von nicht-osteogenen Carrierzellen gleich gute Ergebnisse in der ex-vivo Gentherapie von Knochendefekten erzielt, wie die Verwendung von osteogenen Carrierzellen.

Methodik

Die Primärzellen des Muskels (PMZ) wurden vom Muskel der Hinterläufe und die Knochenmarkzellen (KMZ) aus den langen Röhrenknochen der Ratte isoliert. Die Charakterisierung der Zellen auf ihre Osteogenität wird mittels eines Alkaline-Phosphatase-Tests geprüft. Nach ex-vivo-Kultivierung der Zellen erfolgte die gentechnische Transduktion mit einem Retrovirus, um eine zelluläre Expression von BMP-4 zu erzielen. Für die Kontrollgruppe ist eine Infektion von Muskelzellen zur Expression von LacZ in gleicher Weise erfolgt. Bei 47 weiblichen Fischer 344 Ratten wurde je ein 7 mm Knochendefekt am rechten Femur gesetzt. Nach der Einteilung in drei Gruppen wurden jeweils 5×10^6 gentechnisch veränderte Zellen auf Kollagenträger aufgebracht, und in die Knochendefekte implantiert (PMZ-BMP4-Gruppe: $n = 20$, KMZ-BMP4-Gruppe: $n = 17$, PMZ-LacZ-Gruppe: $n = 10$). Die Verlaufskontrolle erfolgte radiologisch (photodensitometrisch – im Vergleich zur gesunden Gegenseite in %) und histologisch (histomorphologisch – Anteil des kalzifierten Gewebes im Kallus in %) nach 4, 8 und 12 Wochen.

Ergebnisse

Im Alkaline-Phospatase-Test zeigten die Knochenmarkzellen ein positives und die Muskelzellen eine negatives Testergebnis. Alle Femura der beiden mit BMP4 therapierten Gruppen bildeten nach 8 bzw. 12 Wochen eine Brückenkallus aus. In der PMZ-LacZ-Gruppe fand sich zu keinem Zeitpunkt der Nachweis von Knochenstrukturen im Segmentdefekt. Die radiographischen Auswertungen ergaben eine signifikant ($p < 0{,}05$) höhere Radiodensität nach 12 Wochen in der PMZ-BMP4-Gruppe (95%, $sd = 25$) im Vergleich zu KMZ-BMP4-Gruppe (75%, $sd = 20$). Die histomorphometrische Analyse im frühen und späten Follow-up ergab keine Differenz zwischen der KMZ-BMP4-Gruppe und der PMZ-BMP4-Gruppe (■ Abbildung 1).

In 6 Präparaten der KMZ-BMP4-Gruppe bildete sich eine knöcherne Fusion des neu gebildeten Kallus mit dem originären Knochen, im Sinne einer Pseudarthrose, aus. Verglichen mit der PMZ-BMP4-Gruppe, in der keine Pseudarthrosen festgestellt wurden, stellte dies einen signifikanten Unterschied dar ($p < 0{,}05$). Die gemessene Photodensität des Kallus in der Gruppe der Pseudarthrosen (57%, $sd = 18$) war signifikant ($p < 0{,}05$) geringer im Vergleich zu den Kallus mit vollständiger Heilung (88%; $sd = 9$). Der Zwischenraum war gefüllt mit hypertrophen Knorpelzellen ausgehend vom neu gebildeten Knochen.

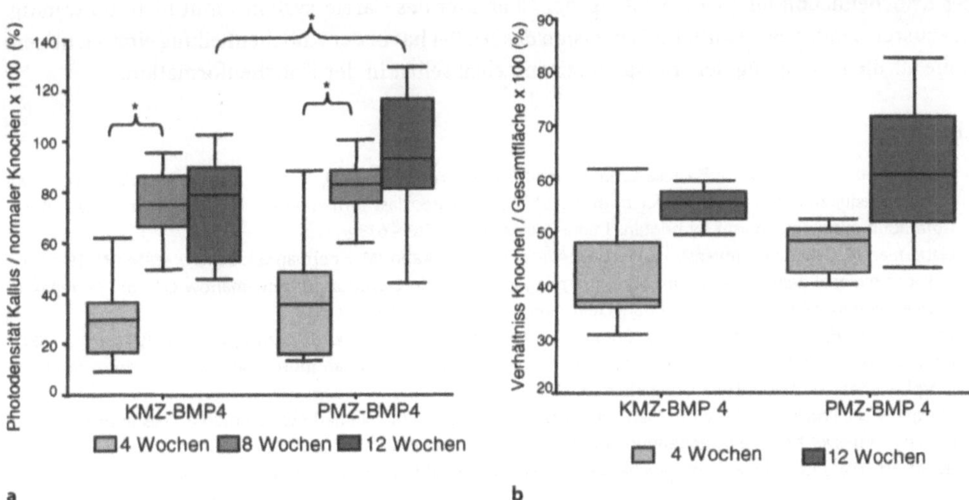

Abb. 1. a Die Radiodensität war nach 12 Wochen in der PMZ-BMP4-Gruppe (95%, sd = 25) im Vergleich zu KMZ-BMP4-Gruppe (75%, sd = 20) signifikant (p < 0,05) erhöht.
b Die histomorphometrische Analyse im frühen und späten Follow-up ergab keine Differenz zwischen der KMZ-BMP4-Gruppe und der PMZ-BMP4-Gruppe
*) Signifikanz < 0,05
KMZ = Knochenmarkzellen
PMZ = Primäre Muskelzellen

Diskussion

Retroviral transduzierte Muskelzellen und Knochenmarkzellen sind durch eine effiziente in-vivo Produktion von BMP-4 in der Lage, die Heilung segmentaler Knochendefekte des Rattenfemurs zu induzieren. Nach einem Follow-up von 12 Wochen wurde jedoch bei der Verwendung der Knochenmarkzellen eine geringere Knochenneubildung sowie eine höhere Pseudarthroserate als bei der Verwendung der Muskelzellen festgestellt. Die einfache Gewinnung, ausreichende Verfügbarkeit und Transduktionsfähigkeit stellt gemeinsam mit der schnellen Wachstumsrate in-vitro zudem einen deutlichen Vorteil der Muskelzellen für eine mögliche klinische Anwendung dar [4].

Die geringeren Werte in der photodensitometrischen Messung am Ende des Follow-up in der KMZ-BMP4-Gruppe können auf eine veränderte BMP-4 Expression der Zellen in-vivo im zeitlichen Verlauf, und eine daraufhin verminderte Knochenneubildung hinweisen. Die histomorphologischen Untersuchungen des Knochenkallus hingegen ergaben keinen Unterschied zwischen beiden Therapiegruppen, wobei eine für die endochondrale Ossifikation reguläre Transformierung von ungeordneten Knochen zu kortikalen Knochen zwischen der 4. und 12. Woche zu beobachten war [5].

Schlussfolgerung

Die vorgestellte Studie hat gezeigt, dass die Verwendung von einfach zu isolierenden Muskelzellen eine neue effektive Anwendungsstrategie in der ex-vivo Gentherapie zur Verbesserung der Knochenheilung darstellen kann. Bei der zellvermittelten Applikation des BMP-4 zur Induktion der Knochenneubildung ist ein osteogener Charakter des Carriersystem somit nicht notwendig. Die ausreichende zellvermittelte Expression des BMP-4 hat in der Knochenheilung eine wichtigere Rolle als die Beteiligung der transplantierten Zellen selbst in der Knochenformation.

Literatur

1. Abe E, Yamamoto M, Taguchi Y, Lecka-Czernik B, O'Brien CA, Economides AN, Stahl N, Jilka RL, Manolagas SC (2000) Essential requirement of BMPs-2/4 for both osteoblast and osteoclast formation in murine bone marrow cultures from adult mice: antagonism by noggin. J Bone Miner Res 15: 663–673
2. Lieberman JR, Daluiski A, Stevenson S, Wu L, McAllister P, Lee YP, Kabo JM, Finerman GA, Berk AJ, Witte ON (1999) The effect of regional gene therapy with bone morphogenetic protein-2-producing bone-marrow cells on the repair of segmental femoral defects in rats. J Bone Joint Surg Am 81: 905–917
3. Lee JY, Peng H, Usas A, Musgrave D, Cummins J, Pelinkovic D, Jankowski R, Ziran B, Robbins P, Huard J (2002) Enhancement of bone healing based on ex vivo gene therapy using human muscle-derived cells expressing bone morphogenetic protein 2. Hum Gene Ther 13: 1201–1211
4. Musgrave DS, Pruchnic R, Bosch P, Ziran BH, Whalen J, Huard J (2002) Human skeletal muscle cells in ex vivo gene therapy to deliver bone morphogenetic protein-2. J Bone Joint Surg Br 84: 120–127
5. Reddi AH (1981) Cell biology and biochemistry of endochondral bone development. Coll Relat Res 1: 209–226

Korrespondenzadresse: Dr. med. Tim Rose, Klinik für Unfall- und Wiederherstellungschirurgie, Universität Leipzig, Liebigstr. 20a, 04103 Leipzig, Tel.: +49 341 9717300, Fax: +49 341 9717319, e-mail: timrose007@yahoo.de, timrose + @pitt.edu

Einfluß des traumatischen Weichteilschadens auf die Frakturheilung: intravitalmikroskopische und biomechanische Untersuchungen an der Ratte

Effect of soft tissue damage on fracture healing: intravital microscopic and biomechanical investigations in rats

K. Schaser[1], L. Zhang[1], T. Mittlmeier[2], D. Ostapowicz[1], G. Schmidmaier[1], G. Duda[1], N. P. Haas[1], H. J. Bail[1]

[1] Klinik für Unfall- und Wiederherstellungschirurgie der Charité, Campus Virchow, Humboldt Universität zu Berlin
[2] Unfall- und Wiederherstellungschirurgie, Universität Rostock

Abstract

Introduction: Among the different factors adversely influencing the bone healing response the associated soft tissue trauma is now increasingly attracting major interest, as it significantly impairs fracture repair and decisively determines patient's prognosis. Using intravitalmicroscopic analysis and biomechanical testings the present study was aimed to quantitatively assess the impact of microcirculatory disturbances in skeletal muscle following closed soft tissue damage on fracture healing. *Methods:* Standardized closed fracture of left tibia in anesthesized Spraque-Dawley rats (n = 48) was induced using a modified weight-drop-technique and intramedullary stabilized by manual k-wire insertion. In 24 of these rats an additional standardized closed soft tissue trauma at the anterolateral tibial compartiment was induced using the controlled cortical impact technique. The rats were assigned (n = 6) to 4 groups (2 h, 48 h, 1 and 3 weeks after the trauma). Non-injured, sham-operated rats (n = 6) served as controls. The left extensor digitorum longus (EDL) muscle was surgically exposed for in vivo fluorescence microscopy. Biomechanical torsional testings were performed in additional 40 rats at 3 and 6 weeks following induction of either fracture (n = 10 per time point) or fracture with soft tissue trauma (n = 10 per time point). *Results:* Closed tibial fracture resulted in a significant reduction of functional capillary density in EDL-muscle. Microvascular diameter, leukocyte adherence and macromolecular leakage were markedly increased, indicating trauma-induced inflammation and endothelial disintegration. In comparison, these changes were pronounced 2 h and 48 h following injury in rats receiving combined fracture and soft tissue trauma. Following fractures with soft tissue trauma, the microvascular deteriorations in skeletal muscle were accompanied by a significantly decreased total failure load and the energy absorption of rat tibia in the early fracture healing period (3 weeks). *Conclusion*: The results of the present study demonstrate for the first time the in vivo-interaction of soft tissue trauma and fracture healing. It is shown that initial microcirculatory disturbances and leukocyte activation lead to a significant impairment in early fracture healing. The involvement of decreased skeletal muscle perfusion in impaired bone repair and biomechanical stability provides an attractive mechanism by which soft tissue trauma is linked to decreased fracture healing response in presence of concomitant severe soft tissue damage. Consequently, this interaction may have therapeutic implications in view of protecting posttraumatic microcirculation and preserving damaged soft tissue envelope in order to counteract delayed fracture healing.

Einleitung

Frakturen mit schweren Weichteilschäden und deren Folgezustände bestimmen entscheidend die Prognose komplexer Extremitätenverletzungen. Die klinische Erfahrung zeigt, daß die Weichteilschädigung dabei zentrale Bedeutung für das Frakturmanagement besitzt. Durch welche spezifischen Pathomechanismen ein schwerer Weichteilschaden zu einer verzögerten Frakturheilung führt ist unklar. Direkte quantitative Untersuchungen, welche die Biomechanik der Frakturheilung in Abhängigkeit von der mikrovaskulären Perfusion der umliegenden Weichteile untersuchen, fehlen bislang. Ziel der Untersuchungen war die quantitative Analyse des pathogenetischen Einfluß der Mikrozirkulationsstörungen im Skelettmuskel nach geschlossenem Weichteilschaden (gWTS) auf die Frakturheilung im Tiermodell der Ratte.

Material & Methoden

Am linken Unterschenkel von 48 SD-Ratten wurde eine standardisierte geschlossene Tibiaschaftfraktur (modifiziertes Frakturmodell nach Einhorn) erzeugt und mittels intramedulärer Kirschnerdrahtosteosyntehse stabilisiert. Bei 24 dieser Tiere wurde zusätzlich am linken Unterschenkel mittels der Cotrolled-Impact-Technik eine standardisierte geschlossene Weichteilverletzung (G III nach Tscherne) gesetzt. Zur intravitalen Fluoreszenzmikroskopie wurde der Musc. ext. digit. long. (EDL) am Unterschenkel präpariert. Die Untersuchung erfolgte *2 h*, *48 h*, 1 und 3 Wochen nach Trauma bzw. Trauma mit Fraktur (jeweils n = 6). Nicht-traumatisierte Ratten (n = 6) dienten als Kontrollen. Gemessen wurden die mikrovaskulären Durchmesser, funktionelle Kapillardichte (FCD), mikrovaskuläre Permeabilität (leakage), sowie die Leukozyten-Endothelzell-Interaktion. Biomechanische, torsionale Testungen (destruktiv mit intaktem Weichteilmantel, angegeben in Prozent der gesunden Gegenseite; ZWICK, Ulm) erfolgten an jeweils weiteren 20 Tieren sowohl mit Fraktur als auch Fraktur und Weichteilschaden (nach 3 und 6 Wochen, jeweils n = 10).

Ergebnisse

In den Kontrolltieren fand sich eine homogene mikrovaskuläre Perfusion des Skelettmuskel ohne Hinweis auf kapilläre Dysfunktion oder erhöhte Leukozyten-Endothelzell-Interaktion. Sowohl die geschlossene Weichteilverletzung als auch die Fraktur bewirkten im Vergleich zu den Kontrollen eine langanhaltende nutritive Perfusionsstörung, endotheliale Permeabilitätsstörung und Entzündungsreaktion über den gesamten Untersuchungszeitraum. Die geschlossene Tibiaschaftfraktur mit geschlossenem Weichteiltrauma führte im Vergleich zu einfacher Fraktur zu einer signifikanten Akzentuierung der kapillären Dysfunktion und Leukozytenadhärenz im Skelettmuskel in der Frühphase nach Trauma (◘ Tabelle 1). Diese mikrovaskuläre Funktionsstörung im Skelettmuskel war ferner mit einer in der Frühphase der Frakturheilung (3 Wochen) signifikant reduzierten Versagenslast und Energieabsorption bei Frakturen mit Weichteilschaden assoziiert (◘ Tabelle 2).

Schlußfolgerung

Die Ergebnisse demonstrieren erstmals *in-vivo* die Interaktion von traumatischem Weichteilschaden, nutritiver Perfusionsstörung und Frakturheilung. Sie zeigen, daß diese frühen Mikrozirkulationsstörungen der Weichteile zur Verminderung der biomechanischen Stabilität im Verlauf der Frakturheilung führen. Die Resultate lassen ferner die protrahierte Manifestation einer Mikrozirkulationsstörung und Leukozytenaktivierung im Skelettmuskel als kausale, pathogenetische Determinanten für die verzögerte Heilung von Frakturen mit schwerem Weichteilschaden

Tabelle 1.

	FCD (cm^{-1})	Leukozyten-adhärenz ($1/mm^2$)	Mikrovask. Permeab. (Leakage in %)	Diameter (µm)	
				Kapillare	Venole
Kontrollen	261,2 ± 25,6	181,5 ± 65,3	0,41 ± 0,08	5,5 ± 0,1	25,3 ± 7,9
2 h: Fx	191,7 ± 31,4[a]	350,9 ± 68,7	0,56)0,04[a]	5,9 ± 0,5	40,3 ± 10,3[a]
2 h: Fx & gWTS	149,8 ± 15,1[a,b]	636,5 ± 121,9[a,b]	0,61 ± 0,05	6,6 ± 0,4[a,b]	44,6 ± 6,8[a]
48 h: Fx	185,2 ± 21,3[a]	504,5 ± 149,7[a]	0,61 ± 0,04[a]	6,8 ± 1,5[a]	46,1 ± 3,9[a]
48 h: Fx & gWTS	154,8 ± 12,9[a,b]	512,6 ± 82,8[a]	0,60 ± 0,06	7,3 ± 1,0[a]	41,7 ± 5,6[a]
1 w: Fx	187,4 ± 25,8[a]	405,2 ± 120,4[a]	0,55 ± 0,09[a]	7,9 ± 1,0[a]	46,9 ± 6,3[a]
1 w: Fx & gWTS	184,8 ± 19,2[a]	494,5 ± 80,1[a]	0,56 ± 0,07	7,2 ± 0,7[a]	42,5 ± 8,8[a]
3 w: Fx	221,4 ± 17,2[a]	456,3 ± 67,2[a]	0,43 ± 0,06[a]	6,9 ± 0,8	42,6 ± 4,0[a]
3 w: Fx & gWTS	196,8 ± 12,8[a]	388,0 ± 85,1[a]	0,49 ± 0,03	6,6 ± 0,6[a]	43,6 ± 6,2[a]

[a] $p < 0{,}05$ *vs.* Kontrollen, ANOVA; [b] $p < 0{,}05$ *vs.* Fraktur ohne geschlossenen Weichteilschaden (Fx ohne gWTS), t-Test

Tabelle 2.

	Drehmoment (% zur Gegenseite)	Steifigkeit (% zur Gegenseite)	Energieabsorption (% zur Gegenseite)
3 W: Fx	54,7 ± 15,3[a]	51,9 ± 21,1	122,0 ± 75,5[a]
3 W: Fx & gWTS	36,1 ± 13,7	52,9 ± 27,4	47,4 ± 32,1
6 W: Fx	112,5 ± 32,8[a,b]	116,0 ± 33,2[a,b]	141,0 ± 58,2[a]
6 W: Fx & gWTS	97,5 ± 42,4[a,b]	106,3 ± 36,2[a,b]	99,1 ± 69,8

[a] $p < 0{,}05$ *vs.* 3 Wochen (3W)-Fraktur (Fx) & geschlossenen Weichteilschaden (gWTS); [b] $p < 0{,}05$ *vs.* 3 Wochen (3W)-Fraktur (Fx); t-Test

vermuten. Effektive Behandlungsstrategien von Frakturen mit schwerem Weichteilschaden sollten daher die Protektion der posttraumatischen Mikrozirkulation und des geschädigten Weichteilmantels zum Ziel haben, um in der Frühphase der Frakturheilung bessere biomechanische Stabilität zu erreichen und einer verzögerten Frakturheilung entgegenwirken zu können.

Korrespondenzadresse: Dr. med. Klaus-D. Schaser, Unfall- & Wiederherstellungschirurgie, Charité, Medizinische Fakultät der Humboldt Universität zu Berlin, Campus Virchow, Augustenburger Platz 1, 13353 Berlin, Germany, Tel.: +49-30-450 552098; Fax: +49-30-450 552958, e-mail: klaus-dieter.schaser@charite.de

Beschleunigte Ubiquitinierung und Degradation der aktivierten Caspase-3 in neutrophilen Granulozyten von Patienten mit Sepsis

Increased ubiquitination and degradation of activated caspase-3 in neutrophilic granulocytes under septic conditions

L. Mica, L. Härter, O. Trentz, M. Keel

Universitätsspital Zürich, Klinik für Unfallchirurgie, Rämistr. 100, CH-8091 Zürich, Schweiz

Abstract

The dynamics of activated caspase-3 in neutrophilic granulocytes (PMN) were investigated under septic conditions. PMN (1×10^6) from healthy volunteers (n = 7) and septic patients (n = 5) were preincubated with LPS (1 µg/ml) for five hours. Then the proteasome inhibitor PSI (30 µM) was added and after one hour cells were stimulated with either agonistic anti-CD95 (αCD95) antibody (CH11, 100 ng/mL) or medium for another 16 hours. LPS preincubation reduced CD95-induced apoptosis to values comparable to spontaneous apoptosis ($p < 0.05$) and caspase-3 activity was also reduced. However, PSI, when given five hours after LPS, completely inhibited the LPS effect ($p < 0.05$) and restored apoptosis and caspase activity. The accumulation of ubiquitinated caspase-3 was seen in whole cell lysates from CD95-stimulated PMN after LPS or LPS/PSI-treatment. Thus, accelerated degradation of activated caspase-3 by ubiquitination may contribute to sepsis-induced apoptosis reduction of PMN. The long LPS-preincubation period suggests that reduction of CD95-induced apoptosis by LPS requires transcription and/or translation (■ Abbildung 1).

Einleitung

Die Mechanismen, die beim septischen Patienten zur Reduktion der Apoptose neutrophiler Granulozyten (PMN) führen, sind weitgehend ungeklärt. In einem *in vitro* Modell konnte gezeigt werden [1, 2], dass zelluläre Kaspaseninhibitoren (z.B. IAP), die nach der Stimulation mit Überlebensfaktoren [2] hochreguliert werden, die Kaspasen ubiquitinieren können. In dieser Arbeit wurde die Ubiquitinierung der Kaspase-3 nach 5 Stunden Vorinkubation mit LPS und anschliessender CD95 Stimulation in PMN untersucht.

Methodik

PMN (1×10^6 PMN/ml) von gesunden Probanden (n = 7) und von Patienten mit Sepsis (n = 5) wurden mit LPS (1 µg/ml) 5 Stunden lang, nach entsprechenden Kinetikstudien, präinkubiert. Anschliessend wurden die Zellen für eine Stunde mit einem Proteasominhibitor (PSI, 30 µM) inkubiert und danach mit einem agonistischen anti-CD95 (αCD95) (100 ng/ml) für weitere 16 Stunden stimuliert. Der Anteil apoptotischer Zellen wurde nach Annexin-V und Propidiumjodid Doppelfärbung durchflusszytometrisch bestimmt. In Parallelansätzen wurde die Kaspase-3 Aktivität im Zellysat nach Proteolyse von DEVD-afc fluorometrisch gemessen, sowie die ubiquitinierte Kaspase-3 durch Western Blot nachgewiesen.

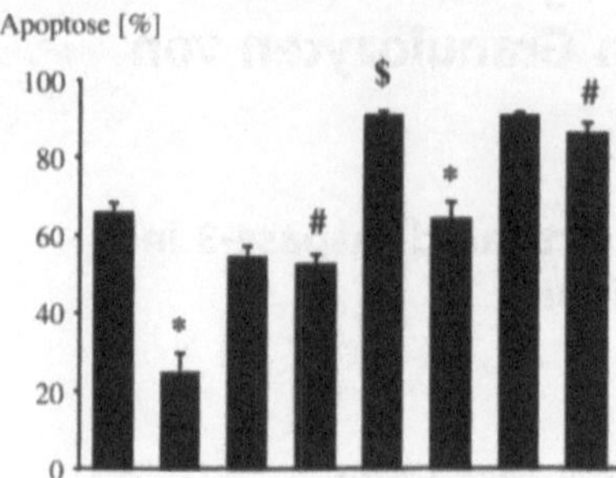

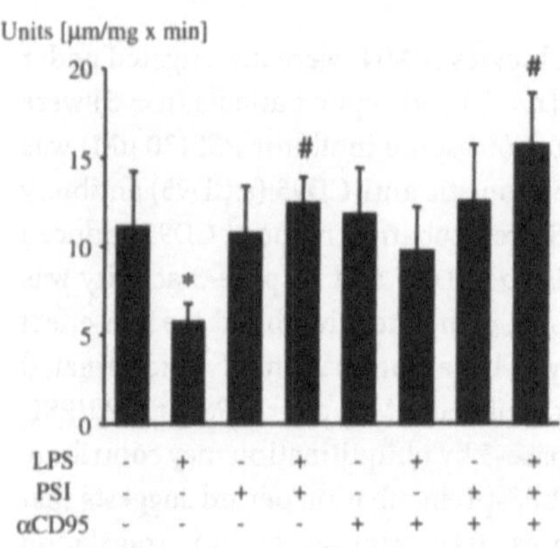

Abb. 1. Apoptose (oben) und Kaspase-3-Aktivität (unten) in neutrophilen Granulozyten von gesunden Probanden (n = 7) unter verschiedenen Stimulationsbedingungen. Angegeben sind der Mittelwert ± SEM, * $p < 0{,}05$ LPS vs. Kontrolle, # $p < 0{,}05$ LPS/PSI vs. LPS alleine, $ $p < 0{,}05$ αCD95 vs. Medium

Ergebnisse

LPS Stimulation erniedrigte signifikant ($p < 0{,}01$) die Apoptoserate von PMN im Vergleich zur Spontanapoptose, sowohl bei Kontrollen als auch bei Patienten mit Sepsis. Stimulation von CD95 hingegen erhöhte signifikant die Apoptoserate in PMN von Kontrollen und Patienten. Wurden die CD95-stimulierten PMN jedoch mit LPS präinkubiert, reduzierte sich die Apoptoserate auf die Werte der Spontanapoptose ($p < 0{,}05$). Auch die Kaspase-3 Aktivität war nach LPS Stimulation im Vergleich zur spontanen und CD95-induzierten Aktivität erniedrigt. Inhibition des Proteasoms mit PSI fünf Stunden nach Stimulation mit LPS hemmte den LPS-Effekt völlig. Im Westernblot der entsprechenden Zelllysate konnte eine Akkumulation ubiquitinierter Kaspase-3 nach LPS Vorinkubation und anschliessender CD95 und PSI/CD95 Stimulation beobachtet werden.

Schlussfolgerungen

Diese Ergebnisse zeigen, dass LPS Stimulation in PMN eine erhöhte Bereitschaft zur Degradation aktivierter Kaspase-3 induziert. Dies könnte einen Resistenzmechanimus gegen proapoptotische Stimuli beim Patienten mit Sepsis darstellen. Die lange Vorinkubationszeit von 5 Stunden weist auf die Notwendigkeit von Transscription/Translation hin. Wie schon vorher gezeigt, bleibt die Spontanapoptose jedoch von Kaspasen unabhängig [3]. Die ubiquitinierte Kaspase-3 bleibt weiter aktiv.

Literatur

1. Suzuki Y, Nakabayashi Y, Takahashi R (2001) Ubiquitin-protein ligase activity of X-linked inhibitor of apoptosis protein promotes proteasomal degradation of caspase-3 and enhances its anti-apoptotic effect in Fas-induced cell death. PNAS 98: 8662–8667
2. Jesenberger V, Jentsch S (2002) Deadly encounter: ubiquitin meets apoptosis. Nature Rev Mol Cell Biol 3: 112–121
3. Härter L, Keel M, Steckholzer U, et al. (2001) Spontaneous in contrast to CD95-induced neutrophil apoptosis is independent of caspase activity. J Trauma 50: 982–988

Korrespondenzadresse: Dr. med. Ladislav Mica, Klinik für Unfallchirurgie, Universitätsspital Zürich, Rämistrasse 100, 8091 Zürich, Schweiz, Tel.: +41-1-255-3657, Fax: +41-1-255-4406, e-mail: ladislav.mica@usz.ch

Drei-dimensionale computertomographische Auswertung des Mittelgesichtswachstums nach intrauteriner Wiederherstellung von chirurgisch erzeugten Oberkieferdefekten am Schaffetus

Three-dimensional computer tomographic evaluation of midfacial growth following intrauterine repair of surgically created maxillary defects in the sheep fetus

M. A. Papadopoulos[1], *N. A. Papadopulos*[2], *C. Jannowitz*[3], *J. Henke*[3], *P. Böttcher*[4], *M. Klöppel*[2], *D. Müller*[2], *H.-F. Zeilhofer*[5], *L. Kovacs*[2], *E. Biemer*[2]

[1] Abteilung für Kieferorthopädie, Aristoteles Universität von Thessaloniki, Griechenland
[2] Abteilung für Plastische und Wiederherstellungschirurgie
[3] Institut für Experimentelle Onkologie und Therapieforschung
[4] Klinik und Poliklinik für Mund-, Kiefer- und Gesichtschirurgie, Klinikum rechts der Isar der Technischen Universität München
[5] Institut für Tieranatomie, Ludwig-Maximilians-Universität München

Abstract

Aim of this study was to evaluate four different intrauterine methods used for the correction of alveolar cleft-like defects by means of three-dimensional computer-tomographic (3D-CT) analysis in the sheep model. In 12 pregnant sheep an alveolar defect was intrauterine created between the 75th and 95th gestation day. For the closure of the alveolar defect, a bone graft from the iliac crest from the ulna and an implant of collagen-lyophilisate were used. The control group consisted of 4 fetuses. All 16 fetuses were evaluated after euthanasia between the 140th and 145th gestation day by means of CT-scanning of each skull and subsequent 3D reconstruction. Finally, a method of 3D-CT cephalometric analysis was developed. The statistical analysis was performed by means of the SPSS software (level of significance: $p < 0.05$). The comparison between all operated animals with bone healing and all animals without bone healing revealed no statistical significant differences. When comparing the animals with bone healing with the control group only one variable, and when comparing all operated animals (with or without bone healing) with the control group six variables presented significant differences. According to the results of this study, each of the intrauterine treatment methods used seems not to affect the post-surgical maxillary growth. Nevertheless, a tendency of superior normal growth of the premaxilla can be observed, when bone healing occurs.

Einleitung

Während der letzten Jahre hat die intrauterine Chirurgie das Interesse der medizinischen Gemeinschaft verstärkt, kraniofaziale Missbildungen während der Schwangerschaft zu behandeln. Obwohl einige Studien über den intrauterinen Verschluss von Lippenspalten bereits vorhanden sind, ist die Wiederherstellung des Alveolardefektes bei Lippen-Kiefer-Gaumen-Spalten noch nicht erforscht (1 – 5). Ziel dieser Studie war es, vier unterschiedliche intrauterine Methoden, die zur Wiederherstellung von Kiefer-Spalten-ähnlichen-Defekten am Schafmodell verwendet wurden, mittels einer dreidimensionalen computertomographischen (3D-CT) Analyse zu evaluieren.

Material und Methodik

An 12 Feten, die aus 15 trächtigen Schafen stammten, wurde ein alveolarer Defekt zwischen dem 75. und 95. Trächtigkeitstag (TT) intrauterin erzeugt. Für den Verschluss dieses Defektes wurden ein autologes fetales Knochentransplantat vom Beckenkamm ($n = 3$), von der Ulna ($n = 2$), von der Ulna in Verbindung mit einer Polytetrafluoroethylen-Membran ($n = 3$) und einem Implantat von Kollagen-Lyophilisat in Verbindung mit der obengenannten Membran ($n = 4$) benutzt. Die Kontrollgruppe bestand aus 4 Feten. Zusätzlich wurden alle operierten Feten in zwei Gruppen (mit oder ohne Knochenheilung) geteilt. Alle 16 Feten wurden nach Euthanasie mittels CT-scanning jedes Schädels zwischen den 140. und 145. TT ausgewertet. Für diesen Zweck wurde eine dreidimensionale Rekonstruktion durchgeführt und eine 3D-CT kephalometrische Analyse entwickelt. Zwölf Variablen wurden verwendet, um die linken und rechten Schädelseiten sowie die Asymmetrie der Seiten zwischen den Studiengruppen und der Kontrollgruppe zu vergleichen. Die statistische Analyse wurde mittels der SPSS Software durchgeführt (Signifikanzniveau: $p < 0{,}05$).

Ergebnisse

Die Vergleiche innerhalb jeder Gruppe haben für alle Gruppen keine statistisch signifikanten Unterschiede der 12 verwendeten Variablen zwischen den operierten- und nicht-operierten-Schädel-Seiten gezeigt. Die gleichen Ergebnisse wurden auch bei den zwei Gruppen der operierten Feten mit oder ohne Knochenheilung beobachtet. Beim Vergleich zwischen den Tieren mit Knochenheilung und der Kontrollgruppe hat nur eine Variable, und beim Vergleich zwischen allen operierten Tieren (mit oder ohne Knochenheilung) und der Kontrollgruppe haben nur 6 Variablen (hinsichtlich der Prämaxilla) signifikante Unterschiede gezeigt.

Diskussion/Schlussfolgerungen

Entsprechend den Resultaten dieser Studie scheint keine der vier intrauterinen Behandlungsmethoden das postoperative maxilläre Wachstum negativ zu beeinflussen. Außerdem kann eine Tendenz zu einem erheblichen normalen Wachstum der Prämaxilla beobachtet werden, wenn nach intrauteriner Chirurgie eine Knochenheilung bzw. Oberkiefer-Wiederherstellung stattfindet. Um unser Tiermodell noch relevanter für die klinische Anwendung zu gestalten, werden wir in einer nächsten Serie den chirurgisch erzeugten LK-Defekt nicht sofort (am 60. TT) rekonstruieren, sondern zu einem späteren Zeitpunkt (am 75. TT). Zusätzlich werden die Versuchstiere bei unseren künftigen Versuchen erst sechs Monate nach der Geburt untersucht, um die Möglichkeit zu haben, die Veränderungen des Schädels während des Wachstums zu verfolgen und kephalometrisch auszuwerten, was sehr wichtig ist um eine Aussage über den Langzeiterfolg der Operation zu ermöglichen.

Literatur

1. Papadopoulos MA, Christou PK, Athanasiou AE, Boettcher P, Zeilhofer HF, Sader S, Papadopulos NA (2002) Three-dimensional craniofacial reconstruction imaging. Oral Surg Oral Med Oral Pathol Oral Radiol Endod 93: 382–393
2. Papadopoulos MA, Jannowitz C, Christou P, Henke J, Boettcher P, Sader R, Kovacs L, Zeilhofer H-F, Biemer E, Papadopulos NA (2002) Fetal surgical treatment of cleft-lip and palate: A real possibility or a utopia? Hell Plast Surg 1: 191–203
3. Papadopulos NA, Papadopoulos MA, Zeilhofer HF, Henke J, Erhardt W, Boettcher P, Stolla R, Kovacs L, Schaff J, Biemer E (2002) Intrauterine Oberkieferrekonstruktion am Beispiel der Lippen-Kiefer-Gaumenspalten beim Schaffmodell. Chirurgisches Forum 31: 557–560

4. Papadopulos NA, Papadopoulos MA, Zeilhofer HF, Jannowitz C, Henke J, Boettcher P, Stolla R, Feussner H, Erhardt W, Sader R, Kovacs L, Biemer E (2002) Intrauterine Surgery: clinical applications & surgical considerations for the treatment of Cleft lip and Palate. 2nd World Cleft Congress of the International Cleft Lip and Palate Foundation, www.cleft2002.com
5. Papadopulos NA, Zeilhofer HF, Papadopoulos MA, Feussner H, Henke J, Kovacs L, Horch HH, Biemer E (2003) Endoskopische intrauterine Chirurgie bei kraniofazialen Fehlbildungen am Beispiel der Lippen-Kiefer-Gaumenspalten. Mund- Kiefer- und Gesichtschirurgie (akzeptiert)

Korrespondenzadresse: Privatdozent Dr. med. Nikolaos A. Papadopulos, Abteilung für Plastische und Wiederherstellungschirurgie, Klinikum rechts der Isar der Technischen Universität München, Ismaningerstr. 22, 81675 München, Tel.: +89 4140 2171/-5178, Fax: +89 4140 7399, e-mail: n.papadopulos@lrz.tum.de

II. Molekulare Onkologie

Serologische Definition neuer Tumorantigene des Pankreaskarzinoms mittels „Hoch-Dichte Protein Filter"

Serological definition of new tumour antigens of pancreatic carcinoma identified by high-density protein filter

E. Soeth, O. Romahn, W. v. Bernstorff, J. Tepel, B. Kremer, H. Kalthoff

Forschungsgruppe Molekulare Onkologie in der Klinik für Allgemeine Chirurgie und Thoraxchirurgie der CAU zu Kiel

Abstract

Further methodological developments particularly in the field of the array technology enable new approaches for the identification and characterization of tumour relevant proteins. We used a proteomic-based approach to search for tumour specific target molecules in pancreatic carcinoma tissue and present data on some promising candidates with respect to their tumour biological value. The expression of tumour-associated antigens can provoke an autologous immune response in patients suffering from cancer and thus enables a systematic screening of patient sera to reveal promising proteins. Sera from pancreatic carcinoma patients were incubated with the high-density protein array Library 800 obtained from the Resource Center of the Human Genome Project (RZPD; http://www.rzpd.de). This protein array consists of gridded bacteria clones expressing more than 37000 different peptide sequences and proteins, which are representing around 10000 to 12000 different genes. Overall, 65 bacterial clones were detected positive after incubation with serum (n = 10) from patients with advanced pancreatic carcinoma. The DNA sequencing results showed a collection of uncharacterized, hypothetical or well characterized proteins. The well characterized proteins were for example Pur-1 (myc-associated zinc finger protein), the melanoma-associated antigen F1 (MAGE-F1) and alpha-tubulin.

The protein filter approach is a suitable tool for the serological identification of tumour antigens which was confirmed by candidate matches obtained with autologous serological screening methods published for other cancer types in the SEREX database of the Ludwig Institute for Cancer Research (http://www.licr.org).

Einleitung

Neue tumor-relevante oder tumor-spezifische Proteine beim Pankreas-Adenokarzinom lassen sich über verschiedene methodische Ansätze aufdecken [1]. Das Screening von Serum eignet sich besonders, da viele Karzinom Patienten autologe Antikörper gegen tumor-assoziierte Proteine (z.B. p53, Rad51) entwickeln [2, 3]. Eine optimale, vorgefertigte Plattform für die Serum-Untersuchung sind Hoch-Dichte Protein Arrays, die heutzutage durch rekombinante Expressions-Klonierung von humanem Gewebe generiert werden können [4, 5]. In einem einzigen

Versuchsansatz lassen sich Zehntausende Peptidstrukturen anbieten und auf Immunogenität prüfen. Diese positiven Sequenzen werden weiter verifiziert und charakterisiert sowie auf ihre Bedeutung als diagnostische oder therapeutische Targets für das Pankreaskarzinom untersucht.

Methodik

Die Protein Filter werden mit den stark verdünnten (1/1000) Seren inkubiert und gebundene humane Immunglobuline mit einem Enzym-gekoppelten Sekundärantikörper und dem passenden Substrat sichtbar gemacht. Die positiven Expressionsklone werden vom RZPD bestellt, die Plasmide anschließend isoliert und die cDNA Inserts ansequenziert. Die erhaltenen Sequenzen werden über Datenbank Recherchen (BLASTX, NIH) analysiert. Sofern Antikörper kommerziell verfügbar sind, werden Western Blot Analysen und immunhistologische Untersuchungen angeschlossen um zu prüfen, ob diese Proteine dem Karzinomgewebe, dem gesunden Pankreasgewebe oder dem Stroma zuzuordnen sind. Weiterhin werden die relevanten Proteine rekombinant exprimiert und ihre Immunogenität an einer größeren Menge von Patienten und einem entsprechenden Kontrollkollektiv ohne maligne Erkrankung untersucht.

Ergebnisse

Durch das Screening von Serum von Pankreas-Karzinompatienten ($n = 10$) auf „Hoch-Dichte Protein Filtern" ließen sich über 65 verschiedene Peptid- und Protein-exprimierende Bakterienklone identifizieren. Es wurden bereits 2/3 der Klone erfolgreich sequenziert und ein Sequenzabgleich dieses Kollektivs ergab eine vielfältige Auswahl an hypothetischen, wenig charakterisierten und gut charakterisierten Proteinen. Das Zinc-Alpha-2-Glycoprotein (ZAG) und Rab11b, ein Mitglied der Ras Onkogen Familie, ließen sich z.B. erfolgreich im Pankreas-Tumorgewebe nachweisen. Derzeit wird ein Dot Blot für vielversprechende Protein-Kandidaten entwickelt, der einen Überblick über die Verbreitung von spezifischen Autoantikörpern in Patienten mit einem sporadischen Pankreas-Karzinom, einem familiär assoziierten Pankreas-Karzinom oder einer Pankreatitis vermitteln soll.

Schlußfolgerung

Insgesamt ist der Einsatz von „Hoch-Dichte Protein Arrays" mit Seren von Patienten mit einem Pankreaskarzinom innovativ und es ist vielversprechend, diesen Ansatz zur Identifizierung von neuen Onkoproteinen zu verwenden.

Die vom Ressourcenzentrum für Genomforschung (RZPD) in Berlin angebotenen Protein Filter aus humanem, fötalem Gewebe (Bibliothek 800) sind eine der wenigen umfangreichen und qualitätsgesicherten Protein-Expressions-Bibliotheken, die zum Auffinden neuer tumorspezifischer Zielmoleküle bei Patienten mit sporadischem und familiär-assoziiertem Pankreaskarzinom eingesetzt werden können.

Literatur

1. Srinivas PR, Srivastava S, Hanash S, Wright JR (2001) Proteomics in early detection of cancer. Clin Chem 47: 1901–1911
2. Marxsen J, Schmiegel W, Roeder C, Harder R, Juhl H, Henne-Bruns D, Kremer B, Kalthoff H (1994) Detection of the anti-p53 antibody response in malignant and benign pancreatic disease. Br J Cancer 70: 1031–1034
3. Maacke H, Hundertmark C, Miska S, Voss M, Kalthoff H, Stürzbecher H-W (2002) Autoantibodies in sera of pancreatic cancer patients identify recombination factor Rad51 as a tumour-associated antigen. J Cancer Res Clin Oncol 128: 219–222

4. Buessow K, Cahill D, Nietfeld W, Bancroft D, Scherzinger E, Lehrach H, Walter G (1998) A method for global protein expression and antibody screening on high-density filter of an arrayed cDNA library. Nucleic Acids Res 26: 5007–5008
5. Büssow K, Konthur Z, Lueking A, Lehrach H, Walter G (2001) Protein Array Technology: Potential use in medical diagnostics. Am J Pharmacogenomics 1: 37–43

Korrespondenzadresse: Edlyn Soeth, Klinik für Allgemeine Chirurgie und Thoraxchirurgie der Universität Kiel, Forschungsgruppe Molekulare Onkologie, Arnold-Heller Straße 7, 24105 Kiel, Tel.: 0431-5971962, Fax: 0431-5971939, e-mail: esoeth@klinikum.uni-kiel.de

Humane duktale Pankreas-Adenokarzinome zeigen eine hohe Expression von Proteinkinase Cμ, einem starken Induktor von Apoptose-Resistenz und Zellproliferation

Human ductal pancreatic adenocarcinomas express high levels of protein kinase Cμ, a strong inducer of apoptosis resistance and cell proliferation

A. Trauzold[1], B. Sipos[2], S. Schmiedel[1], S. Westphal[1], C. Röder[1], H. Kalthoff[1]

[1] Forschungsgruppe Molekulare Onkologie, Klinik für Allgemeine Chirurgie und Thoraxchirurgie
[2] Institut für Pathologie, Christian-Albrechts-Universität Kiel, Deutschland

Abstract

Aim of the study: Recently, we have shown that CD95-resistant pancreatic adenocarcinoma cells express high levels of Protein Kinase Cμ (PKCμ). In this study we investigated the role of PKCμ in the regulation of proliferation and apoptosis. Additionally we tested the expression of PKCμ in pancreatic tumour tissues. *Material and Methods:* In order to get an isogenic system for PKCμ investigation we established stable PKCμ transfectants in apoptosis sensitive Colo357 cells. Apoptotic cell death was quantified by JAM-Assay. Protein expression was determined by Western blot analysis. The doubling times of cells were determined by cell counting after different culture periods (24 h, 32 h, 48 h, 54 h and 72 h after plating) using the CASY1-cell counter. Immunohistochemical analysis of PKCμ expression was done on formalin fixed sections. *Results:* We could show that over-expression of PKCμ in Colo357 cells led to strongly reduced sensitivity to CD95-mediated apoptosis as well as to significantly enhanced cell growth. In an attempt to identify the signalling pathways affected by PKCμ, we identified the anti-apoptotic proteins c-FLIP and Survivin to be massively up-regulated in PKCμ over-expressing cells. Immunohistochemical analysis of pancreatic tumour tissues of 48 patients and 10 normal pancreatic tissues revealed marked over-expression of PKCμ in tumours. *Conclusions:* PKCμ, when over-expressed, inhibits CD95-mediated apoptosis and enhances the proliferation of cells presumably by up-regulating of c-FLIP and Survivin. This and the observed strong over-expression of PKCμ in pancreatic tumour tissues indicate the important role of PKCμ in establishing the malignant phenotype of pancreatic tumours.

Einleitung

Die molekularen Mechanismen, die zur Tumorentstehung führen, sind unkontrollierte Proliferation und Resistenz gegenüber Todessignalen. Letztere können sowohl aus Chemo- oder Strahlentherapie als auch aus der Exposition gegenüber den Todesliganden CD95/Fas-L, TRAIL oder TNFα herrühren. Das Pankreasadenokarzinom stellt eine sehr aggressive Tumorklasse mit einer extrem schlechten Prognose und einer 5-Jahres-Überlebensrate von 5% dar. Vor kurzem konnten wir zeigen, dass Pankreasadenokarzinom-Zellen überwiegend resistent gegenüber der CD95-vermittelten Apoptose sind [1]. Obwohl der genaue Mechanismus noch ungeklärt ist, konnten wir nachweisen, dass diese Zellen über eine intakte Apoptosemaschinerie, d. h. über Todesrezeptoren und Caspasen verfügen, gleichzeitig aber multiple anti-apoptotische Strategien entwickelt haben wie die Überexpression von Bcl-XL oder die Aktivierung von Protein Kinase C (PKC) und NF-κB, die den Eintritt der Apoptose verhindern [2, 3]. Wir berichteten, dass eine PKC-Isoform – die PKCμ – in Anti-CD95-resistenten Pankreasadenokarzinom-Zelllinien überexprimiert ist und dass eine Hemmung von PKCμ zur deutlichen Steigerung der Apoptosesensitivität dieser Zelllinien führt [4]. In der folgenden Studie untersuchten wir die Rolle von PKCμ in Apoptose und Wachstum von Pankreastumorzellen sowie deren Expression in Pankreastumorgewebe.

Methodik

Transfektion von Colo357-Zellen mit pcDNA3/PKCμ bzw. mit dem leeren pcDNA3-Vektor erfolgte mittels Lipofectamine Plus. Für die Induktion der Apoptose wurde ein agonistischer anti-CD95-Antikörper (CH11; 100 ng/ml für 24 h) dem Kulturmedium zugefügt. Der apoptotische Zelltod wurde mittels JAM-Assay quantifiziert [1]. Für die Bestimmung der Generationszeiten von Colo357/Wildtyp-, Colo357/PKCμ-, bzw. Colo357/Vektor-Zellen wurden die Zellen nach Aussaat in 6-Well-Platten in Abständen von 8 h im CASY1-Zellzähler gezählt. Expression apoptoserelevanter Proteine wurde mittels Western Blot analysiert. Für die Analyse der Expression von PKCμ in Pankreasgewebe wurden archivierte, Formalin-fixierte, in Paraffin eingebettete Gewebeblöcke von 48 Pankreastumoren sowie von 10 gesunden Pankreata verwendet. Immunohistologischer Nachweis von PKCμ erfolgte an Formalin-fixierten Schnitten unter Verwendung von anti-PKCμ-Antikörper und Vectastain-ABC Elite Kit.

Ergebnisse

Um die potentielle anti-apoptotische Rolle von PKCμ zu untersuchen, wurden CD95-sensitive Colo357-Zellen (40% Apoptose nach Behandlung mit CH11) mit einem Expressionsvektor für PKCμ transfiziert. Die Transfektanten exprimierten höhere Mengen an PKCμ als die Wildtyp-Zellen oder Zellen, die mit einem leeren Vektor transfiziert worden waren. Es zeigte sich, dass die PKCμ überexprimierenden Colo357-Zellen eine viel geringere Sensitivität (10% Apoptose) gegenüber CD95-vermittelter Apoptose aufwiesen als Wildtyp Zellen bzw. Kontrollzellen. Um den möglichen Mechanismus der PKCμ-vermittelten CD95-Resistenz zu entschlüsseln, wurden die Colo357/Wildtyp-, die Colo357-Vektor-, und die Colo357/PKCμ-Zellen in ihrem Expressionsmuster apoptoserelevanter Proteine verglichen. Dabei stellte sich heraus, dass weder die Oberflächen-Expression von CD95 noch die intrazellulären Level von Caspase-8, -9, -3, Bcl-XL, Bid oder Bax durch die PKCμ-Überexpression beeinflusst wurden. Interessanterweise fanden wir aber eine Hochregulierung von zwei anti-apoptotischen Proteinen, c-FLIP und Survivin. Da Survivin zusätzlich als proliferationsassoziertes Protein beschrieben wurde, bestand die Möglichkeit, dass PKCμ durch die Hochregulierung von Survivin auch die Proliferation der Zellen reguliert. Tatsächlich konnten wir zeigen, dass Colo357/PKCμ-Zellen deutlich verkürzte (20 h) Generationszeiten im Vergleich zu Colo357/Vektor- (24 h) bzw. Colo357/Wildtyp-Zellen (24 h) aufwiesen. Sowohl die Apoptoseresistenz als auch die gesteigerte Proliferationsrate begünstigen die Entstehung von Tumoren. Unsere Ergebnisse zeigen die Beteiligung von PKCμ in der Regulation dieser Prozesse. Um die Wichtigkeit von PKCμ in situ zu überprüfen, haben wir die Expression von PKCμ in 48 Schnitten von duktalem Pankreastumorgewebe und in 10 Schnitten von gesundem Pankreasgewebe immunhistochemisch verglichen. Dabei stellte sich heraus, dass Tumorgewebe überwiegend eine sehr starke Expression von PKCμ aufwies, wohingegen in duktalen Strukturen des Normalgewebes nur eine sehr geringe PKCμ-Expression nachgewiesen werden konnte.

Diskussion und Schlussfolgerung

In dieser Untersuchung konnte nachgewiesen werden, dass die Überexpression von PKCμ die Resistenz gegenüber CD95-induzierter Apoptose dramatisch verstärkt. Darüberhinaus wird auch die Proliferationsgeschwindigkeit der Zellen nach PKCμ Überexpression erhöht. Als mögliche weitere Effektorproteine in dieser PKCμ-abhängigen Apoptose-Signalkaskade wurden c-Flip und Survivin identifiziert. Beide Proteine sind – obwohl durch unterschiedlichen Mechanismus – in der Lage, die todesrezeptorvermittelte Apoptose zu hemmen [5]. In dieser Studie konnten wir auch erstmals zeigen, dass PKCμ in duktalen epithelialen Strukturen bei Pankreaskarzinomen stark überexprimiert ist. Dies und unsere Ergebnisse zum Apoptoseschutz durch PKCμ deuten auf eine wichtige Rolle dieser Proteinkinase bei der Entstehung von Pankreas-Adenokarzinomen hin.

Literatur

1. Ungefroren H, Voss M, Jansen M, Röder C, Henne-Bruns D, Kremer B, Kalthoff H (1998) Human pancreatic adenocarcinomas express Fas and Fas Ligand yet are resistant to Fas-mediated apoptosis. Cancer Res 58: 1741–1749
2. Hinz S, Trauzold A, Boenicke L, Sandberg C, Beckmann S, Bayer E, Walczak H, Kalthoff H, Ungefroren H (2000) Bcl-XL protects pancreatic adenocarcinoma cells against CD95- and TRAIL-receptor-mediated apoptosis. Oncogene 19: 5477–5486
3. Trauzold A, Wermann H, Arlt A, Schütze S, Schäfer H, Oestern S, Röder C, Ungefroren H, Lampe E, Heinrich M, Walczak H, Kalthoff H (2001) CD95 and TRAIL receptor-mediated activation of protein kinase C and NF-kB contributes to apoptosis resistance in ductal pancreatic adenocarcinoma cells. Oncogene 20: 4258–4269
4. Trauzold A, Wermann H, Schmidel S, Christgen M, Kalthoff H, Ungefroren H (2002) Resistenz gegenüber CD95-vermittelter Apoptose im duktalen Pankreasadenokarzinom: Die Rolle der Proteinkinase Cμ. Chir Forum für Exp Klin Forschung
5. Igney FH, Krammer PH (2002) Death and anti-death: tumour resistance to apoptosis. Nat Rev Cancer 2: 277–288

Korrespondenzadresse: Dr. Anna Trauzold, Forschungsgruppe Molekulare Onkologie, Klinik für Allgemeine Chirurgie und Thoraxchirurgie, Universitätsklinikum Kiel, Arnold-Heller Str. 7, 24105 Kiel, Fax: 0431-5971939, e-mail: atrauzold@email.uni-kiel.de

HIF-1 steuert die Angioinvasion und Metastasierung durch Regulation der uPAR – Genexpression beim Pankreaskarzinom

HIF-1 regulates angioinvasion and metastasis by regulation of uPAR gene expression in pancreatic cancer

P. Büchler[1], *H. Friess*[1], *M. W. Müller*[1], *H. A. Reber*[2], *O. J. Hines*[2], *M. W. Büchler*[1]

[1] Abteilung für Allgemeine, Viszerale, Unfallchirurgie und Poliklinik, Chirurgische Universitätsklinik, Universität Heidelberg

[2] University of California at Los Angeles, School of Medicine, Department of Surgery, California, USA

Abstract

Angioinvasion is the rate limiting step in metastatic tumor progression. Among the very few proteins ultimately necessary for angioinvasion is urokinase plasminogen activator receptor (uPAR). Hypoxia-Inducible-Factor-1 (HIF-1) is found to be activated during progression of human pancreatic cancer, a tumor which grows in a microenvironment of low oxygen. However, it is not know whether a relationship between HIF-1 and uPAR exists. Transcriptional control of uPAR expression by HIF-1 has never been reported. *Aim:* The aims of this study were to analyze whether HIF-1 transcriptionally regulates uPAR and to analyze the role of hypoxia in angioinvasion and metastasis formation. *Methods:* Four human pancreatic cancer cell lines Capan-2 (C2), HPAF-2 (HP2), MIA PaCa-2 (MP2) and PANC-1 were used. Northern blot analysis was used to quantify mRNA expression and a nuclear run off assay to determine newly transcribed mRNA. DNA binding was studied with gelshift assays. PCR generated deletion mutants of the uPAR promotor were used in Luciferase assays to determine reporter gene activity. To study angioinvasion of PaCa cell lines Matrigel invasion assays and fertilized chicken eggs were used for chorioallantoic membrane (CAM) assays. *Results:* uPAR but not uPA mRNA expression is upregulated by low oxygen levels. Cell lines not expressing uPAR under normoxic (C2) conditions reconstitute uPAR production under hypoxia. Actual hypoxia induced uPAR mRNA transcription. Transcriptional activation of HIF-1 by binding to the uPAR promotor was detectable within the first hour after onset of hypoxia. Promotor deletion mutants containing the putative HIF-1 binding site showed a significant increase in reporter gene activity. In vitro invasion assays revealed that hypoxia increased the relative number of invading tumor cells. Moreover, hypoxia was a strong uPAR dependent stimulus in angioinvasion assays in vivo in all cell lines tested. *Conclusion:* In this study we present for the first time, that uPAR is under transcriptional control of HIF-1 and further show that hypoxic upregulation of uPAR is caused by an actual increase in transcription of uPAR mRNA synthesis. We further show that this mechanism also increased the potential of metastatic growth of pancreatic cancer, both in vitro and in vivo in an uPAR dependent manner.

Einleitung

Gegenwärtig ist das Pankreaskarzinom die vierthäufigste Krebstodesursache in westlichen Ländern und stellt nach dem kolorektalen Karzinom die zweithäufigste Todesursache unter den gastrointestinalen Tumoren dar [1]. Die Mehrzahl der Patienten befindet sich bereits bei Diagnosestellung in einem fortgeschrittenen Tumorstadium, so dass eine operative Therapie für die meisten Patienten nicht in Frage kommt [2]. Das fehlende Ansprechen auf konventionelle

Therapien, wie Chemo- und/oder Strahlentherapie, aber auch das aggressive Tumorwachstum, erklärt die infauste Prognose dieser Patienten [2]. Das Verständnis molekularer Vorgänge im Rahmen der Tumormetastasierung ist von grundlegender Bedeutung für eine Verbesserung der therapeutischen Möglichkeiten zukünftiger Patienten. Im Rahmen der molekularen Charakterisierung der Metastasierungsvorgänge können gezielt therapeutische Targets identifiziert werden [4]. Unter diesen gewinnt das uPA/uPAR System zunehmend zentrale Bedeutung, da gezeigt werden konnte, dass die Angioinvasion als erster und limitierender Schritt der Metastasierungskaskade von der uPAR Expression abhängt [3, 5]. Die Regulation der uPAR Genexpression ist bisher nicht bekannt, insbesondere sind die Zusammenhänge zwischen Tumormicroenvironment, Hypoxie und Aktivierung des Transkriptionsfaktors HIF-1 und der uPAR Genexpression nicht untersucht worden.

Methodik

Vier Pancreaskarzinomzelllinien [Capan-2 (C2), HPAF-2 (HP2), MIA PaCa-2 (MP2) und PANC-1] wurden in die Untersuchen einbezogen. Die Northern Blot Analyse wurde zur Quantifizierung der mRNA Expression eingesetzt und Nuclear Run Off Assay, um frisch transkribierte mRNA nachzuweisen. DNA-Protein Interaktionen wurden in Gelshift Assays nachgewiesen. PCR wurde zur Generation von Deletionsmutanten des uPAR Promotors angewandt und Luciferase Assays, um seine Reportergenaktivität nachzuweisen. Matrigel Invasionsassays und der Chorioallantoic Membrane Assay (CAM) mit fertilisierten Hühnerembryos dienten für Angioinvasions- und Metastasierungsversuche.

Ergebnisse

uPAR nicht jedoch uPA mRNA sind unter hypoxischen Bedingungen hochreguliert. Auch Zelllinien, in denen normalerweise uPAR nicht nachweisbar ist, exprimieren dies unter hypoxischen Bedingungen. Hypoxie führte zu einem deutlichen Anstieg des uPAR mRNA Expressionspiegels. Bereits nach 60 min Hypoxiedauer war die DNA Bindung von HIF-1 an den uPAR Promotor und somit die transkriptionelle Aktivierung nachweisbar. uPAR Promotor-Deletionsmutanten, die die vermeindliche HIF-1 Bindesequenz enthielten, zeigten einen bis zu 184 ± 5.5fachen Anstieg der Luciferasereportergenaktivität. In vitro Invasionsassays ergaben, daß Hypoxie die Invasivität von Tumorzellen erhöht. Darüber hinaus führte Hypoxie zu einer deutlichen uPAR abhängigen Erhöhung der Angioinvasion im CAM Assay in vivo.

Diskussion

Diese Studie zeigt erstmalig, dass Tumorhypoxie direkt Angioinvasion und somit die zelluläre Kaskade der Metastasierung beim Pankreaskarzinom steuert indem der Transkriptionsfaktor HIF-1 aktiviert wird. Dieser wiederum führt über spezifische Mechanismen zur Expression des uPA Rezeptors. Die Blockade dieses Mechanismus (uPAR Induktion durch HIF-1) kann als neuer therapeutischer Ansatz bei Pankreaskarzinom genutzt werden.

Literatur

1. Parker SL, Davis KJ, Wingo PA, Gries LA, Heath CW Jr (1998) Cancer statistics by race and ethnicity. Ca: a Cancer Journal for Clinicians 48: 31–48
2. Neoptolemos JP, Dunn JA, Stocken DD, Almond J, Link K, Beger H, Bassi C, Falconi M, Pederzoli P, Dervenis C, Fernandez-Cruz L, Lacaine F, Pap A, Spooner D, Kerr DJ, Friess H, Buchler MW (2001) Adjuvant chemoradiotherapy and chemotherapy in resectable pancreatic cancer: a randomised controlled trial. Lancet 358: 1576–1585

3. Kim J, Yu W, Kovalski K, Ossowski L (1998) Requirement for specific proteases in cancer cell intravasation as revealed by a novel semiquantitative PCR-based assay. Cell 94: 353–362
4. Buchler P, Reber HA, Buchler MW, Friess H, Hines OJ (2002) VEGF-RII Influences the Prognosis of Pancreatic Cancer. Ann Surg 236: 738–749
5. Friess H, Yamanaka Y, Buchler M, Berger HG, Kobrin MS, Baldwin RL, Korc M (1993) Enhanced expression of the type II transforming growth factor beta receptor in human pancreatic cancer cells without alteration of type III receptor expression. Cancer Res 53: 2704–2707

Korrespondenzadresse: Dr. med. P. Büchler, Abteilung für Allgemeine, Viszerale, Unfallchirurgie und Poliklinik, Chirurgische Universitätsklinik, Universität Heidelberg, Im Neuenheimer Feld 110, 69120 Heidelberg, Tel.: (06221) 56 6900, Fax: (06221) 56 6903, e-mail: peter_buechler@med.uni-heidelberg.de

Interleukin-13: Ein mitogener Wachstumsfaktor im Pankreaskarzinom

Interleukin-13: a mitogenic growth factor in pancreatic cancer

O. Prokopchuk[1], *G. Leder*[1], *J. Kleeff*[2], *M. Korc*[3], *M. Kornmann*[1]

[1] Abteilung Viszeral- und Transplantationschirurgie, Universität Ulm
[2] Abteilung Viszeralchirurgie, Universität Heidelberg
[3] Department of Medicine, Biological Chemistry and Pharmacology, University of California, Irvine, U.S.A.

Abstract

Background: Interleukin-13 (IL-13) is an anti-inflammatory cytokine expressed in activated T-cells, while pancreatic cancer cells express IL-13 receptors (IL-13R). *Aim:* To determine the effects of IL-13 on the growth of pancreatic cancer cells and the expression of IL-13 in pancreatic cancer. *Methods:* Growth and signalling were determined by cell counting, MTT assays, FACS, and mitogen-activated protein kinase (MAPK) assays. IL-13 expression and secretion were determined by Northern blot analysis and ELISA, respectively. Immunohistochemistry was used to localize IL-13 in pancreatic tissues. *Results:* IL-13 enhanced the growth and MAPK activity of 3 out of 6 pancreatic cancer cell lines comparable to insulin-like growth factor-I. MAPK inhibition with PD98059 abrogated IL-13 mediated growth and MAPK activation. All cell lines expressed and secreted IL-13, and neutralizing IL-13 antibodies inhibited the growth of 2 cell lines. IL-13 was also present in pancreatic cancer cells within pancreatic cancer samples. *Conclusions:* The anti-inflammatory cytokine IL-13 is expressed and secreted by pancreatic cancer cells and can exert mitogenic effects in an autocrine manner, probably by MAPK activation. These results suggest that besides the classical growth factors anti-inflammatory cytokines like IL-13 may be involved in the pathogenesis of human pancreatic cancer.

Einleitung

Interleukin-13 (IL-13) ist ein anti-inflammatorisches Zytokin, welches ursprünglich in aktivierten Th-2-Lymphozyten entdeckt wurde [1]. In LPS-stimulierten Monozyten führt es u.a. zu einer Suppression von pro-inflammatorischen Zytokinen wie TNFα, IL-1 und IL-6 [2]. Vor kurzem konnten auch IL-13-Effekte in Zellen nicht-hämatopoietischen Ursprungs nachgewiesen werden [2, 3]. IL-13-Signale werden nach Bindung an die IL-13-Rezeptor-α-Kette (IL-13Rα) an der Zellmembran weitergeleitet. Nach Komplexbildung von IL-13Rα mit der IL-4-Rezeptor-α-Kette (IL-4Rα) werden intrazellulär u.a. Janus Kinasen und Phosphoinositol-3-Kinase aktiviert und führen zur Phosphorylierung weiterer Signalmoleküle, z.B. Insulin-Rezeptor-Substrate (IRS).

Das Pankreaskarzinom neigt zu rascher lymphogener Metastasierung und zeichnet sich durch Resistenz gegenüber körpereigener Immunabwehr aus. Pankreaskarzinomzellen (PaKZ) exprimieren IL-13Rα und IL-4Rα [4] und weisen hohe Spiegel der Signalmoleküle IRS-1 und IRS-2 auf [5].

Ziel dieses Projektes war die Untersuchung der wachstumsmodulierenden Eigenschaften von IL-13 in PaKZ sowie die Charakterisierung der IL-13-Expression in PaKZ und Pankreaskarzinomgeweben (PaKa).

Methodik

Zur Bestimmung des Zellwachstums im MTT-Assay wurden 10 000 Zellen/Loch in 96-Loch-Platten ausgesät und nach 24 h für 48 h in Serum-freiem Medium mit steigenden IL-13 (Sigma) Konzentrationen oder neutralisierendem IL-13-Antikörper (R&D Systems) inkubiert. 4 h nach Zugabe der MTT-Lösung wurde die Lichtabsorption gemessen [4]. Zur Zellzählung wurden 75 000 ASPC-1 oder CAPAN-1 und 50.000 COLO-357 Zellen/Loch in 6-Loch-Platten ausgesät und nach 24 h für weitere 24 bis 96 h mit oder ohne IL-13 vor Durchführung der Zählung mittels Neubauerkammer inkubiert. Die Zellzyklusanalysen wurden mit Hilfe eines CycleTest Plus Kit und einem FACScan (Becton Dickinson) durchgeführt. 80%-konfluente Zellen wurden hierzu für 24 h in Serum-freiem Medium inkubiert und anschließend für weitere 24 h mit oder ohne IL-13 und IGF-I. Diese Experimente wurden jeweils mindestens 3×durchgeführt.

MAPK-Aktivierung wurde im Immunoblot mit einem spezifischen anti-aktiven MAPK-Antikörper (Promega) nachgewiesen. Hierzu wurden 80%-konfluente Zellen für 24 h in Serum-freiem Medium inkubiert und anschließend für 5 min mit IL-13 (5 nM) stimuliert in An- oder Abwesenheit von PD98059 (5 μM für 1 h).

Die Northern Blot-Analyse wurde mit einem 122 bp IL-13 cDNA-Fragment durchgeführt, der IL-13 ELISA (Sandwich-Technik) nach den Angaben des Herstellers (BioSource) und die Immunohistochemie mit einem spezifischen anti-humanen IL-13 Rattenantikörper (1:50, BioSource).

Ergebnisse

Im MTT-Assay wurde das Wachstum von ASPC-1 maximal um 33% (± 2.4% SEM) und von COLO-357 um 35% (± 1.6% SEM) durch 5 nM IL-13 gesteigert, das von CAPAN-1 um 51% (± 3.7% SEM) durch 10 nM IL-13. Die Zellzahl wurde durch IL-13 (5 nM) in ASPC-1 maximal am Tag 3 um 77% (± 12% SEM) und in COLO-357 um 90% (± 17% SEM) gesteigert, während in CAPAN-1 die maximale Steigerung am Tag 4 mit 120% (± 22% SEM) im Vergleich zur unbehandelten Kontrolle beobachtet wurde. Das Wachstum von MIA PaCa-2, PANC-1 und T3M4 wurde durch IL-13 nicht beeinflusst. Die Zellzyklusanalysen zeigten in Gegenwart von IL-13 (5 nM) eine signifikante Steigerung der Zellpopulation in der S-Phase in allen 3 Zelllinien mit gleichzeitiger Reduktion der Zellzahl in der G0/G1-Phase ähnlich dem Effekt von IGF-I (5 nM).

IL-13 (5 nM für 5 min) führte in ASPC-1, CAPAN-1 und COLO-357 zu einer Aktivierung der MAPK ERK-1 und -2 (◘ Abbildung 1). Die MAPK-Aktivierung und auch die proliferativen Effekte von IL-13 im MTT-Assay (nicht gezeigt) wurden durch Anwesendheit des MEK-Kinase Inhibitors PD98059 unterbunden (◘ Abbildung 1).

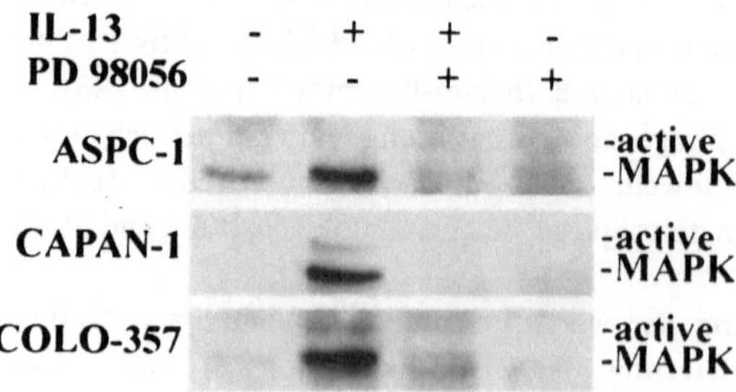

◘ **Abb. 1.** Effekt von IL-13 (5 nM) und PD98059 (5 μM) auf die MAPK-Aktivität.

Alle Zelllinien exprimierten ein 1,4 kb IL-13-mRNA-Transkript und IL-13-Protein. Relativ hohe IL-13-Spiegel waren in COLO-357, MIA PaCa-2 und T3M4 nachweisbar. Ein ELISA von Kulturüberständen zeigte weiterhin, dass alle Zelllinien IL-13 sezernieren. Inkubation der Zellen mit einem neutralisierenden IL-13-Antikörper (10 μg/ml) konnte das Wachstum von ASPC-1 um 21% (±0.6% SEM) und von CAPAN-1 um 14% (±2.5% SEM) hemmen.

IL-13 Immunhistochemie in Pankreaskarzinomgeweben zeigte, dass moderate bis starke IL-13-Immunreaktivität in den duktalen Karzinomzellen in 6 von 11 Geweben nachweisbar war. Im normalen Pankreas war lediglich schwache Immunreaktivität in einzelnen Azinuszellen nachweisbar.

Schlussfolgerung

Das anti-inflammatorische Zytokin IL-13 wird auch von Pankreaskarzinomzellen gebildet und kann auf diese Zellen im Rahmen einer autokrinen Stimulation proliferative Effekte ausüben, wahrscheinlich über eine Aktivierung der MAPK. Unsere Ergebnisse deuten darauf hin, dass neben den klassischen Wachstumsfaktoren auch anti-inflammatorische Zytokine am Wachstum von Pankreaskarzinomzellen *in vivo* beteiligt sein können.

Literatur

1. Minty A, Chalon P, Derocq JM, Dumont X, Guillemot JC, Kaghad M, Labit C, Leplatois P, Liauzun P, Miloux B, Minty C, Casellas P, Loison G, Lupker J, Shire D, Ferrara P, Caput D (1993) Interleukin-13 is a new human lymphokine regulating inflammatory and immune responses. Nature 362: 248–250
2. Skinnider BF, Kapp U, Mak TW (2001) Interleukin 13: a growth factor in hodgkin lymphoma. Int Arch Allergy Immunol 126: 267–276
3. Wright K, Kolios G, Westwick J, Ward SG (1999) Cytokine-induced apoptosis in epithelial HT-29 cells is independent of nitric oxide formation. Evidence for an interleukin-13-driven phosphatidylinositol 3-kinase-dependent survival mechanism. J Biol Chem 274: 17193–17201
4. Kornmann M, Maruyama H, Bergmann U, Tangvoranuntakul P, Beger HG, White MF, Korc M (1998) Enhanced expression of the insulin receptor substrate-2 docking protein in human pancreatic cancer. Cancer Res 58: 4250–4254
5. Kornmann M, Kleeff J, Debinski W, Korc M (1999) Pancreatic cancer cells express interleukin-13 and -4 receptors, and their growth is inhibited by Pseudomonas exotoxin coupled to interleukin-13 and -4. Anticancer Res 19: 125–131

Korrespondenzadresse: PD Dr. M. Kornmann, Abteilung Viszeral- und Transplantationschirurgie, Universität Ulm, Steinhövelstrasse 9, 89075 Ulm, Tel.: 0731-5002-7206, Fax: 0731-5002-7214, e-mail: marko.kornmann@medizin.uni-ulm.de

Die Chemokine RANTES, KC und MCP-1 spielen eine mögliche Rolle bei T-Zell vermittelter Tumorregression

The chemokines RANTES, KC and MCP-1 seem to play an important role in T-cell mediated tumor regression

J. Schmidt[1], *H. M. Hu*[2], *R. A. Hatz*[1], *B. A. Fox*[2], *F. W. Schildberg*[1], *N. K. van den Engel*[1], *H. Winter*[1]

[1] Chirurgische Klinik und Poliklinik, Klinikum Grosshadern, LMU München
[2] E. A. Chiles Research Institute, Portland OR, USA

Abstract

Introduction: Understanding the mechanisms involved in T-cell mediated tumor regression is critical to develop and improve immunotherapy trials. Recently we reported that adoptively transferred tumor-specific effector T-cells (T_E) from wild-type (wt), perforin k/o (PKO), FasL mutant (*gld*) and IFN-γ k/o (GKO) mice eliminate established pulmonary metastases of the murine melanoma D5. These observations indicate that T-cell mediated tumor regression is possibly not only induced by direct T-cell dependent cytotoxicity or T1-cytokines (IFN-γ). Therefore, the aim of our present study was to identify factors involved in tumor regression after adoptive transfer of tumor-specific T_E. *Methods:* For the induction of tumor-specific T_E, wt and GKO mice were vaccinated s.c. with 10^6 D5-G6. D5-G6 is a stable GM-CSF transduced clone of the murine melanoma D5. T-cells generated from the tumor vaccine draining lymph nodes (TVDLN) were stimulated *in vitro* with anti-CD3 and expanded in low doses of IL-2. T_E were adoptively transferred into wt and GKO mice with established pulmonary D5 metastases. 24 hours after adoptive transfer, the lungs of the treated animals were examined immunohistochemically. The tumor-specific chemokine expression of T-cells and of D5 tumor cells were determined by RT-PCR and ELISA. *Results:* Infiltration of macrophages into the metastases was observed 24 hours after adoptive transfer of wt and GKO T-cells. T_E from wt and GKO mice secreted RANTES (regulated on activation, normal T-cell expressed and secreted) tumor specifically ($p < 0{,}05$). *In vitro* stimulation of D5 tumor cells with TNF-α, which is expressed tumor specifically by T_E, induced the expression of the chemokines KC, MCP-1 (monocyte chemoattractant protein-1) and IP-10 (IFN-γ inducible protein-10). *Summary:* Adoptive transfer of T_E induced the infiltration of macrophages into the lung of animals with established pulmonary metastases. T_E secreted RANTES tumor-specifically, which is a chemoattractant for macrophages. D5 tumor cells expressed the chemokines KC, MCP-1 and IP-10 after stimulation with T_E. Thus, we believe that chemokines play an important and underestimated role in T-cell mediated tumor regression.

Einleitung

Bislang wurde vermutet, dass tumorspezifische T-Zellen durch direkte zellvermittelte Zytotoxizität, welche durch Perforin und FasL vermittelt wird, oder durch die Freisetzung des inflammatorischen Zytokins IFN-γ therapeutisch wirksam sind [1, 2]. Kürzlich konnten wir anhand von T_E, welche in wt, PKO, GKO und *gld* Mäusen generiert wurden zeigen, dass Tumorregression weder von zellvermittelter, direkter Zytotoxizität, noch von IFN-γ abhängt [1, 2]. Tiere mit etablierten pulmonalen D5 Metastasen konnten durch Übertragung von wt, PKO, GKO und *gld* T_E geheilt werden und entwickelten nach dem adoptiven T-Zell Transfer eine anhaltende

Immunität gegen D5 [1, 2]. Da kurze Zeit nach dem adoptiven T-Zell Transfer von wt, PKO und GKO T_E eine Infiltration von Makrophagen in die pulmonalen Tumormetastasen zu beobachteten ist, vermuten wir, dass Makrophagen bei der T-Zell vermittelten Tumorregression eine entscheidende Rolle spielen [2]. Die Chemokine MCP-1, IP-10, RANTES und KC wirken chemotaktisch auf Makrophagen und neutrophile Granulozyten [3]. Um zu prüfen, ob die Infiltration der Makrophagen durch die tumorspezifischen T-Zellen induziert wird, untersuchten wir die Expression und Freisetzung von Chemokinen aus T_E und D5-Melanomzellen.

Methoden

Mäuse: C57BL/6 (wt) und GKO (C57BL/6-Ifng^{tm1Ts}) Mäuse (Jackson Laboratory Bar Harbor, USA) *Tumor Zelllinien:* D5, murines Melanoms (B16BL6) D5-G6, GM-CSF transduzierter D5-Klon. *Kulturbedingungen:* Lymphozyten sowie Tumorzellen wurden in modifiziertem RPMI 1640 kultiviert [1]. *Tumor Vakzinierung:* D5-G6 (1×10^6) wurde s.c. in wt oder GKO-Mäuse injiziert. Acht Tage später wurden die Tumor Vakzin drainierenden Lymphknoten (TVDLK) entnommen, 2 Tage mit α-CD3 und 3 Tage mit 60 IU rhIL-2/ml stimuliert [1]. *Adoptiver Immuntransfer*: Pulmonale D5-Metastasen wurden durch i.v. Injektion von 2×10^5 D5 Tumorzellen in wt und GKO Mäusen induziert. Drei Tage nach der Inokulation wurden 35×10^6 GKO T-Zellen adoptiv übertragen und 90,000 IU IL-2/d für 3 Tage i.p. appliziert. Dreizehn Tage später wurden die Mäuse durch CO_2 Narkose getötet und die Lungen in Stickstoff kryokonserviert oder in *Feketes* Lösung zur Bestimmung der Anzahl pulmonaler Metastasen fixiert. ELISA: KC und RANTES wurden durch kommerzielle Kits der Firma R&D bzw. Pharmingen (MCP-1) bestimmt. *RT-PCR*: Totale RNA von T_E und Tumorzellen wurde mit dem RNeasy®Kit (Qiagen) isoliert. Die spezifische mRNA wurde mittels RT-PCR bestimmt. Die PCR Produkte wurden gelelektrophoretisch aufgetrennt und densitometrisch ausgewertet.

Reagenzien: α-CD3 (Hybridoma 145-2C11), IL-2, (Chiron Corp. Emeryville Ca). *Statistik*: Die Unterschiede in der Anzahl pulmonaler Metastasen zwischen den einzelnen Gruppen wurde mittels Wilcoxon Rang Test bestimmt. Als statistisch signifikant wurden p Werte < 0.05 erachtet. Jedes Experiment bestand aus fünf Mäusen. Die Anzahl pulmonaler Metastasen wurde blind von einem unabhängigen Mitarbeiter bestimmt.

Ergebnisse/Diskussion

Der adoptive Transfer von wt und GKO T_E aus D5G6 drainierenden Lymphknoten führt zur Tumorregression etablierter pulmonaler D5 Metastasen in vivo und zur signifikanten Verlängerung des Überlebens behandelter Tiere [1, 2]. Die Tumorregression pulmonaler Metastasen wurde begleitet von einer Makrophagen Infiltration. Die T_E exprimierten tumorspezifisch TNF-α und sezernierten RANTES. Die Chemokine KC, MCP-1 und IP-10 wurden von den T-Zellen weder nach tumorspezifischer Stimulation mit D5 noch nach polyklonaler Stimulation mit anti-CD3 exprimiert. Da auch D5 als mögliche Quelle von Chemokinen in Frage kommt, untersuchten wir die Expression von RANTES, KC, MCP-1 und IP-10 in D5 vor und nach Stimulation mit T_E. Unstimuliert exprimierten die Tumorzellen keine der untersuchten Chemokine. Nach Inkubation der Tumorzellen mit T_E kam es zur Expression von KC und IP-10. Da T_E tumorspezifisch TNF-α exprimieren, untersuchten wir, ob die Expression der Chemokine in D5 durch TNF-α induziert werden kann [4]. Nach Stimulation der Tumorzellen mit TNF-α fand sich eine signifikante dosisabhängige Expression der Chemokine KC und IP-10, so dass die T-Zell-induzierte Expression der Chemokine vermutlich durch TNF-α vermittelt wird. Diese

Beobachtungen deuten auf ein komplexes Zusammenspiel von T_E, Makrophagen und Tumor bei T-Zell vermittelter Tumorregression hin. Die Rolle der einzelnen Chemokine müssen weitere Untersuchungen ggf. mit Hilfe neutralisierender Antikörper klären.

Literatur

1. Winter H, Hu HM, Urba WJ, Fox BA (1999) Tumor regression after adoptive transfer of effector T cells is independent of perforin or Fas ligand (APO-1L/CD95L). J Immunol 163: 4462–4472
2. Winter H, Hu HM, McClain K, Urba WJ, Fox BA (2001) Immunotherapy of melanoma: a dichotomy in the requirement for IFN-gamma in vaccine-induced antitumor immunity versus adoptive immunotherapy. J Immunol 166: 7370–7380
3. Panoskaltsis-Mortari A, Strieter RM, Hermanson JR et al. (2000) Induction of monocyte- and T-cell-attracting chemokines in the lung during the generation of idiopathic pneumonia syndrome following allogeneic murine bone marrow transplantation. Blood 96: 834–839
4. Asher A, Mule JJ, Reichert CM, Shiloni E, Rosenberg SA (1987) Studies on the anti-tumor efficacy of systemically administered recombinant tumor necrosis factor against several murine tumors in vivo. J Immunol 138: 963–974

Korrespondenzadresse: Dr. H. Winter, Klinikum Großhadern, Chirurgische Klinik, Marchioninistr. 15, 81377 München, Fax: 089/7095-5664, e-mail: haukewinter@t-online.de

Die Identifizierung von spezifischen nukleären Matrix Proteinen (NMP) in humanen prämalignen Polypen des Kolons: Ein vielversprechender Weg zur Früherkennung von Kolon Karzinomen

Identification of specific nuclear matrix protein alterations in human colon polyps: a promising approach to early detection of colon cancer

G. Brünagel[1,2], *R. E. Schoen*[1], *B. N. Vietmeier*[3], *R. H. Getzenberg*[3]

[1] Department of Medicine, University of Pittsburgh and University of Pittsburgh Cancer Institute, Pittsburgh, USA
[2] Klinik und Poliklinik für Allgemein-, Viszeral-, Thorax- und Gefäßchirurgie der Friedrich-Wilhelms-Universität Bonn
[3] Department of Urology, University of Pittsburgh and University of Pittsburgh Cancer Institute, Pittsburgh, USA

Abstract

Introduction: Most colon cancers arise within preexsting adenomatous polyps or adenomas. Thereby, the carcinogenesis of colon cancer favors a strategy of early detection. Detection of early stage colorectal cancer, and finding and removal of pre-malignant adenomatous polyps have been shown to beneficially impact on colorectal cancer incidence and mortality. The identification of an early tumor marker that would allow reliable early cancer detection could lead to a diagnostic assay that would greatly aid in the management of this disease. The nuclear matrix is the residual framework scaffolding of the nucleus and consists of the peripheral lamins and pore complexes, an internal ribonucleic protein network and residual nucleoli. NMPs have been demonstrated to participate in many vital cellular functions, such as steroid hormone binding, gene transcription and translation. Most of the nuclear matrix proteins identified to date are common to all cell types, but several identified NMPs are tissue and cell line specific [1, 2]. Cell type-specific „fingerprinting" of aberrant nuclear matrix proteins and their appearance in cancer development has led to the analysis of nuclear matrix protein composition of a variety of tumors in an effort to determine whether these proteins can be developed as diagnostic markers for cancer.

We have identified four specific nuclear matrix proteins (NMP: CC2, CC3, CC4, CC5) that distinguish colon cancer from normal adjacent mucosa, and from normal mucosa in subjects without colon cancer [3]. The objective of this study was to describe and characterize the nuclear matrix protein profile in pre-malignant adenomatous colon polyps. In particular, we wanted to determine when in the adenoma-carcinoma sequence can the unique colon cancer NMP's be identified. *Material and Methods:* Using 2-D gel analysis with following silver staining 20 colon polyps (one juvenile polyp, six tubular adenoma (TA), seven tubulovillous adenoma (TVA), six tubulovillous adenoma with focal high grade dysplasia (HGD)), and two human colon cancer cell lines (CaCo2, Cx-1), were analyzed for the presence of these specific nuclear matrix proteins. *Results:* The protein spot CC2 was not seen in any of the pre-malignant polyps, but was present in 80% of colon cancers (N = 10). The protein spot CC5 was present in only 2 pre-malignant TVA with HGD and in one TA, but was present in all colon cancer tissues (10/10). CC3 and CC4 were present in most adenomas, regardless of advancement and in all colon cancer tissues. None of the nuclear matrix proteins were seen in the juvenile polyp, which is not a precursor of colon cancer. The cell line CaCo2 expressed CC3 and CC4 and the cell line CX-1 CC2, CC3 and CC4. *Conclusion:* It is known that the risk of malignancy within an adenomatous polyp correlates with the sizes, histologic type, and degree of dysplasia. CC2 and CC5 are proteins that are expressed at the junction of an advanced adenoma and invasive colon cancer. CC3 and CC4 are expressed earlier in the development of adenomatous polyps. All four spots are specific for colon cancer and are not found in normal adjacent or normal donor tissue or in the juvenile polyp. The fact that these proteins are shown already in the pre-malignant phase of colon cancer indicates them as useful early detection target. Additionally the functional identification of these proteins could lead to new knowledge in the carciogenesis in colon cancer. The generation of antibodies to them is being actively pursued. Development of an assay to these nuclear matrix proteins may serve as a new promising method for early detection of colon cancer.

Einleitung

Die kurativen Behandlungsmöglichkeiten von kolorektalen Karzinomen können durch eine spezifische Früherkennung deutlich verbessert werden. Daher ist die Entwicklung von einfacheren und spezifischeren Tests notwendig.

Nukleäre Matrix Proteine (NMP) sind das strukturelle Gerüst des Zellkerns und haben wesentliche vitale Funktionen, wie z. B. die Regulation der Gen-Transcription und DNA-Organisation. Die Expression von bestimmten NMP ist gewebespezifisch [1, 2]. In vorangegangenen Studien konnten wir vier nukleäre Matrix Proteine (NMP: CC2, CC3, CC4, CC5) in Kolon Karzinomen identifizieren [3]. Ziel dieser Studie war es nachzuweisen, ob und wann diese spezifischen NMP in prämalignen Polypen auftreten.

Material und Methoden

20 Kolonpolypen (1 juveniler Polyp, 6 tubuläre Adenoma (TA), 7 tubulovillöse Adenome (TVA), 6 tubulovillöse Adenome mit hochgradiger Dysplasie (HGD)), und zwei humane Kolon Karzinom Zelllinien (CaCo2, CX-1) wurden mittels 2-dimensionaler Gel-Elektrophorese und anschliessender Silberfärbung untersucht.

Ergebnisse

NMP CC2 wurde in keinem der untersuchten Polypen gefunden. NMP CC5 zeigte sich in 2 prämalignen TVA mit HGD und in einem TA. Die NMP CC3 and CC4 sind in der frühen Entwicklung von prämalignen Polypen zu finden. Alle vier für Kolon Karzinome spezifischen Proteine wurden nicht in dem juvenilen Polyp gefunden. Die Zellline CaCo2 expremiert zwei (CC3, CC4) und die Zelllinie CX-1 drei (CC2, CC3, CC4) NMP.

Zusammenfassung

Das Risiko für die Entwicklung eines Kolon Karzinomes korreliert mit der Größe und dem histolgischen Typ und Grad von Dysplasien in Polypen. Die NMP CC3 und CC4 werden bereits in der frühen Entwicklung von prämalignen Polypen gefunden. NMP CC5 findet sich erst in fortgeschrittenen Polypen. NMP CC2 dagegen scheint erst in invasiven Karzinomen aufzutreten. Alle vier für Kolon Karzinome spezifischen NMPs wurden nicht in dem juvenilen Polyp gefunden, dieser Polyptyp entwickelt sich nicht in einem Kolon Karzinom! Da spezifische NMP bereits in der prämalignen Phase von Kolon Karzinomen, nicht aber in der normalen Kolonmukosa gefunden werden, könnten diese eine wichtige Rolle in der Früherkennung dieser Karzinome spielen. Zur Zeit erfolgt die Herstellung von Antikörpern. Die Möglickeit der Identifizierung dieser Proteine im

Stuhl, Gewebe und/oder Blut sind vielversprechend. Zusätzlich ist die Funktion der Proteine von grösstem Interesse und kann weitere Einblicke in die Karzinogenese von Kolon Karzinomen geben, insbesondere hinsichlich der beschriebenen Funktionen von NMP im Zellkern.

Literatur

1. Getzenberg RH (1994) Nuclear matrix and the regulation of gene expression: tissue specificity [Review] [48 refs]. Journal of Cellular Biochemistry 55: 22–31
2. Getzenberg RH, Pienta KJ, Coffey DS (1990) The tissue matrix: cell dynamics and hormone action [Review] [265 refs]. Endocrine Reviews 11: 399–417
3. Brunagel G, Vietmeier BN, Bauer AJ, Schoen RE, Getzenberg RH (2002) Identification of Nuclear Matrix Protein Alterations Associated with Human Colon Cancer. Cancer Res 62: 2437–2442

Korrespondenzadresse: Dr. med. Gisela Brünagel, Department of Urology Research Laboratories, University of Pittsburgh, Suite G42, Shadyside Medical Center, 5200 Centre Avenue, Pittsburgh, PA 15232, Tel.: 001 412-623-3912, Fax: 001 412 623-3907, e-mail: brueng@pitt.edu

III. Molekulare Onkologie: Gen- und Proteinexpression

Microarray Analysen beim Pankreaskarzinom: Identifizierung von Schlüsselgenen

Microarray analysis in pancreatic cancer: identification of key genes

H. Friess[1], J. Kleeff[1], J. Ding[2], M. Korc[3], J. Hammer[2], M. W. Büchler[1]

[1] Abteilung für Allgemein-, Viszeral- und Unfallchirurgie. Chirurgische Klinik, Universität Heidelberg
[2] Section of Bioinformatics, Genetics, and Genomics, Hoffmann-La Roche Inc., Nutley, New Jersey, USA
[3] Departments of Medicine, Biological Chemistry and Pharmacology, University of California, Irvine, California, USA

Abstract

The prognosis of pancreatic ductal adenocarcinoma (PDAC) is extremely poor. To improve diagnosis and treatment in this dismal disorder, key mechanisms of deregulated molecular functions have to be identified. Presently, microarray analysis was applied to simultaneously assess the expression pattern of 5600 human genes in PDAC by comparison with the normal pancreas and chronic pancreatitis (CP). RNA was extracted from 8 PDAC tissues, 8 normal pancreatic specimens, and 8 CP tissues. For expression analysis, poly-A$^{(+)}$ RNA was purified, converted into cRNA using biotinylated nucleotides, and hybridized onto oligonucleotide microarrays representing 5600 full-length human genes. The expression of 467 of 5600 genes was increased in PDAC in comparison to the normal pancreas, and the expression of 120 of these genes was not increased in CP. In addition, 341 of 5600 genes were expressed at decreased levels in PDAC tissues, and 96 of these genes were significantly decreased in comparison to normal pancreatic and CP tissues. Thus, a total of 808 of 5600 human genes (14.4%) were differentially expressed in pancreatic cancer samples. Identification of a large panel of altered genes in pancreatic cancer will initiate future studies that will lead to a better understanding of the molecular mechanisms of pancreatic cancer growth. These studies will help to delineate new molecular markers for diagnostic, prognostic, and therapeutic use in this disease.

Zielsetzung

Das Pankreaskarzinom besitzt eine der schlechtesten Prognosen aller malignen Neoplasien des Menschen [1]. Forschungsergebnisse der letzten Jahre konnten eine Reihe von Mechanismen identifizieren, die zu der klinisch beobachteten Aggressivität des Pankreaskarzinoms beitragen [2, 3]. Die komplexen molekularen Vorgänge in der Pathogenese des Pankreaskarzinoms sind jedoch nach wie vor nur in Ansätzen bekannt [4]. Das bisherige Vorgehen, bei dem jeweils einzelne Gene untersucht wurden, wird aufgrund der Komplexität der beim Pankreaskarzinom beobachteten Veränderungen und der Aufwendigkeit der durchzuführenden Untersuchungen unsere Wissenslücken nicht schnell schließen können. Mit Hilfe der Microarray Analyse können Schlüsselmechanismen der deregulierten Expression einer Vielzahl von Genen simultan analysiert werden, was die Möglichkeit eröffnet, neue Schlüsselgene bei dieser Erkrankung zu identifizieren.

Methodik

Die Expression von 5600 humanen Genen wurde mittels Microarray Analyse an 24 humanen Gewebeproben von Pankreaskarzinomen (n = 8), chronischer Pankreatitis (n = 8) und normalem Pankreas (n = 8) untersucht. Zu diesem Zweck wurde poly-A RNA isoliert und in biotinylierte cRNA umgewandelt [5]. Anschließend erfolgte die Hybridisierung auf Oligonukleotid Microarrays (GeneChip® HuGeneFL array; Affymetrix Inc.) und die statistische Auswertung der Expressionsdaten [5].

Ergebnisse

Die Expression von 467 von 5600 Genen war beim Pankreaskarzinom im Vergleich zum normalen Pankreasgewebe erhöht. 120 dieser Gene zeigten eine signifikante Überexpression sowohl im Vergleich zum normalen Pankreas als auch zur chronischen Pankreatitis. Zu diesen Genen gehörten z. B. die Matrix Metalloproteinase-12, Cystatin-S, Cathepsin-E und Stratifin. 341 Gene zeigten eine Reduktion beim Pankreaskarzinom im Vergleich zum normalen Kontrollgewebe. Bei 96 dieser Gene zeigte sich eine signifikante Erniedrigung der Expression sowohl im Vergleich zum normalen Pankreas als auch im Vergleich zur chronischen Pankreatitis. Zu diesen Genen gehörte z. B. Hepsin, Kallikrein-1, β-Defensin-1 und Aquaporin-1. Mit Hilfe der Cluster Analyse konnte klar zwischen dem Gen-Expressionsmuster im normalen Pankreas, bei der chronischer Pankreatitis und beim Pankreaskarzinom differenziert, und karzinomspezifische Gengruppen identifiziert werden.

Diskussion/Schlussfolgerung

Die Identifizierung einer großen Anzahl von Genen, deren Expression beim Pankreaskarzinom dereguliert ist, bestimmt die zukünftige Forschung beim Pankreaskarzinom. Das rasche Auffinden von Schlüsselgenen ermöglicht neue diagnostische, prognostische und therapeutische Verfahren zu erarbeiten und diese klinisch umzusetzen. Die Kombination von karzinomspezifischen Genen ermöglicht auch eine spezifische Frühdiagnostik des Pankreaskarzinoms.

Literatur

1. Greenlee RT, Murray T, Bolden S, Wingo PA (2000) Cancer statistics, 2000. CA Cancer J Clin 50: 7–33
2. Koliopanos A, Friess H, Kleeff J, Shi X, Liao Q, Pecker I, Vlodavsky I, Zimmermann A, Büchler MW (2001) Heparanase expression in primary and metastatic pancreatic cancer. Cancer Res 61: 4655–4599
3. Guo X, Friess H, Graber HU, Kashiwagi M, Zimmermann A, Korc M, Büchler MW (1996) KAI1 expression is up-regulated in early pancreatic cancer and decreased in the presence of metastases. Cancer Res 56: 4876–4880
4. Shi X, Friess H, Kleeff J, Ozawa F, Büchler MW (2001) Pancreatic cancer: factors regulating tumor development, maintenance and metastasis. Pancreatology 1: 517–524
5. Friess H, Ding J, Kleeff J, Liao Q, Berberat PO, Hammer J, Büchler MW (2001) Identification of disease-specific genes in chronic pancreatitis using DNA array technology. Ann Surg 234: 769–778

Korrespondenzadresse: Prof. Dr. med. H. Friess, Abteilung Allgemein-, Viszeral-, und Unfallchirurgie, Chirurgische Klinik, Universität Heidelberg, Im Neuenheimer Feld 110, 69120 Heidelberg, Tel.: (06221) 56 6900, Fax: (06221) 56 6903, e-mail: helmut_friess@med.uni-heidelberg.de

Expressionsanalyse von mikrodissiziierten Pankreaskarzinomen und Pankreaskarzinomzelllinien mit DNA-Chips

Expression analysis of microdissected pancreatic cancer and pancreatic cancer cell lines using DNA arrays

R. Grützmann[1], *M. Foerder*[1], *I. Alldinger*[1], *D. Ockert*[1], *X. Li*[2], *T. Brümmendorf*[2], *E. Staub*[2], *H. D. Saeger*[1], *Ch. Pilarsky*[1]

[1] Klinik für Viszeral-, Thorax- und Gefäßchirurgie der TU Dresden, 01307 Dresden, Fetscherstraße 74
[2] metaGen Pharmaceuticals, Ourdenarder Str. 63, 13347 Berlin

Abstract

Pancreatic ductal adenocarcinoma (PDAC) remains an important cause of malignancy related death. Despite recent progress in understanding the molecular basis of PDAC, further studies are needed to find new molecular markers for diagnostic and therapeutic purposes. We have studied the mRNA-expression profile of microdissected PDAC, of microdissected normal pancreatic duct cells, of one primary normal pancreatic cell line, and of 5 established pancreatic cancer cell lines. We applied DNA microarray technology with a custom made Affymetrix Chip containing 6117 probesets representing 3300 genes among them 1000 known tumor-associated genes. Hierarchical clustering revealed 92 differentially expressed genes in 4 main clusters (upregulated in normal ductal cells: 30 genes; upregulated in normal and cancerous pancreatic tissue versus cell lines: 23 genes; upregulated in PDAC and tumor cell lines versus normal ductal cells: 19 genes; upregulated in cell lines versus primary tissue: 20 genes). Within the 92 genes, 16 were found to represent human genes known to be implicated in tumorigenesis of PDAC. 30 genes have been known in other tumor entities. The remaining 46 genes may represent a valuable source to identify novel tumor suppressor and oncogenes involved in the carcinogenesis of PDAC.

Einleitung

In den letzten Jahren wurden verschiedene Tumorsuppressor-(TSG) und Onkogene als wichtig bei der Kanzerogenese des duktalen Adenokarzinoms des Pankreas (PDAC) gefunden [1]. Die große Zahl an chromosomalen Veränderungen [2] lassen es jedoch vermuten, dass eine weit größere Anzahl von Genen bei der Entwicklung des PDAC eine Rolle spielt. Das Ziel dieser Arbeit ist die Identifizierung und Verifizierung von PDAC-assoziierten Genen mittels DNA-Microarray Technologie und mikrodisseziiertem Gewebe. Bei den wenigen bisherigen Untersuchungen beim PDAC wurden allerdings entweder Chips mit niedriger Sondendichte verwendet oder auf eine Mikrodissektion verzichtet [3]. Analysen ohne Mikrodissektion können zu einer fehlerhaften Genexpressionsanalyse führen. Denn in einem Gewebeschnitt stellen PDAC-Zellen nur $<40\%$ der Zellen dar. Noch offensichtlicher wird die Notwendigkeit einer Mikrodissektion, wenn man bedenkt, dass normale duktale Zelle gerade einmal 5% der Zellen in einem Pankreasschnitt darstellen.

Methodik

Für die Untersuchung wurde Tumorgewebe von 7 Patienten (Alter: 62 – 74 Jahre, G: 2 – 3, pT2a – 4, 5 duktale, 1 anaplastisches Pankreaskarzinom und ein Papillenkarzinom) und 3 normale duktale Gewebe verwendet. Die Gewebe wurden unmittelbar nach der Resektion von einem Pathologen aufgeschnitten und repräsentative Gewebsproben in flüssigem Stickstoff asserviert. Zusätzlich wurden 5 etablierte Pankreaskarzinomzelllinien: AsPC-1, BxPC-3, Capan-1, Capan-2, HPAF und eine von normalen duktalen Pankreaszellen abgeleitete Zellinie (HPDF) verwendet. Die Gewebe wurden vor der standardisierten mRNA-Präparation (Promega PolyATtract 1000 Extraction kit) Laser-mikrodisseziiert (SL, Jena). Die poly-A + -RNA wurde nach dreimaliger in vitro Transkription und Biotin-Markierung auf dem Chip nach dem Affymetrix Protokoll hybridisiert. Wir verwendeten einen speziellen Chip mit ca. 3300 Gene, darunter ca. 1000 bekannte tumorassoziierte. Zum Vergleich der Expression in den verschiedenen Geweben und Zelllinien wurde das in der Software „Cluster and TreeView“ (Michael Eisen, Stanford University 1998 – 1999) implementierte hierachische Clustering verwendet.

Ergebnisse

Mittels hierarchischem Clustern zeigten sich 92 differentiell exprimierte Gene in 4 Hauptclustern. 30 Gene waren im PDAC im Vergleich zu normalen duktalen Zellen herunterreguliert. 23 Gene zeigten sich als hochreguliert in normalem und Karzinomgewebe im Vergleich zu Zelllinien. 19 Gene waren in mikrodisseziiertem PDAC-Zellen hochreguliert. 20 Gene waren in den Zelllinien im Vergleich zu den Primärgeweben hochreguliert. Das eine anaplastische Karzinom des Pankreas zeigte ein deutlich anderes molekulares Genexpressionsniveau im Vergleich zu den anderen Tumoren. Die funktionellen Klassen der 4 Gencluster sind in ◼ Abbildung 1 dargestellt.

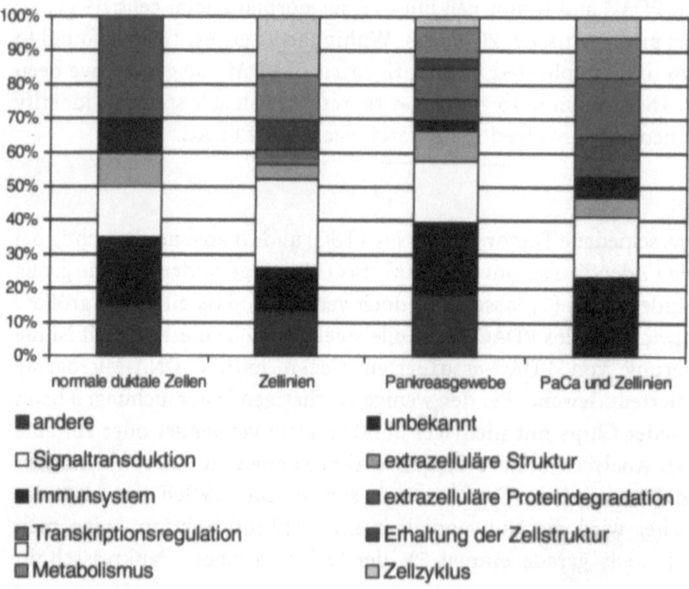

◼ **Abb. 1.** Funktionelle Eingruppierung der differenziell exprimierten Gene in den 4 verschiedenen Clustern

Diskussion

In den letzten Jahren haben die Erkenntnisse über die genetischen Grundlagen des PDAC zugenommen. Verschiedene Gene, wie K-ras und TSG, wie p53 und DPC4 wurden als wichtig bei der Entwicklung des PDAC beschrieben. Die Vielzahl von chromosomalen Veränderungen beim PDAC lassen jedoch eine weit grössere Zahl von Genen vermuten, die bei der Kanzerogenese des PaCa beteiligt sind. Der Vergleich der Genexpression zwischen normalem und Karzinomgewebe, sowie Pankreaskarzinomzelllinien kann zu der Identifikation neuer Kandidatengene führen. Zum ersten Mal wurden mikrodisseziierte Gewebe von normalem und Tumorgewebe des Pankreas in Kombination mit Affymetrix-Arrays verwendet. Die Vielzahl der Genkandidaten macht eine weitere Auslese und Validierung z.B. mit Immunhistochemie notwendig.

Schlussfolgerung

Die Verwendung hochdichter DNA-Chips stellt in Kombination mit der Mikrodissektion eine geeignete Methode zur Untersuchung des differentiellen Expressionsmusters von PDAC, normalem duktalen Pankreaszellen und Pankreaskarzinomzelllinien dar. Es wurden 92 differentiell exprimierte Gene gefunden, von denen ein großer Anteil noch nicht beim Pankreaskarzinom beschrieben wurden. Geeignete Kandidaten werden auf ihre Rolle beim PDAC untersucht werden.

Literatur

1. Sirivatanauksorn V, Sirivatanauksorn Y, Lemoine NR (1998) Molecular pattern of ductal pancreatic cancer. Langenbeck's Arch Surg 383: 105–115
2. Griffin CA, Hruban RH, Morsberger LA, Ellingham T, Long PP, Jaffee EM, Hauda KM, Bohlander SK, Yeo CJ (1995) Consistent chromosome abnormalities in adenocarcinoma of the pancreas. Cancer Res 55: 2394–2399
3. Crnogorac-Jurcevic T, Efthimiou E, Nielsen T, Loader J, Terris B, Stamp G, Baron A, Scarpa A, Lemoine NR (2002) Expression profiling of microdissected pancreatic adenocarcinomas. Oncogene 21: 4587–4594

Korrespondenzadresse: Dr. Robert Grützmann, Uniklinik Dresden, Klinik für VTG-Chirurgie, Fetscherstr. 74, 01307 Dresden, Tel.: 0351/4582863, Fax: 0351/4584395, e-mail: Robert.Gruetzmann@mailbox.tu-dresden.de

Quantitative Expressionsanalyse multipler Gene zur molekularen Charakterisierung des Barrett-Ösophagus

A multigene expression panel for the molecular diagnosis of Barrett's esophagus

J. Brabender[1], P. M. Schneider[1], R. Metzger[1], K. D. Danenberg[2], P. V. Danenberg[2], R. V. Lord[3], P. Marjoram[4], A. H. Hölscher[1]

[1] Klinik und Poliklinik für Visceral- und Gefässchirurgie der Universität zu Köln, Köln

[2] Department of Molecular Biology and Biochemistry Norris Comprehensive Cancer Center

[3] Department of Surgery

[4] Department of Biostatistics, Keck-School of Medicine, University of Southern California, 1441 East-Lake Avenue, Los Angeles, 90033 CA, USA

Abstract

Background and Aim: Studies of the genetic basis of the Barrett's metaplasia, dyplasia, adenocarcinoma sequence have mostly investigated small numbers of genes with a limited correlation between the genetic and the clinical or histopathologic findings. The aim of this study was to evaluate whether different Barrett's histopathologic stage tissues could be discriminated by analyzing the data from a large panel of genes using software developed for array systems. *Methods:* 98 frozen esophageal tissues collected from 19 patients with Barrett's esophagus (BE) and 20 patients with Barrett's-associated esophageal adenocarcinoma (EA) were studied. A quantitative real-time RT-PCR method (TaqMan) was used to measure, relative to the internal standard beta actin, the mRNA expression levels of the following 23 genes: c-Myb, ODC, CDX2, DNMT1, DNMT3a, DNMT3b, RXRalpha, RXRbeta, RXRgamma, RARalpha, RARgamma, BFT, GSTPI, COX1, COX2, DPD, SPARC, BCL2, TP, BAX, DAPK, TM4SF3, TSPAN. *Results:* Median mRNA gene expression levels were significantly decreased in adenocarcinomas of the esophagus compared to Barrett's esophagus for: BFT ($p < 0.001$), RXRa ($p < 0.001$), RXRb ($p = 0.018$), RARg ($p = 0.035$), GSTPI ($p = 0.005$), BAX ($p = 0.009$), DAPK ($p = 0.005$), TM4SF3 ($p = 0.028$), TSPAN ($p < 0.001$), and significantly increased in EA compared to BE for: COX2 ($p = 0.003$), RARa ($p = 0.009$), DNMT3b ($p = 0.021$), and SPARC ($p < 0.001$; all Mann-Whitney test). A blinded linear discriminant analysis was able to distinguish four genetically different groups. Two of these groups consisted solely of normal squamous esophagus tissues from patients with BE or EA. The other 2 groups consisted of Barrett's and adenocarcinoma tissues that were statistically very distinct. Complete (100%) separation of Barrett's esophagus and cancer tissues could be achieved using the most discriminant genes determined by logistic regression analysis. *Conclusions:* A non-array parallel mRNA quantitation analysis of a panel of genes using array-type logistic regression and linear discriminant analyses can distinguish between different Barrett's histologies. Further studies to determine the potential clinical value of this approach are warranted.

Einleitung

Die Inzidenz der Adenocarcinome des Ösophagus hat in den letzten Jahren rapide zugenommen. Die Prognose dieser Tumorentität ist mit einer 5-Jahres Überlebensrate von 20 – 25% schlecht [1]. Die Identifikation von Biomarkern des malignen Potentials des Barrett-Ösophagus könnte zu einer Verbesserung bei der Diagnose und der Therapie dieser Erkrankung führen. Studien zur molekularen Klassifikation des Barrett-Ösophagus und des Adencarcinoms im Barrett-Ösophagus waren bis dato limitiert auf die Analyse einzelner Gene [2]. Bisher konnte kein eindeutiger molekularer Marker für das maligne Potential des Barrett-Epithels identifiziert werden. Ziel dieser Studie war die Analyse des Expressionsprofils multipler Gene zur eindeutigen molekularen Charakterisierung des Barrett-Ösophagus im Vergleich zum Barrett-Carcinom.

Methodik

Mittels quantitativer real-time RT-PCR (TaqMan®) [3] wurde die mRNA Expression von 23 Genen (c-Myb, ODC, CDX2, DNMT1, DNMT3a, DNMT3b, RXRalpha, RXRbeta, RXRgamma, RARalpha, RARgamma, BFT, GSTPI, COX1, COX2, DPD, SPARC, BCL2, TP, BAX, DAPK, TM4SF3, TSPAN) in Relation zum internen Referenzgen β-Actin in insgesamt 98 Gewebeproben von 19 Patienten mit Barrett-Ösophagus (BE-Gruppe) und 20 Patienten mit Barrett-Carcinom (AC-Gruppe) analysiert. Für jede Probe wurde das gesamte Genspektrum zweifach analysiert, wozu 18032 PCR-Reaktionen notwendig waren. Die statistische Auswertung der unterschiedlichen Genexpressionen erfolgte mittels nicht-parametrischer Tests. Die Identifikation von Unterschieden in Genexpressionsprofilen zwischen den einzelnen Subgruppen erfolgte durch logistische Regressionsanalysen und lineare Diskriminationsanalyse.

Ergebnisse

Die mediane mRNA Genexpression war für folgende Gene im Adenocarcinom verglichen zum Barrett-Ösophagus signifikant erniedrigt: BFT ($p < 0.001$), RXRα ($p < 0.001$), RXRβ ($p = 0.018$), RARγ ($p = 0.035$), GSTPI ($p = 0.005$), BAX ($p = 0.009$), DAPK ($p = 0.005$), TM4SF3 ($p = 0.028$), TSPAN ($p < 0.001$). Die mediane Genexpression war signifikant erhöht im Adenocarcinom verglichen mit dem Barrett-Ösophagus für: COX2 ($p = 0.003$), RARα ($p = 0.009$), DNMT3b ($p = 0.021$), and SPARC ($p < 0.001$; Mann-Whitney Test). Es gab keine signifikanten Expressionsunterschiede zwischen Barrett-Ösophagus und Adenocarcinom des Ösophagus für folgende Gene: COX1, DPD, CDX2, DNMT1, DNMT3a, RXRγ, Bcl2 und TP.

Die ◘ Tabelle 1 zeigt die Ergebnisse der linearen Diskriminantenanalyse (LDA) für alle Histologien und das gesamte Genspektrum. Mit Hilfe dieser Methode konnte eine Differenzierung zwischen Barrett-Ösophagus und Adenocarcinomen des Ösophagus mit einer Fehlerrate von 20%

◘ Tabelle 1. Lineare Discriminanten Analyse (LDA) für alle Histologien mit komplettem Genspektrum

	Vorhergesagte Histologien					
Reale Histologien	NE BE Gruppe	BE BE Gruppe	NE AC Gruppe	BE AC Gruppe	AC	Fehler-Rate
NE BE Gruppe	14	0	5	0	0	26%
BE BE Gruppe	3	12	0	3	1	37%
NE AC Gruppe	5	0	14	1	0	30%
BE AC Gruppe	0	2	2	15	1	25%
AC	0	0	0	4	16	20%
Gesamt						28%*

Die Tabelle zeigt, mit welcher Frequenz eine Histologie korrekt vorhergesagt werden kann; NE: normales Plattenepithel des Ösophagus , BE: Barrett Ösophagus, AC: Adenocarcinom des Ösophagus; BE Gruppe: Patienten mit der Maximaldiagnose Barrett Ösophagus; AC Gruppe: Patienten mit Adenocarcinom des Ösophgagus; * Die erwartete Fehlerrate ist 80% bei zufälliger Verteilung der Histologien

Tabelle 2. LDA mit den informativsten Genen (TSPAN, BFT, TP)			
	Vorhergesagt Histologien		
Reale Histologien	BE BE Gruppe	AC	Fehlerrate
BE BE Gruppe	14	5	26%
AC	0	20	0%
Gesamt			13%*

* Die erwartete Fehlerrate ist 50% bei zufälliger Verteilung der Histologien

vorhergesagt werden. Tabelle 2 zeigt die Ergebnisse der LDA und der logistischen Regressionsanalyse für Barrett-Epithel und Adenocarcinome des Ösophagus. Es zeigt sich, dass diese Analyse mit Hilfe der informativsten Gene (TSPAN, BFT, TP) zu einer 100%igen molekularen Differenzierung zwischen Barrett-Epithel der BE-Gruppe und Adenocarinomen des Ösophagus führt.

Diskussion/Schlussfolgerung

Diese Studie repräsentiert die erste parallele Analyse multipler Gene im Barrett-Ösophagus mittels quantitativer real-time RT-PCR. Unsere Ergebnisse verdeutlichen, dass die Untersuchung der mRNA-Expression multipler Gene in Kombination mit biostatistischen Methoden zur molekularen Charakterisierung des Barrett-Ösophagus und Barrett-Carcinoms geeignet ist. Die mRNA Quantifizierung multipler Gene ist ein potentieller „Sammel-Biomarker“ für das maligne Potential des Barrett-Epithels und sollte in Langzeitstudien überprüft werden.

Literatur

1. Greenlee RT, Murray T, Bolden S, Wingo PA (2000) Cancer statistics 2000. CA Cancer J Clin 50: 7–33
2. Brabender J, Lord RV, Danenberg KD, Metzger R, Schneider PM, Park JM, Salonga D, Groshen S, Tsao-Wei DD, DeMeester TR, Hölscher AH, Danenberg PV (2001) Increased c-myb mRNA expression in Barrett's esophagus and Barrett's-associated adenocarcinoma. J Surg Res 99: 301–306
3. Heid CA, Stevens J, Livak KJ, Williams PM (1996) Real-time quantitative RT-PCR. Genome Res 6: 986–994
4. Dudoit S, Fridlyand J, Speed T (2002) Comparison of discriminating methods for the classification of tumors using gene expression data. J American Statistical Ass 97: 77–87

Korrespondenzadresse: Dr. med. Jan Brabender, Klinik und Poliklinik für Visceral- und Gefässchirurgie, Universität zu Köln, Joseph-Stelzmann Str. 9, 50931 Köln, Tel.: 0221-478-5163, Fax: 0221-478-6258, e-mail: jan.brabender@t-online.de

Proteomic-Analyse colorektaler Tumorzelllinien mit unterschiedlicher hepatischer Metastasierungsfähigkeit

Proteomic analysis of colorectal carcinoma cell lines with different metastatic potential to induce liver metastases

I. Vogel[1], *L. Heimbächer*[1], *M. Wang*[2], *B. Kremer*[1], *H. Kalthoff*[1]

[1] Klinik für Allgemeine Chirurgie und Thoraxchirurgie, Universitätsklinikum Schleswig-Holstein, Campus Kiel
[2] First Affiliated Hospital of Medical College, Zhejiang University, Hangzhou, China

Abstract

In order to identify proteins associated with metastasis of colon carcinoma we analyzed the cell lines WiDr and HT-29 and cell lines derived from an xenograft tumor model for human colon carcinoma in athymic rats (HT-29a, HT-29c). We searched for differences of the protein levels by analyses of these cell lines by a parallel western-blot screening method (POWERBLOT). According to quantitative and qualitative differences, levels of confidence were defined. We compared WiDr vs. HT-29, WiDr vs. HT-29c and HT-29 vs. HT 29c. Five proteins were found in WiDr but in none of the HT-29 cell lines (including E-Cadherin and alpha Catenin). Only one protein (one Annexin) was found in HT-29 cell lines and not in WiDr cells.

Changes in the E-Cadherin/alpha-Catenin complex are involved in the detachment from the primary tumour and can therefore interact with other proteins in metastasis.

Einleitung

Ziel der Untersuchung war der Vergleich von humanen Kolonkarzinomzelllinien mit unterschiedlichen Metastasierungsfähigkeiten in dem von uns etablierten xenogenen Ratten-Tiermodell [1]. Dabei sollten für die Metastasierung relevante Faktoren durch parallele Untersuchung auf Proteinebene analysiert werden.

Methodik

Männlichen Nacktratten (Hsd: RH-nu/nu) wurden im Alter von 3 Wochen intraportal zunächst 2×10^7 Zellen injiziert. Dabei wurde jeweils eine der 2 etablierten und verwandten Kolonkarzinomzelllinien HT-29 oder WiDr gewählt.

Bei der Relaparotomie der Tiere konnten wir bei keinem der 8 Tiere nach Injektion von WiDr eine hepatische Metastasierung feststellen, während 50% der Tiere nach HT-29 Injektion eine Lebermetastasierung aufwiesen. Durch Rekultivierung von Tumorzellen der Lebermetastasen wurde eine Zelllinie etabliert (HT-29a). Nach Injektion dieser Zelllinie in neue Tiere wurde die Zelllinie HT-29b und nach einem weiterem Zyklus die Zelllinie HT-29c etabliert. Dabei zeigte sich durch die Selektion eine Zunahme des metastastischen Potentials [1]. Eine vergleichende semiquantitative Western-Blot Analyse der Firma BD Biosciences mit 768 monoklonalen Antikörpern (Dreifachbestimmung im POWERBLOT) wurde mit diesen Zelllinien, die parallel kultiviert wurden, durchgeführt. Die hier erhaltenen Ergebnisse wurden mittels Immunhistochemie und singulären Western-Blot Untersuchungen verifiziert.

Ergebnisse

Die Differenzen hinsichtlich der Proteinexpression wurden in unterschiedliche Level unterteilt. Hierbei wurden sowohl Quantität als auch Qualität der einzelnen Western-Blots berücksichtigt. Unterschiede mit mehr als 2-facher Höhe bei allen Vergleichen und guter Signalqualität wurden dem Level 10 zugeordnet, während niedrigere Level etwas geringere Unterschiede bei aber guter Signalqualität in fast allen Analysen bezeichnen.

Für die der Analyse unterzogenen Zellvergleiche ergab sich folgendes Bild:

1. **WiDr vs. HT-29:** ingesamt Unterschiede in 115 Proteinen: *(Level 10: 27, Level 9: 11, Level 8: 6, Level 7: 5, Level 6: 19, Level 5: 18, Level 4: 7, Level 3: 11, Level 2: 5, Level 1: 5 Proteine)*
2. **WiDr vs. HT-29c:** ingesamt Unterschiede in 113 Proteinen: *(Level 10: 17, Level 9: 10, Level 8: 3, Level 7: 10, Level 6: 15, Level 5: 27, Level 4: 10, Level 3: 13, Level 2: 6, Level 1:2 Proteine)*
3. **HT-29 vs. HT-29c:** insgesamt Unterschiede in 27 Proteinen: *(Level 10: 2, Level 9: 2, Level 8: 1, Level 7: 1, Level 6: 3, Level 5: 13, Level 4: 2, Level 3: 0, Level 2: 2, Level 1:1 Proteine).*

Über Level und Einzelvergleiche hinweg resultierten 5 Proteine, die in der Zelllinie WiDr nachweisbar waren und in keiner der HT-29 Zelllinien detektiert werden konnten. Zwei dieser Proteine waren E-Cadherin und alpha-Catenin, die auch immunhistologisch auf Maskenobjektträgern für WiDr aber nicht für HT-29 oder seine Variante nachgewiesen werden konnten.

Umgekehrt konnte ein Protein aus der Familie der Annexine nur bei den HT-29 Zellen, nicht aber bei WiDr detektiert werden. Diese Ergebnisse konnten durch einzelne Western-blot Analysen und immunhistochemische Untersuchungen bestätigt werden.

Diskussion

Screening Untersuchungen auf genetischer und/oder Protein Ebene von Zelllinien mit unterschiedlicher Metastasierungsfähigkeit im Tiermodell sind in den letzten Jahren durch neue methodischen Entwicklungen möglich geworden.

Mit ihrer Hilfe kann die Analyse von bekannten und neuen Faktoren, die eine Rolle in der Metastasierungskaskade spielen könnten durchgeführt werden.

Die Analyse auf der Ebene der Proteine hat gegenüber der genetischen Ebene dabei den Vorteil Faktoren zu untersuchen, die sicher auch durch die Zellen in entsprechender Quantität produziert werden.

Die enorme Datenvielfalt, die nur biomathematisch aufgearbeitet werden kann, erfordern weitergehende Untersuchungen und Analysen zur Validierung.

Schlussfolgerung

Mit der parallelen Western-Blot-Screening Methode haben wir ein umfassendes Bild der Proteinexpression der verschiedenen Phänotypen erhalten, dessen Ergebnisse sich auch in der Immunhistochemie (und im weiteren auch mittels Transcriptomanalyse auf Affimetrix-Arrays) bestätigen ließen. Die durch diese Methode detektierten Unterschiede im E-Cadherin/alpha-Catenin Komplex beeinflussen nach heutigen Erkenntnissen die Fähigkeit der Zellen sich aus dem Tumor zu lösen [2]. Somit können sie im Kontext mit anderen Kandidatenproteinen eine wesentliche Rolle in der Metastasierungskaskade spielen und eine Erklärung für das unterschiedliche Verhalten hinsichtlich der Metastasierungseigenschaften der untersuchten Zelllinien sein.

Literatur

1. Vogel I, Shen Y, Soeth E, Juhl H, Kremer B, Kalthoff H, Henne-Bruns D (1998) A human carinoma model in athymic rats reflecting solid and disseminated colorectal metastases. Langenbeck's Arch Surg 383: 466–473
2. Skubitz AP (2002) Adhesion molecules. Cancer Treat Res 107: 305–329

Korrespondenzadresse: PD Dr. med. Ilka Vogel, Klinik für Allgemeine Chirurgie und Thoraxchirurgie, Universitätsklinikum Schleswig-Holstein, Campus Kiel, Arnold-Heller-Str. 7, 24105 Kiel, Tel.: 0431-597-4481, Fax: 0431-597-1995, e-mail: ivogel@surgery.uni-kiel.de

Sequenzgewinne von Chromosom 8q23-24 als Prediktor für eine Lymphknotenmetastasierung beim kolorektalen Karzinom

Gain of chromosome 8q23-24 is a predictive marker for lymph node positivity in colorectal cancer

B. M. Ghadimi[1], M. Grade[1], T. Liersch[1], C. Langer[1], A. Siemer[3], L. Füzesi[2], H. Becker[1]

[1] Klinik für Allgemeinchirurgie
[2] Institut für Pathologie
[3] Abteilung für Medizinische Statistik, Universitätsklinikum Göttingen

Abstract

The prognosis of patients with colorectal cancer is determined by the tumor stage (UICC). In this respect, colorectal cancers with lymph node metastases indicate a worse prognosis versus lymph node negative tumors. Accordingly, there is considerable clinical interest in understanding the genetic mechanisms underlying metastasis formation. To assess genomic imbalances, we used comparative genomic hybridization (CGH) in fifty colorectal cancers with or without lymph node metastases. The analysis revealed that lymph node positive colorectal cancers show a higher degree of chromosomal instability than lymph node negative cancers (average number of chromosomal copy alterations 9.8 versus 7.5). Chromosomal alterations commonly described in colorectal cancers such as gain of 20q or loss of 18q21 were not different. However, the gain of chromosomal region 8q23-24 was seen in the vast majority of lymph node positive cancers, whereas it was rather rare in lymph node negative carcinomas ($p = 0.0016$). Our data indicate that genes located at 8q23-24 might favor the development of lymphatic metastases in colorectal cancers. Additionally, the gain of this region could be used to predict the metastatic potential of primary colorectal cancers.

Einleitung

Die Prognose von Patienten mit einem kolorektalen Karzinom hängt maßgeblich vom Tumorstadium ab (UICC). Als einer der wesentlichen Faktoren gilt vor allem der Lymphknotenstatus, der unter anderem beim Rektumkarzinom auch über die Durchführung einer neoadjuvanten Radiochemotherapie mit entscheidet [1]. Aus diesem Grund haben wir uns in dieser Studie mit der genomischen Analyse der lymphogenen Metastasierung beschäftigt. Die genomische Charakterisierung der Karzinogenese von kolorektalen Karzinomen hat in der Tat eine Sequenz chromosomaler Gewinne und Verluste ergeben [2]. Wir haben hier den nächsten Schritt der Tumorprogression, nämlich den der lymphogenen Metastasierung analysiert, um sowohl Aussagen über die Biologie als auch den klinischen Verlauf von Patienten mit einem kolorektalen Karzinom zu ermöglichen.

Methode

Es wurden 3 Gruppen kolorektaler Karzinome ($n = 50$) auf chromosomale und subchromosomale Veränderungen untersucht. Gruppe I umfasste T_2N_0 Tumoren ($n = 15$), Gruppe II $T_{3-4}N_0$ Tumoren ($n = 15$) und Gruppe III $T_{3-4}N_{1-2}$ Tumoren ($n = 20$). Zur Detektion der chromosomalen Veränderungen benutzten wir die Vergleichende Genomische Hybridisierung (CGH), die durch eine 2-Farben-Fluoreszenz-in-situ-Hybridisierung einen Überblick über das chromosomale Alterationsmuster eines Tumors liefert [3]. Analysiert wurden insbesondere das Ausmaß chromosomaler Instabilitat (ANCA) sowie das Vorhandensein gruppenspezifischer Alterationsmuster, wie Gewinne und Verluste chromosomalen Materials, die die lymphogene Metastasierung charakterisieren könnten.

Ergebnisse

Bezüglich der chromosomalen Instabilität zeigt sich zum einen, daß diese mit zunehmender Tumorgröße ansteigt (von Gruppe I mit einem ANCA von 5,7 zu Gruppe II mit einem ANCA von 7,7). Zum anderen findet sich ein deutlicher Unterschied im ANCA-Wert zwischen Lymphknoten positiven Tumoren und Tumoren ohne Lymphknotenbefall bei gleicher Tumorgröße (von Gruppe III mit einem ANCA von 5,7 zu Gruppe III mit einem ANCA von 9,9).

Die detaillierte Analyse der chromosomalen Alterationen in den 3 Gruppen ergab, daß Gewinne des Chromosomsarms 8q23-24 in einer sehr hohen Frequenz in den lymphogen metastasierten Karzinomen ($T_{3-4}N_{1-2}$) auftreten (70%). Selbst in den großen Tumoren ohne Lymphknotenbefall ($T_{3-4}N_0$) war diese chromosomale Alteration nur in 13% der Fälle zu finden ($p = 0.0016$).

Diskussion

Die durchgeführten Experimente zeigen, daß lymphogene Metastasierung mit dem Ausmaß chromosomaler Instabilitat korreliert. Das bedeutet, daß durch Gewinne und Verluste chromosomaler Loci mit den daraus resultierenden Veränderungen in den entsprechenden Onkogenen bzw. Tumorsuppressorgenen der metastatische Tumorphänotyp begründet liegt. Im besonderen Maße scheint dies für Abschnitte des Chromosoms 8q23-24 zu gelten. Diese Veränderung ist praktisch ausschließlich in lymphogen metastasierten kolorektalen Karzinomen zu finden, was auf eine besondere Bedeutung darauf lokalisierter Gene im Rahmen des Metastasierungsprozesses hinweist. In der Literatur finden sich ähnliche Daten für den Gewinn von 8q23-24 beim Ösophaguskarzinom [4]. Die klinische Relevanz könnte darin liegen, daß schon vor einer operativen Therapie durch den Nachweis der Chromosom 8q23-24 Veränderung an Biopsien, z.B. durch Interphase-FISH, eine Aussage über eine bereits erfolgte lymphogene Metastasierung möglich wäre [5].

Literatur

1. Kapiteijn E, Marijnen CA, Nagtegaal ID, Putter H, Steup WH, Wiggers T, Rutten HJ, Pahlman L, Glimelius B, van Krieken JH, Leer JW, van de Velde CJ (1997) Dutch Colorectal Cancer Group. Preoperative radiotherapy combined with total mesorectal excision for resectable rectal cancer. N Engl J Med 345: 638–646
2. Ried T, Knutzen R, Steinbeck R, Blegen H, Schröck E, Heselmeyer K, du Manoir S, Auer G (1996) Comparative genomic hybridization reveals a specific pattern of chromosomal gains and losses during the genesis of colorectal tumors. Genes Chromosomes Cancer 15: 234–245
3. du Manoir S, Kallioniemi OP, Lichter P, Piper J, Benedetti PA, Carothers AD, Fantes JA, Garcia-Sagredo JM, Gerdes T, Giollant M, et al. (1995) Hardware and software requirements for quantitative analysis of comparative genomic hybridization. Cytometry 19: 4–9
4. Tada K, Oka M, Tangoku A, Hayashi H, Oga A, Sasaki K (2000) Gains of 8q23-qter and 20q and loss of 11q22-qter in esophageal squamous cell carcinoma associated with lymph node metastasis. Cancer 88: 268–273
5. Ghadimi BM, Heselmeyer-Haddad K, Auer G, and Ried T (1999) Interphase Cytogenetics: At the Interface of Genetics and Morphology. Anal Cell Pathol 19: 3–6

Korrespondenzadresse: Dr. med. B. Michael Ghadimi, Klinik für Allgemeinchirurgie, Universitätsklinikum Göttingen, Robert-Koch-Str. 40, 37075 Göttingen, e-mail: mghadimi@surgery-goettingen.de

Korrelation von Genexpressionsprofilen mit prognostisch relevanten Parametern beim kolorektalen Karzinom

Correlation of gene expression profiling and prognostic relevant parameters in colorectal cancer

J. Gröne[1], *M. Heinze*[1], *T. Brümmendorf*[2], *B. Weber*[2], *I. Klaman*[2], *K. Hermann*[2], *H. J. Buhr*[1], *B. Mann*[1]

[1] Chirurgische Klinik I, UKBF, FU-Berlin
[2] metaGen, Pharmaceuticals GmbH, Berlin

Abstract

Gene expression profiling is a new powerful tool to obtain additional information from the patient's prognosis compared to established classifications like e.g. TNM and UICC as shown for other tumor entities. The aim of this study was to identify prognostic signatures for patients with colorectal cancer of all UICC subgroups, especially for patients with versus without lymph node metastasis (N0 vs. N +), and for patients with versus without distant metastasis (M0 vs. M +). We applied Affymetrix GeneChips (33,000 genes) and Laser Capture Microdissection (LCM) in 25 patients with colorectal cancer. Hierarchical cluster analysis discriminates characteristic expression patterns from normal mucosae and cancer tissues (tumor-cluster) of the central (ZT) and the invasion front (IF). A characteristic pattern for N+ could be identified within the tumor-cluster. Significant correlation of tumor-clusters and UICC classification and M0 vs. M+ was not found. To obtain additional information to the established prognostic parameters by gene expression profiling in colorectal cancer, expression data have to be correlated with clinico-pathological data and the number of patients has to be expanded.

Einleitung

Beim kolorektalen Karzinom entwickeln im UICC Stadium III nach radikaler Resektion unbehandelt etwa die Hälfte der Patienten metachrone Fernmetastasen, im UICC Stadium II bis zu einem Viertel der Patienten. Bislang ist es trotz etablierter Klassifikationen (TNM/UICC) und molekularer Marker nicht zuverlässig möglich, Patienten mit einer hohen Rezidivwahrscheinlichkeit zu identifizeren. Genexpressionsprofilanalysen auf mRNA-Ebene könnten, wie für andere Tumorentitäten [1 – 3] gezeigt, eine über die UICC-Stadien hinausgehende Aussage über die Prognose ermöglichen.

Ziel dieser Studie ist die Identifikation von charakteristischen Genexpressionsprofilen für Patienten unterschiedlicher UICC-Stadien (I – IV), insbesondere Patienten ohne versus mit Lymphknotenbefall (N0 vs. N +) und Patienten ohne versus mit Fernmetastasen (M0 vs. M +). Um der inhomogenen Genexpression innerhalb des Tumors Rechnung zu tragen und um die Trennschärfe zwischen Tumor- und Normalgewebe zu erhöhen, sollen definierte Tumorareale, die Invasionsfront und zentrale Tumoranteile, durch Mikrodissektion von Normalepithel getrennt werden [4].

Methodik

Kryoasservation von *matched-pair* Gewebe aus Operationspräparaten von 25 Patienten mit einem kolorektalen Karzinom. UV-Laser-gestützte Mikrodissektion (LCM) von gesunden (E) Epithelzellverbänden und Karzinomzellverbänden (Invasionsfront (IF) und zentraler Tumor (ZT)). mRNA Präparation aus den mikrodissezierten Zellen, cRNA Synthese und lineare Amplifikation (in vitro Transkription). Biotinmarkierung der cRNA und Hybridisierung von 75 Affymetrix Oligonukleotid *microarrays* (33 000 Gene). Bearbeiten der Expressionswerte, Selektion von Genen, hierarchisches *clustering* und Korrelation mit klinisch-prognostischen Parametern (N0 vs. N +, M0 vs. M +, UICC-Stadien).

Ergebnisse

Es zeigen sich charakteristische Expressionsprofile für kolorektales Normalepitel. Mittels hierarchischem Clustering gruppieren die Profile aus Normalgewebe (E-Cluster) und lassen sich klar von Profilen aus dem Tumor-Cluster, Profilen der Invasionsfront (IF) und zentraler Tumoranteile (ZT), trennen. Es gibt hingegen kein charakteristisches Cluster, welches IF bzw. ZT zusammenfaßt. IF und ZT eines Patienten ist sich ähnlicher als sämtliche IF- bzw ZT-Profile. Innerhalb des Tumor-Clusters läßt sich ein charakteristisches Profil für N+ finden. Ein homogenes Cluster für die einzelnen UICC-Stadien und M0 vs. M+ konnte anhand der bisher untersuchten 25 Patienten nicht gezeigt werden.

Schlußfolgerung

Genexpressionsanalysen beim kolorektalen Karzinom erlauben eine klare Trennung von Zellverbänden unterschiedlicher Dignität. Patienten mit Lymphknotenmetastasen (N +) gruppieren innerhalb des Tumor-Clusters in einer separaten Untergruppe. Für eine über die etablierten klinisch-pathologisch prognostischen Parameter hinausgehende Aussage bzgl. der prognostischen Relevanz von Genexpressionsprofilen erfolgt neben der Analyse und Korrelation von Überlebensdaten eine Erweiterung des Patientenkollektivs. Für die weiteren Analysen wird nur die Invasionsfront mikrodiseziiert, da sich trotz der inhomogenen Genexpression im Tumorgewebe in Bezug auf die Prognosevorhersage kein signifikanter Unterschied zwischen IF und ZT finden läßt.

Literatur

1. Kihara C, Tsunoda T, Tanaka T, Yamana H, Furukawa Y, Ono K, Kitahara O, Zembutsu H, Yanagawa R, Hirata K, Takagi T, Nakamura Y (2001) Prediction of sensitivity of esophageal tumors to adjuvant chemotherapy by cDNA microarray analysis of gene-expression profiles. Cancer Res 1; 61: 6474–6479
2. van't Veer LJ, Dai H, van de Vijver MJ, He YD, Hart AA, Mao M, Peterse HL, van der Kooy K, Marton MJ, Witteveen AT, Schreiber GJ, Kerkhoven RM, Roberts C, Linsley PS, Bernards R, Friend SH (2002) Gene expression profiling predicts clinical outcome of breast cancer. Nature 31; 415: 530–536
3. Birkenkamp-Demtroder K, Christensen LL, Olesen SH, Frederiksen CM, Laiho P, Aaltonen LA, Laurberg S, SØrensen FB, Hagemann R, Ørntoft TF (2002) Gene expression in colorectal cancer. Cancer Res 1; 62: 4352–4363
4. Sugiyama Y, Sugiyama K, Hirai Y, Akiyama F, Hasumi K (2002) Microdissection is essential for gene expression profiling of clinically resected cancer tissues. Am J Clin Pathol 117: 109–116

Korrespondenzadresse: Dr. Jörn Gröne, Chirurgische Klinik I, Universitätsklinikum Benjamin Franklin, Freie Universität Berlin, Hindenburgdamm 30, 12200 Berlin, Tel.: 030 8445 2543, Fax: 030 8445 2740, e-mail: joern.groene@medizin.fu-berlin.de

IV. Molekulare Onkologie: Tumorsuppressorgene und Apoptose

Die Erhöhung der epithelialen parazellulären Permeabilität durch Interferon gamma erfolgt Apoptose unabhängig durch Umverteilung von tight junction Proteinen in „Membrane Rafts"

Interferon gamma enhances epithelial permeability by inducing reorganization of tight junction proteins from lateral membrane rafts independent of apoptosis

M. Brüwer[1,2], *A. Lügering*[1,3], *T. Kucharzik*[1,3], *J. L. Madara*[1], *A. M. Hopkins*[1], *A. Nusrat*[1]

[1] Epithelial Pathobiology Research Unit, Department of Pathology and Laboratory Medicine, Emory University, Atlanta, USA

[2] Klinik und Poliklinik für Allgemeine Chirurgie, Universitätsklinikum Münster

[3] Medizinische Klinik B, Universitätsklinikum Münster

Abstract

Background: Paracellular permeability across epithelial cells is regulated primarily by the apical most intercellular junction referred to as the tight junction (TJ). Proteins that constitute the TJ complex are transmembrane proteins such as occludin, claudin family members, and junction adhesion molecule (JAM) and a number of cytoplasmatic proteins such as zonula occludens-1 (ZO-1). We have previously shown that a major pool of TJ proteins resides in specialized membrane microdomains with properties of membrane rafts. Since IFNγ is elevated in the mucosa of patients with inflammatory bowel disease and contribute to the pro-inflammatory cascade, which includes barrier disruption, we analyzed the influence of IFNγ on TJs and the contribution of apoptosis to the decrease in epithelial barrier function. *Methods:* The Model intestinal epithelial cell line T84 and recombinant IFNγ were utilized to analyze influence on TJ structure/function by measurement of transepithelial resistance, paracellular flux of solutes, immunofluorescence labeling/confocal microscopy and biochemical analysis (isopycnic sucrose gradients and western blots). Apoptosis was monitored by cleavage of cytokeratin 18 (M30) and caspase-3 activation. *Results:* IFNγ induced an increase in epithelial paracellular permeability with a maximal effect at 72 hours. Differential internalization of TJ transmembrane proteins occludin, JAM, and Claudin-1/4 observed by confocal microscopy was accompanied by a significant shift of JAM from membrane raft containing sucrose gradient fractions. In addition, IFNγ induced apoptosis as determined by increased M30 positive cells and increased caspase-3 activity. However, inhibition of apoptosis by the caspase inhibitor, Z-Val-Ala-Asp-fluoromethylketone, did not influence permeability effects of IFNγ. *Conclusion:* The key proinflammatory cytokine IFNγ disrupts epithelial barrier function by differentially influencing the TJ multiprotein complex independent of its pro-apoptotic influence. The clinical consequence of increased epithelial paracellular permeability is exposure of underlying tissues to luminal toxins that in turn would perpetuate the intestinal inflammation.

Einleitung

Bei chronisch entzündlichen Darmerkrankungen (CED) ist die Barrierefunktion der Mukosa gestört [1]. Die Barrierefunktion wird hauptsächlich durch tight junctions (TJ) reguliert. Der Proteinkomplex der TJ ist aus den transmembranösen Proteinen Occludin, zahlreichen Claudinen, Junction adhesion molecule (JAM) sowie aus einer Vielzahl von zytoplasmatischen Proteinen wie z.B. Zonula occludens-1 (ZO-1) aufgebaut [2]. Wir konnten mittels isopyknischer Sucrose-Gradienten zeigen, dass sich ein signifikanter Pool von TJ-Proteinen in Detergentien-unlöslichen glykolipidhaltigen „Membrane-Rafts" befindet und dass ein Auseinanderweichen der TJs zur Verminderung der TJ-Proteine occludin und ZO-1 in den „Membrane-Rafts" führt [3]. Darüberhinaus kann die Integrität der intestinalen Barriere durch eine erhöhte Apoptoserate beeinflusst warden [4]. Da Interferon (IFN)γ vermehrt in der CED-Mukosa nachweisbar ist und die parazelluläre Permeabilität erhöht [5], untersuchten wir den Einfluss von IFNγ auf die Funktion/Struktur der TJ und die Rolle der Apoptose in bezug auf die Barrierefunktion.

Material und Methoden

Die Experimente wurden *in vitro* an intestinalen T84 Epithelzellen durchgeführt, die nach Zustandekommen der Konfluenz strukturelle und funktionale TJ ausbilden. Konfluente T84 Epithelzellen wurden bis zu einer Dauer von 72 Stunden basolateralseitig mit IFNγ (100 U/ml) inkubiert, teilweise erfolgte eine Co-Inkubation mit dem Caspase-Inhibitor Z-Val-Ala-Asp-fluoromethylketone (ZVAD-fmk, 50 μM). Die parazelluläre Permeabilität wurde durch Messung des transepithelialen Widerstandes (TER) und des Fluxes für FITC-Dextran (FD-3, MW 3000 kDa) bestimmt. Die Lokalisation der TJ-Proteine occludin, ZO-1, JAM, Claudin-1, -4 an der lateralen Membran erfolgte durch Immunfluoreszenz und konfokaler Mikroskopie. Die mit TJ-Proteinen angereicherten „Membrane Rafts" wurden mittels isopyknischer Sucrose-Gradienten isoliert und durch Western Blots analysiert. Die Apoptose wurde mittels Antikörperfärbung gegen gespaltenes Zytokeratin-18 immunhistochemisch analysiert und quantifiziert. Desweiteren erfolgte eine Messung der Caspase-3 Aktivität mittels kolorimetrischem Assay. Die Statistik erfolgte mittels Student *t* Test oder Welch-Test mit einem Signifikanzniveau von $p < 0.05$, die Werte entsprechen Mittelwert $\pm$ Standardfehler des Mittelwertes (SEM).

Ergebnisse

Der TER betrug bei Kontroll-Epithelzellen im Mittel $2074 \pm 52\ \Omega\text{cm}^2$. IFN$\gamma$ induzierte eine signifikante Verringerung des TER mit einem Maximum nach 72 Stunden ($229 \pm 18\ \Omega\text{cm}^2$). Gleichzeitig kam es zu einem zeitabhängigen, signifikanten Anstieg des FD-3 Fluxes durch IFNγ (4.3 ± 0.5 vs. $79 \pm 13\ \mu\text{M} \times \text{cm}^{-2} \times \text{h}^{-1}$ nach 72 Stunden IFNγ). Die o. g. Effekte auf die parazelluläre Permeabilität waren nach Entfernen des IFNγ vollständig reversibel und damit nicht durch eine IFNγ bedingte Toxizität auf die Epithelzellen verursacht. Die funktionellen Effekte des IFNγ waren mit strukturellen Veränderungen der TJ-Proteine vergesellschaftet. Mittels Immunfluoreszenz und konfokaler Mikroskopie war durch IFNγ eine Unterbrechung der charakteristischen TJ-Ringstruktur für Occludin, JAM, Claudin-1, -4 nachweisbar mit einer signifikanten Internalisierung dieser Proteine von der lateralen Membran, beginnend nach 48stündiger IFNγ-Inkubation. Dagegen war das zytoplasmatische Protein ZO-1 auch nach 72 Stunden IFNγ-Inkubation hauptsächlich in Ringstrukturen nachweisbar. Biochemisch beobachteten wir mittels isopyknischer Sucrose-Gradienten eine signifikante Verminderung von JAM in den „Membrane rafts" enthaltenden Fraktionen nach 72stündiger IFNγ-Inkubation, während alle anderen untersuchten TJ-Proteine, wenn überhaupt, nur gering vermindert waren. Zusätzlich zu den Veränderungen auf die TJ führte eine 72stündige IFNγ-Inkubation zu einer signifikanten Zunahme sowohl der

Caspase-3 Aktivität (0.08± 0.01 (Kontrolle) vs. 0.8 ± 0.02 (IFNγ)) als auch der Anzahl Zytokeratin-18 positiver Zellen per Gesichtsfeld (11.1 ± 0.8 (Kontrolle) vs. 25.8 ± 3.5 (IFNγ)) als Hinweis für eine gesteigerte Apoptoserate. Die vermehrte Caspase-3 Aktivität als auch der Anstieg Zytokeratin-18 positiver Zellen konnte vollständig durch den Caspase Inhibitor ZVAD-fmk geblockt werden, ohne die durch IFNγ induzierten Effekte auf die Funktion/Struktur der TJ zu beeinflussen.

Diskussion

Unsere Untersuchungen zeigen, dass die gesteigerte parazelluläre Permeabilität im intestinalen Epithel durch das proinflammatorische Zytokin IFNγ durch eine Beeinflussung der Funktion/ Struktur der TJs induziert wird. Hierbei scheint insbesondere JAM bedeutsam zu sein. Die IFNγ-induzierten Effekte sind reversibel und unabhängig vom pro-apoptotischen Einfluss des IFNγ. Dies steht im Einklang mit anderen Untersuchungen, die zeigten, dass trotz einer massiv erhöhten Apoptoserate die Barriere für Makromoleküle erhalten bleibt [4]. Durch die gestörte Barrierefunktion könnte es vermehrt zur Penetration von toxischen Substanzen in die Darmwand und damit zur Unterhaltung der intestinalen Entzündung kommen. Darüberhinaus wird durch eine vermehrte Durchlässigkeit der Darmschleimhaut ein erhöhter Einstrom von Wasser und Elektrolyten in das Darmlumen und damit die bei CED charakteristischen Diarrhoen induziert.

Literatur

1. Irvine EJ, Marshall JK (2000) Increased intestinal permeability precedes the onset of Crohn's disease in a subject with familial risk. Gastroenterology 119: 1740–1744
2. Tsukita S, Furuse M (2000) Pores in the wall: claudins constitute tight junction strands containing aqueous pores. J Cell Biol 149: 13–61
3. Nusrat A, von Eichel-Streiber C, Turner JR, Verkade P, Madara JL, Parkos CA (2001) Clostridium difficile toxins disrupt epithelial barrier function by altering membrane microdomain localization of tight junction proteins. Infect Immun 69: 1329–1336
4. Madara JL, Stafford J (1989) Interferon-gamma directly affects barrier function of cultured epithelial monolayers. J Clin Invest 83: 724–727
5. Abreu MT, Palladino AA, Arnold ET, Kwon RS, McRoberts JA (2000) Modulation of barrier function during fas-mediated apoptosis in human intestinal epithelial cells. Gastroenterology 119: 1524–1536

Korrespondenzadresse: Dr. med. Matthias Brüwer, Department of Pathology and Laboratory Medicine, Emory University, Whitehead Biomedical Research Building, Room 125, 615 Michael Street, Atlanta, GA 30322, Tel.: (404) 712-2817, Fax: (404) 727-8538, e-mail: mbruew2@emory.edu,
Förderung: DFG-Forschungsstipendium BR 2093/1-1

Erster Hinweis auf eine Rolle des neu beschriebenenen Tumor-Suppressorgens Pdcd4 als Regulator des Invasionsmoleküls Urokinase Rezeptor

First evidence for the new tumor suppressor Pdcd4 as a regulator of u-PAR, an invasion-related gene

J. H. Leupold[1], *N. H. Colburn*[2], *H.-S. Yang*[2], *E. Lengyel*[3], *F. W. Schildberg*[1], *K.-W. Jauch*[1], *H. Allgayer*[1]

[1] Klinische Forschung Chirurgie Abtl. Molekulare Onkologie, Klinikum Grosshadern, Ludwig Maximilians Universität, München

[2] Gene Regulation Section, Basic Research Laboratory, National Cancer Institute, Maryland, MD

[3] University of California, UCSF Comprehensive Cancer Center and Cancer Research Institute, Dept. of Obstetrics, Gynecology and Reproductive Sciences, San Francisco, CA

Abstract

The urokinase receptor (u-PAR) promotes invasion and metastasis, and its gene expression is associated with a poor survival in different carcinoma types. It is regulated transcriptionally via diverse *cis*-elements, among them being AP-1, AP-2, Sp-1-elements, and a recently characterized PEA3/ets motif (−248 bp). Recently, a new tumor suppressor programmed cell death 4 protein (Pdcd4) has been identified inhibiting neoplastic transformation of epithelial cells, however, its role in invasion and mechanisms of regulation is unknown. Therefore, the present study was conducted to determine the role of Pdcd4 in u-PAR regulation. In colon and gastric cancer cell lines with a high endogeneous u-PAR expression (e.g. RKO), a low amount of Pdcd4 protein was found in Western blot analysis. In cell lines with low endogeneous u-PAR expression (e.g. GEO), a high amount of Pdcd4 was seen. Tetracyclin-regulated stably transfected clones of RKO made to express Pdcd4 showed a rescue of u-PAR expression upon Pdcd4-suppression. Assays using a CAT-reporter driven by the wildtype full length u-PAR promoter and increasing amounts of a Pdcd4-expression construct demonstrated a dose-dependent reduction of u-PAR promoter activity by Pdcd4 in RKO cells. Mutation of the PEA3/ets element at −245 bp reduced the ability of Pdcd4 to downregulate the u-PAR promoter in RKO colon cancer cells. Deletion of a region containing putative binding sites for Sp-1, GATA-2 and NF-1 (−402/−350 bp) also inhibited u-PAR promoter regulation by Pdcd4. The data suggest Pdcd4 as a new negative regulator of the invasion related gene u-PAR, this potentially being mediated by a PEA3/ets binding site and further upstream motifs.

Einleitung

Der Urokinase Rezeptor (uPAR) spielt eine entscheidende Rolle in verschiedenen physiologischen, aber auch pathologischen Vorgängen wie der Invasion von Tumorzellen und Metastasierung. In verschiedenen Krebszelllinien ist die hierfür notwendige *uPAR*-Gen Experession zu einem grossen Teil über transkriptionelle Mechanismen reguliert. Verschiedene *cis*-aktive Elemente und *trans*-aktive Faktoren wurden in den letzten Jahren beschrieben, die einen massgeblichen Einfluss auf die Promotoraktivität des Proteins ausüben.

Bei Pdcd4 handelt es sich um ein 64 kDa schweres Protein, welches in der Lage ist die neoplastische Transformation epithelialer Zellen zu inhibieren. Erste Studien weisen auf eine Suppression von AP-1 Aktivität in Kombination mit einer Erhöhung der NF-kappaB Aktivität. Dennoch ist noch nicht bekannt, über welche Transkriptionsfaktoren Pdcd4 seine Wirkung ausübt. Darüber hinaus liegen bisher noch keine Daten über eine Funktion dieses neuen Tumorsuppressors bezüglich Invasion und Metastasierung vor.

Methodik

Verschiedene gastrointestinale Karzinomzelllinien wurden mit Western-, Northern-blotting sowie RT-PCR hinsichtlich Expression von uPAR und Pdcd4 mRNA und Protein vergleichend getestet. Zudem wurden stabil Pdcd4 expremierende Klone der Kolonkarcinomzellinien RKO und HCT116 generiert. Um die potentielle Regulation des uPAR-Promotors durch Pdcd4 zu untersuchen, wurden CAT- und Luciferase-Reporter Assays mit Wildtyp- und mutiertem uPAR Promotor durchgeführt. Die hierbei gefundenen Promotorelemente wurden mittels EMSA weiter untersucht.

Ergebnise

In Kolon und Magenzelllinien konnte eine reziproke Expression von endogenem uPAR und Pdcd4 gezeigt werden. In stabil Pdcd4 expremierenden und Tetracyclin-induzierbaren Klonen konnte nach Suppression der Pdcd4 Expression ein Anstieg der uPAR Expression gezeigt werden. Reportergen-Assays mit dem Wildtyp uPAR-Promotor zeigten bei ansteigender Pdcd4 Expression eine dosisabhängige Reduktion der Promotoraktivität in RKO Zellen. Die Mutation eines PEA3/ets Elements an Position – 245 bp verringerte signifikant die Pdcd4-induzierte uPAR-Regulation. Die Deletion einer Region des Promotors mit Bindungselementen für Sp-1, GATA-2 und NF-1 an Position – 402/– 350 bp inhibierte ebenfalls die Regulierbarkeit des uPAR-Pomotors durch Pdcd4. Eine Gelshiftanalyse von Promotorregion – 152/– 135 bp zeigte eine erhöhte Bindung von Sp3 an diese Region.

Schlussfolgerung/Diskussion

Unsere präliminaren Ergebnisse zeigen ertsmals, dass Pdcd4 die Promotoraktivität von uPAR über verschiedene *cis*-aktive Elemente des Promotors supprimiert. Bei diesen handelt es sich potentiell um die Region – 420/– 350 bp mit mutmasslichen Bindestellen für Sp1, GATA-1, NF-1 und einem PEA3/ets Element an Position – 245 bp. Möglicherweise vermittelt auch Sp3, gebunden an Region – 152/– 135 bp, einen supprimierenden Effekt von Pdcd4 auf die uPAR-Expression. Diese präliminaren Daten müssen jedoch noch in weiteren Untersuchungen bestätigt werden. Dies ist ferner der erste Bericht über die Regulation eines invasionsassoziierten Gens durch den neuen Tumorsuppressor Pdcd4 und postuliert auch eine Funktion als potentieller Metastasierungs-suppressor. Gegenwärtig werden in vivo-Untersuchungen zur Bestätigung dieser Hypothese durchgeführt.

Literatur

1. Allgayer H, Wang H, Wang Y, Heiss MM, Bauer R, Nyormoi O, Boyd D (1999) Transactivation of the urokinase-type plasminogen activator receptor gene through a novel promoter motif bound with an activator protein-2alpha – related factor. J Biol Chem Feb 19; 274: 4702 – 4714
2. Dang J, Boyd D, Wang H, Allgayer H, Doe WF, Wang Y (1999) A region between – 141 and – 61 bp containing a proximal AP-1 is essential for constitutive expression of urokinase-type plasminogen activator receptor. Eur J Biochem Aug; 264: 92 – 99
3. Hsu TC, Young MR, Cmarik J, Colburn NH (2000) Activator protein 1 (AP-1)- and nuclear factor kappaB (NF-kappaB)-dependent transcriptional events in carcinogenesis. Free Radic Biol Med May 1; 28: 1338 – 1348

4. Cmarik JL, Min H, Hegamyer G, Zhan S, Kulesz-Martin M, Yoshinaga H, Matsuhashi S, Colburn NH (1999) Differentially expressed protein Pdcd4 inhibits tumor promoter-induced neoplastic transformation. Proc Natl Acad Sci USA Nov 23; 96: 14037–1442
5. Yang HS, Jansen AP, Nair R, Shibahara K, Verma AK, Cmarik JL, Colburn NH (2001) A novel transformation suppressor, Pdcd4, inhibits AP-1 transactivation but not NF-kappaB or ODC transactivation. Oncogene Feb 8; 20: 669–676

Korrespondenzadresse: Jörg Leupold, Klinikum Grosshadern, Klinische Forschung Chirurgie, Molekulare Onkologie, Marchioninistr. 15, 81377 München, Fax: +498970956433, e-mail: JoergLeupold@web.de

Zelluläre Effekte von Irinotecan auf colorectale Carcinomzellen sind vom p53 Status abhängig

Cellular effects of irinotecan are p53 dependent in colorectal cancer cells

B. Mann[1], *M. R. Bhonde*[2], *R. Magrini*[2], *M. L. Hanski*[2], *H. J. Buhr*[1], *C. Hanski*[2]

[1] Chirurgische Klinik I

[2] Gastroenterologische Klinik, Universitätsklinikum Benjamin Franklin, Freie Universität Berlin

Abstract

Irinotecan (CPT-11) is superior to 5-FU/folinic acid in patients with metastatic colorectal cancer (CRC). We analysed the sensitivity and the cellular mechanisms of CPT-11 in CRC cells related to their p53 status. An isogeneic cell model (HCT116 $p53^{+/+}$ and $p53^{-/-}$) and 4 other p53-mutated and 3 p53-wildtype cell lines were treated for 48 h with 2 nM SN-38, the active metabolite of CPT-11. MTT, clonogenic assay, FACS cell cycle analyses, cell death detection ELISA and PARP-Western blot were performed. After two days in MTT more HCT116 $p53^{-/-}$ cells died, whereas in clonogenic assay after 12 d no difference was obvious. $p53^{+/+}$ cells showed a longterm G2/M arrest, while $p53^{-/-}$ cells exhibited only shortterm G2/M arrest, followed by apoptosis. Clonogenic assay of all cell lines showed a superior response in $p53^{+/+}$ cells. These data indicate that CPT-11 sensitivity and cellular effects in CRC cells are p53 dependent.

Einleitung

Trotz der Verbesserung der chirurgischen Standards bei der Behandlung des colorectalen Carcinoms (CRC) versterben etwa 50% der Patienten im weiteren Verlauf, überwiegend an Fernmetastasen [1]. Der adjuvanten bzw. palliativen Chemotherapie kommt daher im multimodalen Behandlungskonzept ein besondere Bedeutung zu. Irinotecan (CPT-11) zeigt beim metastasierten colorectalen Carcinom (CRC) ein etwas besseres Ansprechen als 5 FU/Folinsäure, führt aber häufiger zu schwerwiegenden Nebenwirkungen [2]. Es wäre daher wichtig, vor der Therapie erkennen zu können, ob individuelle Carcinome auf CPT-11 ansprechen und wie der Wirkungsmechanismus verstärkt werden könnte. Ziel der Untersuchung war den Wirkungsmechanismus und die Sensitivität von CPT-11 in Abhängigkeit vom p53 Status der Carcinomzellen zu analysieren.

Material und Methoden

Es wurde ein isogenes Zelllinienmodell (HCT116 $p53^{+/+}$ bzw. $p53^{-/-}$) und weitere p53-mutierte (SW480, HT 29, WiDr, DLD1) oder p53-Wildtyp Zelllinien (LS174T, Co 115, SW48) für 48 h mit dem aktiven Irinotecan-Metaboliten SN-38 (2 nM) behandelt. Die Sensitivität auf SN-38 wurde mittels Kurzzeittest (MTT) nach 2 Tagen und klonogenem Test nach 12 Tagen untersucht. Die Zellzyklusanalyse erfolgte mittels FACS; Apoptose wurde mittels Cell Death Detection ELISA und PARP-Western-Blot nachgewiesen. Nacktmäusen wurden HCT116 $p53^{+/+}$ bzw. $p53^{-/-}$ Zellen subcutan injiziert und das Tumorvolumen wurde nach fünftägier Therapie mit 1×20 mg/kg CPT-11 verfolgt.

Ergebnisse

In vitro starben innerhalb der ersten zwei Tage nach Therapiebeginn mehr p53$^{-/-}$ Zellen (50% vs. 10% im Kurzzeittest (MTT)), bei längerer Beobachtung (12 Tage) beeinflußte der p53 Status in HCT116 Zellen das Ansprechen nicht (30% vs 45% überlebende Kolonien im klonogenen Test). In p53$^{+/+}$ Zellen kam es zu einem langanhaltenden G2/M Arrest (60% nach 6 Tagen, 35% nach 12 Tagen), der in p53$^{-/-}$ Zellen sehr viel weniger ausgeprägt zu beobachten war (20% nach 6 und 12 Tagen). In p53$^{-/-}$ Zellen setzte nach Beendigung des Zellzyklusarrest eine starke Apoptose ein, die in p53$^{+/+}$ Zellen nicht zu beobachten war (■ Tabelle 1).

■ **Tabelle 1.** Ansprechen und Wirkmechanismus von CPT-11 in p53$^{+/+}$ bzw. p53$^{-/-}$ HCT116 Zellen

HCT116 Genotyp	MTT nach 2 d	klonogener Test nach 12 d	FACS G2/M nach 6 d	FACS G2/M nach 12 d	PARP-Western blot Apoptose n. 6 d
p53$^{+/+}$	90% LZ	30% ÜK	60%	35%	4%
p53$^{-/-}$	50% LZ	45% ÜK	20%	20%	58%

(LZ = Lebende Zellen, ÜK = überlebende Kolonien, d = Tage nach Beginn der Therapie)

Die Analyse der gesamten Gruppe der p53$^{+/+}$ Zelllinien zeigte im klonogenen Test ein besseres Ansprechen als die Gruppe der p53$^{-/-}$ Zelllinien (35± 15% vs. 66 ± 15% überlebende Kolonien). Im Mausmodell führte die fünftägige CPT-11 Therapie (20 mg/kg KG) bei subcutaner HCT116 p53$^{+/+}$ Inokulation zu einem Stillstand des Wachstums für 14 d, bei p53$^{-/-}$ von 12 d.

Diskussion/Schlußfolgerung

CPT-11 induziert in p53$^{+/+}$ Carcinomzellen einen langanhaltenden G2/M Arrest, während dieser in p53$^{-/-}$ Zellen nur kurz anhält und von Apoptose gefolgt ist. *In vitro* und *in vivo* scheint der langanhaltende Arrest dabei einen ausgeprägteren Effekt auf das Zellwachstum als die Apoptose zu haben. Die Abhängigkeit der CPT-11 Wirkung vom p53 Status colorectaler Carcinome kann als Basis für sinnvolle Therapiemodulationen verwendet werden. Wir werden versuchen diese *in vitro* Ergebnisse in die Klinik umzusetzen, indem wir Primärzellkulturen aus resezierten CRC etablieren und diese *in vitro* mit CPT-11, 5-FU oder auch Oxaliplatin behandeln, um somit prätherapeutisch Aussagen über die Sensitivität individueller Karzinome auf die unterschiedlichen Substanzen zu erhalten.

Literatur

1. Schön D, Bertz J, Görsch B, Heberland J, Ziegler H, Stegmaier C, Eisinger B, Stabenow R (1999) Entwicklungen der Überlebensraten von Krebspatienten in Deutschland. Verlag Robert-Koch Institut, Berlin, S 94–105
2. Saltz LB, Cox JV, Blanke C, Rosen LS, Fehrenbacher L, Moore MJ, Maroun JA, Ackland SP, Locker PK, Pirotta N, Elfring GL, Miller LL (2000) Irinotecan plus fluoruracil and leucovorin for metastatic colorectal cancer. Irinotecan Study Group. N Engl J med 343: 905–914

Korrespondenzadresse: Priv.-Doz. Dr. med. Benno Mann, Chirurgische Klinik I, Universitätsklinikum Benjamin Franklin, Freie Universität Berlin, Hindenburgdamm 30, 12200 Berlin, Tel.: 030 8445 3193, Fax: 030 8445 2740, e-mail: mann@ukbf.fu-berlin.de

E4-mutierte und E4-deletierte Adenoviren zeigen vergleichbare lytische Kapazität wie Onyx 1520 unabhängig vom p53 Status bei kolorektalen Tumorzelllinien

Onyx 1520 and E4-deleted adenoviral constructs have comparable cytolytic efficiency independent of p53 status in colorectal cell lines

C. Cabrele, M. Vogel, M. Rentsch, A. Fürst, K. W. Jauch, A. Beham

Chirurgische Klinik und Poliklinik der Universität Regensburg

Abstract

Background: The adenoviral proteins E1B and E4orf6 are able to interact with p53 and can inhibit p53 function. Therefore E1B mutated adenovirus (onyx 1520) is not able to replicate in wild type p53 cells but can replicate in cells with p53 mutations and therefore lyses cancer cells. In addition, the uptake of adenovirus is dependent on the expression of the Coxsackie Adenoviral Receptor (CAR). In this study we assessed the ability of E4-deleted adenoviruses to induce cytolysis of several colorectal cell lines dependent on their expression of CAR and their p53 status. *Material and Methods:* The human colon carcinoma cell lines (DLD-1, LoVo, SW480, SW620 and RKO) were infected with onyx 1520 (E1B-55 kDa-deleted), dl355 (E4-34 kDa-deleted), dl366 (E4-deleted) and dl367 (partially deleted in the E1B and E4 regions). Cell survival was assessed with the MTT assay after five, six, and eight days. All experiments were carried out in triplicate. Further we assessed the p53 status and CAR expression by western blot technique. *Results:* Five days after infection, dl355, dl366 and onyx 1520 showed a comparable cytolytic capacity in all cell lines. DLD-1 and SW480 cells survived to the same extent than controls. 50% to 70% of the LoVo and SW620 cells and 15% of the wt p53 RKO cells died. Even at day eight the DLD-1 and SW480 cells did not show any tendency to undergo cytolysis, but the LoVo cells were lysed to 80% after infection with dl366 and 35% after infection with onyx 1520. There was no difference concerning the adenoviral constructs in the RKO cells. Interestingly, CAR was expressed in all cell lines but not in SW480. *Conclusion:* We could demonstrate that E4-mutated or deleted adenoviral constructs have a similar cytolytic efficiency compared to onyx 1520 in colon cancer cell lines. In contrast to other publications, the p53 status of cancer cells did not influence the ability of the tested constructs to replicate, but cancer cells with a high expression of CAR were lysed more rapidly. Thus modifications of adenoviruses or additive treatment modalities which enhance adenoviral uptake should be further investigated.

Einleitung

Die Fähigkeit von Tumorzellen Zellstress besser zu tolerieren, stellt eines der entscheidenden Probleme in der Therapie maligner Erkrankungen dar. Bedingt z. B. durch Mutationen im p53 Gen proliferieren Tumorzellen schneller und sind darüber hinaus resistent gegen Apoptose [1]. Andererseits bindet das adenovirale E1B Protein [2] an p53 und verhindert somit im Falle einer Infektion, dass sich gesunde Zellen dem Replikationszyklus der Adenoviren durch programmierten Zelltod entziehen. Da etwa 50% humaner Malignome eine Mutation im p53 Gen aufweisen, wurde von McCormick [3] ein E1B mutiertes Virus konstruiert (onyx 1520), das sich nicht in p53 Wildtyp Zellen, aber in p53 mutierten Tumorzellen amplifizieren kann. Durch die Virusreplikation wird schließlich die Zelle lysiert und umgebende Zellen werden infiziert. Die

Replikation der Viren sollte dann am Tumorrand enden, da sich der Virus nicht mehr in gesunden Zellen vermehren kann. Wenngleich der genaue Mechanismus noch nicht erforscht ist, scheint die Aufnahme von Adenoviren durch einen Coxsackie Adenoviralen Rezeptor (CAR) zu erfolgen [4]. Eine Lyse von Tumorzellen ist somit von der Virusaufnahme, also auch der Expression von CAR abhängig.

Neben E1B konnte auch von E4orf6 [5] gezeigt werden, dass es mit dem Tumorsuppressorgen p53 interagiert und dessen Funktion hemmt. Ziel unserer Untersuchungen war es, inwieweit E4-mutierte Adenoviren lytische Aktivität zeigen, ob diese vergleichbar mit der lytischen Potenz von onyx 1520 ist und ob die Lyse vom p53 oder CAR Status definiert wird.

Material und Methoden

Zelllinien: Für unsere Untersuchungen wurden die kolorektalen Tumorzelllinien DLD-1, LoVo, SW480, SW620 und RKO verwandt. LoVo und RKO Zellen sind charakterisiert durch Wildtyp-p53. DLD-1, SW480 und SW620 Zellen sind p53 mutiert.

Western Blot: Die Zelllysate wurden auf ein Polyacrylamid Gel aufgetragen und elektrophoretisch aufgetrennt und anschließend auf eine Protran® Nitrocellulose Transfer Membran (Schleicher & Schuell) transferiert. Die Nitrocellulosemembran wurde anschließend eine Stunde in 5%igem Trockenmilchpulver blockiert, gefolgt von der Inkubation mit dem Primär Antikörper (CAR 1:300; actin 1:2000, SantaCruz) bei 4 °C übernacht. Nach dem Waschen wurde die Membran mit dem Sekundär Antikörper (1:500, in 5%igem Trockenmilchpulver in T-PBS) für eine Stunde bei Raumtemperatur inkubiert. Die Nitrocellulosemembran wurde dann mit einem ECL Kit (von Becton & Dickinson) inkubiert und entwickelt.

Adenoviren: Die Adenoviren dl355, dl366, dl367 und onyx 1520 wurden in W162 Zellen bzw. 293 Zellen amplifiziert und mit CsCl Gradienten aufgereinigt. Anschließend wurde die Virenkonzentration durch Immunhistochemie und Fluoreszenznachweis mittels anti-Hexon Antikörpern durchgeführt.

MTT Assay: Die Zellen wurden mit 20 µl MTT (5 mg/ml in PBS) für zwei Stunden inkubiert, gefolgt von der Zugabe von 120 µl Isopropanol. Nach fünf Stunden bei Raumtemperatur wurde die Absorption bei 490 nm gemessen.

Ergebnisse

Eine Expression von CAR konnte bei allen Zelllinien bis auf SW480 Zellen nachgewiesen werden. Am Tag 5 zeigten dl355, dl366, dl367 und onyx 1520 eine vergleichbare lytische Kapazität (■ Abbildung 1). In Wildtyp p53 RKO Zellen überlebten zwischen 73% und 89% der Zellen ohne

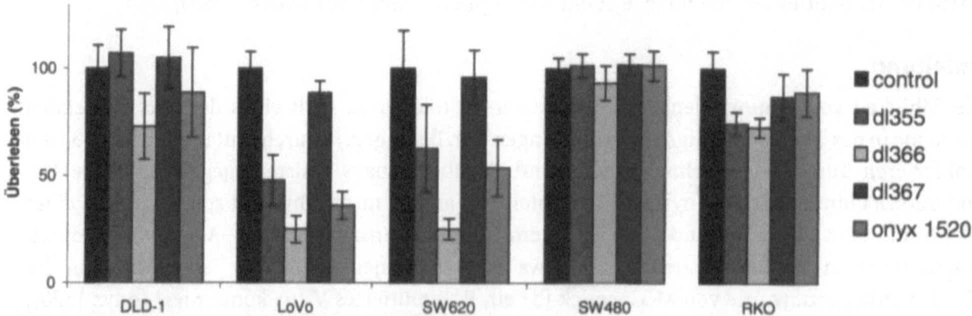

■ Abb. 1. Überleben von DLD-1, LoVo, SW480, SW620 und RKO Zellen fünf Tage nach Infektion mit dl355, dl366, dl367 und onyx 1520 im Vergleich zu unbehandelten Zellen

signifikanten Unterschied zwischen den verschiedenen Adenoviren. Bei den p53-mutierten SW480 Zellen, die aber kaum CAR exprimieren, war das Überleben zwischen 93,5% und 100% ohne signifikanten Unterschied zwischen den Viren. In DLD-1 Zellen, die eine ähnlich niedrige Expression von CAR wie SW480 aufweisen, war ebenfalls nur eine geringe Tendenz zur Lyse zu sehen. Im Gegensatz dazu zeigten sowohl LoVo als auch SW620 Zellen eine hohe CAR Expression und ein im Vergleich zur Kontrolle signifikant niedrigeres Überleben nach adenoviraler Behandlung. Dabei zeigten vor allem dl355 und dl366 eine vergleichbare lytische Kapazität zu onyx 1520, während dl367 keinen Unterschied zur unbehandelten Kontrolle aufwies.

Diskussion und Schlussfolgerung

Durch unsere Untersuchungen konnten wir zeigen, dass E4-mutierte und deletierte Adenoviren ähnliches lytisches Potential haben wie onyx 1520. Im Gegensatz zu anderen Publikationen konnten wir keine Abhängigkeit der Lyse vom p53 Status nachweisen, aber Tumorzellen, die eine hohe CAR Expression aufweisen zeigen, auch eine entsprechende Lyse nach adenoviraler Infektion. Modifizierte Viren oder additive Behandlungen, welche eine Virusaufnahme erhöhen, sollten somit ein Ziel weiterer Forschungen sein.

Literatur

1. Lowe SW, Ruley HE, Jacks T, Housman DE (1993) p53-dependent apoptosis modulates the cytotoxicity of anticancer agents. Cell 74: 957–967
2. Yew PR, Bork AJ (1992) Inhibition of p53 transactivation required for transformation by adenovirus early 1B protein. Nature 357: 82–85
3. Bishoff JR, Kirn DH, Williams A, Heise C, Horn S, Muna M, Ng L, Nye JA, Sampson-Johannes A, Fattaey A, McCormick F (1996) An adenovirus mutant that replicates selectively in p53-deficient human tumor cells. Science 274: 373–376
4. Bergelson JM, Cunningham JA, Droguett G, Kurt-Jones EA, Krithivias A, Hong JS, Horwitz MS, Crowell RL, Finberg RW (1997) Isolation of a common receptor for coxsackie B viruses and adenoviruses 2 and 5. Science 275: 1320–1323
5. Dobner T, Horikoshi N, Rubenwolf S, Shenk T (1996) Blockage by adenovirus E4orf6 of transcriptional activation by the p53 tumor suppressor. Science 272: 1470–1473

Korrespondenzadresse: Dr. rer. nat. Chiara Cabrele, Chirurgische Klinik und Poliklinik der Universität Regensburg, Franz-Josef-Strauss-Allee 11, 93053 Regensburg, e-mail: chiara.cabrele@klinik.uni-regensburg.de

V. Molekulare Onkologie: Adhäsionsmoleküle und Angiogenese

Die Bindung gastrointestinaler Tumorzellen an endotheliales E- oder P-Selektin induziert eine transiente Reduktion der sLeX Liganden in vitro

Binding of gastrointestinal tumor cells to endothelial E- or P-selectin induces transient down-regulation of sLeX ligands in vitro

B. H. Markus, D. Schleicher, G. Mayer, K. Leckel, W. O. Bechstein, R. A. Blaheta

Zentrum der Chirurgie, Institut für Biophysik, Klinikum der Johann Wolfgang Goethe-Universität, Frankfurt am Main

Abstract

Sialyl Lewis X (sLeX) expression was analyzed in several gastrointestinal tumor cell lines and related to the ability of the tumor cells to adhere to endothelial cells in vitro. sLeX expression kinetics during the phase of tumor cell-endothelial cell interaction was also evaluated using a dynamic coculture invasion assay. The tumor cells differentially adhered to endothelial cells. However, although anti-sLeX monoclonal antibodies significantly reduced adhesion of the tumor cells to endothelium and prevented tumor cell binding to immobilized E-selectin, quantification of sLeX demonstrated an inverse correlation between sLeX expression level and adhesion capacity of the tumor cells. Most surprisingly, sLeX was downregulated in the course of heterophilic cell-cell contacts. The process occured transiently, with a maximum effect 30-60 min after the experimental onset. Binding of tumor cells to immobilized E- and P-selectin IgG globulin chimeras was shown to be responsible for this phenomenon. We conclude from our studies that the transient loss of sLeX is necessary to allow gastrointestinal tumor cells to procede in the transendothelial invasion cascade.

Einleitung

Dem Carbohydrat-Antigen sialyl Lewis X (sLeX) wird eine funktionelle Bedeutung bei gastrointestinalen Neoplasmen zugeschrieben. Es wird postuliert, dass die Interaktion von tumorständigen sLeX Rezeptoren mit endothelialen Liganden der Selektin-Familie die hämatogene Phase der vaskulären Tumormetastasierung begünstigt. Während einige Studien in der Tat eine enge Korrelation zwischen Langzeitprognose bei kolorektalem Karzinom und sLeX-Expression belegen, sehen andere Arbeitsgruppen keine prognostische Relevanz der sLeX-Antigene. Auf Grund der widersprüchlichen Daten sollte im Rahmen der vorliegenden Studie die Rolle von sLeX während der Phase der Tumorzell-Endothelzell-Interaktion genauer definiert werden. Etabliert wurde diesbezüglich ein dynamisches Zellkulturmodell, bestehend aus humanen Endothelzellen und den gastrointestinalen Tumorzelllinien MKN45, PaCa-2, WiDr oder Dan-G.

Methodik

Zellkulturen: Endothelzellen (HUVEC) wurden enzymatisch aus humanen Umbilikalvenen gewonnen und für die experimentellen Ansätze mit 100 U/ml IL-1 prästimuliert. Mittels Ultrazentrifugation (82 000 × g) wurden zusätzlich endotheliale Plasmamembranen isoliert. Die Tumorzelllinien MKN45, PaCa-2, WiDr, Dan-G entstammten der Tumorzellbank der Johannes Gutenberg-Universität, Mainz. Zellinvasions-Assay: HUVEC wurden sowohl im statischen als auch im Fließmodell nach einem Standardprotokoll in 6-Loch Multiplatten ausgesät. Nach Erreichen der Konfluenz wurden 0.5×10^6 Tumorzellen/Vertiefung für variable Zeitpunkte aufpipettiert. Nach Abwaschen nicht adhärenter Zellen und Fixierung des Präparats konnte die Adhäsionsrate mikroskopisch ermittelt werden. Tumorzell-Bindung an immobilisierte Rezeptorproteine: Runde Kulturplättchen (Falcon Primaria, Becton Dickinson) werden mit je 1 ml (5 µg/ml) E-Selektin, ICAM-1, VCAM-1 oder P-Selektin IgG Fusionsprotein beschichtet. Im Anschluss wurden Tumorzellen in einer Dichte von 3×10^6 Zellen/ml ausplattiert und nach 30 Minuten die Anheftungsrate mikroskopisch bestimmt. sLeX-Expression: Im Monokultursystem wurden Tumorzellen für 60 Minuten bei 37 °C mit einem FITC-konjugierten monoklonalen Antikörper anti-CD15s (anti-sLeX; Becton Dickinson; Klon CSLEX1) angefärbt. Im Kokultursystem wurden HUVEC zunächst mit dem lipophilen Farbstoff CM-Dil (MoBiTec, Göttingen) markiert. Nach Zugabe der Tumorzellen zum Endothel wurden diese nach variablen Zeitpunkten mit dem FITC-konjugierten anti-CD15s monoklonalen Antikörper angefärbt und mittels FACscan quantifiziert (relative Fluoreszenz-Einheiten; RFE).

Ergebnisse

1. Die Tumorzell-Adhäsionsrate war abhängig von der verwendeten Zelllinie. Folgende Reihenfolge ließ sich festlegen (4-Std.-Werte): WiDr (237.0 ± 14.3 Zellen/0.25 mm^2) > PaCa-2/ Dan-G ($113.1 \pm 14.5/116.9 \pm 19.9$ Zellen/0.25 mm^2) > MKN45 (44.2 ± 6.9 Zellen/0.25 mm^2). Für nachfolgende Versuche wurde die stark adhärente WiDr und die schwach adhärente MKN45 Zelllinie verwendet.
2. WiDr und MKN45 banden an imobilisiertes E- und P-Selektin, nicht an ICAM-1 oder VCAM-1. Ein gegen sLeX gerichteter monoklonaler Antikörper verhinderte diese Zellbindung. Im Kokulturmodell führte die Blockade zur reduzierten Adhäsion an Endothelzellen.
3. Sowohl MKN45, als auch WiDr Zellen exprimierten sLeX. Die Expressionshöhe korrelierte jedoch umgekehrt mit der zellulären Adhäsionskapazität (WiDr: 113.4 ± 17.6 RFE, MKN45: 438.2 ± 67.9 RFE).
4. Die sLeX-Expressionsdichte beider Zelllinien verringerte sich nach Zugabe zum Endothel transient mit einem maximalen Effekt nach 30 – 60 Minuten (Reduktion > 50%, $p < 0{,}05$). Der Effekt ließ sich sowohl im statischen als auch im Fließmodell nachweisen.
5. Die sLeX-Reduktion ließ sich auslösen durch einen Kontakt der Tumorzellen mit isolierten HUVEC-Plasmamembranen sowie durch Bindung der Tumorzellen an immobilisiertes E- oder P-Selektin.

Diskussion

Verschiedene pathologische und immunhistochemische Studien verweisen auf einen engen Zusammenhang zwischen sLeX-Expression und metastatischer Aktivität beim Kolonkarzinom. Unsere Daten bestätigen in diesem Zusammenhang die funktionelle Bedeutung der sLeX Interaktion mit endothelialen Selektinen. Gestützt auf unser in vitro Modell scheint jedoch eine hohe sLeX-Expression nicht mit einer verstärkten Invasionskapazität einherzugehen. Wir schlussfolgern aus unseren Experimenten, dass eine Zunahme von sLeX auf der Tumorzellmembran die Tumoraggressivität nicht erhöht. Offensichtlich ist ein noch zu definierender basaler sLeX-Spiegel für die Anheftung an das Gefäßendothel ausreichend. Eine besondere Relevanz erfährt der Befund dadurch, dass sLeX während des Kontakts mit Selektinen herunterreguliert wird. Vermutlich existiert ein kurzes Zeitfenster, während dem sLeX von der Zellmembran abgelöst wird. Pilotexperimente verneinen eine Rezeptorinternalisierung, so dass ursächlich Rezeptorshedding in Betracht gezogen werden sollte. Unter klinischen Gesichtspunkten lassen sich die geschilderten Effekte nur schwer interpretieren, jedoch scheint die transiente Rezeptorregulation notwendige Voraussetzung für ein Voranschreiten in der tumoralen Invasionskaskade zu sein. Betont werden soll diesbezüglich die nachgewiesene Abhängigkeit von Rezeptor-Expression, zellulärem Differenzierungsstatus und Grad der Tumormetastasierung.

Zusammenfassend führt die initiale Anheftung von gastrointestinalen Tumorzellen an endotheliale Selektine zum transienten Verlust von sLeX-Bindungsliganden. Eine dadurch ausgelöste Modulation des Differenzierungsgrades der Tumorzellen ermöglicht das Voranschreiten im Invasionsprozess. Weitere Studien sollen evaluieren, inwiefern andere Adhäsionsrezeptoren ebenfalls quantitativ verändert werden.

Korrespondenzadresse: PD Dr. phil. nat. Roman Blaheta, Klinikum der Johann Wolfgang Goethe-Universität, Zentrum der Chirurgie, Klinik für Allgemein- und Gefäßchirurgie, Transplantations-Immunologisches Labor, Haus 23A, EG 7, Theodor-Stern-Kai 7, 60590 Frankfurt am Main, Tel.: 069-6301-7109, Fax: 069-6301-7108, e-mail: blaheta@em.uni-frankfurt.de

Vergleich der in vivo-Zelladhäsion verschiedener Kolonkarzinomzellen

Comparison of in-vivo cell adhesion of various colon carcinoma cell lines

J. Haier, T. Korb, K. Schlüter, H. U.Spiegel, N. Senninger

Molekularbiologisches Labor, Klinik und Poliklinik für Allgemeine Chirurgie, Universitätsklinikum Münster

Abstract

Tumor cell adhesion within the microcirculation of host organs is a fundamental event in the formation of distant tumor metastases. Circulating tumor cells have to adhere within the microcirculatory vessels, quickly stabilize their adhesion and probably leave the circulation to avoid toxic effects of hydrodynamic shear forces of circulating blood. However, in vivo controversial results have been reported for the complex interactions between circulating tumor cells and host organs in different experimental models.

Using intravital fluorescence microscopy we established a model for direct observation of metastatic tumor cell adhesion within the rat hepatic microcirculation. This model allowed investigation of colon carcinoma cells in liver sinusoids. Fluorescence-labeled human and rat colon carcinoma cells with different metastatic potential were injected as single cell suspensions in Sprague-Dawley rats. Adhesive interactions were observed at the liver surface for 30 min regarding localization within the vascular tree and the time course of these interactions.

Rat and human cells showed comparable adhesive behaviour, but rat cells migrated significantly faster than human cells. Highly metastatic HT-29LMM showed significantly increased rates of cell adhesion and extravasation compared to low metastatic HT-29P cells.

Our investigations demonstrated that colon carcinoma cells appear to specifically adhere to hepatic microvessels and rapidly migrate into the liver parenchyma. Cell adhesions were not determined by size restriction of the sinusoid vessels in our model. Metastatic potential of colon carcinoma cells may be determined by their adhesive properties in vivo.

Einleitung

Die Adhäsion zirkulierender Tumorzellen in der Mikrozirkulation von Wirtsgeweben stellt einen entscheidenden Schritt in der Entwicklung von Fernmetastasen dar. Diese adhäsiven Interaktionen mit dem Endothel der Gefäßwände und der darunterliegenden Basalmembran werden von verschiedenen Faktoren der Umgebung, wie zirkulierenden Zellen des Blutes und lokal spezifischer Expression von Adhäsionsmolekülen, aber auch von biophysikalischen Faktoren, wie Scherkräften durch den Flüssigkeitsstrom, beeinflußt. [1] In unseren bisherigen in vitro-Studien konnten wir am Beispiel kolorektaler Karzinomzellen zeigen, daß diese Wirtsfaktoren wesentlichen Einfluß auf die intrazellulären Signalvorgänge und das adhäsive Verhalten von Tumorzellen haben. [2, 3] Daher wurden als Weiterführung dieser Untersuchungen nun in vivo-Untersuchungen durchgeführt, die die bisher identifizierten Regulationsmechanismen in ihrer Bedeutung unter physiologischen Bedingungen des Blutstroms analysieren. Dazu wurde ein Mikrozirkulationsmodell der hepatischen Tumorzelladhäsion in der Ratte entwickelt, bei dem durch Fluoreszenzmarkierung zirkulierende Karzinomzellen in vivo untersucht werden können.

Material und Methoden

Sprague-Dawley-Ratten (männlich) gleichen Alters mit einem Körpergewicht von 200–250 g wurden mittels Inhalationsnarkose narkotisiert und kontinuierlich beatmet. Anschließend erfolgte die Anlage je eines arteriellen (A. carotis) und eines zentralvenösen (V. jugularis) Katheters. Nachfolgend wurde eine Oberbauch-Laparotomie mit Darstellung der Leberoberfläche vorgenommen. Ein Leberlappen wurde ohne Beeinträchtigung der Durchblutung leicht hervorluxiert und auf einem speziellen Träger gelagert. Diese Lagerung erlaubte eine Plazierung des Mikroskops über der Leber. Die Tiere befanden sich während der Untersuchung auf einer Wärmeplatte.

Die Laparatomie und Intravitalmikroskopie erfolgte in Inhalationsmaskennarkose (Isoflurane). Für die Intravitalmikroskopie wurden fluoreszenzmarkierte humane (HT-29P, HT-29LMM, CACO-2) oder Ratten (CC531) Kolonkarzinom-Zellen genutzt. Die Zellen (1×10^6 Zellen in 1 ml PBS) wurden in einem Zeitraum von 60 sec intraarteriell über den Katheter appliziert. Die Dokumentation der Tumorzelladhäsion in der Mikrozirkulation der Leber durch Fluoreszenzmikroskopie wurde über einen Zeitraum von 30 min mittels angeschlossener Videoanlage aufgezeichnet und separat ausgewertet. Bei einem geblindeten Vergleich der Auswertung durch zwei unabhängige Untersucher wurde eine sehr hohe Übereinstimmung der Ergebnisse mit einer Korrelation von $r > 0{,}90$ erzielt.

Nach Abschluß der Untersuchungen erfolgte die Tötung durch Steigerung der Isoflurane-Dosis und 7,45%ige KCl-Injektion. Die Versuchstiere wurden über den gesamten Versuchszeitraum durch ein hämodynamisches Monitoring kontrolliert und beobachtet. Bei Beeinträchtigungen erfolgte der Versuchsabbruch.

Zur Charakterisierung adhäsiver Wechselwirkungen wurde eine semiquantitative Analyse durchgeführt. Dazu wurden folgende Parameter in 5 min-Intervallen mit je 30 Gesichtsfeldern bestimmt:

a) Auftreten und ggf. Häufigkeit von ‚Rolling' im mikrovaskulären Stromgebiet,
b) Latenzphase bis zur Beobachtung der ersten Tumorzelladhäsionen in der Leber,
c) Anzahl der Tumorzellen, die über den Beobachtungszeitraum stabile Adhäsionen ausbilden konnten,
d) Lokalisation der Tumorzelladhäsionen im Stromgebiet (präkapillär, kapillär, postkapillär, größere Gefäße),
e) Verhältnis des Durchmessers der adhärenten Tumorzellen zum betroffenen Gefäßdurchmesser bzw. Vorhandensein verbleibenden perfundierten Lumens in diesem Gefäß,
f) Häufigkeit und Zeitverlauf der Migration in das Leberparenchym.

Ergebnisse

HT-29 und CC531-Zellen weisen vergleichbare Tumorcharakteristika, insbesondere hinsichtlich ihrer hepatischen Metastasierung auf. Beide Zelllinien zeigten auch in unserem Modell sehr vergleichbares Verhalten hinsichtlich des Zeitverlaufes und der Lokalisation von Adhäsionen. Während die Anzahl adhärenter Zellen in den ersten 10–15 min zunächst ansteigt, bleibt die Anzahl der beobachteten Zellen nachfolgend etwa konstant. Es kommt zu einer Abnahme der intravasalen Zellen mit gleichzeitiger Zunahme der migrierten Zellen. Die Migration von CC531-Zellen erfolgte dabei signifikant ($p < 0{,}05$) schneller als die der HT-29 Zellen. (■ Abbildung 1) Hoch metastatische HT-29LMM Zellen wiesen eine signifikant stärkere Adhäsion ($p < 0{,}05$) und

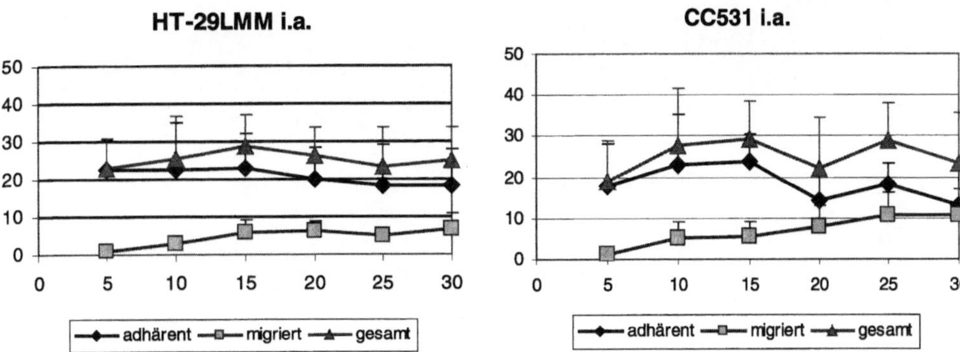

Abb. 1. Zeitverlauf der metastatischen Adhäsion und Extravasation von HT-29- bzw. CC531-Zellen nach i.a. Applikation.
Mittlere Anzahl von a) adhärenten, b) migrierten und c) insgesamt beobachteten Zellen pro Gesichtsfeld innerhalb der jeweiligen 5 min-Intervalle (HT-29LMM: n = 9; CC531: n = 7)

schnellere Migration ($p < 0{,}01$) im Vergleich zu gering metastatischen HT-29P Zellen auf. CACO-2 Zellen zeigten eine sehr starke Adhäsion im Vergleich zu HT-29 Zellen ($p < 0{,}01$), wobei nur eine geringe Migration wie bei HT-29P Zellen festzustellen war.

Diskussion

Unsere Ergebnisse zeigen, daß ein in vivo-Modell entwickelt werden konnte, mit dem die Frühphase der Interaktionen zwischen zirkulierenden Tumorzellen und Wirtsorganen im Rahmen der organspezifischen Metastasierung untersucht werden kann. Der organspezifische Arrest von Kolonkarzinom-Zellen wird hauptsächlich durch spezifische adhäsive Bindungen der Zellen an der Gefäßwand der Lebersinusoide hervorgerufen. In unserem Modell trat bei allen Zelllinien nach der initialen Adhäsion eine sehr rasche Extravasation der Zellen in das hepatische Parenchym auf, die von anderen Arbeitsgruppen [4, 5] unter Nutzung technisch etwas abweichender Methodiken in dieser Form nicht gefunden wurden und weiterer Untersuchungen bedürfen. Heterologe immunologische Reaktionen scheinen im Beobachtungszeitraum keinen wesentlichen Einfluß auf das adhäsive Verhalten der zirkulierenden Tumorzellen zu haben. Das metastatische Potential wird zumindest partiell vom adhäsiven Verhalten im Wirtsorgan bestimmt.

Literatur

1. Haier J, Nicolson GL (2001) Tumor cell adhesion under hydrodynamic conditions of fluid flow. APMIS 109: 241–262
2. Haier J, Nicolson GL (2001) The role of tumor cell adhesion as an important factor in formation of distant colorectal metastasis. Dis Colon Rect 44: 876–884
3. Haier J, Nicolson GL (2002) PTEN regulates tumor cell adhesion of colon carcinoma cells under dynamic conditions of fluid flow. Oncogene 21: 1450–1460
4. Naumov GN, Wilson SM, MacDonald IC, Schmidt EE, Morris VL, Groom AC, Hoffman RM, Chambers AF (1999) Cellular expression of green fluorescence protein, coupled with high-resolution in-vivo microscopy, to monitor steps in tumor metastasis. J Cell Science 112: 1835–1842
5. Al-Mehdi AB, Tozawa K, Fisher AB, Shientag L, Lee A, Muschel RJ (2000) Intravascular origin of metastasis from the proliferation of endothelium-attached tumor cells – a new model for metastasis. Nature Med 6: 100–102

Korrespondenzadresse: Dr. J. Haier, Molekularbiologisches Labor, Klinik und Poliklinik für Allgemeine Chirurgie, Universitätsklinikum Münster, Waldeyerstr. 1, 48149 Münster, Tel.: (0251) 8356326, Fax: (0251) 8358424, e-mail: haier@uni-muenster.de

Untersuchungen zur angiogenen Potenz disseminierter Tumorzellen im Knochenmark: Nachweis des proliferations-assoziierten Ki-67 und des angiogenese-assoziierten VEGF an Tumorzellen aus dem Knochenmark von Patienten mit einem kolorektalen Karzinom

Investigation of the angiogenic potency of disseminated tumor cells found in the bone marrow of patients with colorectal cancer: detection of the proliferation-associated Ki-67 antigen and the vascular endothelial growth factor (VEGF) in disseminated tumor cells detected in the bone marrow of patients suffering from colorectal cancer

N. Bücker, U. Windhövel, H.-P. Bruch, R. Broll

Klinik für Chirurgie, Chirurgisches Forschungslabor, Universitätsklinikum Lübeck

Abstract

The detection of disseminated tumor cells in the bone marrow of patients with a colorectal carcinoma is often correlated to a poor prognosis. The biological significance of these disseminated tumor cells is still unclear. To achieve information concerning the metastatic potential of these malignant cells we analyzed their proliferative activity by detecting Ki-67 and analyzed their angiogenic potency evaluating the expression of the vascular endothelial growth factor (VEGF).

A total of 28 patients with a colorectal carcinoma (pT_1: n = 4; pT_2: n = 6; pT_3: n = 15; pT_4: n = 3) were included in our study. Tumor cells from 20 ml bone marrow were enriched using a magnetic activated cell sorting technology. In order to identify tumor cells and to detect Ki-67-antigen and VEGF, we performed a cell triple labelling with antibodies Ber-EP4, Ki-67 and anti-VEGF, followed by incubation with the corresponding secondary antibodies coupled to the fluorochromes Cy2, AMCA and Cy3.

In 14 out of 28 patients we found overall 157 tumor cells in the bone marrow after analysing a total of 150,000 cells per patient. All patients presenting with pT4-tumors were positive for tumor cells, 9 out of 15 pT3-patients, 2 out of 6 pT2-patients and none of the pT1-patients showed tumor cells. As expected, only 8 out of 157 tumor cells were positive for Ki-67-expression. In contrast, all 157 cells showed expression of VEGF. Thus, the high angiogenic potency seems not to be the reason for not outgrowing to metastases into the bone marrow, more than this the proliferative activity seems to be. While these non-proliferating „dormant" cells are most probably resistant against cell cycle dependent chemotherapeutics, they could possibly be attacked by inhibition of VEGF expression (e.g. by antibodies or antisense oligonucleotides). Further analyses of the proteom of these cells may offer more possibilities for future therapeutic strategies.

Einleitung

In Deutschland erkranken jährlich über 32 000 Menschen an einem kolorektalen Karzinom. Trotz kurativer Resektion in frühen Tumorstadien versterben viele der Patienten später an Metastasen. Hierfür mitverantwortlich könnte eine frühzeitige Generalisierung des Tumorleidens durch Disseminierung von Tumorzellen ins Knochenmark sein. Die biologische Bedeutung dieser

Tumorzellen ist noch weitgehend ungeklärt [1, 2]. Eine wichtige Voraussetzung zur Metastasierung ist neben der Proliferationsfähigkeit die angiogene Potenz der Tumorzellen, bei der die Expression des Vascular Endothelial Growth Factors (VEGF) einen wesentlichen Faktor darstellt. Ziel unserer Studie war es, Hinweise auf das metastatische Potential dieser im Knochenmark von Patienten mit kolorektalen Karzinomen gefundenen Tumorzellen zu gewinnen. Dazu wurde einerseits die proliferative Aktivität der Zellen anhand des Ki-67 Antigens [3] und andererseits ihre angiogene Potenz anhand der Expression von VEGF [4] immuncytochemisch überprüft.

Methodik

Untersucht wurden 28 Patienten mit der Primärdiagnose eines kolorektalen Karzinoms (pT_1: n = 4; pT_2: n = 6; pT_3: n = 15; pT_4: n = 3) ohne weitere bekannte Tumorleiden und ohne neoadjuvante Therapie. Zu Beginn der Operation punktierten wir jeweils ca. 20 ml Knochenmark aus dem Beckenkamm. Hieraus gewannen wir durch Anreicherung der Tumorzellen mit der MACS-Technologie („magnetic activated cell sorting") unter Verwendung eines superparamagnetisch markierten, gegen epitheliales Antigen gerichteten HEA-125-Antikörpers durchschnittlich ca. 600 000 Zellen/Patient [5]. Diese wurden durch Cytospinzentrifugation auf Objektträger (50 000 – 100 000 Zellen/Objektträger) übertragen. In der anschließenden immuncytochemischen Dreifachfärbung erfolgte die Tumorzellerkennung erneut über das epitheliale Antigen unter Verwendung des monoklonalen primären Antikörpers *anti-epitheliales Antigen Klon Ber-EP4* sowie des Cy2-markierten Sekundärantikörpers *Cy2-anti-Maus-IgG*. Der Nachweis des Ki-67-Antigens erfolgte mit dem polyklonalen primären Antikörper *anti-Ki-67-Antigen* und dem AMCA-markierten sekundären Antikörper *AMCA-anti-Kaninchen-IgG*. Die Expression von VEGF stellten wir durch einen polyklonalen Antikörper *anti-VEGF (A-20)* und den sekundären Cy3-markierten Antikörper *Cy3-anti-Ziege-IgG* dar. Die Detektion der grün fluoreszierend dargestellten Tumorzellen, der Expression des blau dargestellten Ki-67 und des rot dargestellten VEGF erfolgten fluoreszenzmikroskopisch mit entsprechenden Filtersätzen.

Ergebnisse

Die Untersuchung von durchschnittlich 150 000 Zellen je Patient zeigte bei 14 der 28 Patienten insgesamt 157 Tumorzellen. Unterteilt nach Tumorstadien fanden sich bei T4-Tumoren in allen 4 Fällen (100%) Tumorzellen, bei T3-Tumoren in 9 von 15 Fällen (60%), bei T2-Tumoren in 2 von 6 Fällen (30%) und bei T1-Tumoren in keinem von 4 Fällen (0%) Tumorzellen im Knochenmark. Bei allen 157 detektierten Tumorzellen wurde eine unterschiedlich stark ausgeprägte VEGF-Expression nachgewiesen, nur 8 der 157 Zellen (5%) waren auch positiv für Ki-67.

Diskussion

Bei 14 von 28 Patienten mit einem kolorektalen Karzinom wurden Tumorzellen im Knochenmark gefunden, von denen die überwiegende Zahl (149/157) nicht proliferiert und damit wahrscheinlich gegenüber einer zellzyklusabhängigen Chemotherapie resistent ist. Alle gefundenen Tumorzellen zeigten jedoch eine deutliche VEGF-Expression, haben also ihren angiogenen Phänotyp erhalten. Die Funktion dieser VEGF-Expression ist noch unklar und sollte Gegenstand weiterer Untersuchungen sein. Möglicherweise bietet sie einen Angriffspunkt zur Bekämpfung dieser Tumorzellen, z.B. durch anti-VEGF-Antikörper oder antisense-Oligonucleotide. Darüber hinaus könnte sich bei einer weiteren Analyse des Proteoms dieser

Zellen weitere Angriffspunkte zu ihrer Bekämpfung finden. Entscheidend für das Ausbleiben der Metastasenbildung im Knochenmark scheint jedoch eher die geringe Proliferationsrate zu sein als die angiogene Potenz.

Literatur

1. Lindemann F, Schlimok G, Dirschedl P, Witte J, Riethmüller G (1992) Prognostic significance of micrometastatic tumor cells in bone marrow of colorectal cancer patients. Lancet 340: 685–689
2. Hosch SB, Braun S, Pantel K (2001) Characterization of disseminated tumor cells. Semin Surg Oncol 20: 265–271
3. Gerdes J, Li I, Schlüter C, Duchow M, Wohlberg C, Gerlach C, Stahmer I, Kloth S, Brandt E, Flad HD (1991) Immunobiochemical and molecularbiologic characterisation of the cell proliferation associated nuclear antigen that is defined by monoclonal antibody Ki-67. Am J Pathol 138: 867–873
4. Warren RS, Yuan H, Matli MR, Gillett NA, Ferrara N (1995) Regulation by Vascular Endothelial Growth Factor of Human Colon Cancer Tumorgenesis in a Mouse Model of Experimental Liver Metastasis. J Clin Invest 95: 1789–1797
5. Wong LS, Batemann WJ, Morris AG, Fraser IA (1995) Detection of circulating tumor cells with the magnetic activated cell sorter. Br J Surg 82: 1333–1337

Korrespondenzadresse: Nico Bücker, Universitätsklinik Lübeck, Klinik für Chirurgie, chirurgisches Forschungslabor, Ratzeburger Allee 160, 23538 Lübeck, Tel.: 0451-500-2675, Fax: 0451-500-2069, e-mail: nico.buecker@gmx.de

TGF beta-1 stimuliert die VEGF-Gentranskription im humanen cholangiozellulären Karzinom

TGF beta-1 stimulates VEGF gene transcription in human cholangiocellular carcinoma

C. Benckert[1], *S. Jonas*[1], *T. Cramer*[2], *S. Tullius*[1], *S. Rosewicz*[2], *P. Neuhaus*[1]

[1] Klinik für Allgemein-, Viszeral- u. Transplantationschirurgie, Charité-Campus-Virchow-Klinikum, Medizinische Fakultät der Humboldt-Universität zu Berlin

[2] Medizinische Klinik mit Schwerpunkt Hepatologie u. Gastroenterologie, Charité-Campus Virchow-Klinikum, Medizinische Fakultät der Humboldt-Universität zu Berlin

Abstract

The expression pattern and functional interaction of proangiogenic factors in human cholangiocellular carcinoma (CCC) have not been fully defined. We therefore investigated the expression of VEGF and TGFβ-1 as well as their respective receptors in human CCC tumor samples and further analysed their functional interaction in vitro. Expression of VEGF, TGFβ-1 and their receptors was examined by immunohistochemistry, quantitative competitive (QC) RT-PCR and ELISA. VEGF promoter analysis and identification of transcription factors involved in promoter regulation was investigated using transient transfection and electrophoretic mobility shift assays. Coexpression of VEGF and TGFβ-1 and its receptors in tumor cells suggests a possible functional interaction between both cytokines. In vitro studies confirmed a paracrine/autocrine stimulation of VEGF by TGFβ-1 at a transcriptional level. Further molecular studies using 5′-deletion and mutational analysis of the human VEGF promoter revealed that TGFβ-1 stimulates VEGF through Sp1-dependent transcriptional activation. These data suggest that overexpression and functional interaction of TGFβ-1 and VEGF might contribute to the „angiogenic switch" and the malignant phenotype in human CCC.

Einleitung

Das intrahepatische cholangiozelluläre Karzinom (CCC) repräsentiert etwa 10% der primären Lebermalignome und ist nach dem hepatozellulären Karzinom der zweithäufigste primäre Lebertumor. Die mediane Überlebenszeit in der Gruppe der operierten Patienten beträgt in etwa 11 Monate, während Patienten mit einem nicht-resektablen Tumor nach durchschnittlich 4 Monaten versterben [1]. Die schlechte Prognose verdeutlicht die zwingende Notwendigkeit, durch ein vertieftes Verständnis der Ätiopathogenese des humanen CCC neue Ansätze für innovative Therapiestrategien zu entwickeln. Die Inhibition der Tumor assozierten Neoangiogenese stellt eine potentiell effektive und nebenwirkungsarme Therapiestrategie zur Behandlung solider epithelialer Tumoren dar. VEGF gilt als einer der zentralen Faktoren für die tumorassoziierte Neoangiogenese. Die Regulation der VEGF-Expression unterliegt einer komplexen Kontrolle unterschiedlicher pathogenetischer Faktoren, u.a. können Zytokine, wie z.B. TGFβ-1, VEGF *in vitro* stimulieren. Kürzlich wurde erstmals berichet, daß TGFβ-1 die Tumorprogression im humanen CCC fördert [2]. Es bleibt bis zum jetzigen Zeitpunkt jedoch unklar, ob es in humanen CCCs zu einer Koexpression von VEGF und TGFβ-1 kommt und wenn ja, durch welche molekularen Mechanismen TGFβ-1 zur Stimulation von VEGF im humanen CCC führt. Ziel dieser Arbeit war es daher die Expression von VEGF und TGFβ-1, sowie der jeweiligen Rezeptoren zu charakterisieren und in einem folgenden Schritt die molekularen Grundlagen einer TGFβ-1-vermittelten VEGF Stimulation im humanen CCC näher zu beschreiben.

Methodik

Die in vivo Analyse der Expression von VEGF, TGFβ-1 und der jeweiligen Rezeptoren erfolgte an 19 CCC-Biopsaten mittels Immunhistochemie. Die in vitro Analyse erfolgte anhand der zwei kommerziell erhältlichen CCC-Zelllinien TFK-1 und EGI-1 mittels ELISA und PCR. Die potentiellen Interaktionen wurden mittels quantitativer kompetitiver RT-PCR analysiert. Die VEGF Promotoranalyse wurde mittels transienten Transfektionen von 5′-Deletionskonstrukten des humanen VEGF Promotors, die alle in ein promotorloses Luziferasereportergen-Plasmid eingefügt wurden, und electromobility shift assays (EMSAs) durchgeführt.

Ergebnisse

Es zeigte sich eine Koexpression von VEGF und TGFβ-1 in vivo. In vitro konnte die Expression von VEGF und TGFβ-1 mittels ELISA in cholangiozellulären Tumorzellen bestätigt werden. Behandlung mit TGFβ-1 führt zur Induktion von VEGF-mRNA und VEGF-Protein. Die TGFβ-1-vermittelte Induktion der VEGF mRNA konnte dem −85 bis −50 Bereich des VEGF Promotors zugeordnet werden, der auch für die basale Promotoraktivität essentiell ist und Bindungssequenzen für die Transkriptionsfaktoren Sp1 und AP1 aufweist. Mutationsanalsyen identifizierten die Sp1 Bindungssequenzen als entscheidend für die regulative Aktivität der −85/−50 VEGF Promotersequenz. Sowohl Sp1 als auch Sp3 binden in EMSA Analysen an diese Sp1-Bindungssequenz. Ergänzende Transfektion mit Sp1/GAL4 und Sp3/GAL4 Konstrukten konnten Sp1, nicht aber Sp3 als funktionell kompetenten Vermittler der transaktivierenden Wirkung von TGFβ-1 charakterisieren.

Diskussion

Diese Arbeit sollte Faktoren identifizieren, die an der Tumorangiognese des humanen CCCs beteiligt sind. Kürzlich konnte gezeigt werden, daß es in CCC Zelllinien zu einem Verlust der TGFβ-1-vermittelten mitoinhibitorischen und proapoptotischen Effekte kommt [2], was auf die Rolle von TGFβ-1 im Rahmen der malignen Transformation des CCC hindeutet. Die Stimulation von VEGF stellt einen weiteren möglichen Mechanismus der TGFβ-1-induzierten Tumorgenese dar und sollte in der vorliegenden Studie untersucht werden. Es konnte in allen 19 untersuchten CCCs eine Koexpression von VEGF und TGFβ-1 nachgewiesen werden. Die Inkubation mit TGFβ-1 führte zu einem signifikanten Anstieg der VEGF mRNA- und Proteinkonzentration. Diese Ergebnissen befinden sich in guter Übereinstimmung mit Arbeiten an humanen Osteoblasten [3] und humanen Keratinozyten [4]. Um die molekularen Mechanismen der TGFβ-1-induzierten VEGF Stimulation in CCC Zellen zu untersuchen, wurden 5′-Deletionsanalysen durchgeführt, die die −85 bis −53 Sequenz des humanen VEGF Promotors als notwendig für die basale Promotoraktivität und die TGFβ-1 Sensivität identifizierten. Durch Mutationsanalysen konnte gezeigt werden, dass nur die Sp1 und Sp3 bindenden Sequenzen erforderlich für die TGFβ-1-Wirkungen sind. Mittels Transfektionen von Sp1/GAL4- und SP3/GAL4-Luciferase Konstrukten konnte demonstriert werden, dass Sp1/Gal4-, nicht aber Sp3/Gal4-Fusionsproteine eine TGFβ-1 vermittelte Gal4 Reportergenkonstrukt Sensitivität induzieren. Demnach scheint Sp1 und nicht Sp3 TGFβ-1 vermittelt VEGF zu stimulieren. Es konnte so erstmalig gezeigt werden, dass TGFβ-1 einen proangiogenen Faktor (VEGF) transkriptionell, Sp1 vermittelt, reguliert. Es bleibt allerdings unklar und sollte Gegenstand weiterer Untersuchungen sein, welche der beschriebenen molekularen Modifikationen des Transkriptionsfaktors Sp1 verantwortlich für die TGFβ-1-vermittelte Transaktivierung des VEGF Promotors sind. Die TGFβ-1-vermittelte Stimulation von VEGF stellt ein mögliches Ziel antiangiogener Therapiestrategien dar.

Literatur

1. Ahrendt SA, Nakeeb A, Pitt HA (2001) Cholangiocarcinoma. Clin Liver Dis 5: 191–218
2. Yokomuro S, Tsuji H, Lunz JG III, Sakamoto T, Ezure T, Murase N, Demetris AJ (2000) Growth control of human biliary epithelial cells by interleukin 6, hepatocyte growth factor, transforming growth factor beta1, and activin A: comparison of a cholangiocarcinoma cell line with primary cultures of non-neoplastic biliary epithelial cells. Hepatology 32: 26–35
3. Saadeh PB, Mehrara BJ, Steinbrech DS, Dudziak ME, Greenwald JA, Luchs JS, Spector JA, Ueno H, Gittes GK, Longaker MT (1999) Transforming growth factor-beta1 modulates the expression of vascular endothelial growth factor by osteoblasts. Am J Physiol 277: C628–C637
4. Frank S, Hubner G, Breier G, Longaker MT, Greenhalgh DG, Werner S (1995) Regulation of vascular endothelial growth factor expression in cultured keratinocytes. Implications for normal and impaired wound healing. J Biol Chem 270: 12607–12613

Korrespondenzadresse: Christoph Benckert, Charité, Campus-Virchow-Klinikum, Abteilung für Allgemein-, Visceral- u. Transplantationschirurgie, Augustenburgerplatz 1, 13353 Berlin; Tel.: 030-450-52001, Fax: 030-450552900, e-mail: christoph.benckert@charite.de

Inhibition von Tumor-Angiogenese und Gefäßpermeabilität durch Angiopoietin-1

Inhibition of tumor angiogenesis and vascular permeability by Angiopoietin-1

O. Stöltzing[1], S. A. Ahmad[2], W. Liu[1], M. F. McCarty[1], F. Fan[1], C. D. Bucana[1], L. M. Ellis[1,2]

[1] Department of Cancer Biology, University of Texas MD Anderson Cancer Center, Houston, TX, 77030, USA
[2] Department of Surgical Oncology, University of Texas MD Anderson Cancer Center, Houston, TX, 77030, USA

Abstract

Angiopoietins are critical regulators of embryonic and postnatal neovascularization. We hypothesized that overexpression of Ang-1 increases vessel stabilization by pericyte recruitment and thereby mediates antiangiogenic effects in vivo. In this study we investigated the effects of Ang-1 on (1) angiogenesis and growth of colorectal hepatic tumors, (2) on pericyte coverage of tumor vessels and (3) on vascular permeability in vivo. Human colon cancer cells (HT29) were transfected with an Ang-1 construct or vector alone (pcDNA) and injected into livers of nude mice. After 37 days, livers were excised and weighed and tumor sizes were measured. Impact of Ang-1 on vascular permeability was investigated using an intradermal Miles assay with conditioned media from transfected cells. Liver weights ($P < 0{,}05$), tumor volumes ($P < 0{,}05$), vessel counts ($P < 0{,}01$), and tumor cell proliferation ($P < 0{,}01$) were significantly lower in the Ang-1 group with respect to controls (pcDNA). Tumor vessels in the Ang-1 group developed a significantly higher degree of pericyte coverage ($P < 0{,}02$) than vessels in pcDNA tumors. Vascular permeability was significantly reduced by Ang-1 in conditioned medium from transfected cells compared to media from control cells ($P < 0{,}05$). Our results suggest that Ang-1 is an important regulator of angiogenesis and vascular permeability. Thus Ang-1 could potentially serve as an anti-neoplastic or anti-permeability agent for patients with metastatic colorectal cancer.

Einleitung

Angiopoietine (Ang-1 bis Ang-4) sind wichtige Regulatoren der Angiogenese durch Steuerung des Überlebens und der Stabilität von Endothelzellen [1]. Ang-1 wurde als wichtigster Aktivator der endothelialen Rezeptor-Tyrosinkinase Tie2 identifiziert [2]. In vivo vermittelte eine Überexpression von Ang-1 antiangiogene Eigenschaften, wobei nur wenige Studien diesen Effekt an „orthotopen" Modellen untersuchten [3, 4]. Wir postulierten, dass Ang-1 zu einer erhöhten Gefäßstabilisierung führt und dadurch antiangiogen in vivo wirkt. Hierfür untersuchten wir die Effekte einer stabilen Überexpression von Ang-1 auf (a) Angiogenese und Wachstum colorektaler Lebertumore, (b) auf Perizyten in Tumoren als Mechanismus der Gefäßstabilisierung und (c) auf die Gefäßpermeabilität unter Anwesenheit permeabilitäts-fördernder Faktoren von Colonkarzinomzellen.

Methodik

Tumorzellen und Transfektion: Menschliche Colonkarzinomzellen (HT29) wurden kultiviert wie beschrieben, mit einem menschlichen Ang-1 Konstrukt oder leerem Vektor (pcDNA3.1) transfiziert (Lipofectin) und in selektivem Medium (Hygromycin) aufgewachsen [3]. Zellkolonien wurden mittels Northern blot Analyse auf eine stabile Überexpression von Ang-1 untersucht [3].

Colorektales Lebertumor Modell: Athymische Nacktmäuse wurden anästhesiert (Nembutal) und Ang-1 oder pcDNA transfizierte HT29 Zellen (1×10^6) in die Lebern implantiert. Nach 37 Tagen wurden Lebergewicht und Tumordurchmesser ermittelt sowie Tumorgewebe für Immunohistochemie gewonnen.

Immunohistochemie: Tumorschnitte wurden für die Ermittlung der mikrovaskulären Gefäßdichte (MVD) mit anti-CD31/PECAM-1 (Pharmingen) und zur Bestimmung der Tumorzellproliferation mit anti-PCNA (Dako) Antikörpern gefärbt [5]. Perizyten und Gefäße wurden mittels fluoreszierender Doppelfärbung für CD31 und α-smooth muscle actin (α-SMA, Dako) identifiziert.

Miles in vivo Permeabilitäts Versuch: Nacktmäuse wurden intravenös mit Evans Blaulösung (0.5%) injiziert und Zellkulturmedium (50 µl) von entweder Ang-1 oder pcDNA transfizierten HT29 Zellen intradermal an verschiedenen Stellen in die Rückenhaut injiziert [5]. Der dermale Austritt von Blaulösung wurde nach 20 min vermessen und für densitometrische Quantifizierung digital fotografiert.

Ergebnisse

Alle Mäuse der Kontrollgruppe ($n = 9$) und 71% (5 von 7) der Mäuse in der Ang-1 Gruppe entwickelten solitäre Lebertumore ($P = 0{,}17$). Ang-1 Überexpression führte jedoch zu einer signifikanten Reduktion von hepatischer Tumormasse (Lebergewicht) ($P < 0{,}05$) und Tumorvolumen ($P < 0{,}05$). Die Immunohistochemie zeigte, dass MVD sowie der Anteil an proliferierenden Tumorzellen in Ang-1 Tumoren signifikant geringer ($P < 0{,}01$ für beides) im Vergleich zu pcDNA Tumoren war. Zusätzlich zeigten Tumorgefäße in den Ang-1 Tumoren einen signifikant höheren Grad an Gefäßstabilisierung durch Rekrutierung von α-SMA-positiven Perizyten (68%), verglichen mit Tumorgefäßen in den pcDNA-Tumoren (13%) ($P < 0{,}02$). Im Miles-Permeabilitätsversuch führte Ang-1 in Zellkulturmedium von HT29 Zellen zu einer signifikanten Reduktion des subdermalen Blauaustrittes an Injektionsstellen ($8{,}0 \pm 0{,}9$ mm^2), verglichen mit Medium von pcDNA Zellen ($29{,}3 \pm 3{,}7$ mm^2) ($P < 0{,}05$). Beide Media enthielten exzessive Mengen an vaskulärem endothelialen Wachstumsfaktor (VEGF) (ELISA nicht gezeigt).

Diskussion

Angiopoietin-1 inhibiert Tumor-Angiogenese und Wachstum colorektaler Lebertumore. Der Mechanismus der Angiogenese Inhibition ist möglicherweise eine durch Ang-1 vermittelte Rekrutierung von Perizyten mit konsekutiver Stabilisierung von Tumorgefäßen. Darüber hinaus ist Ang-1 ein wichtiger Regulator der vaskulären Permeabilität und vermag Gefäße vor dem Einfluss permeabilitäts-steigernder Faktoren von Tumorzellen zu schützen. Der Effekt auf Gefäßpermeabilität wurde zusätzlich in einer zweiten Studie mit einer metastatischen Zelllinie (KM12L4) bestätigt [5].

Die Ergebnisse unserer Studie zeigen, dass Ang-1 potentiell als antiangiogener/antipermeabilitäts-Faktor in der Behandlung von fortgeschrittenen colorektalen Karzinomen dienen könnte.

Literatur

1. Peters KG (1998) Vascular endothelial growth factor and the angiopoietins: working together to build a better blood vessel. Circ Res 83: 342–343
2. Papapetropoulos A, Fulton D, Mahboubi K, Kalb RG, O'Connor DS, Li F, Altieri DC, Sessa WC (2000) Angiopoietin-1 inhibits endothelial cell apoptosis via the Akt/survivin pathway. J Biol Chem 275: 9102–9105
3. Ahmad SA, Liu W, Jung YD, Fan F, Wilson M, Reinmuth N, Shaheen RM, Bucana CD, Ellis LM (2001) The effects of angiopoietin-1 and -2 on tumor growth and angiogenesis in human colon cancer. Cancer Res 61: 1255–1259

4. Hawighorst T, Skobe M, Streit M, Hong YK, Velasco P, Brown LF, Riccardi L, Lange-Asschenfeldt B., Detmar M (2002) Activation of the tie2 receptor by angiopoietin-1 enhances tumor vessel maturation and impairs squamous cell carcinoma growth. Am J Pathol 160: 1381–1392
5. Stoeltzing O, Ahmad SA, Liu W, McCarty MF, Parikh AA, Fan F, Reinmuth N, Bucana CD, Ellis LM (2002) Angiopoietin-1 inhibits tumour growth and ascites formation in a murine model of peritoneal carcinomatosis. Br J Caner 87: 1182–1187

Korrespondenzadresse: Dr. med. Oliver Stöltzing, UT MD Anderson Cancer Center, Department of Cancer Biology, 1515 Holcombe Blvd, Houston, TX 77030, USA, Fax: (001) 713-792-9510, e-mail: Ostoeltz@mail.mdanderson.org

Latent Antithrombin inhibiert die Angiogenese im A-Mel-3-Fortner Melanom durch verzögerte Ausreifung der neugebildeten Kapillaren

Latent antithrombin inhibits angiogenesis in A-Mel-3-Fortner melanoma by delay of capillary maturation

M. W. Laschke[1], *Z. Cengiz*[1], *J. N. Hoffmann*[2], *J. Römisch*[3], *M. D. Menger*[1], *B. Vollmar*[4]

[1] Institut für Klinisch-Experimentelle Chirurgie, Universität des Saarlandes, Homburg/Saar
[2] Chirurgische Klinik, Klinikum Großhadern, Ludwig-Maximilians-Universität, München
[3] Forschungsabteilung, Aventis Behring, Marburg
[4] Abteilung für Experimentelle Chirurgie, Universität Rostock, Rostock

Abstract

Previous *in vitro* and *in vivo* studies have indicated potent antiangiogenic and antitumor activity of *latent* antithrombin. With the use of intravital fluorescence microscopy, the aim of the present study was to further elucidate the inhibitory action of *latent* antithrombin on the different steps of angiogenesis, i.e. (i) capillary sprouting, (ii) capillary maturation or (iii) network formation, in melanoma tumor growth. For this purpose, a dorsal skinfold chamber was prepared in 27 Syrian golden hamsters, and 2×10^5 syngenic A-Mel-3-Fortner melanoma cells were implanted onto the skin muscle surface. The process of tumor angiogenesis was analyzed and quantified at days 3, 5, 7 and 10 after implantation using intravital fluorescence microscopy and computer-assisted image analysis. The analysis included the determination of the size of the microvascular network (in relation to the size of tumor area), microvessel density (defined as the length of red blood cell perfused microvessels in relation to the size of tumor area) as well as capillary diameters, red blood cell velocity and blood perfusion. Animals daily received *latent* ($n = 8$) or native ($n = 11$) antithrombin in a dosage of 25 mg/kg. Nontreated animals ($n = 8$) served as controls (mean ± SEM; ANOVA, unpaired Student's *t*-test). During initial angiogenesis, *latent* and native antithrombin-treated tumors showed comparable capillary sprouting, but significantly larger capillary diameters compared to controls (day 5: 9.0 ± 0.5 µm and 9.3 ± 0.5 µm versus 7.4 ± 0.4 µm; $p < 0.05$), indicating a delay in capillary maturation. In contrast, neither *latent* nor native antithrombin affected microvessel density, which increased from ~125cm/cm² to ~260cm/cm² between day 3 and day 10. This observation reflects the lack of effect on capillary sprouting. However, analysis of the overall size of the microvascular network indicated a significant reduction at day 10 in *latent* (89 ± 10 mm²/mm²) and native antithrombin-treated tumors (96 ± 6 mm²/mm²) compared to untreated controls (134 ± 12 mm²/mm²). In conclusion, *latent* antithrombin does not inhibit capillary sprouting per se, but reduces overall tumor angiogenesis by delaying the maturation of the newly formed capillaries. The comparable effectiveness of native versus *latent* antithrombin is probably due to the fact that native antithrombin contains substantial amounts of spontaneously formed *latent* antithrombin.

Einleitung

Natives Antithrombin ist der wichtigste physiologische Inhibitor von Thrombin und anderen Serin-Proteasen der Gerinnungskaskade [1]. Durch Hitzebehandlung wird dieses Plasmaprotein der Serpin Superfamilie in seiner Konformation derart verändert, dass eine inaktive Form entsteht, die als *latent* Antithrombin bezeichnet wird [2]. Aktuelle *in vitro* und *in vivo* Untersuchungen weisen darauf hin, dass *latent* Antithrombin über Angiogenese- und Tumorwachstums-hemmende Eigenschaften verfügt [3-5]. Daher war es das Ziel der vorliegenden Studie, mit Hilfe der intravitalen Fluoreszenzmikroskopie in einem experimentellen Melanom zu untersuchen, welcher Schritt der Angiogenese, d.h. (i) die Sprossung der Kapillaren, (ii) die Reifung der Kapillaren oder aber (iii) die Ausbildung eines neuen mikrovaskulären Netzwerkes, durch *latent* Antithrombin gehemmt wird.

Methodik

Bei 27 Syrischen Goldhamstern wurde das Modell der Rückenhautkammer verwendet, in welche jeweils 2×10^5 syngene A-Mel-3-Fortner Melanomzellen implantiert wurden. Der Prozess der Tumorangiogenese wurde an den Tagen 3, 5, 7 und 10 nach Implantation mit Hilfe intravitaler Fluoreszenzmikroskopie und Computer-gestützter dynamischer Bildverarbeitung analysiert und quantifiziert. Die Analysen beinhalteten die Bestimmung der Größe des mikrovaskulären Netzwerkes (in Relation zur Tumorfläche), die Mikrogefäßdichte (definiert als Länge der Blutzell-perfundierten, neugebildeten Mikrogefäße in Relation zur Tumorfläche) sowie kapillare Gefäßdurchmesser, Blutzell-Fließgeschwindigkeit und Blutfluß. Die Versuchstiere erhielten täglich subkutan *latent* ($n = 8$) oder natives ($n = 11$) Antithrombin in einer Dosierung von 25 mg/kg. Unbehandelte Tiere ($n = 8$) dienten als Kontrolle (Mittelwert ± SEM; ANOVA, unverbundener Student's *t*-Test).

Ergebnisse

Während initialer Angiogenese zeigten Tumore nach Behandlung mit *latent* bzw. nativem Antithrombin eine vergleichbare Kapillarsprossung, jedoch signifikant weitere Kapillardurchmesser im Vergleich zu den unbehandelten Kontrollen (Tag 5: 9.0 ± 0.5 µm und 9.3 ± 0.5 µm versus 7.4 ± 0.4 µm; $p < 0.05$). Letzteres deutet auf eine verzögerte Reifung der Kapillaren hin. Im Gegensatz dazu bewirkte weder *latent* noch natives Antithrombin eine Beeinträchtigung der Mikrogefäßdichte, welche zwischen Tag 3 und Tag 10 von ~ 125 cm/cm^2 auf ~ 260 cm/cm^2 vergleichbar der unbehandelten Kontrollgruppe anstieg. Dies bestätigt den fehlenden Einfluß auf die Kapillarsprossung. Die Analyse der Größe des mikrovaskulären Netzwerkes zeigte jedoch an Tag 10 in Tumoren mit *latent* (89 ± 10 mm^2/mm^2) und nativer Antithrombin-Behandlung (96 ± 6 mm^2/mm^2) eine signifikante Reduktion im Vergleich zu den unbehandelten Kontrollen (134 ± 12 mm^2/mm^2).

Schlussfolgerung

Latent Antithrombin verhindert nicht die Kapillarsprossung per se, sondern entwickelt seine antiangiogene Wirksamkeit durch Verzögerung der Reifung der neugebildeten Kapillaren. Die vergleichbare Effektivität von nativem versus *latent* Antithrombin beruht wohl darauf, dass natives Antithrombin zu einem relevanten Anteil eine spontane Konformationsänderung zu *latent* Antithrombin aufweist.

Literatur

1. Bone RC (1992) Modulators of coagulation. A critical appraisal of their role in sepsis. Arch Intern Med 152: 1381–1389
2. Wardell MR, Chang WS, Bruce D, Skinner R, Lesk AM, Carrell RW (1997) Preparative induction and characterization of L-antithrombin: a structural homologue of latent plasminogen activator inhibitor-1. Biochemistry 36: 13133–13142
3. O'Reilly MS, Pirie-Shepherd S, Lane WS, Folkman J (1999) Antiangiogenic activity of the cleaved conformation of the serpin antithrombin. Science 285: 1926–1928

4. Larsson H, Sjoblom T, Dixelius J, Ostman A, Ylinenjarvi K, Bjork I, Claesson-Welsh L (2000) Antiangiogenic effects of latent antithrombin through pertubed cell-matrix interactions and apoptosis of endothelial cells. Cancer Res 60: 6723–6729
5. Larsson H, Akerud P, Nordling K, Raub-Segall E, Claesson-Welsh L, Bjork I (2001) A novel anti-angiogenic form of antithrombin with retained proteinase binding ability and heparin affinity. J Biol Chem 276: 11996–12002

Korrespondenzadresse: Matthias W. Laschke, Institut für Klinisch-Experimentelle Chirurgie, Universität des Saarlandes, Kirrbergerstraße, Gebäude 65, 66421 Homburg/Saar, Tel.: 06841/16-26561, Fax: 06841/16-26553, e-mail: mlaschke@12move.de

VI. Molekulare Onkologie: Immunologie

Komplexes 3-D-in-vitro Modell für die Analyse von Immunsuppressionsmechanismen bei T-Zellen im Pankreaskarzinom

Complex three-dimensional in vitro model for analyzing mechanisms of immunosuppression of T cells in pancreatic cancer

W. von Bernstorff, C. Tams, B. Kremer, H. Kalthoff

Klinik für Allgemeine Chirurgie und Thoraxchirurgie – Arbeitsgruppe Molekulare Onkologie, Universitätsklinikum Kiel

Abstract

Pancreatic cancer has emerged as one of the most fatal malignancies displaying various immunosuppressive mechanisms. Inactivation of cytotoxic T cells as well as their trapping within the peritumoral fibrous tissues contribute to local immunosuppression. In order to analyze these phenomenona we have developed a three-dimensional in vitro model mimicking the in vivo situation of pancreatic cancer. Human pancreatic cancer cell line spheroids are co-cultured with activated human T cells as well as human fibroblasts in a three-dimensional collagen gel. Potentially activating or suppressive factors can be added and their impact on T cell activation and migration can be assessed by cryosections of the three-dimensional co-cultures followed by immunohistochemistry. In this model the phenotype of T cells is identical to that of pancreatic cancer T cells in vivo: Some T cells infiltrate tumor spheroids but mostly display a loss of the CD3-ζ chain, which is essential for T cell activation. The vast majority of T cells are trapped within the peritumoral fibrous tissue and also show a loss of CD3-ζ. Neutralization of TGF-β or Fas ligand could not reverse these phenomenons. We conclude that this three-dimensional in vitro system mimics the in vivo situation of pancreatic cancer including infiltrating T cells, their loss of activation and T cell trapping. Fas ligand and TGF-β, likely contributors of immunosuppression, do not seem to play a role in this context. Furthermore, the impact of other potentially immunosuppressive or stimulating factors can be analyzed and may be the first step towards developing effective immunotherapies against pancreatic cancer.

Einleitung

Das Pankreaskarzinom weist eine besonders hohe immunsuppressive Potenz auf, was sich in einem häufig schnellen Tumorprogreß, der schlechten Therapierbarkeit oder auch der selbst bei kurativ resezierten Patienten oft infausten Prognose widerspiegelt (1, 2). Wie kürzlich von uns beschrieben, scheint eine Ursache in der lokalen Inaktivierung infiltrierender potentiell zytotoxischer T-Zellen sowie einem sogenannten „T-Zell-Trapping" im peritumoralen fibrotischen Stroma zu liegen (3). Um mögliche Ursachen dieses Phänomens, insbesondere vor dem Hintergrund der Entwicklung neuartiger Immuntherapiekonzepte, zu erforschen, haben wir ein 3-D-in-vitro Modell entwickelt, das die Situation im vitalen Pankreaskarzinom widerspiegelt.

Methodik

In dem entwickelten in vitro Modell werden humane Pankreaskarzinomzelllinien als Sphäroide kultiviert und anschließend mit Phythämagglutinin aktivierten humanen T-Zellen in einem Kollagengel koinkubiert. Um das System weiter dem in-vivo Vorbild anzunähern, wurden zusätzlich humane Fibroblasten in die Kokultur integriert. Verschiedene potentiell aktivierende oder suppressive immunologische Faktoren können auf deren Einfluß auf die T-Zell-Aktivität hinzugegeben werden. Die nachfolgende immunhistochemische Analyse der T-Zellen auf Aktivität und Migration erfolgt auf Kryoschnitten der 3-D-Kokulturen.

Ergebnisse

In diesem Modell verhalten sich die T-Zellen sehr ähnlich der beschriebenen in-vivo Situation: Einige T-Zellen infiltrieren die Tumorsphäroide, zeigen aber zu großen Teilen einen Verlust der CD3-ζ-Kette, die für die Aktivierung der T-Zellen essentiell ist. Ein großer Teil der T-Zellen wird aber im peritumoralen fibrotischen Gewebe gefangen (trapping) und zeigt auch hier einen Verlust der CD3-ζ-Kette. Eine Neutralisation möglicher Kandidatenfaktoren, die für den Verlust der CD3-ζ-Kette verantwortlich gemacht wurden, wie TGF-β und Fas-Ligand, konnte diese immunsuppressiven Effekte nicht blockieren und macht andere Faktoren für den CD3-ζ-Kettenverlust und das T-Zell-Trapping wahrscheinlich.

Diskussion/Schlussfolgerung

In vitro Modelle sind zwar vereinfachte Darstellungen komplexer Beziehungen des in vivo Vorbildes, eignen sich aber häufig in hervorragender Weise, um die in vivo Verhältnisse in definierten Schritten nachzuvollziehen (4). Das hier vorgestellte 3-D-in-vitro Modell simuliert die in vivo Situation des Pankreaskarzinoms mit infiltrierenden T-Zellen und seine immunsuppressiven Effekte durch CD3-ζ-Kettenverlust und T-Zell-Trapping. Fas-Ligand und TGF-β, die zur Immunsuppression beitragen können, scheinen in diesem System keine Rolle zu spielen. Der Einfluß weiterer möglicher immunsuppressiver oder -stimulierender Faktoren läßt sich im Modell überprüfen und bietet somit einen Ansatz für die Entwicklung möglicher effektiver immunologischer Therapieansätze beim Pankreaskarzinom.

Literatur

1. Henne-Bruns D, Vogel I, Lüttges J, Klöppel G, Kremer B (2000) Surgery for ductal adenocarcinoma of the pancreatic head: staging, complications, and survival after regional versus extended lymphadenectomy. World J Surg, 24: 595–601; discussion 601–602
2. Janes RH Jr, Niederhuber JE, Chmiel JS, Winchester DP, Ocwieja KC, Karnell JH, Clive RE, Menck HR (1996) National patterns of care for pancreatic cancer. Results of a survey by the Commission on Cancer. Ann Surg 223: 261–272
3. von Bernstorff W, Voss M, Freichel S, Schmid A, Vogel I, Jöhnk C, Henne-Bruns D, Kremer B, Kalthoff H (2001) Systemic and local immunosuppression in pancreatic cancer patients. Clin Cancer Res 7: 925s–932s
4. Lehnert L, Lerch MM, Hirai Y, Kruse ML, Schmiegel W, Kalthoff H (2001) Autocrine stimulation of human pancreatic duct-like development by soluble isoforms of epimorphin in vitro. J Cell Biol 152: 911–922

Korrespondenzadresse: Dr. med. Wolfram von Bernstorff, Klinik für Allgemeine Chirurgie und Thoraxchirurgie, Universitätsklinikum Kiel, Arnold-Heller-Straße 7, 24105 Kiel, Tel.: 0431-597-1937, Fax: 0431-597-1939, e-mail: WBernstorf@aol.com

Rolle von HLA Klasse I in der T-Zell-induzierten Immunantwort beim humanen Pankreaskarzinom

The role of HLA class I in the T-cell-induced immune response in human pancreatic carcinoma

E. Ryschich[1], F. Autschbach[2], T. Noetzel[1], U. Hinz[1], E. Klar[1], M. W. Büchler[1], J. Schmidt[1]

[1] Chirurgische Klinik, Universität Heidelberg
[2] Pathologisches Institut, Universität Heidelberg

Abstract

Purpose: The expression of HLA class I controls the specific antigen recognition by cytotoxic CD8+ T-cells. The present investigation was aimed to study the role of HLA class I in the control of lymphocyte infiltration in human pancreatic cancer. *Methods:* Fresh tissue samples from 30 operated patients with ductal pancreatic cancer were immediately frozen and stored in liquid nitrogen. Standard immunohistochemistry was used to stain CD3, CD4 and CD8 lymphocyte markers, monomorphic epitope of HLA class I, beta-2-microglobulin and cytokeratin. The mean and highest density of lymphocytes per 1 mm^2 of tumor surface was measured. The expression of HLA class I was assessed by a score: < 5% of positive tumor cells = *total loss I*, 5 – 80% of positive tumor cell = *heterogeneous* and > 80% of positive tumor cells = *positive* expression. Normal pancreatic (n = 14) and splenic (n = 2) tissue were used as a control. *Results:* All lymphoid cells in the spleen demonstrated HLA class I expression, whereas only ductal, endothelial and endocrine cells of the normal pancreas were HLA class I positive. Exocrine pancreatic cells did not express this molecule complex. The expression of HLA class I in non-malignant pancreatic tissue was detected abundantly by stromal, endothelial and lymphoid cells. Tumor cells demonstrated a different expression of HLA class I. Most tumors were infiltrated by CD4+ and CD8+ cells. Migration of CD8+ cells was strongly dependent on a positive expression of HLA class I. There was a positive correlation between extent of tumor cell mass (cytokeratin-morphometry) and density of CD8 + -cells. *Conclusion:* Pancreatic cancer induces a specific T-cell response. The migration of cytotoxic T-cells into pancreatic tumor tissue is controlled by a positive expression of HLA class I. A negative expression of HLA class I by pancreatic tumor cells is uniformely accompanied by low infiltration with CD8+ lymphocytes and represents an effective immune escape mechanism in human pancreatic cancer.

Einleitung

Human Leukocyte Antigen (HLA) Klasse I präsentiert Peptidantigene für zytotoxische T-Zellen [1]. Solide maligne Tumore zeichnen sich durch eine reduzierte Expression von HLA Klasse I aus, die zu einer Störung der Tumorantigenerkennung durch das Immunsystem führt [2]. Obwohl eine reduzierte Expression von HLA Klasse I [3] und eine niedrige Lymphozyteninfiltration [4] im humanen Pankreaskarzinom bereits beschrieben wurden, wurde der Zusammenhang zu diesem wichtigsten Parameter der Immunreaktion nicht analysiert. Das Ziel der Studie war es, die Bedeutung der HLA Klasse I für die T-Zellantwort beim humanen Pankreaskarzinom zu untersuchen.

Methodik

30 humane Proben vom duktal-differenzierten Pankreaskarzinom und 12 Proben vom nicht-malignen Pankreas wurden untersucht. Die Dichte der Lymphozyteninfiltration (CD3, CD4, CD8), der Tumorzellen (Zytokeratinmorphometrie) und die Expression von HLA Klasse I (W32/6, beta-2 Mikroglobulin) wurden immunhistochemisch untersucht. Die Expression von HLA Klasse I wurde nach der folgenden Skala eingeschätzt: < 5% positive Tumorzellen = Expressionsverlust, 5 - 80% positive Tumorzellen = heterogene und > 80% positive Tumorzellen = positive Expression. Darüberhinaus wurde die Korrelation zwischen der Lymphozyteninfiltration, Tumorzelldichte und HLA Klasse I analysiert.

Ergebnisse

Alle lymphoiden Zellen der Milz sowie duktale, endotheliale und endokrine Zellen im Pankreas zeigten eine 100% positive Expression von HLA Klasse I. Exokrine Pankreaszellen zeigten keine Expression. Im Pankreaskarzinom fand sich eine positive Expression von HLA Klasse I in Stroma-, Endothelzellen und Lymphozyten. Die Tumorzellen selbst exprimierten diesen Molekülkompex unterschiedlich stark.

Das Pankreaskarzinom zeigte eine signifikant höhere intra- und peritumorale Infiltration mit CD3 +, CD4+ und CD8+ T-Zellen als das nicht-maligne Pankreas. Die Dichte von CD8 + -Zellen korrelierte negativ mit der Dichte von Tumorzellen ($r = -0,41$; $p = 0,03$). Totaler Verlust von HLA Klasse I zeichnete sich durch eine deutlich niedrige intratumorale Infiltration durch CD8+ Zellen aus. Die Expression von HLA Klasse I und die Dichte von CD8+ Zellen sind in der Tabelle zusammengefasst: (■ Tabelle 1)

Expression von HLA Klasse I	Verlust	heterogen	positiv
Tumore (%)	32%	39%	29%
Mittlere Dichte von CD8 + (n/mm²)	57.7 ± 19.4	101.6 ± 50.8	150.9 ± 50.3
Maximale Dichte von CD8 + (n/mm²)	68.3 ± 17.9	395.7 ± 110.8	331.5 ± 41.2

Diskussion

Unsere Studie zeigt, dass das Pankreaskarzinom eine zelluläre Immunantwort induziert, die zu einer intra- und peritumoralen Lymphozyteninfiltration führt. Die Migration von T-Zellen ist von einer positiven Expression von HLA Klasse I abhängig. Der totale Verlust von HLA Klasse I im Pankreaskarzinom stellt einen effektiven Mechanismus dar, der Immunkontrolle zu entgehen.

Eine positive Korrelation zwischen der Dichte der Tumorzellen und der Dichte zytotoxischer T-Lymphozyten spricht dafür, dass die infiltrierenden CD8 + -T-Zellen eine partielle zytotoxische Funktion in den HLA Klasse I-postiven Tumoren ausüben. Dies korreliert gut mit früheren Daten beim humanen Kolonkarzinom [5]. Unsere Studie zeigt, dass die Expression von HLA Klasse I einen wichtigen Immunparameter darstellt, der in die Planung von klinischen Immuntherapie-protokollen eingebunden werden sollte.

Literatur

1. Rammensee H, Falk K, Rotzschke O (1993) Peptides naturally presented by MHC class I molecules. Annu Rev Immunol 11: 213 - 244
2. Algarra I, Cabrera T, Garrido F (2000) The HLA crossroad in tumor immunology. Hum Immunol 61: 65 - 73

3. Scupoli MT, Sartoris S, Tosi G, Ennas MG, Nicolis M, Cestari T, Zamboni G, Martignoni G, Lemoine NR, Scarpa A, Accolla RS (1996) Expression of MHC class I and class II antigens in pancreatic adenocarcinomas. Tissue Antigens 48: 301–311
4. von Bernstorff W, Voss M, Freichel S, Schmid A, Vogel I, Johnk C, Henne Bruns D, Kremer B, Kalthoff H (2001) Systemic and local immunosuppression in pancreatic cancer patients. Clin Cancer Res 7: 925s–932s
5. Naito Y, Saito K, Shiiba K, Ohuchi A, Saigenji K, Nagura H, Ohtani H (1998) CD8+ T cells infiltrated within cancer cell nests as a prognostic factor in human colorectal cancer. Cancer Res 58: 3491–3494

Korrespondenzadresse: E. Ryschich, Chirurgische Universitätsklinik, Im Neuenheimer Feld 120, 69120 Heidelberg, Fax: 06221 564208, e-mail: Eduard_Ryschich@med.uni-heidelberg.de

Tumorzelllysat-gepulste autologe Dendritische Zellen induzieren eine T-Zell-Antwort beim Pankreaskarzinom

Tumor cell lysate-pulsed autologous dendritic cells induce a T-cell response in pancreatic cancer

M. Peiper, T. Sato, A. Heinecke, C. Eisenberger, W. T. Knoefel, J. R. Izbicki

Klinik für Allgemein-, Viszeral- und Thoraxchirurgie, Universitätsklinikum Eppendorf, Hamburg, Deutschland

Abstract

Dendritic cells (DC) are potent antigen-presenting cells and play a pivotal role in T-cell-mediated immunity. From a HLA-A2$^+$ patient with histologically verified adenocarcinoma of the pancreas a stable cell line could be established. DC were generated and pulsed with autologous tumor cell lysate. Autologous T cells were stimulated with tumor-cell lysate-pulsed DC in weekly intervals. High levels of IL-12 and IFN-γ were detected in the supernatants, indicating a T-helper type 1-immune response. The cytokine profile was associated with the expression of activation marker CD69. CTL-mediated cytotoxicity was assessed and revealed high specificity for autologous pancreatic cancer cells which was HLA-class I restricted. This model can be used in the development of DC-based tumor vaccines.

Einleitung

Dendritische Zellen (DC) sind potente Antigen-präsentierende Zellen und spielen eine bedeutende Rolle in der T-Zell-vermittelten Immunreaktion. Tumorzelllysate haben bei der Stimulation von zytotoxischen T-Zellen (CTL) den Vorteil einer T-Zell-Stimulation durch eine Vielzahl von Antigenen. Untersuchungen über ein autologes System dieser Stimulationsmethode beim Pankreaskarzinom liegen nicht vor.

Material und Methodik

HLA-A2$^+$ DC eines histologisch gesicherten Patienten mit Adenokarzinom des Pankreas wurden mittels GM-CSF und IL-4-Inkubation generiert [1]. Von dem selbem Patienten wurde eine Pankreaskarzinomzelllinie etabliert. Die *in vitro* wachsenden Zellen wurden mit der Auftau-Einfrier-Methodik lysiert, die Proteinbestimmung erfolgte mittels Photometer. Die autologen DC wurden mit Tumorzelllysat (120 µg/ml) einer autologen Pankreaskarzinomzelllinie gepulst und für 3 h inkubiert. In Kontrollstimulationen wurde das immunogene Protein KLH hinzugegeben. Die Antigen-beladenen DC wurden mit TNF-α und Prostaglandin E_2 aktiviert. Autologe Lymphozyten wurden in wöchentlichen Intervallen mit Lysat-gepulsten DC stimuliert (Kontrollversuche: Lysat allein, ohne DC) und mit IL-2 und IL-7 kultiviert. Die IL-12 und IFN-γ Sekretion im Überstand wurde mittels ELISA evaluiert und mit der Expression der Aktivierungsmarker CD69 (FACS-Analyse) korreliert. Nach 4 Stimulationen erfolgten funktionale Zytotoxizitätsassays der CTL mit autologen Pankreaskarzinomzellen mit und ohne anti-HLA-Klasse I-mAK vorgenommen mittels LDH-Freisetzung.

Ergebnisse

Die Inkubation von peripherem Blut mit GM-CSF und IL-4 resultierte in der Generation von DC, wie durch Bestimmung der CD54-, MHC-Klasse II, CD80 und CD86 Expression verifiziert wurde. Stimulation der T-Zellen mit Tumorzelllysat initiierte eine signifikante Expression von CD86, CD83 und MHC-Klasse II Molekülen sowie T-Zell Proliferation. Die Stimulation mit Lysat-gepulsten DC induzierte die Synthese von IL-12 und IFN-γ (jeweils über 1000 pg/ml, $P < 0.05$ im Vergleich mit CTL stimuliert mit Tumorzelllysat allein), nicht jedoch von IL-4 und stellt somit ein Th1-Zytokinprofil dar. Gleichzeitig wurde eine signifikante Zunahme der CD69-Expression auf den CTL festgestellt ($P < 0.05$). Die CTL zeigten darüber hinaus eine signifikante Lyse der autologen Pankreaskarzinomzellen ($P < 0.001$), wobei die Kostimulation mit KLH die Zytotoxizität noch steigern konnte ($P < 0.05$, ◘ Abbildung 1). Allogene Pankreaskarzinomzellen

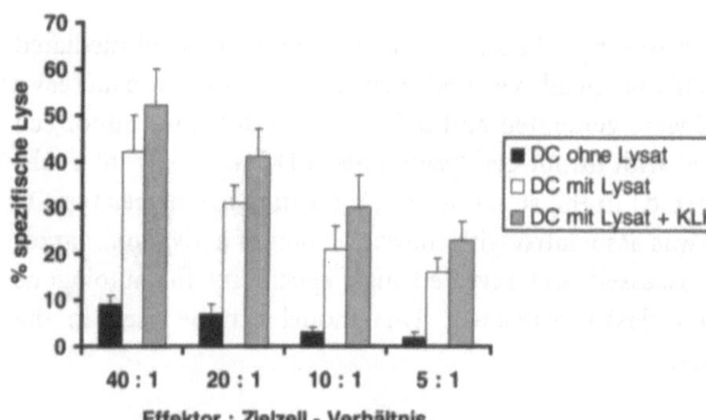

◘ **Abb. 1.** Tumorzelllysat-gepulste DC induzieren eine spezifische T-Zell vermittelte Lyse der Pankreaskarzinomzellen

wurden signifikant geringer lysiert ($P < 0.05$). Inkubation der Tumorzellen mit anti-HLA-Klasse I mAK inhibierte die Tumorzelllyse signifikant ($P < 0.05$).

Schlußfolgerung

In dieser Untersuchung wird die Generierung einer effektiven CTL-Antwort nach Stimulation von T-Lymphozyten mit Tumorzelllysat-gepulsten autologen DC beschrieben. Während bislang lediglich Untersuchungen über allogene Modelle vorliegen [2], handelt es sich hierbei um ein gänzlich autologes Modell. Die genaue Charakterisierung des Zytokinprofils sowie die Steigerung der lytischen Effektivität durch KLH in diesem *in vitro*-Modell ermöglicht weitere Studien beim Pankreaskarzinom. Diese Ergebnisse sind für die Entwicklung einer DC-basierten Vakzinierungstherapie essentiell.

Literatur

1. Romani N, Gruner S, Brang D, Kampgen E, Lenz A, Trockenbacher B, Konwalinka G, Fritsch PO, Steinman RM, Schuler G (1994) Proliferating dendritic cell progenitors in human blood. J Exp Med 180: 83–93
2. Schnurr M, Galambos P, Scholz C, Then F, Dauer M, Endres S, Eigler A (2001) Tumor cell lysate-pulsed human dendritic cells induce a T-cell response against pancreatic carcinoma cells: an in vitro model for the assessment of tumor vaccines. Cancer Res 61: 6445–6450

Korrespondenzadresse: Dr. Matthias Peiper, Klinik für Allgemein-, Viszeral- und Thoraxchirurgie, Universitätsklinikum Hamburg-Eppendorf, Martinistrasse 52, 20246 Hamburg, Tel.: 040-42803-2450, Fax: 040-42803-3458, e-mail: peiper@uke.uni-hamburg.de

Die T-Zell Polarisierung (TH1/TH2) Tumorvakzin drainierender Lymphozyten korreliert mit der Immunogenität des Tumors

T-cell polarization (TH1/TH2) of lymphocytes from tumor vaccine-draining lymph nodes correlates with the immunogenicity of the tumor

H. Winter[1], *H. M. Hu*[2], *N. K. van den Engel*[1], *R. A. Hatz*[1], *B. A. Fox*[2], *F. W. Schildberg*[1]

[1] Chirurgische Klinik und Poliklinik, Klinikum Grosshadern, LMU München
[2] E. A. Chiles Research Institute, Portland OR, USA

Abstract

Introduction: Previously we have shown that vaccination with the poorly immunogenic B16BL6 (D5) melanoma elicits a non protective type 2 immune response in the tumor vaccine draining lymph nodes (TVDLN) of C57BL/6 mice. Here we studied whether the immunogenicity of a tumor correlates with the type of immune response it induces in TVDLN. *Methods:* We analyzed 7 syngeneic immunologically distinct tumors with low, intermediate or high immunogenicity, MCA-304, MCA-309, MCA-310, MPR-3, MPR-4, MPR-5, and the murine melanoma D5. C57BL/6 mice were vaccinated s.c. with 10^6 tumor cells. The TVDLN were harvested 9 days after vaccination and separated for L-selectin^{lo} and L-selectin^{hi} expressing lymphocytes using magnetic beads. L-selectin^{lo} T-cells were activated with anti-CD3 and expanded in low doses of IL-2. The tumor specific cytokine release (IFN-γ/IL-4) was determined by ELISA. *Results:* By isolating L-selectin^{lo} TVDLN cells it was possible to detect tumor-specific cytokine responses from both immunogenic and poorly immunogenic tumors. Immunogenic tumors (MCA-304, MCA-309, MPR-4) induced a predominant tumor-specific type 1 (T1) cytokine response (IFN-γ). In contrast, weakly (MCA-310) and poorly/non-immunogenic tumors (MPR-3, MPR-5, D5) sensitized T cells with a predominant tumor-specific T2 cytokine response. There was a significant correlation ($p < 0.025$) between immunogenicity and the ratio of tumor-specific IFN-γ and IL-4 that is secreted by T-cells from TVDLN. Immunogenic tumors induced a high ratio, and poorly immunogenic tumors a low ratio. Adoptively transferred D5 tumor-specific TVDLN T-cells with a dominant T2 cytokine response were not therapeutic against established pulmonary metastases. However, conversion of these cells to a T1 cytokine profile by *in vitro* culture with IL-12 and anti-IL-4 yielded therapeutic T-cells with a tumor-specific T1 cytokine response. In contrast, TVDLN T-cells primed by a GM-CSF tumor vaccine (D5G6) that exhibit a tumor-specific T1 profile and mediate tumor regression loose therapeutic efficacy when cultured with IL-4. *Conclusion:* These results indicate that the quality of the tumor-specific immune response correlates with the inherent immunogenicity of the tumor. Furthermore we show that the induction of a type 1 immune response seems to be critical for the induction of therapeutic T-cell mediated anti-tumor immunity.

Einleitung

Die Induktion immunologischer Toleranz ist ein wesentlicher Mechanismus mit welchem sich Tumore vor Angriffen des Immunsystems schützen. Immundeviation ist die Umwandlung einer destruktiven in eine nicht destruktive Immunantwort und stellt eine mögliche Ausprägung von Toleranz dar. Bislang wurde vermutet, dass das Immunsystem gering immunogene Tumore nicht als fremd erkennt und somit keine protektive Immunität gegen diese Tumore induzieren kann.

Unsere Untersuchungen stellen jedoch diese Vermutung in Frage [1, 2]. Nach Vakzinierung mit dem gering immunogenen D5 Tumor, einem spontan entstandenem murinem Melanom, kommt es in den Tumorvakzin drainierenden Lymphknoten zu einer Vermehrung von L-selectin^{lo} T-Zellen, einem Marker für aktivierte Lymphozyten [3]. D5 drainierende L-selectin^{lo} TVDLN-Zellen sind Typ-2 polarisiert und sezernieren tumorspezifisch IL-4 und IL-10 [3]. Adoptiv transferierte Typ-2 polarisierte T-Zellen weisen keine therapeutische Aktivität auf. Werden Mäuse mit GM-CSF transfizierten D5 Tumorzellen vakziniert, so kommt es in den Tumorvakzin drainierenden Lymphknoten zur Induktion therapeutisch hoch wirksamer Typ-1 polarisierter T-Zellen welche tumorspezifisch IFN-g sezernieren [2]. Um zu prüfen, ob die inherente Immunogenität eines Tumors mit der Immunantwort korreliert, die durch den Tumor induziert wird, untersuchten wir die tumorspezifische Immunantwort nach Vakzinierung mit 7 syngenen Tumorzelllinien mit definierter Immunogenität.

Material und Methoden

Tiere: C57BL/6 (wt) Mäuse (Jackson Lab Bar Harbor, ME) *Tumor Zelllinien*: D5, (Subklon des Melanoms B16BL6). D5-G6, GM-CSF transduzierter D5-Klon. MPR-3, -4, -5 sind transformierte Prostata Tumorzelllinien. Die Sarkome MCA-304, -309 und -310 wurden durch Methylcholantren induziert. *Kulturbedingungen:* Lymphozyten sowie Tumorzellen wurden in modifiziertem RPMI 1640 kultiviert [1]. *Tumor Vakzinierung:* D5-G6 Zellen wurden s.c (1×10^6 Zellen) in die Flanken einer Maus injiziert. Acht Tage später wurden die TVDLK entnommen und mit Hilfe magnetischer anti-L-selectin-Beads (Miltinyi) in L-selectin^{lo} und L-selectin^{hi} Zellpopulationen aufgetrennt. L-selectin^{lo} T-Zellen wurden 2 Tage mit α-CD3, 3 Tage mit 60 IU rhIL-2/ml stimuliert [1]. Die tumorspezifische Zytokinsekretion wurde mittels ELISA bestimmt. *Adoptiver Immuntransfer:* Pulmonale D5-Metastasen wurden durch i.v. Injektion von 2×10^5 D5 Tumorzellen in wt Mäusen induziert. Drei Tage nach der Inokulation wurden 35×10^6 wt T-Zellen adoptiv übertragen und 90,000 IU IL-2/d für 3 Tage i.p. appliziert. Dreizehn Tage später wurde die Anzahl pulmonaler Metastasen bestimmt. *Reagenzien:* α-CD3 (Hybridoma 145-2C11), rekombinantes IL-2 (Chiron Corp. Emeryville Ca). *Statistik:* Die Unterschiede in der Anzahl pulmonaler Metastasen zwischen den einzelnen Gruppen wurde mittels Wilcoxon Rang Test bestimmt. Jedes Experiment bestand aus fünf Mäusen. Die Anzahl pulmonaler Metastasen wurde blind von einem unabhängigen Mitarbeiter bestimmt.

Ergebnisse

MCA-304, MPR-4 und MCA-309 waren mit 90%, 80% und 70% die Tumore mit der höchsten Immunogenität. MCA-310, MPR-3 und MPR-5 wiesen mit 25%, und 0% (MPR-3/MPR-5) die geringste Immunogenität auf. Es bestand keine Korrelation zwischen der Immunogenität des Tumors und der Expression von MHC-I bzw. der kostimulatorischen Moleküle CD80 und CD86. Immunogene Tumore (MCA-304, MCA-309, MPR-4) induzierten vornehmlich eine Typ-1 Immunantwort (IFN-$\gamma >$ IL-4). Im Gegensatz dazu induzierten die schwach immunogenen Tumore (MCA-310, MPR-3, MPR-5, D5) eine Typ-2 Immunantwort (IL-4 $>$ IFN-γ). Bei den untersuchten Tumoren ergab sich eine signifikante Korrelation ($p < 0.025$) zwischen der Immunogenität und der induzierten Immunantwort, ausgedrückt als Quotienten aus IFN-γ und IL-4. Nicht therapeutische Typ-2 polarisierte T_E von D5 drainierenden Lymphknoten konnten durch *in vitro* Kultur mit IL-12 und anti-IL-4 zu T1 T_E umpolarisiert werden. T1, nicht jedoch T2 polarisierte T_E waren therapeutisch wirksam. Im Gegensatz dazu verloren therapeutisch wirksame T1 polarisierte TE durch Umpolarisierung in T2 Zellen ihre therapeutische Aktivität. Unsere Ergebnisse zeigen, dass die Qualität der Tumor-induzierten Immunantwort mit der inherenten

Immunoginität eines Tumors korreliert. Zudem lassen die Ergebnisse vermuten, dass die Induktion einer Typ-1 Immunantwort entscheidend für eine T-Zell vermittelte Tumorregression ist [2 – 4]. Strategien, welche dazu beitragen tumorspezifische Typ-1 polarisierte T-Zellen zu induzieren werden möglicherweise die therapeutische Effektivität von Immuntherapien steigern.

Literatur

1. Winter H, Hu H-M, Urba WJ, Fox BA (1999) Tumor regression after adoptive transfer of effector T cells is independent of perforin of Fas ligand (APO-1L/CD95L). J Immunol 163: 4462 – 4472
2. Winter H, Hu HM, McClain K, Urba WJ, Fox BA (2001) Immunotherapy of melanoma: a dichotomy in the requirement for IFN-g in vaccine-induced antitumor immunity versus adoptive immunotherapy. J Immunol 166: 7370 – 7380
3. Hu H-M, Urba WJ, Fox BA (1998) Gene-modified tumor vaccine with therapeutic potential shifts tumor-specific T cell response from a type 2 to a type 1 cytokine profile. J Immunol 161: 3033 – 3041
4. Barth, RJ Jr, Mule JJ, Spiess PJ, Rosenberg SA (1991) Interferon-γ and tumor necrosis factor – a have a role in tumor regressions mediated by murine CD8+tumor infiltrating lymphocytes. J Exp Med 173: 647 – 658

Korrespondenzadresse: Dr. H. Winter, Klinikum Großhadern, Chirurgische Klinik, Marchioninistr. 15, 81377 München, Fax: 089/7095-5664, e-mail: haukewinter@t-online.de

Regionale Immuntherapie nach intraperitonealer Implantation humaner Magenkarzinomzellen bei der SCID Maus

Regional immunotherapy after intraperitoneal inoculation of human gastric cancer cells in SCID mouse

P. Piso[1], *H. Aselmann*[1], *M. H. Dahlke*[1], *J. Klempnauer*[1], *H. J. Schlitt*[2]

[1] Klinik für Viszeral- und Transplantationschirurgie, Medizinische Hochschule Hannover
[2] Department of Surgery, The University of Sydney, Australia

Abstract

Aim: One of the most important limiting prognostic factor in patients with gastric cancer is the occurrence of peritoneal carcinomatosis which can be correlated with tumor cell dissemination during resection of advanced tumors. The aim of these experiments was to analyse the role of adjuvant intraperitoneal immunotherapy in prevention of peritoneal carcinomatosis. As target was chosen the 17-1A antigen as it was present in 96% of our patients with gastric cancer. *Methods:* The experiments were undertaken with CB-17-SCID mice (n = 125). We first established a tumor model with human gastric cancer cells (MKN-45). Three hours following the injection of tumor cells into the peritoneal cavity of SCID mice, monoclonal antibodies (mAb 17-1A) alone (n = 20) and in combination with human lymphokine activated killer cells (LAK-cells, n = 65) were given intraperitoneally at different dosages (1, 10, 100 µg 17-1A mAb and 2, 20, 50×10^6 LAK-cells, respectively). The results were quantified by determining the weight and distribution of the peritoneal tumor mass. *Results:* Peritoneal carcinomatosis could be induced in all animals by injection of a minimum of 2×10^6 tumor cells. These animals represented the control group. After intraperitoneal administration of 17-1A mAb, a tumor reduction could be shown (median tumor mass after 10 µg mAb: 171 µg, after 100 µg: 130 µg) when compared with the control group (median tumor mass: 632 µg). Following a combined therapy with mAb and LAK-cells, a statistically significant tumor reduction could be observed (median tumor mass after 10 µg mAb + 20 – 50×10^6 LAK-cells: 80 µg, median tumor mass after 100 µg mAb + 20 – 50×10^6 LAK-cells: 12 µg, $p = 0.0005$). With specific dosages of antibody and LAK-cells (100 µg 17-1A mAb and 50×10^6 LAK-cells) it was even possible to achieve complete tumor clearance. *Conclusions:* Intraperitoneal immunotherapy in SCID-mice with inoculated human gastric cancer cells reduces the peritoneal tumor mass in comparison to untreated animals and a combined therapy with 17-1A mAb and LAK-cells can even prevent the peritoneal carcinomatosis formation.

Einleitung

Einer der wichtigsten limitierenden Prognosefaktoren der Patienten mit gastrointestinalen Malignomen ist das Auftreten einer Peritonealkarzinose. In ihrer Entstehung spielt die Dissemination von Tumorzellen während der Resektion eine wichtige Rolle und der Nachweis freier intraperitonealer Tumorzellen hat einen negativen Einfluss auf die Prognose. Um die klinische Situation mit freien Tumorzellen nach Resektion zu reproduzieren, haben wir in einem SCID Mausmodell humane Magenkarzinomzellen intraperitoneal implantiert und den Effekt einer regionalen Immuntherapie zur Verhinderung der Peritonealkarzinose analysiert.

Methodik

Als Versuchtiere dienten 4–6 Wochen alte SCID Mäuse. Die humane Magenkarzinomzelllinie MKN-45 wurde zur Induktion der Peritonealkarzinose eingesetzt. In einer kurzen Äthernarkose wurden Tumorzellsuspensionen in Dosierungen von 1, 2 und 10×10^6 Zellen intraperitoneal injiziert. Die Tiere wurden nach 28 Tagen getötet und die mediane Tumormasse aller Knoten bestimmt. Murine monoklonale Antikörper (mAb) 17-1A und humane lymphokin-aktivierte Killerzellen (LAK-Zellen) wurden therapeutisch intraperitoneal verabreicht. Eine erste Gruppe erhielt 3 Stunden nach der Injektion von Tumorzellen nur mAb (1, 10 oder 100 µg). Eine zweite Gruppe erhielt zusätzlich die LAK-Zellen. Zur Beurteilung des Effektes wurden auch hier die Tumormasse für jede Gruppe bestimmt.

Ergebnisse

Die Verabreichung von 2×10^6 Tumorzellen führte zu einer Peritonealkarzinose bei allen Tieren. Die mediane Tumormasse betrug in der Kontrollgruppe nach 28 Tage 632 µg. Nach intraperitonealer Injektion von 1 µg mAb lag die mediane Tumormasse bei 562 µg. Eine weitere Reduktion auf 171 µg konnte nach Verabreichung von 10 µg mAb erreicht werden. Letztlich zeigte sich nach 100 µg mAb eine mediane Tumormasse von 130 µg. Nach der Kombination von 1 µg mAb und 20×10^6 LAK-Zellen wurde eine Tumormasse von 463 µg aufgezeichnet. Eine Steigerung der Dosierungen auf 10 µg mAb und 20 oder 50×10^6 LAK-Zellen führte zu einer weiteren Reduktion der Tumormassen auf 80 µg. Von den mit 100 µg mAb und 20 oder 50×10^6 LAK-Zellen behandelten Tieren wies nur ein Tier eine Peritonealkarzinose auf. Kein signifikanter Unterschied war zwischen den Tumormassen der Tiere die mit 10 µg mAb plus 20×10^6 LAK-Zellen bzw. 10 µg mAb plus 50×10^6 LAK-Zellen behandelt wurden, zu verzeichnen ($p = 0{,}49$). Auch zwischen den medianen Tumormassen der Tiere, die mit 100 µg mAb plus 20×10^6 LAK-Zellen bzw. 100 µg plus 50×10^6 LAK-Zellen behandelt wurden, lagen keine signifikante Unterschiede vor ($p = 0{,}76$).

Beim Vergleich der medianen Tumormassen der Kontrollgruppe, der Tiere, die mit 10 µg mAb plus 20 oder 50×10^6 LAK-Zellen und der Tiere, die mit 100 µg mAb plus 20 oder 50×10^6 LAK-Zellen behandelt wurden, zeigten sich allerdings statistisch signifikante Unterschiede ($p = 0{,}0005$).

Diskussion/Schlussfolgerung

Die Effektivität der intraperitonealen Immuntherapie wurde über die letzte Dekade in unterschiedlichen Modellen untersucht. Im Vergleich zu einer unbehandelten Kontrollgruppe zeigten Eggermont et al. eine signifikante Reduktion der intraperitoneal induzierten Tumormassen nach regionalen Therapie mit LAK-Zellen [1]. Wir haben die Spezifizität der Therapie durch den monoklonalen Antikörper erhöht. Die Zelllinie MKN-45 war von einer japanischen Gruppe eingesetzt worden. Die Mäuse wurden intraperitoneal mit einem mAb A7 behandelt, der mit Neocarcinostazin im Vorfeld konjugiert wurde. In der Behandlungsgruppe zeigten sich 2,5 Knoten pro Tier (in der Kontrollgruppe 21 Knoten) [2]. Yamamoto et al. implantierten bei SCID Mäusen s.c. die Tumorzelllinie MKN-45, i.v. erfolgte die Verabreichung von humanen LAK-Zellen. Zusätzlich wurde ein humanisierter mAb 17-1A i.v. injiziert. Nach zwei Wochen konnte eine Reduktion der subkutanen Tumormasse auf 70% nachgewiesen werden [3]. Eine internationale Gruppe aus Italien und den Niederlanden führte eine Therapie mit bispezifischen mAb bei Patientinnen mit einem Ovarialkarzinom und „minimal residual disease" durch. Die Remissionsrate lag bei 27% [4].

Das von uns vorgestellte Modell wurde bisher in der Fachliteratur nicht beschrieben. Ziel der adjuvanten Immuntherapie war, die Entstehung einer Peritonealkarzinose zu verhindern und nicht eine manifeste Erkrankung zu behandeln. In unserem SCID Mausmodell führte die intraperitoneale Immuntherapie mit mAb und LAK-Zellen zur Reduktion der Tumormassen nach Inokulation humaner Magenkarzinomzellen im Vergleich zu der unbehandelten Kontrollgruppe. In bestimmten Dosierungen konnte sogar eine Verhinderung der Peritonealkarzinose erreicht werden. Eine Weiterentwicklung des vorgestellten Modells könnte die Basis für eine klinische Studie darstellen.

Literatur

1. Eggermont AMM, Steller EP, Ottow RT, Matthews W, Sugarbaker PH (1987) Augmentation of interleukin-2 immunotherapeutic effects by lymphokine activated killer cells: Reduction of tumor and survival benefits in the murine models. Cell Immunol 29: 58–71
2. Okamoto K, Yamaguchi T, Otsuji E, Yamaoka N, Yata Y, Tsuruta H, Kitamura K (1998) Targeted chemotherapy in mice with peritoneally disseminated gastric cancer using monoclonal antibody-drug conjugate. Cancer Lett 122: 231–236
3. Yamamoto T, Arakawa F, Nakamura K, Senba T, Tomita Y, Ikeda S, Kuroki M (1999) Enhanced antitumor activity of a combination treatment with a mouse/human chimeric anti MK-1 antibody and lymphokine-activated killer cells in vitro and in a severe combined immunodeficient mouse xenograft model. Cancer Immunol Immunother 48: 165–171
4. Canevari S, Stoter G, Arietini F, Bolis G, Colnaghi MI, Warnaar SO, Bolhuis RLH (1995) Regression of advanced ovarian carcinoma by intraperitoneal treatment with autologous T-lymphocytes retargeted by a bispecific monoclonal antibody. J Nat Cancer Inst 87: 1463–1469

Korrespondenzadresse: PD Dr. med. Pompiliu Piso, Klinik für Viszeral- und Transplantationschirurgie, Medizinische Hochschule Hannover, Carl-Neuberg-Str. 1, 30625 Hannover, Tel.: 0511-532-6534, Fax: 0511-532-4010, e-mail: piso.pompiliu@mh-hannover.de

Induktion aktiver Tumorzell-Immunität durch intraperitoneale Immuntherapie mit trifunktionellen bispezifischen Antikörpern beim Magenkarzinom mit Peritonealkarzinose

Induction of active tumor immunity by intraperitoneal immunotherapy with trifunctional bispecific antibodies in gastric carcinoma and peritoneal carcinomatosis

M. A. Ströhlein[1], M. Jäger[1,2], H. Lindhofer[2], K. W. Jauch[1], M. M. Heiss[1]

[1] Chirurgische Klinik und Poliklinik, Klinikum Großhadern, LMU München

[2] Klinische Kooperationsgruppe Bispezifische Antikörper, Institut für Molekulare Immunologie, GSF, LMU München

Abstract

The critical role of professional APC like Dendritic Cells (DC) for anti-tumor immunity has been shown using peptide or tumor-lysate pulsed DC or tumor cell-DC hybrids. A new class of trifunctional bispecific antibodies (trbsAb) with intact Fc-fragment is able to activate APC/DC via their FcγR1/3-receptor and to induce specific immunity in a mouse model. To test this new approach of anti-tumor vaccination clinically, tumor-directed in situ trbsAb application was performed: In 6 patients with advanced gastric carcinoma and peritoneal carcinomatosis direct intraperitoneal trbsAb application was performed after gastrectomy and/or ineffective chemotherapy. According to the antigen expression of autologous tumor cells, 3 – 4 doses of CD3xEpCAM (10 – 40 µg) or CD3×Her2/neu (10 – 100 µg) were applicated within 15 days. After 4 weeks, patients received trbsAb with irradiated auTu for antigeneic restimulation. 10 days later, PBMC were analyzed for specific tumor reactive CD4/CD8+ CTL by restimulation with auTu and the Milteniy IFN-γ Secretion Assay. Antibody application was well tolerated. One patient died before immune response evaluation. In 4/5 remaining patients, significant IFN-γ producing CTL were found in PBMC compared to the situation before treatment. In conclusion, the vaccination approach using i.p. application of trifunctional bsAb was able to induce specific immunity by T lymphocytes.

Einleitung

Aktive in vivo Immunität gegen autologe Tumorzellen basiert auf einer komplexen Interaktion immunkompetenter Zellen. Die entscheidende Rolle von Antigen-Präsentierenden Zellen (APC) und vor allem Dendritischen Zellen für effektive Anti-Tumor-Immunität konnte in Konzepten mit Peptid- oder Tumorlysat-gepulsten Dendritischen Zellen bzw. mit Tumorzell-Dendritischen-Zell-Hybriden klar dargestellt werden.

Eine neuartige Klasse bispezifischer Antikörper mit intaktem Fc-Fragment bietet neben direkten zytotoxischen Effekten gegen gebundene Tumorzellen die Möglichkeit, FcγR1/3-Rezeptor-positive Antigen-Präsentierende Zellen/Dendritische Zellen zu binden. Die resultierende Bildung eines so genannten Tri-Zell-Komplexes aus T-Lymphozyt, Tumorzelle und akzessorischer Zelle führt zur effektiven Aktivierung von akzessorischen Zellen mit verbesserter Tumorantigen-Präsentation und Immunaktivierung [1, 2]. Mit Hilfe dieser Antikörper konnte im syngenen Mausmodell spezifische Langzeit-Immunität gegen Tumorzellen induziert werden [3].

Methodik

Um diesen neuen Ansatz einer Anti-Tumor-Vakzination klinisch zu überprüfen, wurde eine intraperitoneale in situ Applikation gegen Tumorzellen durchgeführt, wobei die Peritonealhöhle in diesem Konzept als immunologisch privilegierter Raum ausgewählt wurde: Bei bisher 6 Patienten mit fortgeschrittenem Magen-Ca mit Peritonealkarzinose wurden bispezifische trifunktionelle Antikörper im Anschluss an Gastrektomie und/oder uneffektiver Chemotherapie intraperitoneal verabreicht. Entsprechend der Antigen-Expression der autologen Tumorzellen der Patienten wurden Antikörper der Spezifität anti-CD3×anti-EpCAM und/oder anti-CD3×anti-HER2/neu eingesetzt. Es erfolgten 3–4 Applikationen innerhalb von 15 Tagen, wobei die verabreichte Dosis schrittweise von 10 µg bis auf 40 µg (CD3×EpCAM) bzw. 100 µg (CD3×HER2/neu) gesteigert wurde. Nach 4 Wochen wurde eine Boost Stimulation mit bispezifischen Antikörpern und bestrahlten autologen Tumorzellen durchgeführt. Nach 10 Tagen erfolgte der Nachweis von spezifischen Tumorreaktiven CD4/CD8+ CTL in PBMC nach Restimulation mit autologen Tumorzellen mit Hilfe des Milteniy® IFN-γ Secretion Assay.

Ergebnisse

Alle Antiköper-Applikationen wurden gut vertagen. Eine Patientin verstarb 5 Wochen nach der primären Behandlung, so dass keine Messung der induzierten Immunantwort erfolgen konnte. Bei 4 der 5 verbliebenen Patienten konnte nach der Therapie eine signifikante Erhöhung von IFNγ-produzierenden T Lymphozyten nachgewiesen werden (siehe ▪ Abbildung 1). Eine Patientin zeigte eine klinische Tumor-Regression.

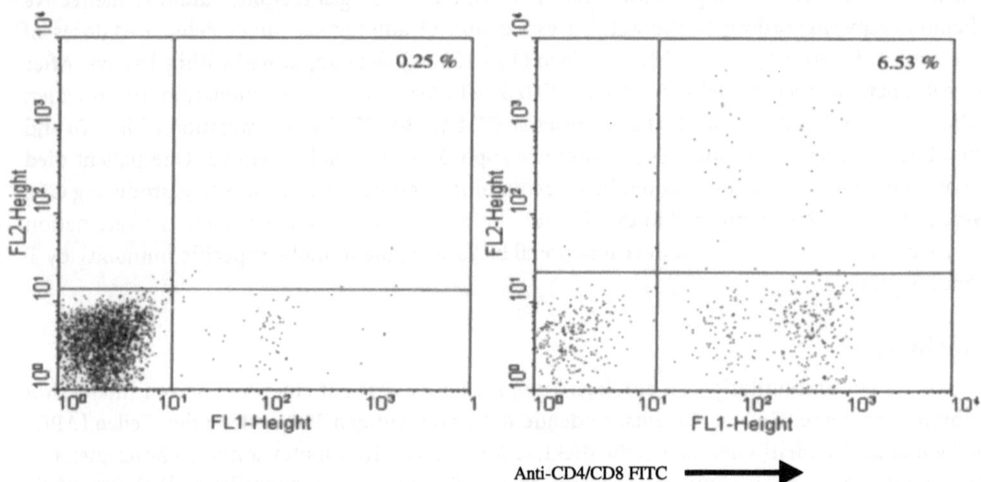

▪ **Abb. 1.** Nachweis von IFN-γ produzierenden spezifischen CD4+/CD8+ T-Lymphozyten aus PBMC nach Stimulation mit autologen Tumorzellen über 5 h im Milteniy-IFN-γ Secretion Assay

Schlussfolgerung

Zusammenfassend kann gefolgert werden, dass durch den Ansatz der intraperitonealen Applikation trifunktioneller bispezifischer Antikörper bei Patienten mit fortgeschrittenem Magen-Karzinom mit Peritonealkarzinose die Induktion einer Immunantwort durch Tumor-reaktive CD4/CD8+ CTL erzielt werden konnte. Die klinischen Einsatzmöglichkeiten der bispezifischen trifunktionellen Antikörper, die auf direkten zytotoxischen Effekten und auf den dargestellten Vakzinierungseffekten beruhen, sind gegenwärtig Gegenstand intensiver klinischer Untersuchungen.

Literatur

1. Ruf P, Lindhofer H (2001) Induction of a long-lasting antitumor immunity by a trifunctional bispecific antibody. Blood 98: 2526–2534
2. Zeidler R, Mysliwietz J, Csanady M, Walz A, Ziegler I, Schmitt B, Wollenberg B, Lindhofer H (2000) The Fc-region of a new class of intact bispecific antibody mediates activation of accessory cells and NK cells and induces direct phagocytosis of tumour cells. Br J Cancer 83: 261–266
3. Zeidler R, Reisbach G, Wollenberg B, Lang S, Chaubal S, Schmitt B, Lindhofer H (1999) Simultaneous activation of T cells and accessory cells by a new class of intact bispecific antibody results in efficient tumor cell killing. J Immunol 163: 1246–1252

Korrespondenzadresse: Dr. M. Ströhlein, Chirurgische Klinik Großhadern, LMU München, Marchioninistrasse 15, 81377 München, Fax: 089-7095-5664, e-mail: mstroehl@gch.med.uni-muenchen.de

VII. Molekulare Onkologie: Prognose

Ist der Nachweis von disseminierten Tumorzellen in der Leber ein Prognosefaktor bei Patienten mit kolorektalem Karzinom?

Does the detection of disseminated tumor cells in the liver of patients with colorectal cancer constitute a prognostic factor?

U. Linnemann[1], *C. C. Schimanski*[2], *Ch. Gebhardt*[1], *M. R. Berger*[2]

[1] Abteilung für Visceral-, Thorax- und Endokrine Chirurgie, Klinikum Nürnberg
[2] AG Toxikologie und Chemotherapie, DKFZ, Heidelberg

Abstract

Definition of goal: It is known that dissemination of tumor cells can be seen as an initial step in metastatic disease. There is a clear association between the detection of disseminated tumor cells (DTC) in blood, bone marrow or lymph nodes and a reduced life expectancy of cancer patients. Missing, however, are data about the prognostic relevance of DTC in the liver. The goal of this study was to investigate the relationship between the presence of DTC in the liver and the prognostic implications of this finding. *Material and methods*: Tissue samples from primary tumor and liver were obtained from 121 patients with diagnosed colorectal cancer. DNA of these samples was examined by a PCR-RFLP assay for K-ras mutation as marker for DTC. At the time of surgery 54 out of 121 patients were found positive for mutations of K-ras codons 12 or 13. After 405 days all surviving patients were re-examined with computer tomography and sonography. *Results*: DTC were found in the liver biopsies of 14 of the 54 K-ras positive patients (14/54; 26%). At the end of the follow up period, only 10 out of the 40 DTC negative patients had died from their disease. At the same time, 9 of the 14 DTC positive patients were dead. In addition, examination during the lifetime of the patients revealed new liver metastasis in 10 out of the 14 DTC positive patients as compared with 12 out of 40 DTC negative patients. *Conclusion*: Based on the data presented we conclude that there is a significant association between the detection of hepatic DTC in patients with colorectal cancer and the patients' survival rate. In addition to the reduced life expectancy ($p = 0.008$), a correlation with an increased rate of developing liver metastasis has been found ($p = 0.02$).

Einleitung

Zwischen 30–50% aller Patienten mit kolorektalem Karzinom entwickeln nach kurativer Resektion Fernmetastasen. In Sektionsstatistiken finden sich bei Patienten, die an einem kolorektalen Karzinom verstarben, in über 70% Lebermetastasen. Die Leber ist somit das häufigste Metastasierungsorgan dieser Tumorentität. Disseminierte Tumorzellen (DTC) werden heute als Vorläufer der Metastasierung betrachtet. Zum Nachweis von DTC werden entweder molekularbiologische (RT-PCR; RFLP-PCR) oder immunhistochemische Methoden verwendet.

Der Nachweis von DTC in Blut, Lymphknoten oder Knochenmark ist mit einer verkürzten Überlebenszeit assoziiert. Bisher existieren jedoch keine Daten über die prognostische Relevanz von DTC in der Leber bei Patienten mit kolorektalem Karzinom.

Material und Methoden

Von 121 Patienten wurden intraoperativ vor Mobilisation des Tumors Leberbiopsien entnommen. Die Gewebeproben des Primärtumors wurden nach Resektion des Präparates gewonnen. Die Proben wurden in flüssigem Stickstoff schockgefroren und bei −80 °C bis zur endgültigen Verarbeitung gelagert.

Die DNA der Gewebeproben wurde mittels DNA Kit von Qiagen extrahiert.

Nach einer ersten PCR mit 30 Zyklen erfolgte der erste Verdau mit den Restriktionsenzymen BstX1 und Xcm1. Darauf folgte eine zweite PCR mit 32 Zyklen. Der zweite Verdau erfolgte in gleicher Weise. Alle mutierten Amplifikate (134 bp) wurden anschließend sequenziert (1).

Die mittlere Nachbeobachtungszeit lag bei 405 Tagen. Alle Patienten wurden zum Stichtag nachuntersucht. Drei Patienten verstarben noch während des Klinikaufenthaltes (Lungenembolie, Herzinfarkt, Sepsis) und wurden ausgeschlossen.

Ergebnisse

Bei 54 Patienten (54/121) fand sich eine K-ras Mutation im Primärtumor. Das Durchschnittsalter dieser Patienten lag bei 66.6 Jahren. 24 waren Männer (44%) und 30 (56%) Frauen. Die Tumorstadien zeigten folgende Verteilung: 4 (7%) UICC I, 22 (41%) UICC II, 15 (28%) UICC III und 13 (24%) UICC IV. Eine Lymphangiosis carcinomatosa fand sich in 87% (47/54), eine Hämangiosis carcinomatosa wurde in 11 Fällen (20%) beobachtet.

In der Gruppe mit nachgewiesener K-ras Mutation im Primärtumor fand sich bei 14 Patienten (26%) ein Befall mit DTC in der Leber. Davon waren 71% Frauen (10/14), das Durchschnittsalter lag bei 70.2 Jahren. In 7% fand sich ein UICC I Stadium (DTC neg. = 7.5%), in 29% ein UICC II Stadium (DTC neg. = 45%). Stadium III fand sich in 14% (DTC neg. = 32.5%) und Stadium IV in 50% (DTC neg. = 15%). Keine Unterschiede zwischen den beiden Gruppen fanden sich beim Grading der Lymph- und Hämangiose.

Von den 14 DTC positiven Patienten entwickelten 10 in der Nachbeobachtungszeit neue oder weitere Lebermetastasen. Davon verstarben 9 Patienten in diesem Zeitraum. Im Vergleich dazu entwickelten nur 12 Patienten Lebermetastasen (12/40; 30%) in der Gruppe der DTC negativen Patienten ($p = 0.02$). Schließt man die UICC IV Stadien bei OP aus, zeigt sich folgende Verteilung: Von den DTC negativen Patienten entwickelten 18% (6 von 34) Lebermetastasen, im Gegensatz zu 43% (3 von 7) der DTC positiven Patienten.

Ein ähnliches Bild zeigt sich auch bei der Überlebenszeit. So verstarben 25% (10 von 40) der Patienten ohne DTC Nachweis in der Leber, jedoch 9 von 14 bei Nachweis von DTC. Schließt man dann die UICC IV Stadien aus, verbleiben 41 Patienten, davon waren 34 (83%) DTC negativ und 7 (17%) DTC positiv. Im Nachbeobachtungszeitraum verstarben 15% (5/34) der DTC negativen Patienten und 29% (2/7) der DTC positiven Patienten.

Diskussion

Das Ziel dieser Studie war es, zu überprüfen ob in der Leber nachweisbare disseminierte Tumorzellen einen Prognosefaktor bei Patienten mit kolorektalem Karzinom darstellen. Von den 121 untersuchten Patienten wiesen 54 eine K-ras Mutation im Primärtumor auf und nur diese wurden in der weiteren Analyse berücksichtigt. Die Überzeugung, dass der Nachweis einer K-ras Mutation in der DNA- von Leberbiopsien mit dem Nachweis von hepatischen Tumorzellen gleichzusetzen ist, stützt sich auf drei Beobachtungen: 1) Es fand sich keine Mutation bei 20 Patienten ohne Neoplasie. 2) Es fand sich keine Mutation im Lebergewebe der 68 Patienten mit einem K-ras Wild-Typ Karzinom. 3) Jede in der Leber gefundene Mutation war mit der des zugehörigen Primärtumors identisch.

DTC positive Patienten entwickelten in der Nachbeobachtungszeit signifikant häufiger Lebermetastasen (P = 0,02). Auch die Überlebenszeit zeigte sich verkürzt (P = 0,008). Der Nachweis von DTC in der Leber kann somit als „Indikator" einer Metastasierung betrachtet werden. Der Nachweis einer K-ras Mutation im Lebergewebe ist somit eine verlässliche Methode, DTC in der Leber nachzuweisen, die aber nur bei Patienten mit nachgewiesener K-ras Mutation des Primärtumors (ca. 50% aller Patienten mit kolorektalem Karzinom) Anwendung finden kann. Andere Marker, wie Cytokeratin 20, sind für das Lebergewebe noch nicht ausreichend validiert worden.

Literatur

1. Schimanski CC, Linnemann U, Berger MR (1999) Sensitive detection of K-ras mutations augments diagnosis of colorectal cancer metastases in the liver. Cancer Res 59: 5169–5175

Korrespondenzadresse: Dr. U. Linnemann , Abteilung für Visceral-, Thorax- und Endokrine Chirurgie, Klinikum Nürnberg, Prof.-Ernst-Nathan-Str. 1, 90419 Nürnberg, Tel.: 0049-911-3982771, Fax: 0049-911-3983257, e-mail: Linnemann@klinikum-nuernberg.de

Der Nachweis hämatogen disseminierter Tumorzellen als prognostischer Marker für das Tumorrezidiv bei Patienten nach Resektion kolorektaler Lebermetastasen

Detection of hematogenous tumor cell dissemination predicts tumor relapse in patients undergoing surgical resection of colorectal liver metastases

M. Koch[1], P. Kienle[1], U. Hinz[1], F. Willeke[2], J. Schmidt[1], C. Herfarth[1], M. von Knebel Doeberitz[3], J. Weitz[1]

[1] Abteilung für Allgemein-, Viszeral- und Unfallchirurgie, Chirurgische Universitätsklinik Heidelberg
[2] Chirurgische Universitätsklinik Mannheim
[3] Abteilung für Molekulare Pathologie, Universität Heidelberg

Abstract

Background: Despite curative hepatic resection of colorectal liver metastases, a high percentage of patients develop tumor recurrence. These recurrences probably originate from disseminated tumor cells released into the circulation before or during surgery. In this study we examined the prognostic significance of disseminated tumor cells in blood and bone marrow of patients undergoing surgical resection of colorectal liver metastases. *Patients and methods:* Thirty-seven patients with potentially curative (R0) resection of colorectal liver metastases were prospectively enrolled into the study. Preoperative bone marrow samples and pre-, intra- and postoperative blood samples were examined for disseminated tumor cells by CK 20 RT-PCR. *Results:* Tumor cells were detected in preoperative blood samples in 11 of 37 (30%) patients, in intraoperative blood samples in 17 of 37 (46%) patients, and in postoperative blood samples in 8 of 37 (22%) patients. Four of 25 (16%) patients tested positive for disseminated tumor cells in bone marrow samples. Multivariate analysis confirmed tumor cell detection in intraoperative blood and in bone marrow samples to be independent prognostic factors for tumor relapse. *Conclusions:* Detection of hematogenous tumor cell dissemination during hepatic resection of colorectal cancer metastasis predicts tumor relapse. Detection of disseminated tumor cells may help to individualize adjuvant therapy of patients with colorectal liver metastases.

Einleitung

Die chirurgische Therapie stellt weiterhin den Goldstandard in der Behandlung kolorektaler Lebermetatastasen dar [1]. Die 5-Jahres-Überlebensrate nach Resektion kolorektaler Lebermetatastasen liegt je nach Patientenselektion zwischen 20–51% [2]. Trotz potentiell kurativer Resektion entwickeln jedoch fast 75% der operierten Patienten ein Tumorrezidiv, das wahrscheinlich durch eine prä- bzw. intraoperative hämatogene Tumorzellaussaat verursacht wird. Bisherige Untersuchungen unserer Arbeitsgruppe haben gezeigt, dass es während der Resektion kolorektaler Lebermetastasen zu einer signifikant erhöhten Aussaat von Tumorzellen in das zentralvenöse Blut kommt [3].

Ziel dieser Studie war die Untersuchung der prognostischen Bedeutung disseminierter Tumorzellen im Blut und im Knochenmark bei Patienten, die einer Resektion kolorektaler Lebermetastasen unterzogen wurden.

Patienten und Methodik

In diese prospektiven Studie wurden 37 Patienten eingeschlossen, bei denen in der Chirurgischen Universitätsklinik Heidelberg zwischen Mai 1996 und März 1999 eine kurative Resektion kolorektaler Lebermetastasen durchgeführt wurde. Die R0-Resektion wurde durch die histologische Aufarbeitung der Präparate sowie aller Resektionsränder in allen Fällen bestätigt. Alle Patienten erhielten ein standardisiertes Follow-up mit CT Abdomen, Tumormarkern, Röntgen Thorax und Koloskopie.

Es wurden von jedem Patienten 3 Blutproben (je 10 ml) aus dem zentralvenösen Katheter entnommen: direkt präoperativ, intraoperativ nach der Tumorentfernung und 24 Stunden postoperativ. Von 25 Patienten wurden vor der Operation zusätzlich Knochenmarksproben (je 20 ml) entnommen.

Zum Nachweis von Tumorzellen im Blut und Knochenmark wurde eine CK 20 RT-PCR verwendet. Die hohe Sensitivität dieser Methode wurde von unserer Arbeitsgruppe bereits beschrieben [4]: bei Verdünnungsexperimenten mit der Kolonkarzinom-Zellinie HT-29 lassen sich 10 Tumorzellen in 10 ml venösem Blut nachweisen.

Ergebnisse

Bei 11/37 (30%) Patienten konnten Tumorzellen im präoperativen Blut nachgewiesen werden, während in der intraoperativen Blutprobe 17/37 (46%) Patienten CK 20 positiv waren. Im postoperativen Blut zeigten sich bei 8/37 (22%) Patienten disseminierte Tumorzellen. 4/25 (16%) Patienten zeigten im Knochenmark einen positiven Befund.

Die mediane Nachbeobachtungszeit der Patienten beträgt 38 Monate (10 – 63 Monate). 13/37 (35%) Patienten sind an einem Tumorrezidiv verstorben, insgesamt haben während des Follow-up 25/37 (68%) Patienten ein intra- oder extrahepatisches Tumorrezidiv entwickelt.

In der univariaten Analyse ist der intraoperative Tumorzellnachweis mit einem signifikant kürzeren krankheitsfreien Überleben der Patienten korreliert ($p < 0{,}03$). Der Tumorzellnachweis im prä- bzw. postoperativen Blut korreliert nicht signifikant mit dem krankheitsfreien Überleben. Patienten mit disseminierten Tumorzellen im Knochenmark weisen ebenfalls eine signifikant kürzere Überlebenszeit auf ($p < 0{,}04$). In der multivariaten Analyse mit bekannten Prognosefaktoren wie z.B. dem Ausmaß der Leberresektion und dem Fong-Score [5] bestätigen sich die intraoperative Tumorzellaussaat im Blut und der Tumorzellnachweis im Knochenmark als unabhängige Prognosefaktoren ($p < 0.01$).

Diskussion

Trotz etablierter Prognosescores wie z. B. dem Fong-Score [5] kann das individuelle Rezidivrisiko nach einer potentiell kurativen Resektion bei Patienten mit kolorektalen Lebermetastasen nicht exakt bestimmt werden.

Diese Studie zeigt zum ersten Mal, dass der Nachweis disseminierter Tumorzellen im intraoperativen Blut und im Knochenmark von Patienten, welche einer kurativen Resektion kolorektaler Lebermetastasen unterzogen werden, als individueller Prognosefaktor dienen kann. Eventuell können durch veränderte Leberresektionstechniken die intraoperative Tumorzellaussaat reduzierten und damit die Prognose der operierten Patienten potentiell verbessern.

In weiteren Studien sollte weiterhin geklärt werden, ob der Nachweis disseminierter Tumorzellen z.B. auch als Surrogatmarker zur Effizienzkontrolle einer adjuvanten Chemotherapie nach kurativer Leberresektion eingesetzt werden kann.

Literatur

1. Primrose JN (2002) Treatment of colorectal metastases: surgery, cryotherapy, or radiofrequency ablation. Gut 50: 1–5
2. Rodgers MS, Mc Call JL (2000) Surgery for colorectal liver metastases with hepatic lymph node involvement: a systematic review. Br J Surg 87: 1142–1155
3. Weitz J, Koch M, Kienle P, Schroedel A, Willeke F, Benner A, Lehnert T, Herfarth C, von Knebel Doeberitz M (2000) Detection of hematogenic tumor cell dissemination in patients undergoing resection of liver metastases of colorectal cancer. Ann Surg 232: 66–72
4. Pantel K, von Knebel Doeberitz M (2000) Detection and clinical relevance of micrometastatic cancer cells. Curr Opin Oncol 12: 95–101
5. Fong Y, Fortner J, Sun RL, Brennan MF, Blumgart LH (1999) Clinical score for predicting recurrence after hepatic resection for metastatic colorectal cancer: analysis of 1001 consecutive cases. Ann Surg 230: 309–321

Korrespondenzadresse: Dr. Moritz Koch, Abteilung für Allgemein-, Visceral- und Unfallchirurgie, Chirurgische Universitätsklinik Heidelberg, Im Neuenheimer Feld 110, D-69120 Heidelberg, Fax: 06221-565981, e-mail: Moritz_Koch@med.uni-heidelberg.de

Prognostische Bedeutung von disseminierten Tumorzellen in Blut und Knochenmark bei Patienten mit Rektumkarzinom nach neoadjuvanter Radiochemotherapie

Prognostic relevance of disseminated tumor cells in blood and bone marrow in patients after neoadjuvant chemoradiation for rectal cancer

P. Kienle[1], M. Koch[1], A. Benner[2], M. Treiber[3], M. Wannemacher[3], T. Lehnert[1], M. von Knebel Doeberitz[4], C. Herfarth[1], J. Weitz[1]

[1] Abteilung für Allgemein-, Viszeral- und Unfallchirurgie, Universität Heidelberg
[2] Abteilung für Biostatistik, DKFZ, Heidelberg
[3] Abteilung für Klinische Radiologie und Strahlentherapie, Universität Heidelberg
[4] Abteilung für Molekulare Pathologie, Universität Heidelberg

Abstract

Purpose: This study was performed to evaluate the effect of preoperative chemoradiation on the detection rate of disseminated rectal cancer cells in blood and bone marrow, as previous reports have postulated a resistance of disseminated tumor cells to antiproliferative agents due to tumor cell dormancy. *Patients and Methods:* Blood samples from 142 patients (pre-, intra- and postoperative samples) and bone marrow samples from 127 patients undergoing resection of rectal adenocarcinoma, were analyzed for tumor cells using a CK 20-RT-PCR. The results were stratified according to preoperative therapy. *Results:* In patients without preoperative chemoradiation, tumor cell detection in blood (pre-, intra- and postoperative samples) and bone marrow correlated to tumor stage (Cochran Armitage trend test, $p < 0.05$). Tumor cells were detected in 34 of 103 (33%) bone marrow and 65 of 117 (55.6%) blood samples (pre-, intra- and postoperative samples) of patients without neoadjuvant treatment versus in 4 of 24 (16.7%) bone marrow and in 10 of 25 (40%) blood samples (pre-, intra- and postoperative samples) of patients with neoadjuvant treatment. The tumor cell detection rate was statistically lower after chemoradiation (binary logistic regression analysis, $p < 0.05$). The overall and disease free survival were significantly worse in patients with tumor cell detection in the bone marrow after neoadjuvant therapy ($p < 0.05$). *Conclusions:* The detection rate of rectal cancer cells in blood and bone marrow is significantly reduced by neoadjuvant chemoradiation. This finding may explain the observed clinical benefit of patients with rectal carcinoma receiving chemoradiation. Detection of disseminated rectal cancer cells may be able to serve as a surrogate marker to evaluate the effectiveness of neoadjuvant therapy.

Einleitung

Patienten mit Rektumkarzinom werden zunehmend einer neoadjuvanten Radiochemotherapie unterzogen. Hauptziele sind, neben dem lokalen „Downstaging" zur Erhöhung der Chancen für eine sphinktererhaltende Resektion, eine Verringerung der Lokalrezidivrate und potentiell der hämatogenen Metastasierung [1]. Es gibt aber bisher keine zuverlässige Methode, um die Wirksamkeit der Radiochemotherapie zeitnah zu evaluieren. Ziel dieser Studie war einerseits zu prüfen, ob eine präoperative Radiochemotherapie die Nachweisquote von disseminierten Tumorzellen in Blut und Knochenmark beeinflusst und andererseits zu untersuchen, ob dem Tumorzellnachweis nach neoadjuvanter Therapie eine prognostische Bedeutung zukommt.

Material und Methoden

Blutproben von 142 Patienten (117 Patienten ohne und 25 mit neoadjuvanter Therapie) und Knochenmarksproben von 127 Patienten (103 Patienten ohne und 24 Patienten mit neoadjuvanter Therapie) mit einem Rektumkarzinom wurden mittels einer CK 20-RT-PCR auf das Vorliegen von disseminierten Tumorzellen untersucht. Die hohe Spezifität und Sensitivität dieses Verfahrens zum Nachweis disseminierter kolorektaler Tumorzellen wurde von uns bereits gezeigt [2].

Ergebnisse

Bei Patienten ohne neoadjuvante Therapie zeigte der Tumorzellnachweis im Blut und Knochenmark eine signifikante Korrelation zum Tumorstadium (Cochran Armitage Trend Test, $p < 0.05$). Bei den nicht vorbehandelten Patienten wurden Tumorzellen im Blut bei 65/117 (56%) und im Knochenmark bei 34/103 (33%) der Patienten nachgewiesen. Bei den Patienten mit neoadjuvanter Therapie gelang der Tumorzellnachweis im Blut bei 10/25 (40%) und im Knochenmark bei 4/24 (17%) der Patienten. Der Tumorzellnachweis im Blut und Knochenmark war in der Patientengruppe mit neoadjuvanter Therapie signifikant geringer als bei den Patienten mit neoadjuvanter Therapie (binäre logistische Regressionsanalyse unter Einschluss des Tumorstadiums, $p < 0{,}05$). Die Wahrscheinlichkeit bei Patienten nach Radiochemotherapie Tumorzellen im Knochenmark nachzuweisen war fünf mal geringer als bei Patienten ohne Radiochemotherapie, im Blut war diese Wahrscheinlichkeit drei mal geringer. Dem Tumorzellnachweis im Blut kam in dieser Analyse keine prognostische Bedeutung zu. ■ Tabelle 1 zeigt die prognostische Bedeutung des Tumorzellnachweises im Knochenmark bei Patienten, die einer neoadjuvanten Therapie unterzogen wurden. Patienten mit einem Nachweis disseminierter Tumorzellen im Knochenmark nach neoadjuvanter Radiochemotherapie wiesen ein signifikant schlechteres rezidivfreies und Gesamtüberleben als Patienten ohne Tumorzellnachweis auf.

■ Tabelle 1. Prognostische Bedeutung des Tumorzellnachweises im Knochenmark nach neoadjuvanter Therapie

	Rezidivfreies Überleben		Gesamtüberleben	
	Medianes Überleben	Geschätzte 4-Jahres-Überlebensrate	Medianes Überleben	Geschätzte 4-Jahres-Überlebensrate
Tumorzellnachweis positiv	24 Monate	0%	42 Monate	0%
Tumorzellnachweis negativ	nicht erreicht	85%*	nicht erreicht	91%#

* log-rank test, $p = 0{,}03$; # log-rank test, $p = 0.04$

Diskussion/ Schlussfolgerung

Eine neoadjuvante Radiochemotherapie war mit einer verminderten Nachweisrate von disseminierten Rektumkarzinomzellen in Blut und Knochenmark assoziiert. Patienten, bei denen nach neoadjuvanter Radiochemotherapie keine Tumorzellen im Knochenmark nachgewiesen werden konnten, hatten in unserer Studie eine sehr gute Prognose. Diese Ergebnisse sind im Widerspruch zu früheren Untersuchungen, die eine Resistenz disseminierter Tumorzellen gegenüber antiproliferativen Therapien postuliert haben [3]. Die Radiochemotherapie sollte jedoch, zumindest zum Teil, in der Lage sein die systemische Tumorzellaussaat zu eliminieren, da es eindeutige Hinweise gibt, dass durch diese Therapie eine Verbesserung des Überlebens von Patienten mit kolorektalem Karzinom erreicht werden kann [4]. Unsere Ergebnisse könnten den beobachteten klinischen Vorteil der Patienten mit Rektumkarzinom, welche eine Radiochemotherapie erhalten haben, erklären. Der Nachweis von disseminierten Tumorzellen in Blut und Knochenmark kann möglicherweise in Zukunft als Surrogat-Marker für die Effektivität einer neoadjuvanten Radiochemotherapie bei Patienten mit Rektumkarzinom eingesetzt werden.

Literatur

1. Pahlmann L (2000) Neoadjuvant and adjuvant radio- and radio-chemotherapy of rectal carcinomas. Int J Colorectal Dis 15: 1–8
2. Weitz J, Kienle P, Lacroix J, Willeke F, Benner A, Lehnert T, Herfarth C, von Knebel Doeberitz M (1998) Dissemination of tumor cells in patients undergoing surgery for colorectal cancer. Clin Cancer Res 4: 343–348
3. Braun S, Kentenich C, Janni W, Hepp F, de Waal J, Willgeroth F, Sommer H, Pantel K (2000) Lack of effect of adjuvant chemotherapy on the elimination of single dormant tumor cells in bone marrow of high-risk breast cancer patients. J Clin Oncol 18: 80–86
4. Grann A, Feng C, Wong D, Saltz L, Paty PP, Guillem JG, Cohen AM, Minsky BD (2001) Preoperative combined modality therapy for clinically resecable UT3 rectal adenocarcinoma. Int J Radiation Oncology Biol Phys 49: 987–995

Korrespondenzadresse: Dr. Peter Kienle, Abteilung für Allgemein-, Viszeral- und Unfallchirurgie, Chirurgische Universitätsklinik, INF 110, 69120 Heidelberg, Tel.: 06221-5636236, Fax: 06221-561708, e-mail: Peter_Kienle@med.uni-heidelberg.de

Bedeutung von Telomerlänge und hTERT Expression für Entwicklung und Prognose kolorektaler Karzinome

Influence of telomere length and hTERT expression on progression and prognosis of colorectal carcinoma

R. Gertler[1], *R. Rosenberg*[1], *D. Stricker*[1], *M. Werner*[2], *H. Nekarda*[1], *J. R. Siewert*[1]

[1] Chirurgische Klinik und Poliklinik, Klinikum rechts der Isar der Technischen Universität München
[2] Institut für Pathologie und Pathologische Anatomie, Klinikum rechts der Isar der Technischen Universität München

Abstract

Introduction: Aim of the study was to investigate the influence of telomere regulation for progression and prognosis of colorectal carcinoma by determining telomere length and expression of the catalytic telomerase subunit hTERT (human Telomerase Reverse Transcriptase). *Methods:* From tumor tissue and adjacent normal mucosa of 57 patients with colorectal carcinoma (UICC stage I – IV) that were R0-resected in our department between 1993 and 1996, telomere lengths were determined in Southern Blot technique and expression of hTERT-encoding mRNA was quantified using real-time RT-PCR. Telomere length and hTERT expression in tumor tissue and normal mucosa were compared and correlated with histomorphological parameters and patient survival. The median follow-up was 76 months. *Results:* hTERT expression correlated significantly with telomere length both in normal mucosa ($r = 0.54$; $p < 0.001$) and in tumor tissue ($r = 0.52$; $p < 0.001$). While telomere length and hTERT expression decreased with ageing in normal mucosa ($r = 0.36$; $p < 0.01$ and $r = 0.25$; $p < 0.05$, respectively), telomere regulation in tumor tissue was independent of age. Compared with normal mucosa, tumor tissue showed significantly shorter telomeres (median 5.7 kb vs. 6.8 kb; $p < 0.001$) and significantly lower hTERT expression levels (median 23.2 vs. 41.4; $p < 0.001$). To measure the individual changes during carcinogenesis, the ratio of telomere length in tumor tissue to telomere length in normal mucosa was formed and reached a median of 0.84 (range 0.53 – 51.17). Patients with locally advanced tumors (pT3 + 4) showed higher telomere length ratios compared with patients with pT1 + 2 tumors ($p < 0.02$). 14 patients with telomere length ratios > 0.90 had a significantly poorer overall survival (5-year survival rate 25.6% ± 13.8%) compared with 43 patients with telomere length ratios ≤ 0.90 (5-year survival rate 78.2% ± 6.8%) ($p < 0.002$). In multivariate analysis, the telomere length ratio proved to be an independent prognostic factor ($p < 0.02$; relative risk of death 3.3; confidence interval 1.2 – 9.0). *Conclusion:* Telomeres of somatic cells shorten with each successive cell cycle and show a clear correlation with ageing. For tumor cells, the compensation of replicative telomere losses by hTERT expression is a key step in carcinogenesis. For the first time, the stabilization of telomere length could be correlated with tumor progression and prognosis in patients with colorectal carcinoma.

Einleitung

Telomeren bilden die Enden eukaryotischer Chromosomen und schützen diese vor chromosomalen Abberationen. In somatischen Zellen verkürzen sich die Telomere aufgrund eines End-Replikationsproblems sukzessive mit jeder Zellteilung. Ab einer kritischen Telomerlänge verlieren die Zellen in Krise und Seneszenz ihre Proliferationsfähigkeit [1]. Tumorzellen benötigen einen Mechanismus, replikationsbedingte Telomerverluste zu kompensieren, um ihre Teilungsfähigkeit zu erhalten. Die Aktivierung der Telomerase zur De-novo-Synthese von Telomeren konnte als wichtige genetische Veränderung im Rahmen der Onkogenese identifiziert werden. Anhand der Bestimmung von Telomerlänge und der katalytischen Telomerase-Untereinheit hTERT (human Telomerase Reverse Transcriptase) analysierten wir die Bedeutung der Telomerregulation für Entwicklung und Prognose kolorektaler Karzinome.

Methodik

Untersucht wurde Primärtumorgewebe und korrespondierende kolorektale Normalschleimhaut von 57 Patienten mit kolorektalem Karzinom, die zwischen 1993 und 1996 in unserer Klinik R0-reseziert wurden (UICC Stadium I – IV). Die Telomerlängen-Bestimmung erfolgte mit einem modifizierten TeloQuant Telomere Length Assay (Pharmingen, San Diego, CA, USA) in Southern Blot Technik. hTERT-kodierende mRNA wurde in einer LightCycler real-time RT-PCR (Roche Diagnostics, Mannheim, Deutschland) quantifiziert. Telomerlänge und hTERT Expression in Tumorgewebe und Normalschleimhaut wurden verglichen und mit den histopathologischen Parametern sowie dem Gesamtüberleben der Patienten korreliert. Das mediane Follow-up betrug 76 Monate.

Ergebnisse

Sowohl in der Normalschleimhaut ($r = 0.54$; $p < 0,001$) als auch im Karzinomgewebe ($r = 0.52$; $p < 0,001$) korrelierte die hTERT Expression mit der Telomerlänge. Während in der Normalschleimhaut Telomerlänge und hTERT Expression mit zunehmendem Alter kontinuierlich abnahmen ($r = 0,36$; $p < 0,01$ bzw. $r = 0,25$; $p < 0,05$), erfolgte die Telomerregulation im Karzinomgewebe altersunabhängig. Karzinomgewebe zeigte im Vergleich zur korrespondierenden Normalschleimhaut signifikant kürzere Telomere (Median 5,7 kb vs. 6,8 kb; $p < 0,001$) und signifikant niedrigere hTERT Expressionslevel (Median 23,2 vs. 41,4; $p < 0,001$). Als Maß für die individuellen Veränderungen im Rahmen der Karzinogenese wurde der Quotient aus Telomerlänge in Karzinomgewebe zu Telomerlänge in Normalschleimhaut gebildet und betrug im Median 0,84 (Range 0,53 – 51,17). Patienten mit lokal fortgeschrittenen Karzinomen (pT3 + 4) zeigten dabei einen größeren Telomerlängen-Quotienten als Patienten mit pT1 + 2 Karzinomen ($p < 0,02$). 14 Patienten mit Telomerlängen-Quotienten > 0.90 hatten ein signifikant schlechteres Überleben (5-Jahresüberleben 25.6% ± 13.8%) als 43 Patienten mit einem Quotienten $\leq 0,90$ (5-Jahresüberleben 78.2% ± 6.9%) ($p < 0.002$) (◘ Abbildung 1). Der Telomerlängen-Quotient erwies sich multivariat als unabhängiger Prognosefaktor ($p < 0,02$; relatives Risiko 3,3; CI 1,2 – 9,0).

Diskussion

Die in den meisten Tumorgeweben im Vergleich zu den korrespondierenden Normalschleimhäuten verkürzten Telomeren spiegeln die gesteigerte Proliferationsrate von Tumorzellen wieder und unterstützen die Hypothese, daß eine suffiziente Kompensation replikationsbedingter Telomerverluste durch hTERT-vermittelte Telomerase-Aktivierung erst spät im Rahmen der Karzinogenese auftritt [2].

Zum ersten Mal konnte gezeigt werden, daß hTERT-mRNA in allen kolorektalen Karzinomen und den korrespondierenden Normalschleimhäuten exprimiert ist. Somit unterscheidet sich das hTERT-Detektionsmuster entscheidend vom Nachweis von Telomerase-Aktivität, die in zahlreichen Studien zwar in Tumorgewebe vorlag, jedoch in Normalschleimhäuten undetektierbar blieb. Während hTERT-mRNA als bestimmender Faktor der Telomerase-Aktivität in Tumorgewebe identifiziert werden konnte, legen unsere Daten die Vermutung nahe, daß die Expression

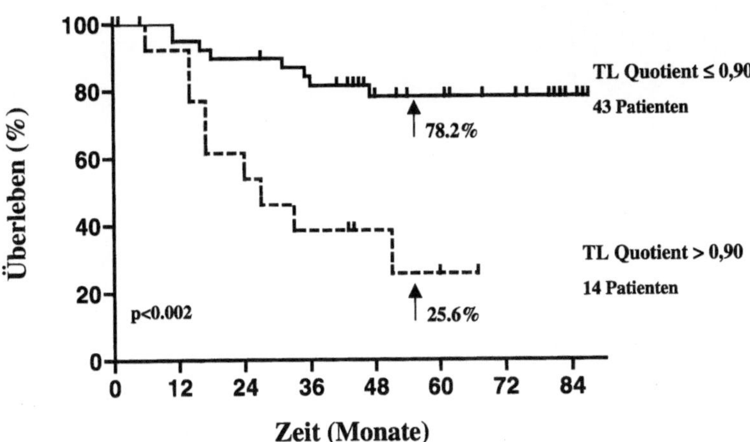

Abb. 1. Überlebensanalyse für den Quotienten aus Telomerlänge in Tumorgewebe zu Telomerlänge in Normalschleimhaut (TL-Quotient) , cut-off 0,90. 14 Patienten mit TL-Quotienten >0.90 zeigen ein signifikant schlechteres Überleben (5-Jahresüberleben 25.6% $\pm$ 13.8%) als 43 Patienten mit einem TL-Quotienten $\leq 0{,}90$ (5-Jahresüberleben 78.2% $\pm$ 6.9%) ($p < 0.002$)

von hTERT-mRNA für die Telomerase-Aktivierung allein nicht ausreichend sein könnte. Wie bereits von Nakamura et al. vermutet, könnte die Telomerase-Aktivität nicht nur durch die Transkription von hTERT kontrolliert werden, sondern auch auf der posttranskriptionellen, translationalen oder posttranslationalen Ebene beeinflußt werden [3].

Unsere Daten veranschaulichen die bekannte Telomerverkürzung mit zunehmendem Alter als Folge akkumulierter Zellteilungen. Ergänzend konnten wir nachweisen, daß auch die Expression von hTERT mit höherem Alter abnimmt. Beide Korrelationen gelten jedoch nur für kolorektale Normalschleimhaut und nicht für Tumorgewebe. Telomerlänge und hTERT Expression kolorektalere Karzinome scheinen während der Karzinogenese vielmehr dieser altersabhängigen Regulation zu entgehen und spezifische Charakteristika der einzelnen Tumore darzustellen.

Die Quotienten von Tumorgewebe zu Normalschleimhaut für beide Parameter reflektiert die Fähigkeit des Tumors, Telomeren durch hTERT Expression zu stabilisieren oder sogar zu elongieren. Die Korrelation von hohen Telomerlängen-Quotienten mit fortgeschrittenen Tumorstadien deutet an, daß die erfolgreiche Stabilisierung von Telomeren eine Voraussetzung für die weitere Tumorprogression zu sein scheint, die schließlich in einer schlechten Prognose der Patienten resultiert. Erstmals konnte die Telomerlängenstabilisierung in einem größeren Patinetenkollektiv mit dem Tumorstadium und der Prognose von Patienten mit kolorektalem Karzinom korreliert werden.

Literatur

1. Blackburn EH (1991) Structure and function of telomeres. Nature 350: 569–573
2. Engelhardt M, Drullinsky P, Guillem J, Moore MAS (1997) Telomerase and telomere length in the development and progression of premalignant lesions to colorectal cancer. Clin Canc Res 3: 1931–1941
3. Nakamura Y, Tahara E, Tahara H, Yasui W, Tahara E, Ide T (1999) Quantitative reevaluation of telomerase activity in cancerous and noncancerous gastrointestinal tissues. Mol Carcinog 26: 312-320

Korrespondenzadresse: Dr. Ralf Gertler, Chirurgische Klinik und Poliklinik, Klinikum rechts der Isar der Technischen Universität München, Ismaningerstrasse 22, 81675 München, Tel.: 089-4140-4086, Fax: 089-4140-4092, e-mail: gertler@nt1.chir.med.tu-muenchen.de

Prognostische Bedeutung der semiquantitativen Positronemissionstomographie (PET) bei Weichgewebesarkomen

Prognostic value of semiquantitative [^{18}F]FDG-PET in soft tissue sarcoma

S. Cardona[1], U. Hinz[1], A. Dimitrakopoulou-Strauss[2], G. Mechtersheimer[4], M. W. Büchler[1], T. Lehnert[3], Ch. Herfarth[1], M. Schwarzbach[1]

[1] Chirurgische Universitätsklinik Heidelberg
[2] Abteilung für Onkologische Diagnostik und Therapie des DKFZ
[3] Sektion Chirurgische Onkologie
[4] Institut für Pathologie der Universität Heidelberg

Abstract

Objective: The purpose of this study was to evaluate the long term prognostic relevance of positron emission tomography (PET) 2-fluoro-2-deoxy-D-glucose (FDG) in patients with soft tissue sarcoma (STS). *Methods:* Data of 80 consecutive patients examined preoperatively with FDG-PET imaging who underwent tumor resection with diagnosis of soft tissue sarcoma was prospectively gathered. Patients were dichotomized and classified into low SUV_{med} (< 1.59) and high SUV_{med} ($\geq$ 1.59) groups. Multivariate Cox regression analysis was performed to examine to role of SUV_{med} in predicting time to recurrence or death after adjusting for most important clinical prognostic factors. *Results:* Data of fifty-five patients who experienced complete tumor resection was used to evaluate tumor relapse and prognosis. The distribution of tumor size, histological subtype, margin of resection (R0/R1), tumor location and tumor presentation (primary or recurrent) was similar in both groups. Median follow-up was 38 months. Thirty (55%) patients have experienced recurrence. Median time for recurrence was 14 months. The 5-year disease free-survival in patients with low SUV_{med} and high SUV_{med} was 69% and 18%, respectively ($P = 0.0025$). A significant difference in disease specific-survival ($P = 0.0042$) and local recurrence free-survival ($P = 0.011$) was observed between the two groups. By multivariate Cox regression analysis a strong correlation was observed between grading and SUV_{med}.($P < 0.001$; Fisher's test). Because of the modest number of patients in this study, tumor location ($P = 0.021$), grading ($P = 0.068$) and SUV_{med} ($P = 0.11$) were found to have prognostic relevance predicting survival, but failed to reach a statistical difference by multivariate analysis. *Conclusion:* FDG-PET is a non-invasive modality to evaluate *in vivo* the metabolic characteristics and biological aggressiveness of STS. SUV_{med} represents a prognostic preoperative factor which predicts survival in patients with STS. Thus, FDG-PET may become an important complementary diagnostic tool planning therapy in patients with STS.

Einleitung

Weichgewebesarkome umfassen eine heterogene Gruppe mesenchymaler Malignome, die durch unterschiedliches biologisches Verhalten und Aggressivität charakterisiert sind. Während undifferenzierte Sarkome frühzeitig hämatogen metastasieren und eine schlechte Prognose aufweisen (Langzeitüberleben < 40%), wachsen hochdifferenzierte Weichgewebesarkome langsam und metastasieren selten (Langzeitüberleben > 80%). Verschiedene histopathologische Parameter (Grading, Tumorgröße, Metastasierung und Lokalisation) wurden in der UICC-Klassifikation bei der Definition von Prognosestadien berücksichtig. Die Aussagekraft der nichtinvasiven FDG-PET zur präoperativen Prognoseabschätzung bei Weichgewebesarkomen ist derzeit unklar [1–3]. Eine präoperative Prognoseabschätzung mittels FDG-PET kann eine relevante therapeutische Tragweite besitzen [2, 3] (Indikation zur neoadjuvanten Strahlentherapie oder Chemotherapie) und ergänzend zur histopathologischen Gewebeanalyse eingesetzt werden.

Methodik

Im Zeitraum 1/96 bis 6/2002 wurden 80 Patienten mit Weichgewebesarkomen prospektiv mit der [^{18}F]FDG-PET untersucht. Die gemessenen medianen Standardized Uptake Values (SUV-Wert) der FDG Aufnahme im Tumorgewebe wurden mit den etablierten Prognoseparametern und den Follow-up Daten des Heidelberger Sarkomregisters korreliert. Die Zielgrößen der Analysen, das Überleben, das rezidivfreie Überleben und die lokale Tumorkontrolle, wurden nach dem Kaplan-Meier-Verfahren geschätzt und mit dem Log-Rank Test auf Unterschiede in Subgruppen analysiert. Der SUV-Wert wurde für die Prognoseanalyse anhand der Werteverteilung dichotomisiert.

Ergebnisse

55 Patienten (69%) wurden nach einer makroskopisch kompletten Tumorresektion (R0: N = 35/ R1: N = 20) in die Prognoseanalyse eingeschlossen. Die mediane Nachbeobachtungszeit der lebenden Patienten lag zum Zeitpunkt der Analyse bei 38 Monaten. 30 der Patienten (55%) entwickelten im Median nach 14 Monaten ein lokales Tumorrezidiv oder Fernmetastasen. Die 5-Jahresraten lagen bei 56% Überleben, 30% rezidivfreies Überleben und 45% lokaler Tumorkontrolle. Den stärksten Impakt auf die Prognose zeigten die SUV-Werte bei einer Dichotomisierung anhand des 25. Perzentil (1.59). Das rezidivfreie Überleben in der Gruppe mit einem FDG Uptake von $< 1{,}59$ (N = 14) war mit einer 5-Jahresrate von 69% gegenüber 18% in der Gruppe mit einem FDG Uptake von ≥ 1.59 (N = 41) signifikant besser (*P = 0.0025*; ◘ Abbildung 1). Dieser signifikante Unterschied bestätigte sich auch beim Überleben (*P = 0.0042*) und bei der lokalen Tumorkontrolle (*P = 0.011*) zwischen diesen beiden Patientengruppen. Da eine starke Korrelation zwischen dem SUV-Wert und dem Tumorgrading beobachtet wurde ($P < 0.001$;

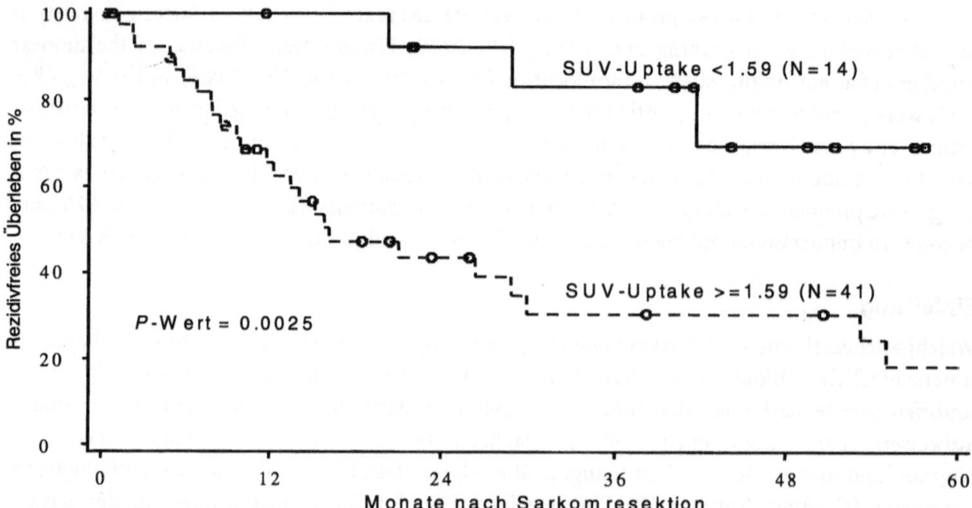

◘ **Abb. 1.** Rezidivfreies Überleben in Abhängigkeit vom präoperativ mittels PET (Positronen Emissionstomographie) im Tumor gemessenen [^{18}F]FDG-Uptakewerten (medianer Standardized Uptake Value = SUV_{med}).

Fisher's exakter Test), wurde eine multivariate Cox-Analyse für das rezidivfreie Überleben mit den Faktoren Tumorgrading (GIII vs. GI/II), Lokalisation (retroperitoneal vs. andere), dem R-Status (R1 vs. R0) und dem SUV-Wert (≥ 1.59 vs. < 1.59) gerechnet. Aufgrund der limitierten Patientenzahl wurden multivariat neben der Lokalisation ($P = 0.021$) und dem Tumorgrading ($P = 0.068$) der SUV-Wert ($P = 0.11$) mit prognostischer Relevanz beobachtet, ohne jedoch statistische Signifikanz zu erlangen.

Diskussion/Schlussfolgerung

Diese ersten Ergebnisse verdeutlichen den möglichen Nutzen der FDG-PET in der präoperativen prognostischen Evaluierung von Weichgewebesarkomen. In dieser Analyse erwies sich der SUV-Wert bei Weichgewebesarkomen neben dem Tumorgrading und der Lokalisation als wichtiger präoperativer, nicht invasiver Prediktor für das rezidivfreie Überleben. Somit könnte der präoperative FDG-PET-Wert zukünftig eine Rolle in der Therapieplanung erlangen.

Literatur

1. Eary JF, O'Sulivan F, Powitan Y, Chandhury KR, Vernon C, Bruckner JD, Conrad EU (2002) Sarcoma tumor uptake measured by PET and patient outcome: a retrospective analysis. Eur J Nucl Med 29: 1149–1154
2. Schulte M, Brecht-Krauss D, Heymer B, Guhlmann A, Hartwig E, Sarkar MR, Diderichs CG, Schultheiß M, Kotzerke J, Reske SV (1999) Fluordeoxyglucose positron emission tomography of soft tissue tumours: is a non-invasive determination of biological activity possible? Eur J Nucl Med 26: 599–605
3. Schwarzbach MH, Dimitrakopoulou-Strauss A, Willeke F, Hinz U, Strauss LG, Zhang Y, Mechtersheimer G, Attigah N, Lehnert T, Herfarth Ch (2000) Clinical Value of [18-F] Fluorodeoxyglucose Positron Emission Tomography Imaging in Soft Tissue Sarcomas. Ann Surg 231: 380–386

Korrespondenzadresse: Servando Cardona, Im Neuenheimer Feld 110, 69120 Heidelberg, Poststelle, Fax: (06221) 56 4215, e-mail: Servando_Cardona@med.uni-heidelberg.de

Coexpression von Survivin und hTERT – ein hoch signifikanter unabhängiger molekularer Prognosefaktor für Weichteilsarkome des Erwachsenen

Transcript co-expression of *survivin* and *hTERT* results in an extremely high risk of tumour-related death in soft tissue sarcoma patients

P. Würl[1], M. Kappler[2], H. Taubert[2], A. Meye[3], F. Bartel[2], T. Köhler[4], D. Henne-Bruns[1]

[1] Chirurgische Klinik I der Universität Ulm
[2] Institut für Pathologie der Martin-Luther-Universität Halle
[3] Klinik für Urologie der Technischen Universität Dresden
[4] Roboscreen GmbH Leipzig

Abstract

Eighty-nine cases of adult soft tissue sarcomas were investigated quantitatively for mRNA expression of *survivin* (TaqMan™ assay) and *hTERT* transcript expression (LightCycler™ assay). Cox proportional hazard regression model identified the co-expression of both genes as a significant negative prognostic factor for stage 1 to stage 4 patients ($p = 0.0004$; RR = 20.1; 95% CI of 3.8 - 106.4) and for stage 2 and 3 patients' groups ($p = 0.0002$; RR = 42.1; 95% CI of 6.0 - 294.9) compared to a low expression of both genes. Co-expression of *survivin* and of *hTERT* transcripts correlates with the highest risk for a tumour related death described for STS patients until now.

Einleitung

Bekannte molekulare Prognosefaktoren für Weichteilsarkome (WTS) sind z. B. p53, mdm2, bcl-2 und Survivin [1, 2]. Ähnlich Survivin wird auch die humane Telomerase reverse Transcriptase (hTERT) in nahezu allen Tumorarten, nicht jedoch in adulten Normalgeweben, exprimiert [3]. Für WTS liegen diesbezüglich keine Daten vor. In Voruntersuchungen zeigten wir an WTS die prognostische Bedeutung einer erhöhten Survivinexpression (RR = 2,7; $p = 0{,}009$) [2]. Hier soll die prognostische Relevanz der hTERT in Verbindung mit der Survivinexpression analysiert werden.

Methodik

Wir untersuchten 89 Proben adulter WTS mittels quantitativer mRNA-Analyse für Survivin und hTERT. Dabei kamen ein TaqMan™-Assay sowie ein LightCycler™-Assay zur Anwendung. Als Überexpression von Survivin wurden mRNA Spiegel über 2 zeptomol Survivin pro attomol Glyceraldehyde-3-phosphate dehydrogenase (GAPDH) und für hTERT ein Verhältnis von 0,8 zur Porphobilinogen-deaminaseexpression definiert. Beide Level liegen über den maximal in gesunden Geweben detektierbaren. Von allen Patienten waren die Histologie, die Radikalität der Resektion, die Tumorlikalisation, das Stadium und der Krankheitsverlauf bekannt. Im angewandten Cox's proportional-hazards regression model erfolgte eine Adjustierung nach der Entität, der Radikalität der Resektion, der Tumorlokalisation und dem Tumorstadium.

Ergebnisse

Erhöhte mRNA-Spiegel für Survivin und hTERT wurden in 26 Fällen (29%) gefunden. Bei 18 Patienten (20%) lag eine Expressionserhöhung nur für Survivin und bei 26 (29%) nur für hTERT vor. Für Patienten mit einer Überexpression für Survivin und hTERT betrug die cumulative 2-Jahres-Überlebensrate 27,9% gegenüber 100% für Patienten ohne eine detektierbare Expression ($p < 0{,}0001$; log rank test). Im multivariaten Cox-proportional-hazard-model mit einer Adjustierung nach dem Stadium, der Entität, der Lokalisation und dem Resektionstyp stellte sich unter Einbeziehung aller Patienten die kombinierte Überexpression als starker unabhängiger prognostischer Faktor dar ($p = 0{,}0004$; RR = 20,1; 95% CI von 3,8 - 106,4). Überexpression nur eines der beiden Gene zeigte eine weniger starke aber noch deutliche Assoziation zu ungünstiger Prognose (Survivin: $p = 0{,}097$, RR = 4,4; 95% CI von 0,8 - 25,0; hTERT: $p = 0{,}034$; RR = 5,8; 95% CI von 1,1 - 29,6). Die weitere biometrische Analyse führte zum Ausschluß von Patienten im Stadium 1 und 4, da deren Krankheitsverlauf nicht mit den untersuchten mRNA-Expressionen in Verbindung steht (kein Patient verstarb im Stadium 1). In der Analyse der Patienten im Stadium 2 und 3 ($n = 66$) hatten diejenigen Patienten mit einer kombinierten Überexpression von hTERT und Survivin die schlechteste Prognose ($p = 0{,}0002$; RR = 42,1; 95% CI von 6,0 - 294,9). Die Risiken der isolierten Überexpression der einzelnen Gene zeigten auf Grund der geringen Fallzahl keine Signifikanz (Survivin $p = 0{,}26$; RR = 2,7; 95% CI von 0,5 - 14,9; hTERT $p = 0{,}15$; RR = 3,3; 95% CI von 0,7 - 16,8). Das relative Risiko von 42,1 stellt den für eine Einzelanalyse höchsten bisher ermittelten Wert für Weichteilsarkome dar.

Diskussion

Survivin gehört zur Familie der Apoptoseinhibitoren (IAP-Familie), hTERT ist für den Altersstatus von Zellen verantwortlich. Damit kontrollieren beide Gene entscheidende Schritte der Tumorentstehung und Entwicklung. Interessanterweise liegen alle Gene der IAP-Familie und auch hTERT speziesunabhängig sehr dicht an den Telomeren. Dies legt die Vermutung nahe, dass die korrekte Funktion von Survivin und den Telomerasegenen an eine unveränderte und reibungslose Struktur und Funktion der Telomere gebunden ist. Die Frage warum durch die kombinierte Überexpression von hTERT und Survivin eine 42-fache Erhöhung des relativen Risikos für Weichtelsarkompatienten eintritt, läßt sich bis dato nicht erschöpfend beantworten. Möglicherweise liegt dies jedoch daran, dass sich Weichteilsarkome nicht von entgleisten adulten Zellen sondern sehr wahrscheinlich von mesenchymalen Stammzellen ableiten.

Literatur

1. Adida C, Berrebi D, Peuchmaur M, Reyes-Mugica M, Altieri DC (1998) Anti-apoptosis gene, survivin, and prognosis of neuroblastoma. Lancet 351: 882–823
2. Kappler M, Köhler T, Kampf C, Distelkötter P, Würl P, Schmitz M, Bartel F, Lautenschläger C, Rieber EP, Schmidt H, Bache M, Taubert H, Meye A (2001) Increased survivin transcript levels – an independent negative predictor of survival in soft tissue sarcoma patients. Int J Cancer 95: 360–363
3. Aogi K, Woodman A, Urquidi V, Mangham DC, Tarin D, Goodison S (2000) Telomerase activity in soft-tissue and bone sarcomas. Clin Cancer Res 6: 4776–4781

Korrespondenzadresse: PD Dr. Peter Würl, Chirurgische Klinik I, Universität Ulm, Steinhövelstraße 9, 89075 Ulm, Tel.: 0731-5002703, Fax: 0731-5002709, e-mail: peter.wuerl@medizin.uni-ulm.de

VIII. Onkologie: Therapie

Glivec (imatinib) bremst das Pankreaskarzinomwachstum *in vitro* – ein neuer Therapieansatz in der Behandlung des Pankreaskarzinoms?

Glivec (Imatinib) inhibits pancreatic cancer cell growth in vitro – a novel approach in the treatment of pancreatic cancer?

J. Kleeff[1], L. Fischer[1], I. Esposito[2], S. C. Bischoff[3], M. W. Büchler[1], H. Friess[1]

[1] Abteilung für Allgemein-, Viszeral- und Unfallchirurgie, Chirurgische Klinik, Universität Heidelberg
[2] Institut für Pathologie, Universität Heidelberg
[3] Abteilung für Gastroenterologie und Hepatologie, Medizinische Hochschule Hannover

Abstract

Autocrine and paracrine growth regulating loops contribute to the aggressiveness of pancreatic carcinoma, one of the most lethal human cancers, in which incidence and mortality almost coincide. The evaluation of the expression of protein-kinase receptors and their ligands in human cancers is of particular interest since selective protein-kinase inhibitors have been developed. One of these molecules, the tyrosine kinase inhibitor Glivec, has been shown to inhibit besides other receptors, the c-kit tyrosine kinase. Preclinical and clinical studies have shown the ability of Glivec to exert significant cytotoxic effects in chronic myeloid leukemia, and in gastrointestinal stromal tumors, which express c-kit in a high percentage of cases. In the present study, the effects of the natural c-kit ligand stem cell factor (SCF) and of the c-kit tyrosine-kinase inhibitor Glivec on the growth of several pancreatic cancer cell lines and of the normal pancreatic ductal cell line TAKA-1 were assessed. In addition, the concomitant expression and distribution of SCF and c-kit were examined in 17 normal and 26 cancerous human pancreatic tissues and in 6 cultured pancreatic cancer cell lines. SCF showed a dose-dependent growth inhibitory effect on TAKA-1 cells ($p < 0.001$), whereas pancreatic cancer cells were resistant to the SCF-induced growth inhibition. Nonetheless, the growth of TAKA-1 cells and pancreatic cancer cells was dose-dependently inhibited by the c-kit tyrosine kinase inhibitor Glivec. SCF immunoreactivity was absent in acinar, ductal and islet cells of the normal pancreas and faint in pancreatic cancer tissues and cell lines, whereas c-kit was clearly present in some normal and hyperplastic ducts of the normal pancreas, in the cancer cells of 73% of the tumor samples and in all pancreatic cancer cell lines tested. In conclusion, the SCF-c-kit system may have a growth-regulating role in the normal pancreas, which is altered during malignant transformation. Glivec has the potential to exert growth inhibitory/cytotoxic effects which are mediated at least in part through the SCF-c-kit system.

Einleitung

Das Pankreaskarzinom ist trotz seiner relativ niedrigen Inzidenz von 9–10 Fälle pro 100 000 Personen eine der wichtigsten krebsbedingten Todesursachen in westlichen Industrienationen [1]. Die Gründe der hohen Mortalität liegen in der schwierigen Frühdiagnose, einem aggressiven Tumorwachstum und einer niedrigen Resektabilität zum Zeitpunkt der Diagnosestellung. Zusätzlich sind Pankreaskarzinome relativ wenig sensibel gegenüber konventionellen onkologischen Therapiestrategien wie Chemo- und/oder Radiotherapie [2]. Es muss daher nach neuen Therapiewegen gesucht werden, mit denen das Pankreaskarzinom effektiv behandelt werden kann. Der c-kit Rezeptor und sein Ligand SCF (Stammzellfaktor) spielen bei einer Reihe von physiologischen Prozessen wie z. B. Gametogenese und Hämatogenese eine wichtige Rolle. Zusätzlich scheint das SCF-c-Kit System eine Rolle in der Entwicklung hämatologischer und solider Tumore zu spielen. Basierend auf neuen molekularbiologischen Erkenntnissen wurde Glivec (STI-571), ein c-kit Tyrosinkinase Inhibitor entwickelt [3], der erfolgreich in der Behandlung der chronischen myeloischen Leukämie und von gastrointestinalen Stromatumoren eingesetzt wird [4]. In der vorliegenden Studie wurde der Effekt von Glivec auf das Wachstum von Pankreaskarzinomzellen untersucht, sowie die Expression von c-kit und seinem Liganden SCF analysiert.

Methodik

Der Effekt von Glivec und des c-kit Liganden SCF auf das Wachstum von Pankreaskarzinomzellen wurde mit Hilfe des MTT Assays analysiert. Die Expression von c-kit und SCF wurde mittels Immunhistochemie in 17 normalen Pankreasgeweben und 27 Pankreaskarzinomen untersucht.

Ergebnisse

Der c-kit Tyrosinkinase Inhibitor Glivec inhibierte das Wachstum von Pankreaskarzinomzellen dosisabhängig. Minimale Effekte traten bei einer Dosierung von 5 μM Glivec auf, maximale Effekte mit einer Wachstumsinhibierung von – 77% bis – 90% wurden bei einer Konzentration von 75 μM Glivec beobachtet. Der endogene c-kit Ligand SCF bremste das Wachstum von normalen Pankreasgangzellen (TAKA-1), wohingegen Pankreaskarzinomzellen resistent gegenüber den wachstumsmodulierenden Effekten von SCF waren. SCF Immunoreaktivität zeigte sich im Pankreaskarzinomgewebe, wohingegen in Azinuszellen, Gangzellen und Inseln im normalen Pankreas keine SCF Färbung beobachtet werden konnte. Im Gegensatz hierzu zeigte sich c-kit Immunoreaktivität in Gangzellen im normalen Pankreasgewebe, sowie in 73% der untersuchten Pankreaskarzinome.

Diskussion/Schlussfolgerung

Glivec bremst das Wachstum von Pankreaskarzinomzellen. In Verbindung mit der beobachteten Expression des c-kit Rezeptors in der überwiegenden Mehrzahl der Pankreaskarzinome zeigt sich hier ein neuer vielversprechender Therapieansatz. Erste klinische Untersuchungen zur potentiellen Wirksamkeit dieses neuen Tyrosinkinase Inhibitors in der Behandlung des Pankreaskarzinoms sind daher angezeigt und derzeit am laufen.

Literatur

1. Greenlee RT, Murray T, Bolden S, Wingo PA (2000) Cancer statistics, 2000. CA Cancer J Clin 50: 7 – 33
2. Neoptolemos JP, Dunn JA, Stocken DD, Almond J, Link K, Beger H, Bassi C, Falconi M, Pederzoli P, Dervenis C, Fernandez-Cruz L, Lacaine F, Pap A, Spooner D, Kerr DJ, Friess H, Buchler MW (2001) Adjuvant chemoradiotherapy and chemotherapy in resectable pancreatic cancer: a randomised controlled trial. Lancet 358: 1576 – 1585
3. Mauro MJ, O'Dwyer M, Heinrich MC, Druker BJ (2002) STI571: a paradigm of new agents for cancer therapeutics. J Clin Oncol 20: 325 – 334
4. Blanke CD, Eisenberg BL, Heinrich MC (2001) Gastrointestinal stromal tumors. Curr Treat Options Oncol 2: 485 – 491

Korrespondenzadresse: Dr. med. J. Kleeff, Abteilung Allgemein-, Viszeral-, und Unfallchirurgie, Chirurgische Klinik, Universität Heidelberg, Im Neuenheimer Feld 110, 69120 Heidelberg, Tel.: (06221) 56 6900, Fax: (06221) 56 6903, e-mail: joerg_kleeff@med.uni-heidelberg.de

Einfluß von CELEBREX und ZYFLO auf die Lebermetastasierung und die Prostaglandinsynthese beim chemisch induzierten Pankreaskarzinom des Syrischen Hamsters

Effects of selective COX-2 and 5-LOX inhibition on liver metastasis and prostaglandin synthesis in ductal pancreatic cancer in syrian hamsters

F. A. Wenger[1], M. Kilian[1], J. I. Gregor[1], I. Mautsch[2], I. Schimke[3], H. Guski[4], J. M. Müller[1]

[1] Klinik für Allgemein-, Viszeral-, Gefäß- und Thoraxchirurgie
[2] Medizinische Klinik für Gastroenterologie und Hepatologie
[3] Medizinische Klinik für Kardiologie
[4] Institut für Pathologie, Charité Campus Mitte, Humboldt Universität, Berlin

Abstract

Selective inhibition of eicosanoid synthesis seems to decrease carcinogenesis, however, the effect on liver metastasis in pancreatic cancer is still unknown.

Ductal pancreatic adenocarcinoma was chemically induced by weekly injection of N-nitrosobis-2-oxopropylamine (BOP) in Syrian hamster. Animals received selective inhibition of cyclooxygenase-2 (Celebrex) and 5-lipoxygenase (Zyflo). In week 33, hamsters were sacrified and incidence of pancreatic carcinomas as well as liver metastases were examined. Furthermore, size and number of liver metastases per animal were determined and concentration of PGF-1α and PGE-2 in hepatic tissue was analysed.

Combined therapy (Celebrex + Zyflo) decreased the incidence, number and size of liver metastases significantly. Furthermore extra- and intrametastatic concentration of PGE-2 was decreased by this treatment in hepatic tissue.

Single Cox-2-inhibition (Celebrex) decreased intrametastatic hepatic PGF-1α and PGE-2 concentration while PGF-1α concentration was reduced in non-metastatic liver. Moreover 5-LOX-inhibition (Zyflo) decreased intrametastatic PGE_2 concentration as well as PGF-1α and PGE-2 in non-metastatic liver. Accordingly combination of Cox-2-inhibition and 5-Lox-inhibition might be a suitable adjuvant therapy to prevent liver metastasis in ductal pancreatic adenocarcinoma.

Einleitung

Die Prognose des duktalen Pankreaskarzinoms ist nach wie vor infaust, da die Mehrzahl der Patienten bei Diagnosestellung bereits Lebermetastasen aufweist. In der Literatur wird diskutiert, daß der Eicosaoidstoffwechsel an der Karzinogenese des Pankreaskarzinoms beteiligt ist. Diesbezüglich wurde beobachtet, daß ein erhöhter Prostaglandinspiegel in Zusammenhang mit einer erhöhten Tumorinvasivität steht. Daher wird vermutet, daß Prostaglandine in die Steuerung der Angiogenese und Apoptose involviert sind. Demgegenüber sollen Leukotriene an der Metastasierung beteiligt sein [1, 2].

Allerdings ist bislang unklar, ob die duale Hemmung des Eicosanoidstoffwechsels ebenfalls zu einer Verminderung des Tumorwachstums und der Lebermetastasierung beim duktalen Pankreaskarzinom führt. Daher haben wir den Einfluß des selektiven COX-2-Inhibitors Celebrex und des selektiven 5-Lipoxygenase-Inhibitors Zyflo am Tiermodell des chemisch induzierten duktalen Adenokarzinoms des Pankreas des Syrischen Hamsters evaluiert.

Methodik

120 männliche Hamster wurden in 4 gesunde Kontrollgruppen (Gr. 1 – 4) und 4 Tumorgruppen (Gr. 5 – 8) (n = 15) randomisiert. Während Gr. 1 – 4 wöchentlich eine Injektion 0,5 ml 0,9% NaCl subkutan für 16 Wochen erhielten, wurden Gr. 5 – 8 wöchentlich 10 mg N-nitrosobis-2-oxopropylamin (BOP) subkutan im gleichen Zeitraum zur Induktion eines duktalen Adenokarzinoms des Pankreas injiziert. Die orale Therapie mit Celebrex (7 mg) und Zyflo (28 mg) begann ab der 16. Woche und dauerte 16 Wochen. Gr. 1 – 8 wurden wie folgt therapiert: Gr. 1: keine Therapie/Gr. 2: Celebrex/Gr. 3: Zyflo/Gr. 4: Zyflo + Celebrex/Gr. 5: BOP, keine Therapie/Gr. 6: BOP + Celebrex/Gr. 7: BOP + Zyflo/Gr. 8: BOP + Zyflo + Celebrex. In der 33. Woche wurden die Tiere getötet, Pankreas und Leber wurden histologisch untersucht. Biochemisch wurden die hepatischen intra- und extrametastatischen Konzentrationen von PGF-1α und PGE-2 untersucht.

Ergebnisse

Die Kombinationstherapie aus Celebrex und Zyflo verminderte signifikant die Inzidenz, Anzahl und Größe von Lebermetastasen pro Tier. Ferner war hierunter die Konzentration von PGE-2 in metastatischem und nicht-metastatischem Lebergewebe vermindert. Celebrex verminderte signifikant sowohl die Konzentration von PGF-1α und PGE-2 in Lebermetastasen, als auch von PGF-1α in nicht-metastatischem Lebergewebe. Darüber hinaus verminderte Zyflo signifikant die Konzentration von PGF-1α und PGE-2 in nicht-metastatischem Lebergewebe und die Konzentration von PGE_2 in metastatischem Lebergewebe.

Diskussion

In Tiermodell des duktalen Pankreaskarzinoms des Syrischen Hamsters beobachteten wir keinen Einfluß einer Einzeltherapie von Celebrex und Zyflo auf das Tumorwachstum und die Lebermetastasierung. Lediglich die Kombinationstherapie verminderte die Inzidenz, Anzahl und Größe und Lebermetastasen. Ferner verminderte die Kombinationstherapie die hepatische Konzentration von PGE-2. Ferner beeinflusste die selektive COX-2-Inhibition die intrametastatische PGF-1α und die PGE-2 Konzentration sowie die PGF-1α Konzentration in nicht-metastatischem Lebergewebe. Dieses Ergebnis wird von Lee bestätigt, der unter der dualen Eicosanoid-Inhibition ebenfalls eine Verminderung des Tumorwachstums des Mammakarzinoms beobachtete [3].

Prostaglandine wirken als Mediatoren der Inflammation, diesbezüglich stimuliert PGE-2 Makrophagen, jedoch wird durch PGE-2 ebenfalls die Antitumor-Aktivität von aktivierten Makrophagen inhibiert. Ferner führt PGE-2 in aktivierten Makrophagen zu einer verminderten Synthese des Tumornekrosefaktors [4].

Darüberhinaus soll die Überexpression von COX-2 die Apoptose hemmen, was zu einer Verlängerung der Überlebenszeit von Zellen mit einer geschädigten DNA zu führen scheint [5].

Schlussfolgerung

Die Kombinationstherapie aus dem Cox-2-Inhibitor Celebrex und dem 5-Lox-Inhibitor Zyflo könnte möglicherweise eine geeignete Therapie zur Prävention von Lebermetastasen nach einer R0-Resektion eines Pankreaskarzinoms darstellen bzw. als palliative Therapie-Option des fortgeschrittenen Pankreaskarzinoms eingesetzt werden.

Literatur

1. Wenger FA, Peter F, Zieren J, et al. (2000) Prognosis factors in carcinoma of the head of the pancreas. Dig Surg 17: 29–35
2. Tsujii M, Kawano S, Tsuji S, Sawaoka H, Hori M, DuBois RN (1998) Cyclooxygenase regulates angiogenesis induced by colon cancer cells. Cell 93: 705–716
3. Lee PPH, Ip MM (1992) Regulation of proliferation of rat mammary tumor cells by inhibitors of cyclooxygenase and lipoxygenase. Prost Leuk Ess Fatty Acids 45: 21–31
4. Kunkel SL, Wiggins RC, Chensue SW, Larrick J (1986) Regulation of macrophage tumor necrosis factor production by prostaglandin E2. Biochem Biophys Res Commun 137: 404–410
5. Tsuij M, DuBois RN (1995) Alterations in cellular adhesion and apoptosis in epithelial cells overexpressing prostaglandin endoperoxide synthase 2. Cell 83: 493–501

Korrespondenzadresse: Privat-Dozent Dr. F. A. Wenger, Klinik für Allgemein-, Viszeral-, Gefäß- und Thoraxchirurgie, Universitätsklinikum Charité Campus Mitte, Schumannstr. 20/21, 10117 Berlin, e-mail: Charipanc@aol.com

Suramin hemmt das Wachstum des humanen Pankreaskarzinoms in vitro und in vivo

Suramin inhibits the proliferation of human pancreatic cancer in vitro and in vivo

A. Porebski, H. G. Hotz, B. Hotz, H. J. Buhr

Chirurgische Klinik I, Universitätsklinikum Benjamin Franklin, Freie Universität Berlin

Abstract

Suramin, a polysulfonated naphthylurea compound, inhibits the proliferation of several human tumors in vitro and in vivo. The mechanisms of Suramin action include the inhibition of growth factor binding, an antiangiogenic effect and the inhibition of various nuclear enzymes. This study evaluates the effect of Suramin on proliferation, viability, cell cycle and apoptosis of human pancreatic cancer cells in vitro and in vivo growth in a clinically relevant orthotopic nude mouse model of pancreatic cancer. Cell cycle analysis revealed a decreased S-phase and an increased G0/G1-phase after Suramin treatment in 4 cell lines (Capan-2, PANC-1, MIAPaCa-2, AsPC-1), whereas the percentage of Capan-1-cells in S-phase was increased. High concentrations of Suramin increased the apoptotic fraction in all 5 cell lines. Suramin inhibited the proliferation of pancreatic cancer cells in a dose-dependent manner and reduced viability at high concentrations. The mechanisms of in vitro action of this antiproliferative drug seem to involve alterations of cell cycle kinetics and apoptosis. In vivo treatment with Suramin significantly reduced pancreatic tumor size and metastatic spread in an orthotopic nude mouse model.

Einleitung

Das Pankreaskarzinom ist die Krebserkrankung mit der niedrigsten 5-Jahresüberlebensrate (unter 5%) und stellt die fünfthäufigste Krebstodesursache in den westlichen Ländern dar. Diese Tatsache, verbunden mit dem Mangel an effektiven Therapiekonzepten, macht die Notwendigkeit der Entwicklung neuer Therapieoptionen deutlich [1]. Suramin, ein Naphthyl-Harnstoff-Derivat, wird seit 1920 zur Therapie der Trypanosomiasis eingesetzt. Weiter wird zur Zeit seine Wirksamkeit gegen das HIV-Virus und prionenbedingte Erkrankungen getestet [4]. Suramin wirkt antiproliferativ durch eine Interaktion mit Wachstumsfaktoren, eine antiangiogene Wirkung sowie eine Hemmung nukleärer Enzyme. Klinisch wurde Suramin beim hormonrefraktären Prostatakarzinom [2] und beim Nebennierenrindenkarzinom [3] eingesetzt. Zielsetzung dieser Studie ist die Evaluierung des Suramineinflusses auf Zellproliferation, Zellzyklus und Apoptose von Pankreaskarzinomzellen in vitro und auf in vivo Wachstum des Pankreaskarzinoms im orthotopen Naktmausmodell.

Methodik

Bei der in vitro Untersuchung wurden fünf humane, unterschiedlich differenzierte Pankreaskarzinomzelllinien (Capan-1, Capan-2, PANC-1, MIAPaCa-2 und AsPC-1) steigenden Konzentrationen von Suramin ausgesetzt. Die Proliferation wurde durch Zellzählung und den MTT-Assay nach 72 Stunden untersucht. Die Verteilung der Zellzyklusphasen und die Apoptoserate wurde flußzytometrisch analysiert. Die Konzentration von Vascular Endothelial Growth Factor (VEGF) im Zellkulturmedium wurde mittels ELISA bestimmt. Bei der in vivo

Untersuchung wurden 1 mm^3-Fragmente vom subkutanen MIAPaCa-2-Donortumoren in das Pankreas von Nacktmäusen (n = 16) implantiert. Die Suraminbehandlung begann eine Woche nach Tumorimplantation (300 mg/m^2 Körperoberfläche, wöchentlich, intraperitoneal). Die Versuchstiere wurden nach 8 Wochen sakrifiziert und die lokale sowie systemische Tumorausbreitung bestimmt.

Ergebnisse

In vitro führte die steigende Suraminkonzentration zu einer Suppression der Zellproliferation in allen Pankreaskarzinom-Zelllinien (◘ Tabelle 1). Ebenfalls war die Konzentration von VEGF im Zellkulturmedium von Capan-1 und MIAPaCa-2 unter dem Einfluß von Suramin signifikant geringer (◘ Tabelle 2). Die Analyse des Zellzyklus ergab eine verminderte Zellzahl in der S-Phase und eine vermehrte in der G0/G1-Phase nach Suraminbehandlung in 4 Zelllinien (Capan-2, PANC-1, MIAPaCa-2 und AsPC-1). Dagegen nahm die Prozentzahl der Capan-1-Zellen in der S-Phase zu. Hohe Suraminkonzentrationen führten zur Zunahme der apoptotischen Fraktion in allen 5 Zelllinien.

In vivo nahm im Vergleich zu der Kontrollgruppe (Tumorvolumen 2141.1 ± 444.9 mm^3, Metastasierung 7/8) unter Suraminbehandlung sowohl das Tumorvolumen (212.1 ± 94.9 mm^3), als auch die Metastasierung (1 von 8) signifikant ab ($p < 0,05$).

◘ **Tabelle 1.** Zellproliferation der unterschiedlich differenzierten, humanen Pankreaskarzinom-Zelllinien (Capan-1, Capan-2, PANC-1, MIAPaCa-2 und AsPC-1) in Abhängigkeit von der Suraminkonzentration nach 72 Stunden

Suramin (µg/ml)	Proliferation (%; Kontrolle = 100)				
	Capan-1	Capan-2	PANC-1	MIAPaCa-2	AsPC-1
10	99.0	89.4	53.5*	90.4	91.0
100	85.5	67.2	40.3*	81.7	60.5*
200	85.3	39.6*	20.8*	65.8*	52.7*
800	58.9*	31.9*	8.7*	46.3*	34.4*

* $p < 0.05$ im T-test

◘ **Tabelle 2.** Die Konzentration von Vascular Endothelial Growth Factor (VEGF) im Zellkulturmedium der Pankreaskarzinom-Zelllinien Capan-1 und MIAPaCa-2 wurde mittels ELISA bestimmt

Suramin (µg/ml)	VEGF (pg/ml)	
	Capan-1	MIAPaCa-2
0	542	1504
10	529	1236*
100	341*	1261*
200	316*	1065*
800	298*	712*

* $p < 0.05$ im T-test

Diskussion/Schlußfolgerung

Suramin hemmt dosisabhängig die Proliferation von Pankreaskarzinomzellen und beeinflußt in vitro den Zellzyklus und die Apoptose. Die reduzierte Produktion des vaskulären Schlüsselfaktors VEGF deutet auf eine zusätzliche antiangiogene Wirkung von Suramin beim Pankreaskarzinom hin. Die Behandlung mit Suramin in vivo führt zu einer signifikanten Reduktion des Tumorvolumens und der Metastasierung in einem klinisch relevanten, orthotopen Tiermodell.

Literatur

1. Liberman SM, Horig H, Kaufman HL (2001) Innovative treatments for pancreatic cancer. Surg Clin North Am 81: 715–739
2. Heicappell R (2002) Controversies in chemotherapy of prostate cancer. Front Radiat Ther Oncol 36: 72–80
3. Arlt W, Reincke M, Siekmann L, Winkelmann W, Allolio B (1994) Suramin in adrenocortical cancer: limited efficacy and serious toxicity. Clin Endocrinol (Oxf) 41: 299–307
4. Gilch S, Winklhofer KF, Groschup MH, Nunziante M, Lucassen R, Spielhaupter C, Muranyi W, Riesner D, Tatzelt J, Schatzl HM (2001) Intracellular re-routing of prion protein prevents propagation of PrP(Sc) and delays onset of prion disease. EMBO J 20: 3957–3966

Korrespondenzadresse: Dr. A. Porebski, Chirurgische Klinik I, Universitätsklinikum Benjamin Franklin, FU Berlin, Hindenburgdamm 30, 12200 Berlin, Tel.: 030 8445 2541, Fax: 030 0445 2740, e-mail: andreas.porebski@medizin.fu-berlin.de

Blockade des Prostata-Stammzellen-Antigens PSCA hemmt das Wachstum des Pankreaskarzinoms

Blockade of the prostate stem cell antigen inhibits pancreatic cancer growth

M. N. Wente[1,4], A. Jain[3], P. O. Berberat[1,2], T. Giese[2], H. A. Reber[4], R. E. Reiter[3], H. Friess[1], M. W. Büchler[1]

[1] Abteilung für Allgemein-, Viszeral-, und Unfallchirurgie, Chirurgische Universitätsklinik, Universität Heidelberg
[2] Institut für Immunologie, Universität Heidelberg
[3] Department of Urology, David Geffen School of Medicine at UCLA, Los Angeles, CA, USA
[4] Department of Surgery, David Geffen School of Medicine at UCLA, Los Angeles, CA, USA

Abstract

Background: The prostate stem cell antigen (PSCA) is a surface antigen expressed in normal prostate and overexpressed in the majority of prostate cancers. Recently, it was reported that PSCA is also upregulated in human pancreatic cancers and may therefore serve as a potential diagnostic marker and target for treatment. *Methods:* The aim of the present study was to evaluate the therapeutic efficacy of a monoclonal anti-PSCA antibody 1G8 in an *in vivo* pancreatic cancer model. Furthermore, to determine the expression of PSCA in human pancreatic cancer tissues compared to chronic pancreatitis and normal pancreas by using real-time polymerase chain reaction. *Results:* PSCA is expressed on the cell surface of human pancreatic cancer cell lines. Treatment with 1G8 significantly reduced tumour formation of the Capan-1 cells in nude mice. Treatment of an established tumour resulted in a modest decrease in tumour growth. Furthermore, PSCA is strongly upregulated in human pancreatic cancer tissues compared to chronic pancreatitis and normal pancreas determined by quantitative PCR. *Conclusions:* The results of this study demonstrate an overexpression of PSCA in tissues of pancreatic cancer compared to normal pancreas and chronic pancreatitis. Therefore, PSCA may serve as a target for innovative immunotherapy concepts.

Einleitung

Das Prostata Stammzellen Antigen (PSCA) ist ein Zelloberfächen-Antigen, welches von der Mehrzahl der Prostatakarzinome exprimiert wird [1]. Immunotherapie mit einem anti-PSCA-Antikörper führte zur Reduktion von Tumorwachstum, zur Verringerung der Metastasierung und zur Verlängerung des Überlebens im *in vivo*-Prostata-Karzinom Modell [2]. In aktuellen Ergebnissen von Microarray-Untersuchungen wurde die Überexpression von PSCA auch im Pankreaskarzinom (PaCa) beschrieben [3, 4]. Ziel dieser Studie war es, die Expression von PSCA in humanen PaCa-Zelllinien und -Gewebeproben zu analysieren. Des weiteren sollte der therapeutische Effekt einer Therapie mit einem monoklonalen anti-PSCA Antikörper (mAb anti-PSCA 1G8) im *in vivo*-PaCa-Modell untersucht werden und damit das Konzept einer möglichen Immuntherapie im Pankreaskarzinom zu erneuern [5].

Methodik

Die Expression von PSCA in humanen Geweben wurde per quantitativer Polymerase-Kettenreaktion (PCR) in normalem Pankreas (n = 15), chronischer Pankreatitis (n = 36) und im Adenokarzinom (n = 35) untersucht. PSCA mRNA-Expression in humanen PaCa-Zelllinien (AsPC-1, BxPC-3, Capan-1, Capan-2, HPAF-II, MIA PaCa-2, PANC-1) wurde mit semiquantitativer PCR bestimmt. Die Expression von PSCA an der Zelloberfläche wurde per Durchflusszytometrie mit einem FITC-markierten anti-PSCA-Antikörper dargestellt. Die deutlich PSCA-positive Zelllinie Capan-1 wurde für *in vivo*-Experimente benutzt, um den Effekt einer Therapie mit dem mAb anti-PSCA mAb 1G8 auf das Tumorwachstum zu untersuchen. Hierzu wurden 5×10^6 Capan-1-Zellen in die Flanke von männlichen Nacktmäusen subkutan injiziert. Die Tiere wurden in die Therapie-Gruppe mit 1G8 (200 µg i.p. 3×/Woche) oder in die Kontroll-Gruppe (n = 10 pro Gruppe) randomisiert. Um den Effekt des Antikörpers auf die Tumorformation zu untersuchen, startete die Therapie am Tage der Zellinjektion. In einer weiteren Versuchsreihe erfolgte die therapeutische Applikation, nachdem die Tumore tastbar wurden.

Ergebnisse

In humanen Gewebeproben ist PSCA im Adenokarzinom etwa 155-fach im Vergleich zu Normalgewebe ($p < 0{,}01$) und etwa 44-fach im Vergleich zur chronischen Pankreatitis ($p < 0{,}01$) überexprimiert. Die PaCa-Zelllinie Capan-1 zeigte die höchste Expression von PSCA auf mRNA-Ebene und an der Zelloberfläche. Therapie mit 1G8 beginnend am Tag der Induktion von Capan-1-Tumoren führte zu einer signifikanten Reduktion der Tumorformation. Das Wachstum bereits entwickelter Tumore konnte mit 1G8 lediglich in der frühen Phase signifikant gehemmt werden (siehe ◘ Tabelle 1).

◘ Tabelle 1. In-vivo Effekt der Behandlung mit anti-PSCA Antikörper 1G8 auf das Tumorvolumen angegeben im Verhältnis der Tumorgröße in der Kontrollgruppe zu Tumorgröße in der Therapiegruppe

Verhältnis Tumorgröße	Kontrolle vs. 1G8 – 2 Wochen	Kontrolle vs. 1G8 – 4 Wochen
Formation des Tumors	2,7-fach größer ($p < 0{,}01$)	2,3-fach größer ($p < 0{,}01$)
Wachstum des Tumors	1,5-fach größer ($p = 0{,}02$)	1,2-fach größer ($p = 0.17$)

Schlussfolgerung

PSCA ist hochsignifikant überexprimiert in Gewebeproben von Adenokarzinomen im Vergleich zu Normalgewebe und chronischer Pankreatitis und eignet sich daher als therapeutisches Target. Die Blockade von PSCA hemmt das Tumorwachstum im *in-vivo*-Modell, was einen neuen innovativen Therapieansatz darstellt.

Literatur

1. Reiter RE, Gu Z, Watabe T, Thomas G, Szigeti K, Davis E, Wahl M, Nisitani S, Yamashiro J, Le Beau MM, Loda M, Witte ON (1998) Prostate stem cell antigen: a cell surface marker overexpressed in prostate cancer. Proc Natl Acad Sci USA 95: 1735–1740
2. Saffran DC, Raitano AB, Hubert RS, Witte ON, Reiter RE, Jakobivuts A (2001) Anti-PSCA mAbs inhibit tumor growth and metastasis formation and prolong the survival of mice bearing human prostate cancer xenografts. Proc Natl Acad Sci USA 98: 2658–2663

3. Iacobuzio-Donahue CA, Maitra A, Shen-Ong GL, van Heek T, Ashfaq R, Meyer R, Walter K, Berg K, Hollingsworth MA, Cameron JL, Yeo CJ, Kern SE, Goggins M, Hruban RH (2002) Discovery of novel tumor markers of pancreatic cancer using global gene expression technology. Am J Pathol 160: 1239–1249
4. Argani P, Rosty C, Reiter RE, Wilentz RE, Murugesan SR, Leach SD, Ryu B, Skinner HG, Goggins M, Jaffee EM, Yeo CJ, Cameron JL, Kern SE, Hruban RH (2001) Discovery of new markers of cancer through serial analysis of gene expression: prostate stem cell antigen is overexpressed in pancreatic adenocarcinoma. Cancer Res 61: 4320–4324
5. Büchler MW, Friess H, Malfertheiner P, Schultheiss KH, Muhrer KH, Kraemer HP, Beger HG (1990) Studies of pancreatic cancer utilizing monoclonal antibodies. Int J Pancreatol 7: 151–157

Korrespondenzadresse: Dr. med. M. N. Wente, Abteilung für Allgemein-, Viszeral-, und Unfallchirurgie, Chirurgische Universitätsklinik, Universität Heidelberg, Im Neuenheimer Feld 110, 69120 Heidelberg, Tel.: 06221/56-36476, Fax: 06221/56-6903, e-mail: moritz_wente@med.uni-heidelberg.de

Lokale Applikation von Phospholipiden reduziert Peritonealkarzinose durch Magenkarzinom im Tiermodell und Tumorzelladhäsionen an Extrazellularmatrix in vitro

Local application of phospholipids reduces peritoneal carcinosis by gastric cancer in an animal model and tumor cell adhesions to the extracellular matrix in vitro

K.-H. Treutner[1], M. Jansen[1], P. Lynen-Jansen[2], C. Weiss[3], L. Tietze[4], P. Bertram[1], S. Zuber[1], V. Schumpelick[1]

[1] Chirurgische Klinik, Universitätsklinikum der RWTH Aachen
[2] Interdisziplinäres Zentrum für Klinische Forschung (IZKF) der RWTH Aachen
[3] Institut für Medizinische Statistik, Universitätsklinikum der RWTH Aachen
[4] Institut für Pathologie, Universitätsklinikum der RWTH Aachen

Abstract

We assessed the inhibition of tumour cell attachment by local treatment with phospholipids to the peritoneum in naked mice and the influence of phospholipids on adhesion of gastric cancer cells (NUGC-4) on extracellularmatrix components in vitro. In 90 female BALB/C nu/nu mice gastric cancer cells (1×10^6) were applicated intraperitonealy suspended in either normal saline (controls), phospholipid 1.5% (PL75) or 3% (PL150). After 30 days, the extent of peritoneal carcinosis (mm^2, ml) and the Peritoneal Cancer Index (PCI) were evaluated. The intraperitoneal tumour volume could be reduced by phospholipid 3% up to a value of 0.48 ± 0.09 ml compared to 0.9 ± 0.1 ml in the control group ($p = 0.04$). The mean area of tumour adhesion amounted up to 164 ± 32.8 mm^2 after treatment with phospholipid 3% (control: 245 $mm^2 \pm 29.3$; $p = 0.049$). The peritoneal cancer index was reduced from 21.7 ± 0.77 (control) up to 14.3 ± 1.07 with phospholipid 3% ($p = 0.0001$). We found a prolonged survival rate after treatment with phospholipid 3%. Microtiter plates were coated with collagen IV, laminin and fibronectin for in vitro adhesion experiments. Cell adhesion to laminin, collagen IV and fibronectin could be reduced significantly. Phospholipids may be an efficacious tool to reduce peritoneal tumour cell adhesion after resection of gastric cancer.

Einleitung

Das Auftreten einer Peritonealkarzinose verschlechtert die Prognose des Primärtumors derart, dass in der Regel alle therapeutischen Massnahmen nur noch palliativen Charakter haben können [1]. Neben der Verhinderung einer intraabdominellen Aussaat von Malignomzellen durch die chirurgische Taktik besteht ein weiterer Weg darin, die Adhäsion von Tumorzellen auf dem Peritoneum zu blockieren [3, 4]. Da Phospholipide im Tierversuch bereits erfolgreich zur Prophylaxe postoperativer Verwachsungen eingesetzt wurden, sollte nun untersucht werden, ob sich mit diesen oberflächenaktiven Substanzen auch eine Prävention der Peritonealkarzinose erzielen lässt [2].

Methodik

Insgesamt 30 BALB/C nu/nu Nacktmäusen wurden standardisiert per Laparotomie Magenkarzinomzellen der humanen Zelllinie NUGC-4 intraperitoneal instilliert. Zusätzlich wurden jeweils 10 Tieren verschiedene Konzentrationen von Phospholipiden (75 und 150 mg/kg

KG), bzw. NaCl 0,9% (Kontrollgruppe) i.p. appliziert (alle 5 ml/kg KG). Nach 30 Tagen wurde das Ausmaß der Peritonealkarzinose ausgewertet. Die befallenen Peritonealflächen wurden rechnergestützt planimetriert und das Tumorvolumen mittels Wasserverdrängung bestimmt. Zusätzlich wurde ein nach Sugarbaker modifizierter „Peritoneal Cancer Index" (PCI) zur Auswertung herangezogen [3]. Ein zweiter, gleicher Versuchsansatz mit ebenfalls 30 Mäusen über 90 Tage diente zur Ermittlung der Überlebensraten. In zusätzlichen in vitro Studien wurde die Adhäsion der Magenkarzinomzellen an verschiedenen Extrazellularmatrixkomponenten (Kollagen IV, Laminin, Fibronektin) untersucht. Im Adhäsionsassay wurde die Anzahl der anhaftenden Zellen durch die Extinktion nach Anfärbung mit Kristallviolett photometrisch bestimmt. Die statistische Auswertung erfolgte mittels Varianzanalyse mit adjustiertem Signifikanzniveau nach Bonferroni.

Ergebnisse

Sowohl die Tumorfläche, das Tumorvolumen als auch der PCI konnten durch Phospholipide konzentrationsabhängig reduziert werden (◘ Tabelle 1). Der Vergleich der hohen Konzentration (PL 150 mg/kg) mit der Kontrollgruppe (NaCl 0,9%) ergab p-Werte von <0.05 (Fläche und Volumen) sowie <0.001 (PCI). Daraus resultierte eine verbesserte mittlere Überlebensrate von 73 ± 5 Tagen (PL 150 mg/kg) gegenüber 69 ± 3 Tagen (Kontrolle). In vitro konnte die

◘ Tabelle 1. Ergebnisse des Tierversuches nach intraabdomineller Instillation von Magenkarzinomzellen und lokaler Applikation von 0,9%-iger NaCl-Lösung (Kontrolle) oder Phospholipiden (PL) in Dosierungen von 75 und 150 mg pro kg Körpergewicht bezüglich Tumorfläche (mm^2) und -Volumen (ml) sowie Peritonealkarzinose-Index (PCI)

Gruppe	Fläche (mm^2)	Volumen (ml)	PCI (max. 48)
NaCl 0,9%	$245 \pm 29{,}3$	$0{,}9 \pm 0{,}2$	$16{,}4 \pm 1{,}7$
PL 75 mg/kg	$201 \pm 30{,}3$	$1{,}0 \pm 0{,}1$	$14{,}0 \pm 1{,}0$
PL 150 mg/kg	$164 \pm 32{,}8$	$0{,}6 \pm 0{,}2$	$9{,}0 \pm 1{,}7$

Tumorzelladhäsion auf allen verwendeten Extrazellularmatrixkomponenten durch Phospholipide in Abhängigkeit von der Konzentration statistisch signifikant reduziert werden. Die maximale Reduktion betrug auf Fibronektin 35%, auf Kollagen IV 53% und auf Laminin 59% im Vergleich zur Kontrollgruppe.

Schlussfolgerung

Im Tierversuch lässt sich durch Phospholipide eine Reduktion der Peritonealkarzinose und eine Verbesserung der Überlebensraten erzielen. Diese Resultate werden durch signifikant geringere Tumorzelladhäsion an Extrazellularmatrixkomponenten in vitro unterstützt. Weitere Untersuchungen könnten zu einem klinischen Einsatz von Phospholipiden zur Prävention der Peritonealkarzinose führen.

Literatur

1. Jansen M, Büchin P, Dreuw B, Fass J, Minkenberg R, Mehring M, Schumpelick V (2001) Prognosefaktoren für das Auftreten einer Peritonealkarzinose beim Magenkarzinom. Chirurg 72: 561–565

2. Müller SA, Treutner KH, Tietze L, Anurov M, Titkova S, Polivoda M, Oettinger AP, Schumpelick V (2001) Influence of intraperitoneal phospholipid dosage on adhesion formation and wound healing at different intervals after surgery. Langenbecks Arch Surg 386: 278–284
3. Sugarbaker PH (1996) Peritoneal carcinomatosis: natural history and rational therapeutic interventions using intraperitoneal chemotherapy. Cancer Treat Res 81: 149–168
4. Yashiro M, Chung YS, Nishimura S, Inoue T, Sowa M (1996) Fibrosis in the peritoneum induced by scirrhous gastric cancer cells may act as „soil" for peritoneal dissemination. Cancer 77: 1668–1675

Korrespondenzadresse: Priv.-Doz. Dr. med. Karl-Heinz Treutner, Leitender Oberarzt, Chirurgische Klinik und Poliklinik, Universitätsklinikum, Rheinisch-Westfälische Technische Hochschule, Pauwelsstrasse 30, 52074 Aachen, Tel.: 02 41/80-89 743, Fax: 02 41/80-82 417, e-mail: khtreutner@ukaachen.de

Die Hepatisch Arterielle Infusion (HAI) mit liposomalen Taxol [^{3}H] in Kombination mit degradierbaren Stärkemikrospheren steigert die Konzentration im CC-531 Lebertumor von WAG-Ratten

Hepatic arterial infusion (HAI) with liposomal taxol [^{3}H] in combination with degradable starch microspheres increases the concentration in CC-531 liver tumor of WAG rats

U. Pohlen[1], G. Berger[1], H. Rieger[1], R. Rezska[2], H. J. Buhr[1]

[1] Chirurgische Klinik I, Universitätsklinikum Benjamin Franklin der FU Berlin
[2] Institut für Molekularbiologie, Max Delbrück Centrum Berlin/Buch

Abstract

Regional application of liposome-encapsulated taxol is a new approach in the treatment of liver metastases. Concentrations can be increased by flow reduction with degradable starch microspheres (DSM). This is the first time nuclear medical techniques were used to measure taxol concentrations.The tumor concentrations were increased 1.3-fold by SUV liposomes. SUV liposomes in combination with DSM significantly ($p < 0.01$) increased the tumor concentrations 1.9-fold. The concentrations in the tumor margin and liver parenchyma did not differ significantly.

Einleitung und Zielsetzung

Der Zytostatikaspiegel im Tumorgewebe ist der entscheidende Parameter für den Erfolg einer Chemotherapie. Einen vielversprechenden Ansatz stellt die regionale Chemotherapie dar. Hierbei wird ein Zytostatikum intraarteriell in die Zielregion appliziert. Gibt man zusätzlich Stärkemikrosphären hinzu, so verlangsamt sich der Blutfluß bei gleichzeitiger Erhöhung der Kontaktzeit des Zytostatikums mit dem Tumor. Eine weitere Konzentrationserhöhung kann durch liposomale Verkapselung der Zytostatika erreicht werden. In Vorversuchen wurden verschiedene Liposomenchargen getestet und PEG-SUV-Liposomen als geeignet befunden [2]. Ziel der Arbeit war, Konzentationen von Taxol [^{3}H] mit nuklearmedizinischen Methoden in Lebertumor, Tumorrandsaum und Leber zu messen.

Material und Methoden

Versuchstierpräperation: 160 männlichen WAG/RIJ-Ratten wurden 4×10^6 vitale Tumorzellen eines CC 531 Adenokarzinoms in den linken Leberlappen injiziert und gleichzeitig ein Mini-Port-System über die A. gastroduodenalis in die A. hepatica mit einer subcutanen Portkammer implantiert.

Kontrolle des Tumorwachstums mit der Magnetresonanztomographie (MRT): Die Tumorwachstumskontrolle erfolgte über die Magnetresonanztomographie an einem Bruker Biospec BMT 24/40 mit einer Spin-Echo-Sequenz (TR = 300 ms, TE = 15 ms, FOV = 15 cm, Schichtdicke 5 mm, Anzahl der Akkumulationen = 2). Bei einer Tumorgröße > 1 cm wurden die Tiere in 6 Gruppen randomisiert und je nach Gruppenzugehörigkeit therapiert.

Liposomenpräperation: Taxol [^{3}H] (1 mg/ml) wurde in SUV-PEG Liposomen der Zusammensetzung hydriertes Soja-Phosphatidylcholin (HSPC 50 mg/ml), molares Verhältnis (1 : 1 : 0,1) verkapselt. Die Präperation erfolgte durch Vereinigung der in Chloroform gelösten Lipide (Rundkolben) und anschließende Herstellung eines Lipidfilmes durch Abdampfen des Lösungsmittels unter Vakuum (Rotationsverdampfer). Durch Zugabe des in Phosphatpuffer gelösten Taxol [^{3}H] und nachfolgendes Schütteln (24 h) dispergiert man den Lipidfilm. Auf die Abtrennung des nicht verkapselten Taxol [^{3}H] wurde verzichtet. Die Größenbestimmung dieser Vesikel erfolgte auf Grundlage der quasielastischen Lichtstreuung am Coulter Counter N4 + .

Therapiegruppen: Die Tiere wurden in 4 Gruppen randomisiert:
Gruppe 1: 1 mg Taxol [^{3}H] i.a (n = 40)
Gruppe 2: 1 mg Taxol [^{3}H]-SUV-Liposomen i.a. (n = 60)
Gruppe 3: 1 mg Taxol [^{3}H] + DSM i.a. (n = 60)
Gruppe 4: 1 mg Taxol [^{3}H]-SUV-Liposomen + DSM i.a. (n = 60)

Je nach Gruppenzugehörigkeit erfolgte die Gabe von 10 mg 5-FU intaarteriell über die A. hepatica oder i.v. über die Schwanzvene. Zu definierten Zeitpunkten (5, 15, 30, und 60 Minuten) wurden die Tiere nach Applikation getötet und die Konzentration von Tritium markierten Taxol [^{3}H] in Leber, Tumor, Tumorrandsaum nuklearmedizinisch über die Aktivität im Counter ermittelt.

Statistik: Die Einzelmeßwerte für die Gewebekonzentration wurden nach dem Mann-Whitney-Test für ungekoppelte Paare analysiert.

Ergebnisse

Gruppe 1: Nach i.a. Bolusinjektion von 1 mg Taxol [^{3}H] zeigte sich eine Tumorkonzentration von 27.5 µg/g. Im Tumorrandsaum ergab sich eine Konzentration von 51.4 µg/g. Die Konzentration im Leberparenchym betrug 41.9 µg/g.

Gruppe 2: Nach i.a Bolusinjektion von 1 mg Taxol [^{3}H] + 6 mg DSM ergab sich mit eine Tumorkonzentration von 35.4. für den Tumorrandsaum 61.9 µg/g. Die Konzentration im Leberparenchym betrug 43.4 µg/g.

Gruppe 3: Nach i.a Bolusinjektion von 1 mg Taxol [^{3}H]-SUV-Liposomen ergab sich mit eine Tumorkonzentration von 43.2 µg/g. Für den Tumorrandsaum 59.3 µg/g. Die Konzentration im Leberparenchym betrug 34.3 µg/g.

Gruppe 4: Nach i.a Bolusinjektion von 1 mg Taxol [^{3}H]-SUV-Liposomen +DSM zeigte sich eine Tumorkonzentration von 52.3 µg/g, für den Tumorrandsaum 60.1 µg/g und für das Leberparenchym 29.8 µg/g. ◘ Tabelle 1

◘ **Tabelle 1.** Ergebnisse: Mittelwerte ± Standardabweichung µgTaxol/g Gewebe im Tumor, Tumorrandsaum und Leber nach unterschiedlichen Applikationsformen

µgTaxol/g Gewebe	Tumor	Tumorrandsaum	Leber
I Taxol [^{3}H] i.a.	27.5 ± 1.1	51.4 ± 2.0	41.9 ± 0.9
II Taxol [^{3}H] i.a. + DSM	35.4 ± 1.6	61.9 ± 2.6	43.4 ± 1.7
III Taxol [^{3}H]-SUV-Liposomen i.a.	43.2 ± 2.1	59.3 ± 2.2	34.3 ± 2.1
IV Taxol [^{3}H]-SUV-Liposomen i.a.	52.3 ± 1.9	60.1 ± 1.6	29.8 ± 1.3

Diskussion

Werden diese Liposomen + Taxol [^{3}H]-i.a. so steigert dies die Konzentration um den Faktor 1.3 im Vergleich zur i.a.-Applikation ohne Liposomen. In Kombination mit Stärkemikrosphären kommt es zu einer weiteren Steigerung bis um den Faktor 1.9. PEG-Liposomen haben den Vorteil, länger zu zirkulieren als andere Liposomen und auf Grund Ihrer Polyethylenglykol-Hülle vom RES nicht erkannt werden [1]. Sieht man sich den Tumorrandsaum an, so zeigt sich dort eine Erklärungsmöglichkeit für diese Konzentrationssteigerung. Scheinbar bleibt das Konstrukt aus Liposomen und Stärkemikrosphären im Tumorkapilarnetz liegen und gelangt sukzessive in den Tumor. Die tumoraffinen Eigenschaften verstärken sich durch Stärkemikrosphären. Dieser Effekt der Konzentrationserhöhung im Tumorgewebe geht über eine Flußverlangsamung durch Stärkemikrosphären hinaus und muß auf eine Adhärenz zwischen dem Liposomen-Stärkemikrosphärenkomplex und Tumorzellen zurückgeführt werden.

Schlußfolgerung

Erstmals konnte eine Konzentationsmessung von Taxol durch nulearmedizinische Methoden erfolgen.

Durch SUV-Liposomen wurde die Tumorkonzentration um das 1.3-fache gesteigert. SUV-Liposome in Kombination mit DSM steigerten die Tumorkonzentration signifikant ($p < 0.01$) um das 1.9-fache. Die Konzentrationsunterschiede im Tumorrandsaum und im Leberparenchym waren nicht signifikant unterschiedlich.

Literatur

1. Berger G, Pohlen U, Reszka R, Lippmann M, Päuser S, Buhr HJ (1996) Pharmakokinetik von liposomal verkapselten Carboplatin. Vergleich verschiedener lokoregionärer Anwendungen. Eine tierexperimentelle Studie am VX-2 Lebertumor. Langenbecks Arch Chi Suppl I: 533–536
2. Päuser S, Wagner S, Lippmann M, Pohlen U, Reszka R, Wolf KJ, Berger G (1996) Evaluation of Efficient Chemoembolisation by Magnetic Resonance Imaging Therapy Monitoring: An Experimental Study on the VX-2 Tumor in rabbit liver. Cancer Research 56: 1863–1867

Korrespondenzadresse: Dr. med. Uwe Pohlen, Chirurgische Klinik I, Universitätsklinikum Benjamin Franklin, Hindenburgdamm 30, 12200 Berlin, Tel.: 030/8445-2543, Fax: 030/8445-2740, e-mail: Pohlen@ukbf.fu-berlin.de

IX. Onkologie: Tumorablation

Kolorektale Primärtumore und synchrone hepatische Metastasen weisen differente optische Eigenschaften auf – Bedeutung für die Dosimetrie in der interstitiellen Thermotherapie

Colorectal tumors and hepatic metastases differ in their optical properties – relevance for dosimetry in interstitial thermotherapy

A. Roggan[2], J.-P. Ritz[1], C. Isbert[1], V. Knappe[2], J. Risk[1], H. J. Buhr[1], C.-T. Germer[1]

[1] Chirurgische Klinik und Poliklinik I
[2] Insitut für Medizinisch-technische Physik und Lasermedizin, Universitätsklinikum Benjamin Franklin der FU Berlin

Abstract

Introduction: The goal of this study was to compare the optical properties (o.p.) of colorectal primary tumors with that of synchronous hepatic metastases to ascertain whether the o.p of the primary tumor can be used to determine suitable application parameters and dosimetry for metastases. *Material/Methods:* The o.p. were determined using a monochromatic light source and a mono-Ulbricht-sphere system. The samples acquired from the surgical specimens of patients with colon carcinoma metastasized to the liver. The measurements were then evaluated using a self-developed software program (Monte Carlo simulation). *Results:* The highest optical penetration depth was found at a wavelength of 1064 nm. Absorption and scattering coefficients in tumor tissue were always significantly lower than those in healthy tissue. This led to a higher optical penetration depth of the laser light in the tumor tissue (liver and colon; $p < 0.01$). No correlation was found in a direct comparison between primary colon carcinoma and liver metastases. *Conclusion:* Laser coagulation itself leads to a change in the optical parameters, requiring an adaptation of the treatment parameters during LITT. There is no direct correlation between the optical parameters of colorectal primary tumors and those of synchronous liver metastases, which indicates a modifying effect of the metastasizing process on optical behavior.

Einleitung

Die laserinduzierte Thermotherapie (LITT) ist ein Verfahren zur interstitiellen Ablation hepatischer Metastasen. Die Behandlung der Tumore setzt die Kenntnis der Lichtausbreitung (optische Parameter; o.P.) im Zielgewebe voraus, um im Rahmen einer Dosimetrie Parameter für eine sichere Tumordestruktion festlegen zu können. Ziel dieser Studie war es, das optische Verhalten von kolorektalen Primärtumoren und deren synchronen hepatischen Metastasen zu vergleichen, um zu klären, ob anhand der o.P. des Primärtumors geeignete Applikationsparameter für eine Dosimetrie von Metastasen erzielt werden können.

Material und Methode

Zur Bestimmung der o.P. wurde ein eigens entwickelter Versuchsaufbau eingesetzt, der sich aus einer monochromatischen Lichtquelle (Spektrum 300–2500 nm) und einem Mono-Ulbrichtkugel-System zusammensetzt. Die aus Operationspräparaten von Patienten mit hepatisch metastasiertem Kolon-Ca gewonnenen Proben (gesundes/tumoröses Kolon; gesunde/tumoröse Leber; je n = 30) wurden im nativen Zustand und nach Thermokoagulation (80 °C, 600 Sek.) vermessen. Die Messungen erfolgten für jede Probe in dem für die LITT relevanten Wellenlängenspektrum von 800 bis 1100 nm in 10 nm-Schritten und wurden mit Hilfe eines eigens entwickelten Softwareprogramms (Monte-Carlo-Simulation) ausgewertet.

Ergebnisse

Die höchste opt. Eindringtiefe wurde bei einer Wellenlänge von 1064 nm erzielt. Der Absorptions- und Streukoeffizient war im Tumorgewebe stets signifikant niedriger als im gesunden Gewebe. Hieraus resultierte eine höhere optische Eindringtiefe des Laserlichtes in das Tumorgewebe (Leber und Kolon; $p < 0{,}01$). Im direkten Vergleich zwischen primärem Kolonkarzinom und Lebermetastasen zeigten sich keine Übereinstimmung der o.P. (■ Tabelle 1)

■ Tabelle 1. Optische Parameter von primären Kolonkarzinomgewebe und dessen synchronen Lebermetastasen bei 1064 nm

	Absorption (mm^{-1})		Streuung (mm^{-1})		Eindringtiefe (mm)	
	nativ	koaguliert	nativ	koaguliert	nativ	koaguliert
Kolon gesund	0,034 ± 0,003	0,037 ± 0,003	8,27 ± 0,1	9,43 ± 0,6	4,13 ± 0,3	3,58 ± 0,4
Kolon-Ca	0,017 ± 0,002	0,025 ± 0,001	5,93 ± 0,4	9,39 ± 0,2	7,48 ± 0,4	3,62 ± 0,3
Leber gesund	0,034 ± 0,002	0,05 ± 0,002	14,71 ± 0,4	18,9 ± 0,7	3,51 ± 0,2	1,91 ± 0,3
Lebermetast.	0,028 ± 0,001	0,036 ± 0,001	9,23 ± 0,1	9,68 ± 0,2	4,21 ± 0,1	2,74 ± 0,2

Schlußfolgerung

Die Laserkoagulation führt selbst zu einer Veränderung der optischen Parameter, die eine Adaptation der Behandlungsparameter während der Therapie notwendig macht. Die optischen Parameter von kolorektalen Primärtumoren und synchronen Lebermetastasen weisen keine direkte Korrelation auf, was auf eine Modifikation des optischen Verhaltens durch den Metastasierungsprozeß hindeutet. Die gewonnenen Daten machen deutlich, daß für eine effektive Dosimetrie in der LITT eine individuelle Bestrahlungsplanung notwendig ist.

Literatur

1. Roggan A, Ritz JP, Schädel D, Netz U, Germer CT, Müller G (1996) The effect of preparation technique on the optical parameters of biological tissue. Appl Phys B 69: 445–453
2. Ritz JP, Isbert C, Roggan A, Germer CT, Müller G, Buhr HJ (2000) Correlation of intrahepatic light and temperature distribution in laser-induced thermotherapy of liver tumors and liver tissue. Laser in Medicine and Surgery 15: 174–182
3. Roggan A, Ritz JP, Knappe V, Germer CT, Isbert C, Schädel D, Müller G (2001) Radiation planning for thermal laser treatment. Medical Laser Application 16: 65–72
4. Ritz JP, Isbert C, Roggan A, Müller G, Buhr HJ, Germer CT (2001) Optical properties of native and coagulated porcine liver tissue between 400 and 2400 nm. Lasers Surg Med 29: 205–212

Korrespondenzadresse: Dr. rer. nat. Andre Roggan, Institut für medizinisch-technische Physik und Lasermedizin, Universitätsklinikum Benjamin Franklin, Hindenburgdamm 30, 12200 Berlin, Fax: 030-8445-2740, e-mail: roggan@lmtb-berlin.de

In-vivo Evaluation eines Simulationsmodells zur interstitiellen Tumorablation bei der Radiofrequenz-Thermotherapie an der Schweineleber unter normaler und unterbrochener hepatischer Perfusion

In vivo evaluation of a simulation model for interstitial tumor ablation by radiofrequency in porcine liver

J.-P. Ritz[1], *C. Isbert*[1], *T. Stein*[2], *A. Roggan*[2], *K. Lehmann*[1], *H. J. Buhr*[1], *C.-T. Germer*[1]

[1] Chirurgische Klinik und Poliklinik I

[2] Institut für Medizinisch-technische Physik und Lasermedizin, Universitätsklinikum Benjamin Franklin der FU Berlin

Abstract

Introduction: Thermal in situ ablation techniques like radiofrequency interstitial thermotherapy (RFITT) become increasingly important in the treatment of liver tumors. The aim of this study was to develop a computer-simulated 3-D irradiation model for predicting the ablation volume and to evaluate RFA in vivo in porcine liver with normal and interrupted perfusion. *Material/Methods:* A computer-simulated 3-D image of the coagulation volume was calculated. The simulation results were correlated to those in vivo in 15 domestic pigs (bipolar RF applicator, 12 min, 60 W impedance-regulated). The animals were randomized into 3 groups: normal hepatic perfusion, interrupted perfusion by the Pringle maneuver, microembolization by starch microspheres. *Results:* Simulated or in vivo interrupted perfusion led to a increase in lesion volume. The deviation in the diameter between the simulation and in vivo data was 1.5%, 3.3% and 5.6%, corresponding to 0.3 mm, 1.2 mm and 1.8 mm. *Conclusion:* The developed irradiation model shows very good agreement between simulated and in vivo data with prediction of the coagulation volume in RFA under normal and completely interrupted hepatic perfusion.

Einleitung

Die Behandlung von Lebertumoren durch In-situ-Ablationsverfahren wie der interstitiellen Lasertherapie (ILT) oder Radiofrequenzablation (RFA) führt zur Ausbildung von thermischen Läsionen mit häufig komplexer Läsionsgeometrie. Deren exakte Vorhersage und On-line-Beurteilung ist derzeit nicht möglich und steigert das Risiko lokaler Rezidive aufgrund unzureichender Überlappung von Destruktionsvolumen und Tumorvolumen. Ziel der vorliegenden Studie war die Entwicklung eines computergestützten 3-D-Bestrahlungsmodells zur Vorhersage des Destruktionsvolumens und dessen in-vivo Evaluation bei der RFA an der Schweineleber unter normaler und unterbrochener hepatischer Perfusion.

Material und Methode

Die elektrische Feldverteilung und der Wärmetransport wurde durch das Finite-Differenzen-Modell berechnet. Dem rechnergestützten Bestrahlungsmodell wurden die Parameter der geplanten RFA (gekühlter Applikator, Applikationszeit/-Energie, Perfusion oder Okklusion, physikalische Gewebeparameter) vorgegeben und ein 3-D-Bild des Koagulationsausmaßes erstellt. Die Simulationsergebnisse (longitudinaler und transversaler Durchmesser $Long_{Sim}$ und $Trans_{Sim}$ sowie das Volumen Vol_{Sim}) wurden an 15 Hausschweinen (30 – 40 kg, i.v.-Narkose, Medianlap.) in-vivokorreliert (Bipolarer RF-Applikator, 12 min, 60 Watt impedanzgeregelt). Die Tiere wurden in 3 Gruppen á 5 Tiere randomisiert: normale hepat. Perfusion (RFA_{mono}), Perfusionsunterbrechung durch Pringle-Manöver ($RFA_{Pringle}$), i.a.-Mikroembolisation durch Stärkemikrosphären (RFA_{DSM}). Postinterventionell wurden die Lebern entnommen und die Läsionen longitudinal ($Long_{RFA}$) und transversal ($Trans_{RFA}$) vermessen und die Volumina (Vol_{RFA}) berechnet.

Ergebnisse

Die Simulation des Koagulationsausmaßes beanspruchte 22–24 Minuten (Auflösung: 0,5 mm) und konnte in allen Fällen zur Bestimmung der Läsionsdurchmesser und Volumina herangezogen werden. Die Perfusionsunterbrechung führte simuliert/in-vivo zu einem Anstieg der Läsionsvolumina um das 4,2/3,2-fache (DSM) bzw. 5,7/4,1-fache (Pringle). Die Abweichung der Simulation von den Mittelwerten der In-vivo-Daten betrug im Durchmesser 1,5% (RFA_{mono}), 3,3% ($RFA_{Pringle}$) und 5,6% (RFA_{DSM}), entsprechend 0,3 mm, 1,2 mm und 1,8 mm. (■ Tabelle 1)

■ Tabelle 1. Simulierte und in-vivo gemessene Läsionsdurchmesser und Läsionsvolumina nach RF-Applikation an der Schweineleber

Applikat.-art	$Long_{RFA}$ (mm)	$Long_{Sim}$ (mm)	$Trans_{RFA}$ (mm)	$Trans_{Sim}$ (mm)	Vol_{RFA} (cm^3)	Vol_{Sim} (cm^3)
RFA_{mono}	39,2 ± 3,4	51.0	19,7 ± 1,8	20.0	7,4 ± 0,4	10,7
$RFA_{Pringle}$	63,3 ± 5,2	58.0	36,8 ± 3,2	38.0	42,2 ± 2,2	43,9
RFA_{DSM}	61,5 ± 3,3	56.5	32,2 ± 2,9	34.0	31,1 ± 3,5	34,2

Schlußfolgerung

1. Das entwickelte Bestrahlungsmodell zeigt eine sehr gute Übereinstimmung zwischen simulierten und In-vivo-Daten mit Vorhersage des Koagulationsausmaßes bei RFA unter normaler und komplett unterbrochener hepatischer Perusion.
2. Mit dem Modell wird es erstmals möglich, eine Aussage über die zu erwartende Läsionsgeometrie und die erforderlichen Applikationsparameter für eine sichere Destruktion des Tumorvolumens bei interstitiellen RF-Ablationsverfahren zu machen.

Literatur

1. Roggan A, Ritz JP, Schädel D, Netz U, Germer CT, Müller G (1996) The effect of preparation technique on the optical parameters of biological tissue. Appl Phys B 69: 445–453
2. Germer CT, Roggan A, Ritz JP, Isbert C, Müller G, Buhr HJ (1998) Optical properties of native and coagulated human liver tissue and liver metastases in the near infrared range. Lasers Surg Med 23: 194–203
3. Ritz JP, Isbert C, Roggan A, Germer CT, Müller G, Buhr HJ (2000) Correlation of intrahepatic light and temperature distribution in laser-induced thermotherapy of liver tumors and liver tissue. Laser in Medicine and Surgery 15: 174–182
4. Roggan A, Ritz JP, Knappe V, Germer CT, Isbert C, Schädel D, Müller G (2001) Radiation planning for thermal laser treatment. Medical Laser Application 16: 65–72
5. Ritz JP, Isbert C, Roggan A, Müller G, Buhr HJ, Germer CT (2001) Optical properties of native and coagulated porcine liver tissue between 400 and 2400 nm. Lasers Surg Med 29: 205–212

Korrespondenzadresse: Dr. med. Jörg-Peter Ritz, Chirurgische Klinik und Poliklinik I, Universitätsklinikum Benjamin Franklin, Hindenburgdamm 30, 12200 Berlin, Fax: 030-8445-2740, e-mail: ritz@ukbf.fu-berlin.de

Einfluss des Pringle-Manövers bei Kryochirurgie der Schweineleber: Möglichkeit zur Reduktion Kryotherapie-assoziierter Thrombozytopenie?

Impact of Pringle's manoeuvre during cryosurgery of porcine liver: strategy for reduction of cryotherapy-associated thrombocytopenia?

S. Richter[1], *O. Kollmar*[1], *D. Igna*[1], *M. D. Menger*[2], *M. K. Schilling*[1], *G. A. Pistorius*[1]

[1] Abteilung für Allgemein-, Viszeral- und Gefäßchirurgie, Universität des Saarlandes, Homburg/Saar
[2] Institut für Klinisch-Experimentelle Chirurgie, Universität des Saarlandes, Homburg/Saar

Abstract

Background: in case of cryosurgery of the liver, cryotherapy-associated thrombocytopenia is known as a common complication. However, the pathomechanism is not known yet. The aim of this study was to elucidate whether Pringle's manoeuvre during freezing serves to minimise the extent of cryo-induced thrombocytopenia. *Methods:* In a pig liver model (n = 21) cryosurgery was performed under maintained liver perfusion and during Pringle's manoeuvre. Maximal cryolesions (n = 10) were performed as well as survival experiments with moderate cryotherapy (n = 11). During the observation period, determination of thrombocytes, leukocytes, ASAT, ALAT, LDH and immunohistological examinations at the end of the experiment was performed. *Results:* Cryosurgery leads to a significant decrease of thrombocyte count in all experimental groups; leukocytes, ASAT, ALAT and LDH rise significantly in each group during the observation period. Histological analysis reveals an accumulation of thrombocytes in the border region of the cryolesion. Pringle's manoeuvre leads to a significantly greater expansion of the cryozone when compared to maintained perfusion. *Conclusion:* Cryotherapy-associated thrombocytopenia represents a local accumulation phenomenon of thrombocytes. By use of selective Pringle's manoeuvre during cryotherapy freeze capacity may be improved with similar systemic side effects.

Einleitung

Die Kryochirurgie ist eines der etablierten lokal ablativen Therapieverfahren zur Behandlung von primären Lebertumoren oder Lebermetastasen. Eine bekannte Komplikation dieser ist die sogenannte kryotherapie-assoziierte Thrombozytopenie. Hierbei korreliert das Ausmaß der Gewebeschädigung zum einen mit dem postoperativen Transaminasenanstieg [1], zum anderen mit der Thrombozytopenie [2]. Die zugrundeliegenden Pathomechanismen sind noch nicht hinreichend bekannt. Die Thrombozytenakkumulation im Randbereich der Kryozone scheint auf das über einen längeren Zeitraum nach Beendigung der Kryotherapie fortschreitende Perfusionsversagen der Mikrozirkulation [3] zurückzuführen zu sein. Ziel der vorliegenden Studie war die Untersuchung der Auswirkungen eines Perfusionsstillstands (Pringle-Manöver) während Kryotherapie der Leber auf das Ausmaß der kryotherapie-assoziierten Thrombopenie.

Methodik

An 21 Schwäbisch-Halleschen Landschweinen (mittleres Körpergewicht 24,8 ± 0,7 kg) wurde eine Kryotherapie der Leber durchgeführt (CRYO 6, Erbe Elektromedizin, Tübingen, Sondendurchmesser 3,2 mm, – 180 °C). In einer ersten Versuchsreihe wurden simultan 3 Sonden in den Nähe der Vena cava eingebracht: Gruppe A normale Leberperfusion (n = 4), Gruppe B Pringle-Manöver (n = 6). Diese Versuche wurden nach 6 h Beobachtung beendet. Präoperativ sowie 1 h und 6 h nach Kryotherapie erfolgte die Bestimmung der systemischen Thrombozytenzahl und der LDH-Aktivität, anschließend immunhistologische Untersuchung der Thrombozytenverteilung innerhalb der Kryoläsion mittels Faktor-VIII-Färbung. In einer zweiten Versuchsreihe wurden jeweils 2 sequentielle Kryoläsionen in benachbarte Leberlappen gesetzt: Gruppe C normale Leberperfusion (n = 6), Gruppe D selektives Pringle-Manöver des entsprechenden Leberlappens (n = 5). Die Bestimmung der Thrombozyten- und Leukozytenzahl sowie die Messung der Aktivitäten der LDH, ALAT und ASAT erfolgte präoperativ sowie 3 h, 6 h, 24 h und 48 h nach Kryotherapie. Nach 7 Tagen erfolgte die Leberentnahme zur Bestimmung der Größenausdehnung der Kryonekrose und deren histologische Untersuchung. Statistik: Mittelwert ± SEM; one-way ANOVA und Student-Newman-Keuls-Test für wiederholte Messungen; Student's t-test zum Vergleich der jeweiligen Gruppen.

Ergebnisse

Cava-nahe Kryotherapie führte in den jeweiligen Gruppen zu einem signifikanten ($p < 0,05$) Abfall der systemischen Thrombozytenzahl. Nach 6h konnte eine prozentualen Abnahme auf 62,2 ± 9,6 (Gruppe A) bzw. 78,1 ± 6,4 (Gruppe B) der Ausgangswerte beobachtet werden. Die Aktivität der LDH stieg innerhalb der 6 h in beiden Gruppen signifikant an ($p < 0,05$). Der Vergleich beider Gruppen zeigte für beide Parameter zu keinem Zeitpunkt einen signifikanten Unterschied. Auch die Kryotherapie mit 2 sequentiellen Kryoläsionen führte in den jeweiligen Gruppen C und D bereits nach 3 h zu einem signifikanten ($p < 0,05$) Abfall der Thrombozytenzahl auf 86,9 ± 8,8% bzw. 94,4 ± 7,2% der Ausgangswerte. Dieser Abfall der Thrombozytenzahl konnte bis 48 h nach Kryotherapie (Gruppe C: 78,3 ± 10,3%, Gruppe D: 63,1 ± 14,1%) beobachtet werden. Der Vergleich beider Gruppen zeigte keinen signifikanten Unterschied zu den jeweiligen Zeitpunkten. Die Aktivität der LDH zeigte im zeitlichen Verlauf in den jeweiligen Gruppen eine hochsignifikante Zunahme. In Gruppe C war der Höchstwert bereits nach 3 h 1551 ± 67 U/l ($p < 0.001$) und in Gruppe D nach 24 h 2200 ± 263 U/l ($p < 0.001$) erreicht. Die Aktivität der ALAT zeigte in den jeweiligen Gruppen einen über den zeitlichen Verlauf signifikanten Anstieg ($p < 0,05$) mit Höchstwerten von 91,3 ± 3,8 U/l nach 3 h in Gruppe C bzw. 130,1 ± 21,8 U/l nach 24 h in Gruppe D. Der Anstieg der Aktivität der ASAT auf Höchstwerte von 638 ± 96 U/l nach 3 h in Gruppe C bzw. 1056 ± 128 U/l nach 6 h in Gruppe D war im zeitlichen Verlauf in der jeweiligen Gruppe hochsignifikant ($p < 0,001$). Im Vergleich der Gruppen war die Aktivität der ASAT nach 3 h, 6 h, 24 h und 48 h nach Pringle-Manöver (Gruppe C) signifikant ($p < 0,05$) höher als nach normaler Perfusion (Gruppe D). Während der ersten 48 h konnte in beiden Versuchgruppen ein hochsignifikanter Anstieg der Leukozyten ($p < 0,001$) auf 225,1 ± 20,6% (Gruppe C) bzw. 235,1 ± 23,9% (Gruppe D) der Basalwerte beobachtet werden, der Vergleich zwischen beiden Gruppen zeigte keinen signifikanten Unterschied. Die Auswertung der Nekrosezonen der Gruppen C und D zeigte ein signifikant ($p < 0,05$) größeres Kryoareal nach Pringle-Manöver (97,5 ± 16,6 cm^3) im Vergleich zu erhaltener Perfusion (59,7 ± 7,6 cm^3). Die immunhistologische Auswertung der Nekrosezonen zeigt in den Gruppen A und B jeweils im Randbereich der Kryonekrose eine hochsignifikante ($p < 0{,}001$) Akkumulation von Thrombozyten ($173{,}2 \pm 21{,}1$/Gesichtsfeld) im Vergleich zur normalen Leber ($50{,}1 \pm 5{,}6$/Gesichtsfeld), jedoch keinen signifikanten Unterschied zwischen dem Zentrum der Kryozone ($26{,}9 \pm 4{,}0$/Gesichtsfeld) und normalem Leberparenchym.

Diskussion/Schlussfolgerung

Nach Kryochirurgie der Leber kann eine signifikante Reduktion der systemischen Thrombozytenzahl beobachtet werden. Dies ist auf eine Akkumulation der Thrombozyten im Randbereich der Kryozone zurückzuführen. Die postoperative Thrombozytopenie beruht somit nicht auf einer kälte-assoziierten vermehrten Abbaukinetik, sondern auf einer lokalen Akkumulation. Dies bedeutet, dass zur Kryodestruktion eines vorgegebenen Volumens unter Pringle-Manöver sowohl ein niedrigerer Thrombozytenabfall als auch geringer systemische Nebenwirkungen zu erwarten sind. Deshalb sollte beim Einsatz der Kryotherapie zur lokalen Destruktion von Lebertumoren bzw. -metastasen nach Möglichkeit ein selektives Pringle-Manöver angewandt werden.

Literatur

1. Cozzi PJ, Stewart GJ, Morris DL (1994) Thrombocytopenia after hepatic cryotherapy for colorectal metastases: correlates with hepatocellular injury. World J Surg 18: 774–777
2. Stewart GJ, Preketes A, Horton M, Ross WB, Morris DL (1995) Hepatic cryotherapy: Double-freeze cycles achieve greater hepatocellular injury in man. Cryobiology 32: 215–219
3. Schüder G, Vollmar B, Richter S, Pistorius G, Fehringer M, Feifel G , Menger MD (1999) Epi-illumination fluorescent light microscopy for the in vivo study of rat hepatic microvascular response to cryothermia. Hepatology 29: 801–808

Korrespondenzadresse: Dr. med. Sven Richter, Abteilung für Allgemein-, Viszeral- und Gefäßchirurgie, Universität des Saarlandes, 66421 Homburg/Saar, Deutschland, Tel.: 06841-162 26 05, Fax: 06841-162 24 97, e-mail: chsric@uniklinik-saarland.de

Vergleich der lokalen Effektivität und des Metastasierungsverhaltens nach Resektion, Kryotherapie und Lasertherapie an einem colorectalen Tumormodell in der Leber der Ratte

Comparison of the local efficacy and pattern of metastases following resection, cryotherapy and laser therapy in a rat liver tumour model of colorectal cancer

J. K. Seifert[1], J. Becker[1], J. Burg[2], P. Dutkowski[1], Th. Junginger[1]

[1] Klinik für Allgemein- und Abdominalchirurgie der Johannes Gutenberg-Universität, Mainz
[2] Institut für Pathologie der Johannes Gutenberg-Universität, Mainz

Abstract

A rat colon cancer cell line (CC531) was implanted into the livers of 85 WAG rats and in animals surviving the implantation the liver tumour was subsequently treated with sham laparotomy (n = 15), resection (n = 20), cryotherapy (n = 19) or laser therapy (n = 20). Local recurrence or persistence of the tumour in animals surviving the procedure was observed in 15 of 15 following sham laparotomy, in 0 of 15 following resection, in 3 of 17 following cryotherapy and in 10 of 14 following laser therapy. However, peritoneal disease and lung metastases were more frequent and extensive following resection as compared to cryotherapy or laser therapy.

Einleitung

Lokal ablative Verfahren haben in den letzten Jahren an Bedeutung auf dem Gebiet der Behandlung colorectaler Lebermetastasen gewonnen [1, 2]. Einerseits wird hier das Problem lokaler Rezidive, also ineffektiver Behandlung, auf dem Gebiet der lokalen Ablation kritisch diskutiert [3]. Andererseits könnte ein Vorteil der lokal ablativen Verfahren in der, im Vergleich zur Resektion, verminderten Ausschüttung von Wachstumsfaktoren und damit einer geringeren Wachstumsstimulation nicht erkannter weiterer Metastasen liegen [4]. Wir wollten an einem Rattenmodell beide Aspekte näher untersuchen.

Methodik

Für das Versuchsvorhaben wurde nach Stellungnahme der Tierschutzkomission die Genehmigung durch das Landesuntersuchungsamt Rheinland-Pfalz (AZ: 1.5 177-07-001-16) erteilt. des Bei 85 männlichen WAG-Ratten wurde unter Anaesthesie mit Ketamin/Rompun eine kleine Laparotomie am rechten Rippenbogenrand durchgeführt und eine Suspension von 1 Million Zellen der Zellreihe CC531 (eines Ratten-Coloncarcinoms) in 100 µl PBS subcapsulär in den linken Leberlappen injiziert. Die Zellen wurden zuvor in üblicher Weise kultiviert und vor Implantation auf Vitalität überprüft.

11 Tiere verstarben perioperativ im Rahmen der Implantation. Die verbleibenden 74 Tiere wurden nach 2 Wochen auf 4 Gruppen verteilt: Probelaparotomie (n = 15); Resektion des linken Leberlappens (n = 20); Kryotherapie des Tumors mit mindestens 1 cm Sicherheitsabstand und doppeltem Gefrier-Auftauzyklus (n = 19); Laserinduzierte Thermotherapie (n = 20). Jeweils die Hälfte der Tiere wurde 2 bzw. 4 Wochen nachbeobachtet. Dann erfolgte die Obduktion unter

Tabelle 1. Lokalrezidive und Metastasen nach unterschiedlichen Therapien

	Probelaparotomie			Resektion			Kryotherapie			Lasertherapie		
	2 Wochen	4 Wochen	Gesamt	2 Wochen	4 Wochen	Gesamt	2 Wochen	4 Wochen	Gesamt	2 Wochen	4 Wochen	Gesamt
Tiere (n)	5	9	14	7	8	15	10	7	17	8	6	14
Lokalrezidive (n)	5	9	14	0	0	0	2	1	3	6	4	10
PC Oberbauch (n)	5	9	14	4	7	11	0	0	0	0	1	1
PC diffus (n)	1	6	7	2	5	7	0	0	0	0	1	1
Lungenfiliae[L] (n)	5	9	14	7	8	15	8	4	12	5	5	10
Keine L (n)	–	–	–	–	–	–	2	3	5	3	1	4
Bis 20 L (n)	4	4	8	3	2	5	7	4	11	1	4	5
21–40 L (n)	1	2	3	1	2	3	1	–	1	2	1	3
> 40 L (n)	–	3	3	3	4	7	–	–	–	2	–	2

L = Lungenfiliae, PC = Peritonealcarcinose

Erfassung von Lokalrezidiven, Peritonealkarzinose und Lungenmetastasen (mit semiquantitativer Bestimmung). Die makroskopischen Befunde wurden histologisch durch einen erfahrenen Pathologen überprüft.

Ergebnisse

Insgesamt 14 von 74 Tieren verstarben perioperativ: 1 von 15 nach Probelaparotomie; 5 von 20 nach Resektion; 2 von 19 nach Kryotherapie und 6 von 20 nach Lasertherapie. Die Verteilung der Lokalrezidive und Fernmetastasen ist in der Tabelle 1 angegeben. Es fällt auf, daß nach Kryo- oder Lasertherapie wesentlich seltener eine Peritonealkarzinose und etwas seltener Lungenmetastasen auftraten als nach Resektion. Zusätzlich zeigt sich, daß bei Vorhandensein von Lungenmetastasen, diese nach Resektion zumeist zahlreicher waren als nach Lasertherapie und insbesondere nach Kryotherapie.

Diskussion

Nach Behandlung eines implantierten Coloncarcinoms in der Leber der Ratte durch verschiedene Therapieverfahren kam es nach Resektion zu keinen Lokalrezidiven, nach Kryotherapie bei 3/17 (18%) und nach Lasertherapie bei 10/14 (71%) Tieren zu Lokalrezidiven. Die beobachtete Lokalrezidivrate von 18% nach Kryotherapie entspricht etwa unseren klinischen Erfahrungen [5]. Die hohe Lokalrezidivrate nach Laserthterapie weicht deutlich von den klinischen Ergebnissen ab [2]. Dies könnte durch die Verwendung einer ungekühlten Laser-Einzelfaser ohne Streuaufsatz (Diffusor tip) oder Kühlsystem in unserem Modell begründet sein, was zu Verkohlungen in der Nähe der Laserfaser und unzureichender Gewebserwärmung im nachgeschalteten Gewebe führen kann. Trotz der effektiveren Lokaltherapie kam es nach Resektion häufiger zu Peritonealkarzinose und Lungenmetastasen (diese auch zahlreicher), als nach Lasertherapie und Kryotherapie. Dies könnte ein Hinweis auf eine geringere Ausschüttung von das Tumorwachstum fördernden Wachstumsfaktoren nach lokaler Ablation im Vergleich zur Resektion colorectaler Lebertumoren sein. Dieser Aspekt wird in obigem Modell weiter untersucht.

Literatur

1. Seifert JK, Morris DL (1998) Prognostic factors following cryotherapy for hepatic metastases from colorectal cancer. Ann Surg 228: 201–208
2. Vogl TJ, Müller PK, Mack MG, Straub R, Engelmann K, Neuhaus P (1999) Therapiemöglichkeiten bei nicht resektablen Lebermetastasen. Percutane radiologische Interventionen. Chirurg 70: 133–140
3. Seifert JK, Morris DL (1999) Indicators of recurrence following cryotherapy for hepatic metastases from colorectal cancer. Br J Surg 86: 234–240
4. Allen P, D'Angelica M, Hodyl C, Lee J, You Y-J, Fong Y (1998) J Surg Res 77: 132–136
5. Seifert JK, Heintz A, Junginger Th (2002) Kryotherapie primärer und sekundärer Lebertumoren. Zentralbl Chir 127: 275–281

Korrespondenzadresse: PD Dr. J. K. Seifert, Klinik für Allgemein- und Abdominalchirurgie der Johannes Gutenberg-Universität, Langenbeckstr. 1, 55101 Mainz, Fax: +49-6131-176630, e-mail: seifert@ach.klinik.uni-mainz.de

X. Ösophagus, Magen, Darm

Rolle der bakteriellen Permeation in ileoanalen Pouches

The role of bacterial permeation in ileoanal pouch

P. Leistenschneider[1], A. J. Kroesen[1], J. D. Schulzke[2], M. Fromm[3], H. J. Buhr[1]

[1] Abteilung für Allgemein-, Gefäß- und Thoraxchirurgie
[2] Abteilung für Innere Medizin mit Schwerpunkt Gastroenterologie
[3] Institut für Klinische Physiologie – Universitätsklinikum Benjamin Franklin – FU Berlin

Abstract

Background and aims: Bacterial overgrowth seems to play an important role in the pathogenesis of ileoanal pouches. Hence the capability of bacterial permeation and their determinants is of great interest. The aim of this study was to examine bacterial permeation in ileoanal pouch and to correlate the results with the degree of inflammation, the epithelial resistance, the mucosal transport function and the age of the ileoanal pouches. *Materials and Methods:* Biopsies were taken from 65 patients (m : f = 31 : 34; mean age = 42,5 years) prior to colectomy n = 12 (ileum in the status of colitis (pre IPAA)), less than 1 year after closure of ileostomy n = 14 (intact pouch I), more than 1 year after closure of ileostomy n = 17 (intact pouch II), in the case of pouchitis n = 11, and 10 controls. Tissues were mounted in a miniaturized Ussing chamber. A ciprofloxacin resistant *E. coli* was added to the mucosal side of the Ussing chamber. Serial cultures of the serosal sided Ussing reservoir were taken at 0, 5, 60, 120, 180 minutes and incubated for 24 h. Simultaneous measurements short circuit currence and resistance document the viability of the mounted tissues. Additionally epithelial and subepithelial resistance was determined by transmural impedance analysis. Active Na^+-glucose cotransport was measured as change in short-circuit current after stepwise addition of glucose. *Results:* Bacterial permeation occured in 1/12 pre-IPAA-specimens, 5/14 of the intact pouch I specimens, 8/17 intact pouch II specimens, 6/11 pouchitis specimens and 0/10 ileum controls. There is a linear correlation between the age of the pouch and permeation of bacteria through the epithelial border. Epithelial resistance of the bacterially permeated specimens compared to non-permeated of the intact pouch II-group and the pouchitis group is increased (35,85 ± 0,44 vs. 29,21 ± 0,08 intact pouch II, 32,35 ± 0,13 vs. 27,50 ± 0,34 Ω cm^2 Pouchitis). The other parameters (electrogenic chloride secretion, Sodium-Glucose-Cotransport in comparison of bacterially permeated and non-permeated epithelia) remained unchanged. *Conclusions:* 1. Increased bacterial permeation can be observed in pouchitis as we could see in ulcerative colitis too. 2. Bacterial permeation occurs more frequently in older ileoanal Pouch. The bacterial permeation corelates directly with an ameliorated epithelial resistance in the case of bacterial permeation. This argues against a bacterial passage along the tight junction and suggests endocytosis.

Einleitung

Die Pouchitis relativiert den Heilungserfolg der Coloproktomukosektomie mit ileoanaler Pouchanlage für die Colitis Ulcerosa. Jeder Patient entwickelt eine gewisse Entzündung im Pouch, da der Dünndarm für eine Reservoirfunktion nicht prädistiniert ist. 15 – 40% aller Patienten entwickeln eine Pouchitis [1, 2]. Die Ursachen der Pouchitis nach ileoanaler Pouchanlage wegen Colitis ulcerosa (C.U.) sind nach wie vor unbekannt. Neben verschiedenen anderen Faktoren wird ein der C.U. ähnlicher Pathomechanismus postuliert [3]. Die Rolle der Bakterien bei der Pouchitis wurde schon detailiert untersucht [4]. In eigenen Voruntersuchungen konnte eine bakterielle Permeation bei C.U. und M. Crohn für E. coli und Bakteroides fragilis nachgewiesen werden [5], so daß eine bakterielle Permeation auch bei der Pouchitis wahrscheinlich ist. Ziel dieser Studie war es, die bakterielle Permeation in ileoanalen Pouches und deren Abhängigkeit vom Entzündungsgrad, ionaler Permeabilität und Alter des Pouches zu untersuchen.

Patienten

Es wurden 65 Patienten (m : w = 31 : 34; Alter = 42,5) mit Colitis ulcerosa longitudinal jeweils im Pouch-Corpus biopsiert. Die Zeitpunkte waren: a) intraoperativ unmittelbar vor Pouchanlage (prae IAP); b) 2 – 8 Monate nach Ileostomarückverlagerung (post ISR); c) > 1 Jahr nach Ileostomarückverlagerung (post ISR) und bei Auftreten einer Pouchitis. Zusätzlich wurde bei 10 Patienten, die durch eine Hemikolektomie wegen Karzinom operiert wurden, als Kontrolle intraoperativ eine Biopsie aus dem terminalen Ileum entnommen.

Methoden

Ileum-Biopsien wurden in eine Ussingkammer eingespannt. Nach Stabilisierung der elektrophysiologischen Parameter (Kurzschlußstrom (I_{sc}), totaler Widerstand (R_t)) wird auf der mucosalen (darmlumenseitigen) Kammerhälfte eine definierte Menge von ciprofloxacinres-istenten E. coli (Wildstamm) zugegeben. Zu den Zeitpunkten 0, 5, 60, 120, 180 Minuten werden aus der mucosaseitigen und serosaseitigen Kammern 100 µl-Proben entnommen, mit denen ciprofloxacinhaltige Agarplatten beimpft werden. Nach 24 h Inkubation im Wärmeschrank (37 °C) wird die Anzahl der koloniebildenden Einheiten (KBE) ausgezählt. Hierbei wird der Nachweis von > 1 KBE als bakterielle Permeation durch das Darmepithel gewertet. Die simultane Aufzeichung der Widerstands- und Kurzschlußstromwerte dokumentiert die Viabilität des Epithels während des Versuches. Zusätzlich wurde der Na-Glucose-Cotransport bestimmt, gemessen durch Veränderung des Kurzschlussstromes nach schrittweiser Zugabe von Glucose.

Ergebnisse

Eine bakterielle Permeation läßt sich in 1/12 vor IAP, in 5/14 < 1 Jahr post ISR, in 8/17 > 1 Jahr post ISR, in 6/11 bei Pouchitis und in 0/10 in der Kontrollgruppe nachweisen. Mann kann eine lineare Korrelation zwischen dem Alter des Pouches und der bakteriellen Permeation feststellen. Der epitheliale Widerstand bei bakterieller Permeation verglichen mit dem Widerstand ohne bakterieller Permeation in den Gruppen Post ISR < 1 Jahr und Pouchitis ist erhöht (35,85 ± 0,44 vs. 29,21 ± 0,08 Post ISR > 1 Jahr, 32,35 ± 0,13 vs. 27,50 ± 0,34 Ω cm^2 Pouchitis).

Schlußfolgerungen

Wie man schon bei der Colitis ulcerosa beobachten konnte, lässt sich eine erhöhte bakterielle Permeation auch bei der Pouchitis nachweisen. Zudem kann man feststellen, das sich eine bakterielle Permeation vermehrt in älteren ileoanalen Pouches findet. Diese Beobachtung lässt die

Tabelle 1.

	n	KBE	Widerstand R* [Ω cm²]				Na-Glukose-Kotransport [µmol h⁻¹ cm⁻²]	
			∅Perm	SEM	Perm	SEM	Perm	∅Perm
Prae IAP	12	8 ± 0	40,07	0,23	35,37	0,62	3,0 ± 1,5	2,3 ± 0,9
Post ISR < 1 Jahr	14	56 ± 26	36,12	0,19	25,14	0,15		5,1 ± 0,5
Post ISR > 1 Jahr	17	99 ± 25*	29,21	0,08	35,85	0,44	4,1 ± 1,8	7,1 ± 2,2
Pouchitis	11	57 ± 31	27,50	0,34	32,35	0,13	0,5 ± 0,3	0,24 + 0,15
Kontrolle	10	0	46,00	0,69	28,02	0,46		5,8 ± 1,5

Mittelwerte und Standardabweichung, Wilcoxon Rank-Saum-Test: * $p < 0{,}001$ vs. Post ISR < 1 Jahr, Pouchitis, Prae IAP, Kontrolle

Schlussfolgerung ziehen, das der ileoanale Pouch mit dem Alter vermehrt durchlässig für Bakterien wird. Die bakterielle Permeation korreliert dabei direkt mit einem verbesserten epithelialen Widerstand im Fall einer Permeation. Dies spricht gegen eine bakterielle Passage entlang der Tight Junction und lässt somit eher an eine Transzytose denken.

Literatur

1. Lukoonen P, Järvinen H, Tanskanen M, Kahri A (1994) Pouchitis – recurrence of the inflammatory bowel disease. Gut 35: 243
2. Sandborn WJ, Tremaine WJ, Batts KP, Pemberton JH, Phillips SF (1994) Pouchitis after pouch-anal anastomosis: a pouchitis disease activity index. Mayo Clin Proc 69: 410
3. Dozois RR, Kelly KA, Welling DR, Gordon H, Beart RW jr., Wolff BG et al. (1989) Ileal Pouch-anal anastomosis: comparison of result I familial adenomatous polyposisand chronic ulcerative colitis. Ann Surg 210: 268–271
4. Santavirta J, Mattila J, Kokki M, Matikainen M (1991) Mucosal morphology and faecal bacteriology after ileoanal anastomosis. Int J Colorectal Dis 6: 38–41
5. Kroesen AJ, Becker B, Schulzke JD, Fromm M, Buhr HJ (1999) Increased transmucosal bacterial translocation in inflammatory bowel disease. Langenbecks Arch klin Chir (Suppl) Chirurgisches Forum '99: 443–448

Korrespondenzadresse: Patrick Leistenschneider, Abteilung für Allgemein-, Gefäß- und Thoraxchirurgie, Universitätsklinikum Benjamin Franklin, Hindenburgdamm 30, 12200 Berlin, Tel.: +49 30 8445-2543, Fax: +49 30 8445-2740, e-mail: patrick.leistenschneider@ukbf.fu-berlin.de

Möglichkeit der Pouchitis-Therapie durch Interleukin-10 im ileoanalen Pouch nach Colitis ulcerosa?

Possible interleukin-10 treatment for pouchitis in the ileoanal pouch after ulcerative colitis

A. J. Kroesen[1], *T. Giese*[2], *S. Dullat*[1], *H. J. Buhr*[1]

[1] Chirurgische Klinik I, Universitätsklinikum Benjamin Franklin
[2] Institut für Immunologie, Universität Heidelberg

Abstract

Apart of the immunological reaction pouchitis shows many similarities to ulcerative colitis. Concerning the cytokine expression it is well known that during pouchitis the proinflammatory interleukines IL 1-β, IL-8, and TNF-α are upregulated whereas the counterinflammatory interleukine IL-10 is downregulated. The aim of this study was to identify in the long lasting intact ileoanal pouch cytokines which could have an protective effect or could lead to a new therapeutic option. *Material and Method:* Specimens of each 10 were obtained endoscopically from the statuses: pre ileoanal pouch, pre closure of ileostomy, pouch < 1 year in function, pouch > 1 year in function, pouchitis, and controls. IL-6 and TNF-α as proinflammatory and IL-10 as counter inflammatory cytokines were determined. Specimens were conserved at $-80\,°C$. After PCR amplification the DNA concentration was measured and after further dilution the amplification served as a standard under the use of hybridisation probes. After RNA isolation and transcription into cDNA further quantification was performed against GAPDH via realtime-PCR. *Results:* IL-6 was reduced in the status of the intact pouch < 1 year vs. preoperative ileum, pre closure of ileostomy, pouchitis and controls (36.7 ± 12.4 vs. 443.6 ± 23.3, 323.5 ± 21.2, 293.4 ± 20.4, 200.4 ± 24.3). TNF-α did not show any significant changes and IL-10 was found to be increased in the intact pouch > 1 year compared to intact pouch < 1 year, pre closure of ileostomy, and pouchitis (225.9 ± 15.6 vs. 61.03 ± 9.6, 61.03 ± 9.7). *Conclusions:* 1. Upregulation of IL-6 or TNF-α during pouchitis could not be observed. 2. Increased IL-10 in the mature pouch might be protective against pouchitis. 3. Topical IL-10 therapy could be a new issue for pouchitis treatment.

Einleitung

Die Ursachen der Pouchitis nach ileoanaler Pouchanlage wegen Colitis ulcerosa (C.U.) sind nach wie vor unbekannt. Ischämie des Pouches und die unphysiologische Stase des Stuhles im Ileumreservoir, aus der eine Überwucherung Gram-negativer Bakterien resultiert, werden für die Entstehung der Pouchitis verantwortlich gemacht. Daneben wird ein der C.U. ähnlicher Pathomechanismus postuliert. Dies drückt sich in einem ähnlichen Cytokinverhalten wie bei der Colitis ulcerosa aus. Ebenso bleibt die Pouchitis bei ileoanalen Pouchanlagen anderer Indikationen (FAP, multilokuläres Colon-Ca) nahezu vollkommen aus.

Hinsichtlich der Zytokin-Expression ist bekannt, dass während der Pouchitis die proinflammatorischen Interleukine IL 1-β, IL-8, TNF-α, hochreguliert und das kontrainflammatorische Zytokin IL-10 herunterreguliert sind.

Im Detail konnten Bulois et al. eine IL-8/IL-10 Imballanz nachweisen [1], Evgenikos et al. eine Erhöhung von IL-1beta und IL-8 in der Pouch-Lumen-Lavage nachweisen [2] und Stallmach et al. eine Aktivierung von CD 4 pos. Zellen und INF-gamma aufzeigen [4].

Ziel dieser Studie war, im seit länger als 1 Jahr bestehenden intakten Pouch Zytokine zu identifizieren, die auf einen protektiven Effekt oder neue Therapieoptionen hindeuten.

Patienten

Es wurden bei Colitis ulcerosa-Patienten Mucosa-Proben aus dem terminalen Ileum/Pouch von 10 Patienten vor Pouchanlage (prae IAP), 10 Patienten vor Ileostomarückverlagerung (prae ISR), 10 Patienten mit einer Pouchlaufzeit von weniger als 1 Jahr (Pouch < 1 Jahr), 10 Patienten mit einer Pouchlaufzeit von mehr als 1 Jahr (Pouch > 1 Jahr) und 10 Patienten mit Pouchitis entnommen. Die Proben stammten von insgesamt 38 Patienten. Das Durchschnittsalter betrug 36,6 ± 3,5 Jahre (Geschlechtsverhältnis W:M = 17:21). Die durchschnittliche praeoperative Erkrankungsdauer war 5 ± 2,3 Jahre. 5 der Patienten vor Pouchanlage hatten eine Backwashileitis.

Methode

Als proinflammatorisch Zytokine wurden IL-6 und TNF-α und als kontrainflammatorisches Zytokin IL-10 bestimmt. Die Proben wurden zunächst bei − 80 °C schockgefrostet. Nach PCR-Amplifizierung der Zielsequenz erfolgt die DNA-Konzentrationsbestimmung und eine anschließende Verdünnung dient als Standard zur Erstellung einer Eichkurve mit Hilfe von Hybridisierungssonden. Nach RNA-Isolierung und Umschreibung in cDNA erfolgte die Quantifizierung gegen GAPDH über Realtime-PCR.

Ergebnisse

In ◘ Tabelle 1 sind die Ergebnisse aufgeführt. Es zeigt sich, daß IL-6 beim intakten Pouch < 1 Jahr gegenüber prae Pouchanlage, prae Ileostomarückverlagerung, Pouchitis und Kontrollen erniedrigt ist. Bezüglich des TNF-α lassen sich keine signifikanten Veränderungen feststellen. Das IL-10 hingegen weist für den intakten Pouch > 1 Jahr und vor Colektomie eine signifikante Erhöhung versus Pouchitis, intaktem Pouch < 1 Jahr und prae Ileostomarückverlagerung auf.

◘ **Tabelle 1.** Konzentration der Zytokine IL-6, TNF-α und IL-10 für die verschiedenen Funktionszustände des ileoanalen Pouch und Kontrollen

	n	IL-6	TNF-α	IL-10
Prae IAP	10	443,6 ± 23,3	200,4 ± 22,3	225,9 ± 23,8*
Prae ISR	10	323,5 ± 21,2	100,6 ± 12,5	61,03 ± 9,6
Pouch < 1 Jahr	10	36,7 ± 12,4$	109,4 ± 12,8	91,7 ± 8,9
Pouch > 1 Jahr	10	177,9 ± 19,2	118,5 ± 23,1	225,9 ± 15,6*
Pouchitis	10	293,4 ± 20,4	89,4 ± 14,5	61,03 ± 9,7
Kontrollen	10	200,4 ± 24,3	117,3 ± 22,1	91,7 ± 19,2

Mittelwerte und Standardabweichungen, Wilcoxon's Rank Sun-test: * p < 0,05 versus Pouchitis, Pouch < 1 Jahr, prae ISR, $ p < 0,05 versus prae IAP, prae ISR, Pouchitis, Kontrollen

Schlußfolgerungen

Eine Hochregulation bei Pouchitis und IL-6 und TNF-α lässt sich nicht bestätigen, obwohl im Rahmen der generalisierten Entzündungsreaktion hier zumindest eine Hochregulation für TNF-α zu erwarten gewesen wäre.

IL-10 hingegen ist im intakten Pouch > 1 Jahr hochreguliert und könnte eine Protektion vor Pouchitis darstellen. Jedoch müssen zunächst weitere Untersuchungen klären, ob hier eine topische Therapie mit IL-10 bei Pouchitis sinnvoll erscheint. Die präliminären Erfahrungen mit IL-10 bei der Colitis ulcerosa ließen hier eine topische Therapie sinnvoll erscheinen [3].

Literatur

1. Bulois P, Tremaine WJ, Maunoury V, Gambiez L, Hafraoui S, Leteurtre L, Cortot A, Sandborn WJ, Colombel JF, Desreumaux P (2000) Pouchitis is associated with mucosal imbalance between interleukin-8 and interleukin-10. Inflamm Bowel Dis 6: 157–164
2. Evgenikos N, Bartolo DC, Hamer-Hodges DW, Ghosh S (2002) Assessment of ileoanal pouch inflammation by interleukin 1-beta and interleukin 8 concentrations in the gut lumen. Dis Colon Rectum 45: 249–255
3. Sands BE (2001) Biological therapies for ulcerative colitis. Acta Gastroenterol Belg 64: 205–209
4. Stallmach A, Schafer F, Hoffmann S, Weber S, Muller-Molaian I, Schneider T, Kohne G, Ecker KW, Feifel G, Zeitz M (1998) Increased state of activation of CD4 positive Tcells and elevated interferon gamma production in pouchitis. Gut 43: 499–505

Korrespondenzadresse: Dr. Anton J. Kroesen, Chirurgische Klinik I, Universitätsklinikum Benjamin Franklin, Hindenburgdamm 30, 12200 Berlin, Tel.: 030/84453220, Fax: 030/83225665, e-mail: kroesen@ukbf.fu-berlin.de

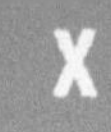

Heme Oxygenase-1 (HO-1) generiertes Biliverdin schützt vor Kolitis

Heme oxygenase-1 (HO-1)-generated biliverdin protects from colitis

P. O. Berberat[1,2], *Y. I. A-Rahim*[3], *K. Yamashita*[2], *M. M. Warny*[3], *E. Csizmadia*[2], *M. P. Soares*[2], *S. C. Robson*[3], *F. H. Bach*[2]

[1] Abteilung für Allgemein-, Viszeral-, und Unfallchirurgie, Chirurgische Universitätsklinik, Universität Heidelberg
[2] Immunobiology Research Center, Departments of Surgery and Medicine, Beth Israel Deaconess Medical Center, Harvard Medical School, Boston, MA, USA
[3] Department of Gastroenterology, Beth Israel Deaconess Medical Center, Harvard Medical School, Boston, MA, USA

Abstract

Background: The cytoprotective rolc of HO-1 has been observed in a wide variety of inflammatory diseases e.g. sepsis, arteriosclerosis, acute renal injury and transplant rejection. It is believed that the anti-inflammatory effects of HO-1 are mediated by the enzymatic products biliverdin/ bilirubin, carbon monoxide (CO) and iron/ferritin. HO-1 induction in cultured enterocytes leads to inhibition of nitric oxide synthase activity; a pathway believed to play a crucial role in the mucosal injury associated with inflammatory bowel disease. We therefore tested whether induction of HO-1 can influence experimental colitis. *Methods:* Colitis was induced by oral administration of dextran sodium sulfate (DSS, 5%) in C57BL/6 mice for seven days. HO-1 up-regulation was induced reproducibly with cobalt-protoporphyrin (CoPP 5 mg/kg BWT, i.p). A treatment control group was given zinc-protoporphyrin (ZnPP). Biliverdin, exogenous CO or the iron chelator desferrioxamine were administered in other groups. *Results:* CoPP resulted in significant up-regulation of HO-1 protein in the colonic tissue. Macrophages (in mucosal and submucosal areas) most prominently expressed HO-1 protein. HO-1 over-expression significantly ameliorated loss of body weight (−13% versus −23% in the control animals, $p < 0.05$). The development of diarrhea and gastrointestinal hemorrhage were substantially delayed in animals post HO-1 induction. Mucosal injury after seven days was significantly decreased. Protective effects were observed in preliminary experiments with biliverdin but not CO nor desferrioxamine. *Conclusions:* HO-1 had protective effects in DDS-induced colitis, potentially mediated by intestinal macrophages and biliverdin production. HO-1 regulation may provide new strategies for therapy in IBD.

Einleitung

Die Aufregulierung von Heme Oxygenase-1 (HO-1) stellt eine oft beobachtete endogene Antwort auf entzündliche Prozesse und andere Gewebeschädigungen dar [1]. Die Expression von HO-1 zeigt eine anti-entzündlichen und anti-apoptotischen Wirkung [2]. Diese zytoprotektive Rolle von HO-1 wurde in einer Vielzahl von entzündlichen Erkrankungen, wie Sepsis, Arteriosklerose, akutes Nierenversagen und Transplantatabstsossungen beschrieben [1, 2]. Diese Effekte scheinen auf den enzymatischen Produkten, Biliverdin/Bilirubin, Karbonmonoxid (CO) und Eisen/ Ferritin, von HO-1 zu beruhen [1]. Die HO-1 Induktion in kultivierten Enterozyten führte zur Hemmung der NO-Synthase Aktivität [3]. Es wird angenommen, dass NO eine entscheidende

Rolle bei der mukosalen Schädigung in entzündlichen Darmerkrankungen spielt. Weiterhin konnte kürzlich gezeigt werden, dass die Hemmung der HO-1 Aktivität zu einer Exazerbation der experimentellen Kolitis in der Ratte führt [4].

Diese Studie untersucht ob HO-1 ein therapeutische Potential bei entzündlichen Darmerkrankungen besitzt und auf welchem Mechanismus seine protektive Wirkung beruht.

Methodik

Eine Kolitis wurde mittels oralem Dextran Natrium Sulfat (DSS, 5%) in C57BL/6 Mäusen über 7 Tage induziert [5]. HO-1 wurde durch die repetitive Injektion von Kobalt-Protoporphyrin (CoPP) induziert. In einer entsprechenden Kontrollgruppe wurde Zink-Protoporphyrin (ZnPP) verabreicht, welches HO-1 nicht induziert. Weiterhin wurde in anderen Gruppen zur Testung der enzymatischen Produkte von HO-1, Biliverdin, CO und der Eisenchelator Desferrioxamin (DFO) appliziert. Die Tiere wurden täglich klinisch (Gewicht, Blutung und Stuhl) beurteilt. Nach dem 7. Tag wurde das Kolon entfernt und histologisch analysiert.

Ergebnisse

Die CoPP Applikation zeigte eine deutlichen Denovo-Expression von HO-1 in den mukosalen und submukosalen Makrophagen im Kolon. Dies führte zu einem signifikant niedrigeren Gewichtsverlust in den CoPP behandelten und damit HO-1 exprimierenden Mäusen (−13% versus −23% in den Kontrollen, $p < 0.05$). Im Krankheitsverlauf wurde die Entwicklung von gastrointestinalen Blutungen und Diarrhöe entscheidend verzögert. Die HO-1 Induktion führte auch zu einer signifikanten Reduktion der mukosalen Schädigung im Colon. und Erhaltung der kryptalen Strukturen. Noch bessere Protektion konnte durch die systemische Applikation von Biliverdin erreicht werden.. Diese führte zu einem kompletten Ausbleiben von Blutung und Diarrhoe. Allerdings zeigte der Gewichtsverlauf im Vergleich zur HO-1 Gruppe keinen signifikant besseren Verlauf. Die kontinuierliche Exposition der Tiere zu CO oder die Applikation von DFO führte zu keinem verbesserten Krankheitsverlauf im Vergleich zur Kontrollgruppe.

Schlussfolgerung

HO-1 zeigt einen stark protektiven Effekt in der Kolitis der Maus. Dieser Effekt scheint über die Makrophagen und die Produktion von Biliverdin/Bilirubin vermittelt zu werden. Weiterhin unterstreicht diese Studie die Komplexität des HO-1 Systems. Zeigen doch die drei Produkte von HO-1, Biliverdin/Bilirubin, Eisen/Ferritin und CO, verschiedenartige protektive Effekte in verschiedenen Entzündungsmodellen. Das Verstehen dieser Mechanismen könnte ein neuer Ansatzpunkte bei der Behandlung von entzündlichen Darmerkrankungen beim Menschen darstellen.

Literatur

1. Otterbein LE, Choi AM (2000) Heme oxygenase: colors of defense against cellular stress. Am J Physiol Lung Cell Mol Physiol 279: L1029–L1037
2. Ryter SW, Tyrrell RM (2000) The heme synthesis and degradation pathways: role in oxidant sensitivity. Heme oxygenase has both pro- and antioxidant properties. Free Radic Biol Med 28: 289–309
3. Cavicchi M, Gibbs L, Whittle BJ (2000) Inhibition of inducible nitric oxide synthase in the human intestinal epithelial cell line, DLD-1, by the inducers of heme oxygenase 1, bismuth salts, heme, and nitric oxide donors. Gut 47: 771–778
4. Wang WP, Guo X, Koo MW, Wong BC, Lam SK, Ye YN, Cho CH (2001) Protective role of heme oxygenase-1 on trinitrobenzene sulfonic acid- induced colitis in rats. Am J Physiol Gastrointest Liver Physiol 281: G586–G594
5. Okayasu I, Hatakeyama S, Yamada M, Ohkusa T, Inagaki Y, Nakaya R (1990) A novel method in the induction of reliable experimental acute and chronic ulcerative colitis in mice. Gastroenterology 98: 694–702

Korrespondenzadresse: Dr. med. P. O. Berberat, Abteilung für Allgemein-, Viszeral-, und Unfallchirurgie, Chirurgische Universitätsklinik, Universität Heidelberg, Im Neuenheimer Feld 110, 69120 Heidelberg, Tel.: 06221/56-39249, Fax: 06221/56-6903, e-mail: pascal.berberat@med.uni-heidelberg.de

Ultrastrukturelle Unterschiede der Darmwand bei Patienten mit Divertikulose bzw. Divertikulitis und einer Kontrollgruppe

Ultrastructural differences of the bowel wall in patients with diverticulosis and diverticulitis versus healthy controls

T. F. Ulmer, S. Willis, M. Stumpf, R. Rosch, V. Fackeldey, V. Schumpelick

Chirurgische Klinik der Universitätsklinik Aachen

Abstract

Diverticulitis represents a civilizational disease of Western countries. It is an increasingly common clinical problem. The mechanism by which the disease develops remains unclear. We examined if there are any changes in the ultrastructure of the bowel wall. Samples of colonic tissue (rectosigmoid zone) from 6 patients with diverticulosis and 6 patients with diverticulitis were compared to 6 controls. We performed immunohistochemical studies facing differentiation between collagen type I and type III. Furthermore we investigate if there are any distinctions in proliferation, apoptosis and innervation. In the diverticulosis and diverticulitis group mature collagen type I level were decreased (4,25 ± 0,46 resp 3,59 ± 0,51 vs 6,13 ± 0,73) and collagen type III level were increased (4,88 ± 0,51 resp 4,21 ± 0,39 vs. 5,72 ± 0,42), with a resulting lower collagen ratio I/III. Apoptosis and prolifertion seems higher in the diverticulitis group. Beyond we found a rarefaction of the submucosus plexus in this group. Our findings reveal that ultrastructural changes in the bowel wall is one of the major pathogenic factors in the development of diverticular disease. Further studies with different parameters will show differences of several extracellular matrix components between the different groups.

Einleitung

Die Divertikulose des Kolons ist eine Volkskrankheit der westlichen Zivilisation. Sie tritt überwiegend im höheren Lebensalter auf. Die Häufigkeit der Krankheit mit einer Prävalenz von z.B. 12% in den USA zeigt das gesundheitsökonomischen Gewicht der Divertikulose. Ihr müsste die gleiche Aufmerksamkeit zuteil kommen wie der KHK, Adipositas oder Diabetes [1]. So ist es nicht verwunderlich, daß die Diagnose und Behandlung der Erkrankung einen relevanten und zunehmenden Anteil der Ressourcen des Gesundheitssystem in Anspruch nimmt. Weiterhin ist zu beachten, daß die Patientenzahlen aufgrund der demographischen Entwicklung und der Altersprädilektion der Erkrankung zwischen der 6 – 8. Dekade weiterhin zunehmen. Ungefähr 10% der 40-Jährigen haben eine Divertikulose, danach steigt die Inzidenz mit zunehmenden Alter überproportional an. Die über 60-Jährigen sind zu über einem Drittel betroffen, bei den über 85-Jährigen ist es mehr als die Hälfte. Allerdings entwickeln von den Betroffenen nur ca. 10 – 20% eine Divertikulitis.

Die Mehrheit der Divertikel ist im Sigma und Deszendenz lokalisiert. Die Erkrankung kann auch den gesamten Dickdarm befallen. Isolierte rechtsseitige Divertikel sind selten, in der asiatischen Region jedoch mit einer höheren Inzidenz auftretend als in den westlichen Ländern.

Ein erhöhtes Divertikelrisiko weisen insbesondere Patienten auf, die wenig Ballaststoffe zu sich nehmen und körperlich inaktiv sind. Die eigentliche „causa prima" der Divertikelbildung ist aber bis heute noch nicht eindeutig geklärt. Diskutiert werden Motilitätsstörungen sowie eine intraluminale Drucksteigerung. In letzter Zeit werden vermehrt ultrastrukturelle Veränderungen als Ursache der Divertikulose untersucht. Eine quantitative Veränderungen der Matrixmetalloproteinasen, ein vermehrter Anteil an Elastin und sogenannten „cross-links“ [2], eine intestinale Innervationsstörungen und Störungen im Kollagenstoffwechsel [3] sind dabei von besonderem Interesse. Unsere Studie untersucht die letzten beiden genannten Störungen. Weiterhin wollten wir einen Sphinkter im rektosigmoidalen Übergang verifizieren, der für das Resektionsausmaß entscheidend sein könnte [4].

Material und Methodik

Es wurden Resektate des rektosigmoidalen Überganges von jeweils 6 Patienten mit Divertikulose (Durchschnittsalter 65,3 ± 10,7 Jahre) und 6 Patienten mit Divertikulitis (Durchschnittsalter 65 ± 7,6 Jahre) gewonnen. Als Kontrollgruppe dienten 6 Patienten (Durchschnittsalter 68,5 ± 5,9 Jahre), die wegen nichtobstruierender Kolonneoplasien operiert wurden. Die Kolonabschnitte wurden in Formalin fixiert, Stufen herausgeschnitten und in Paraffin eingebettet. 5 μm dicke Schnitte wurden zur Übersicht nach H&E sowie mit EvG gefärbt. Zusätzlich erfolgten immunhistochemische Untersuchungen mit folgenden Antikörper: S-100 (Nerven) und SMA (Muskel), Ki-67 (Proliferation), sowie ein TUNNEL Test (Apoptose) und Antikörper gegen Kollagen I und III. Die statistische Auswertung wurde mit SPSS durchgeführt. Mit dem Mann-Whitney Test wurde auf Signifikanzen ($p < 0.05$) getestet.

Ergebnisse

Die Messungen der Intensität erbrachte für Kollagen I in der Kontrollgruppe 6,13 ± 0,73 gegen 4,25 ± 0,46 ($p < 0{,}05$) in der Gruppe Divertikulose bzw. 3,59 ± 0,51 ($p < 0{,}05$) in der Gruppe Divertikulitis. Die Werte für Kollagen III betrugen 5,72 ± 0,42 bzw. 4,88 ± 0,51 ($p < 0{,}05$) und 4,21 ± 0,39 ($p < 0{,}05$). Daraus ergibt sich ein Quotient für Kollagen I/III von 1,07 ± 0,54 für die Kontrollgruppe bzw. 0,87 ± 0,46 ($p < 0.05$) und 0,85 ± 0,44 ($p < 0.05$) für die Gruppe Divertikulose bzw. Divertikulitis. Bei der semiquantitativen Auswertung des TUNNEL Testes sowie des Antikörpers Ki-67 zeigte sich eine vermehrte Färbung von ca. 15% in der Gruppe Divertikulitis. Weiterhin zeigte sich bei der Analyse mit S-100 eine Rarifizierung der Nerven in beiden Gruppen, Divertikulose bzw. Divertikulitis, um ca. 20% bzw. 25%. Hinweise für einen rektosigmoidalen Sphinkter konnten in den Übersichtsfärbungen nicht gesehen werden. In wie weit dies durch andere Methodiken gelingt, bleibt abzuwarten.

Zusammenfassung

Die genaue Pathogenese der Divertikelerkrankung ist unbekannt. Ultrastrukturelle Unterschiede scheinen aber eine Rolle zu spielen [5]. In unserer Studie war der Gehalt an reifem Kollagen I in der Kontrollgruppe signifikant höher. Im Gegensatz dazu war Kollagen I in der Divertikulitis- bzw. Divertikulosegruppe erniedrigt und das unreife Kollagen III erhöht. Weiterhin konnte in diesen Gruppen eine Rarifizierung des Plexus submucosus nachgewiesen werden. Ferner scheint bei der Divertikulitis eine vermehrte Apoptose sowie eine unspezifische Proliferation von Zellen stattzufinden. Für die Entstehung der Divertikulose-respektive Divertikulitiserkrankungen scheinen viele Faktoren ursächlich zu sein, wobei aber sicherlich ultrastrukturelle Veränderungen mitentscheiden für das Krankheitsbild sind. Wir sind uns sicher, daß zukünftige Untersuchungen der Darmwand respektive seiner extrazellulären Matrixkomponenten weitere Faktoren für die Entstehung der Erkrankung hervorbringen werden.

Literatur

1. Arnold W (2001) Divertikulose – eine ernährungsbedingte Volkskrankheit. In: Schumpelick V, Kasperk R (Hrsg) Divertikulitis – Eine Standortbestimmung. Springer, Berlin, Heidelberg, New York, Tokyo, S29
2. Wess L, Eastwood MA, Wess TJ, Busuttil A, Miller A (1995) Cross linking of collagen is increased in colonic diverticulosis. Gut 37: 91–94
3. Ochsenkuhn T, Goke B (2002) Pathogenesis and epidemiology of sigmoid diverticulosis Chirurg 73: 665–669
4. Shafik A, Doss S, Asaad A, Ali YA (1999) Rectosigmoid junction: anatomical, histological, and radiological studies with special reference to a sphincteric function Int J of Colorectal Dis 14(4-5): 237–244
5. Mimura T, Emanuel A, Kamm MA (2002) Pathophysiology of diverticular disease Best Pract Res Clin Gastroenterol 16: 563–576

Korrespondenzadresse: Tom Florian Ulmer, Jakobstrasse 45, 52064 Aachen, email: f.ulmer@chir.rwth-aachen, phone: 0049-241-44689733

Einfluss von Phospholipiden und Icodextrin auf Infektion und Adhäsionen bei Peritonitis

Influence of phospholipids and icodextrin on infection and adhesions in peritonitis

S. A. Müller[1], *K. H. Treutner*[1], *G. Haase*[2], *S. Kinzel*[3], *L. Tietze*[4], *V. Schumpelick*[1]

[1] Chirurgische Klinik und Poliklinik, Universitätsklinikum der RWTH Aachen
[2] Institute für Mikrobiologie, Universitätsklinikum der RWTH Aachen
[3] Zentrallaboratorium für Versuchstiere, Universitätsklinikum der RWTH Aachen
[4] Institut für Pathologie, Universitätsklinikum der RWTH Aachen

Abstract

Background: Bacterial peritonitis is a strong promoter of adhesion formation besides mechanical, chemical, thermic, and ischemic trauma. In the present study the usefulness of fluid devices, that worked efficaciously in other, non infectious models, was evaluated in a standardized rat peritonitis model. *Materials and Methods:* In 60 rats, experimental peritonitis was induced using the cecal ligation and puncture (CLP) model. On day one the abdominal cavity was rinsed with 10 ml isotonic sodium chloride solution and the cecum was resected. Animals were randomly assigned to three groups. They received either Ringer's lactate (RL), phospholipids (PL), or icodextrin (ID) intraperitoneally. In each group, 50% of the animals were sacrificed at day 11 and at day 21, respectively. The areas of adhesions were measured and the abscess formation was scored concerning location and size. Abscesses, abdominal fluid, and blood were sampled for microbiological workup. *Results:* The median area of adhesions was significantly lower in the phospholipid groups (PL_{11} 43.7 mm^2, PL_{21} 20.4 mm^2) than in the Ringer's lactate groups (RL_{11} 163.8 mm^2, RL_{21} 120.9 mm^2) and in the icodextrin groups (ID_{11} 418.5 mm^2, ID_{21} 218.6 mm^2). Abscess formation was increased by icodextrin but not influenced by phospholipids whereas microbiologic investigations did not reveal any differences between these three groups. *Conclusions:* In this model of general peritonitis, phospholipids significantly reduced adhesion formation without promoting septic complications. Icodextrin enhanced adhesion and abscess formation in this peritonitis model. Phospholipids may be beneficial for adhesion control in general peritonitis.

Einleitung

Die bakterielle Peritonitis ist neben mechanischem, chemischem, thermischem und ischämischem Trauma eine bedeutende Ursache intraabdomineller, peritonealer Adhäsionen. Diese führen zu rezidivierenden Beschwerden bis hin zum Ileus. Bei Relaparotomien sind sie für Komplikationen und verlängerte Operationszeiten verantwortlich. Unerwartete Eröffnungen von Darmlumen bei der Adhäsiolyse treten zu 19% auf [1, 2]. Operationen im Abdomen und kleinen Becken bergen die Gefahr der Verbreitung von infektiösem Material vom Gastrointestinaltrakt und gynäkologischen Organen. Anti-adhäsive Substanzen kommen so in Kontakt mit kontaminierten Flüssigkeiten z.B. durch Anastomoseninsuffizienzen. Daher sollten Adhäsionen vorbeugende Stoffe auf ihre Sicherheit in einem Infektionsmodell getestet werden.

In der vorliegenden Studie sollen lokal wirksame, flüssige, anti-adhäsive Substanzen, die in anderen, nicht-infektiösen Tiermodellen erfolgreich waren, auf ihre Effektivität in der Peritonitis untersucht werden.

Methodik

Zur Induktion der Peritonitis wurde das standardisierte CLP-Modell (cecal ligation & punture) bei 60 Sprague-Dawley Ratten eingesetzt [3]. Am ersten postoperativen Tag wurde das Coekum reseziert und die Tiere randomisiert drei Gruppen zugeordnet. Vor dem Laparotomieverschluß wurde entweder Ringer-Lösung (RL), Phospholipide (PL; 1,5%) oder Icodextrin (ID; 4,0%) intraabdominell in konstantem Volumen von 5ml pro kg Körpergewicht instilliert. Nach 11 bzw. 21 Tagen wurden jeweils die Hälfte der Tiere nach Euthanasie evaluiert. Die Adhäsionen wurden rechnergestützt morphometriert (mm^2) und Adhäsionen (Charakter & Festigkeit) als auch Abszesse (Anzahl & Grösse) wurden mittels Scores klassifiziert [4]. Abszesse sowie intraabdominelle Flüssigkeit und Blut wurden mikrobiologisch untersucht.

Ergebnisse

Die mittlere Verwachsungsfläche war in den Phospholipid-Gruppen (PL_{11} 43.7 mm^2, PL_{21} 20.4 mm^2) signifikant kleiner als in den Ringer- (RL_{11} 163.8 mm^2, RL_{21} 120.9 mm^2) und Icodextrin-Gruppen (ID_{11} 418.5 mm^2, ID_{21} 218.6 mm^2) (◘ Abbildung 1). Die Abszessbildung wurde durch Icodextrin begünstigt, von Phospholipiden aber nicht beeinflusst. Die mikrobiologischen Untersuchungen erbrachten keine Unterschiede zwischen den Gruppen.

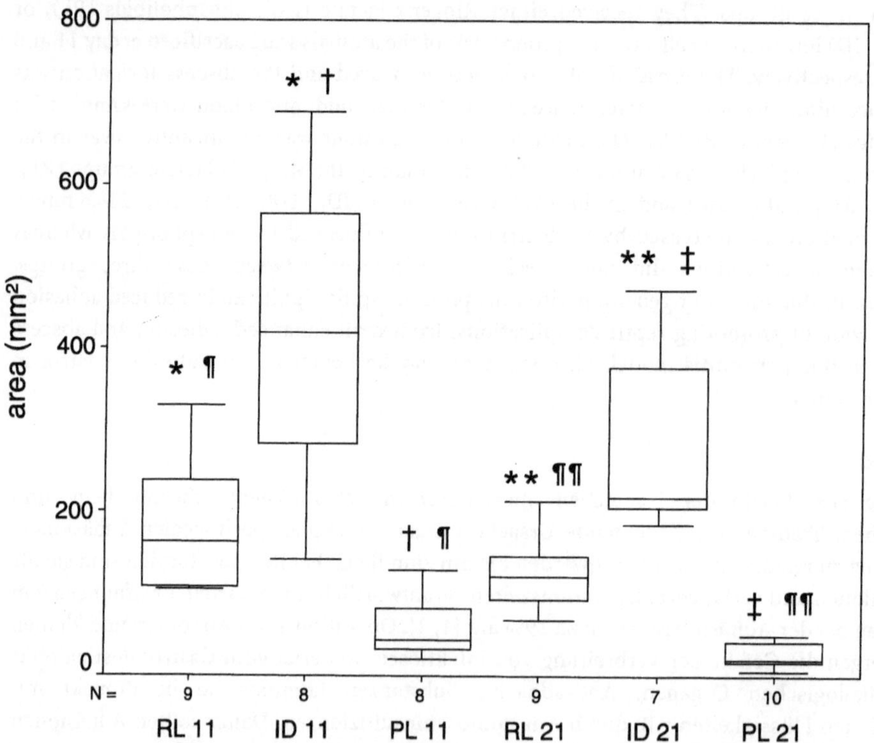

◘ **Abb. 1.** Box-and-whisker plot der Adhäsionsflächen (mm^2) for Ringer Lösung (RL), Icodextrin (ID), und Phospholipiden (PL) mit der Anzahl der untersuchten Tiere (* $P < 0.05$ RL_{11} vs. ID_{11}, ¶ $P < 0.05$ RL_{11} vs. PL_{11}, † $P < 0.05$ ID_{11} vs. PL_{11}, ** $P < 0.05$ RL_{21} vs. ID_{21}, ¶¶ $P < 0.05$ RL_{21} vs. PL_{21}, and †† $P < 0.05$ IC_{21} vs. PL_{21})

Diskussion/Schlußfolgerungen

In diesem Modell der generalisierten Peritonitis konnten Phospholipide die Verwachsungsflächen signifikant reduzieren ohne die Ausbreitung der Infektion zu fördern. Icodextrin dagegen steigerte die Adhäsions- und Abszessbildung im CLP-Modell der Ratte. Die Daten dieser Untersuchung stützen die These, dass Phospholipide auch bei bakterieller Besiedlung der Peritonealhöhle zur Adhäsionsprophylaxe eingesetzt werden können.

Literatur

1. Van Der Krabben AA, Dijkstra FR, Nieuwenhuijzen M (2000) Morbidity and mortality of inadvertent enterotomy during adhesiotomy. British Journal of Surgery 87: 467–471
2. Treutner KH, Schumpelick V (2000) Adhäsionsprophylaxe. Wunsch oder Wirklichkeit. Chirurg 71: 510–517
3. Wichterman KA, Baue AE, Chaudry IH (1980) Sepsis and septic shock – A review of laboratory models and a proposal. J Surg Res 29: 189–201
4. Müller SA, Treutner KH, Tietze L, Anurov M, Titkova S, Polivoda M, Oettinger AP, Schumpelick V (2002) Phospholipids reduce adhesion formation in the rabbit uterine horn model. Fertility & Sterility 77: 1269–1273

Korrespondenzadresse: Dr. med. Stefan A. Müller, Chirurgische Klinik und Poliklinik, Universitätsklinikum der RWTH Aachen, Pauwelsstrasse 30, 52074 Aachen, Tel.: +49 (241) 80-89 500, Fax: +49 (241) 80-82 417, e-mail: sa.mueller@chir.rwth-aachen.de

Diskussion/Schlußfolgerungen

In diesem Modell der generalisierten Peritonitis konnten Phospholipide die [illegible] signifikant reduzieren ohne die Ausbreitung der Infektion zu fördern. [illegible] steigerte die Adhäsions- und Abszessbildung im CLP-Modell der Ratte. Die Daten dieser Untersuchung stützen die These, dass Phospholipide auch bei bakterieller Besiedlung der Peritonealhöhle zur Adhäsionsprophylaxe eingesetzt werden können.

Literatur

1. van der Krabben AA, Dijkstra FR, Nieuwenhuijzen M (2000) Morbidity and mortality of inadvertent enterotomy during adhesiotomy. British Journal of Surgery 87: 467–471
2. Treutner KH, Schumpelick V (2000) Adhäsionsprophylaxe: Wunsch oder Wirklichkeit? Chirurg 71: 510–517
3. Wichterman KA, Baue AE, Chaudry IH (1980) Sepsis and septic shock – A review of laboratory models and a proposal. J Surg Res 29: 189–201
4. Müller SA, Treutner KH, Tietze L, Anurov M, Titkova S, Polivoda M, Oettinger AP, Schumpelick V (2002) Phospholipids reduce adhesion formation in the rabbit uterine horn model. Fertility & Sterility 77: 1269–1273

Korrespondenzadresse: Dr. med. Stefan A. Müller, Chirurgische Klinik und Poliklinik, Universitätsklinikum der RWTH Aachen, Pauwelsstrasse 30, 52074 Aachen, Tel.: +49 (241) 80-89 500, Fax: +49 (241) 80-82 417, e-mail: samueller@chir.rwth-aachen.de

Chirurgische Anatomie und neurophysiologische Parameter zur intraoperativen Identifikation und Funktionsprüfung autonomer Beckennerven bei TME wegen Rektumkarzinom

Surgical anatomy and neurophysiological parameters for identification and function testing of the pelvic autonomic nerves in patients undergoing TME for rectal cancer

W. Kneist[1], *T. Wolloscheck*[2], *M. A. Konerding*[2], *Th. Junginger*[1]

[1] Klinik und Poliklinik für Allgemein- und Abdominalchirurgie, Klinikum der Johannes Gutenberg-Universität Mainz
[2] Anatomisches Institut der Johannes Gutenberg-Universität Mainz

Abstract

Introduction: The identification and preservation of parasympathetic and sympathetic pelvic nerves is required to avoid urogenital malfunctions after TME for rectal carcinoma. The objective was to determine the surgical topography of the nerves with regard to TME. Neurophysiological parameters for the intraoperative stimulation of the detrusor muscel were assessed in order to establish a functional test for the intraoperative identification of the pelvic autonomic nerves. *Methods:* The autonomic pelvic innervation was studied in three male cadavers by means of dissection and subsequent histology and immunohistochemistry. After suitability tests of pelvic nerve stimulation (Screener 3652: Medronic, Minneapolis, MN) in pigs and manometrical recording of the bladder pressure, the method was applied in 10 patients with rectal carcinoma. The upper and lower hypogastric plexus as well as the presacral and splanchnic nerves and the neurovascular bundle were identified and stimulated. with varying voltage (12 V, 6 V, 3 V) and frequency (35 Hz, 10 Hz, 5 Hz). The bladder pressure measurement was performed via the indwelling catheter; each measurement was repeated three times and averaged. *Results:* The stimulation both of the inferior hypogastric plexus and parasympathetic nerves resulted in constant bladder contractions with measurable pressure increase. The intravesical pressure rise depends on the frequency and voltage of the applied current ($p < 0{,}05$). Best results with intravesical pressure increases of 12,7 cm H_2O were obtained at 35 Hz and 12 V. *Conclusion:* Anatomical and clinical results show that sympathetic and parasympathetic pelvic nerves can be demonstrated reliably using easily identifiable topographic landmarks. Nerve stimulation with bladder pressure recording seems to be the ideal physiological measure in the control of the intactness of pelvic parasympathetic innervation. Currently we are focussing on the test standardization in a larger patient collective.

Einleitung

Die Identifikation und Schonung der autonomen Beckennerven bei Durchführung einer Totalen Mesorektum Resektion (TME) zur Behandlung des Rektumkarzinoms ist für die Erhaltung der urogenitalen Funktion entscheidend [1, 2]. Während die Darstellung der Beckennerven oberhalb des Plexus hypogastricus inferior in hohem Maße möglich ist, erscheint die Identifikation der tiefergelegenen parasympathischen und sympathischen Nerven und Plexus schwieriger [3]. Ziel war die Optimierung der Darstellung der autonomen Plexus mit Verbesserung des Funktionserhalts bei der TME sowie die Untersuchung der Abhängigkeit der Blasenkontraktion von Spannung und Frequenz des applizierten Reizstromes, um geeignete Parameter als Vorraussetzung für einen intraoperativen Stimulationstest zu erhalten.

Material und Methode

An unfixierten Leichen wurden im Rahmen einer TME die autonomen Beckennerven (Plexus hypogastricus sup., Nn. hypogastrici, Nn. splanchnici, Plexus hypogastrici inf. und die neurovasculären Bündel) im Verlauf dargestellt und nach Dokumentation der Topographie histologisch und immunhistochemisch untersucht.*

Aufgrund vorliegender tierexperimenteller Daten zur Elektrostimulation der Harnblase [4] wurden die Beckennerven zunächst beim Schwein in verschiedenen Höhen gereizt (Screener 3625®; Medronic, Minneapolis, MN), der Blasendruck manometrisch gemessen und der erfolgreich stimulierte Nervenbereich histologisch untersucht.

Bei acht männlichen und zwei weiblichen Patienten mit Rektumkarzinom (Median 59 J.) wurde in Allgemeinnarkose eine tiefe anteriore Resektion mit TME unter makroskopischem Erhalt der autonomen Nerven durchgeführt.

Die parasympathischen Leitungsbahnen (Plexus hypogastricus inferior, Nn. splanchnici pelvici, neurovasculäre Bündel) wurden unilateral, monopolar über isolierte Stab-Sonden mit einem Neurostimulationsgerät (Screener 3625®; Medronic, Minneapolis, MN) gereizt. Die Kontraktion des M. detrusor vesicae wurde über den Blasenkatheter (Männer 16 CH, Frauen 14 CH) manometrisch erfaßt. Die Messung wurde 3 mal wiederholt (Intervall > 2 min) und die Ergebnisse gemittelt. Pulsfrequenz (5 Hz, 10 Hz, 35 Hz) und Spannung (3 V, 6 V, 12 V) wurden stufenweise variiert, um optimale Stimulationsparameter zu erhalten. Die Pulslänge des Rechtekkimpulses wurde mit 210 µs konstant gewählt.

Ergebnisse

Der Plexus hypogastricus inferior und seine Zuflüsse ließen sich konstant als bindegewebig durchsetzte Platte darstellen, von der aus die Nerven in den neurovasculären Bündeln zu den urogenitalen Organen verlaufen.

Eine Stimulation in Abschnitten des Plexus hypogastricus superior und der Nn. hypogastrici führte inkonstant zu einer geringen Abnahme des Blasendruckes.

Die Stimulation im Bereich des Plexus hypogastricus inferior und der parasympathischen Nerven führte intraoperativ ebenso wie im Tierversuch konstant zu einer Blasenkontraktion mit messbarem Druckanstieg. Die erfassten Druckwerte unterschieden sich bezüglich der Seite nicht signifikant ($p > 0,05$). Der intravesikale Druckanstieg ist abhängig von Frequenz und Spannung des angelegten Reizstroms ($p < 0,05$). Optimale Druckanstiege von 12,7 cm H_2O im Median (2,7 – 18 cm) fanden sich nach Stimulation mit einer Pulsfrequenz von 35 Hz und 12 V (■ Tabelle 1). Bei allen Patienten war die Blasenfunktion postoperativ ungestört, das sonographisch bestimmte Restharnvolumen lag bei 37 ml im Median.

Diskussion

Im Zusammenhang mit der TME kommt der sicheren Identifikation autonomer Beckennerven, vor allem der tiefergelegenen Abschnitte mit den parasympathischen Anteilen, eine besondere Bedeutung zu. Ein zuverlässiges intraoperatives Neuromonitoring ist dabei in hohem Maße wünschenswert. Hanna et al. [5] schlugen vor, die zu schonenden parasympathischen Nerven intraoperativ zu stimulieren und anhand der Änderung der penilen Tumescence zu identifizieren.

* Gefördert durch DFG-Sachbeihilfe KO 1050/9-1

Tabelle 1. Ergebnisse intraoperativer, unilateraler parasympathischer Nervenstimulation bei 10 Patienten mit Totaler Mesorektum Exzision

Spannung/Frequenz [V]/[Hz]	Blasendruck* [cm H_2O]	p **	Spannung/Frequenz [V]/[Hz]	Blasendruck* [cm H_2O]	p **
[a] 12/35	12.7 (2.7 – 18.0)	0.049 [ab]	[a] 12/35	12.7 (2.7 – 18.0)	0.005 [ab]
[b] 12/10	6.0 (0.0 – 15.0)	0.082 [bc]	[b] 6/35	5.1 (0.0 – 15.0)	0.001 [bc]
[c] 12/5	3.1 (0.0 – 8.0)	< 0.001 [ac]	[c] 3/35	3.2 (0.0 – 3.0)	< 0.001 [ac]

* Median (Minimum, Maximum) ** Mann und Whitney-U-Test ($p < 0.05$ signifikant)

Nachteile dieses Verfahrens bestehen in der auf männliche Patienten beschränkten Anwendbarkeit und der vielfältigen Beeinflussbarkeit dieses Messparameters. Während die penile Schwellung ohnehin intraoperativen Schwankungen unterliegt, gilt als positive Antwort auf die Stimulation der Beckennerven sowohl die Zunahme als auch die Abnahme der Tumescence, was die Messung als Hilfe zur intraoperativen Identifikation beeinträchtigen könnte. Als Grenzwert wurden Volumen-differenzen von 2% gewertet.

Da keine Daten zu optimalen Parametern für eine selektive elektrische Stimulation der Blase bei Patienten mit TME wegen Rektumkarzinom vorliegen, bestimmten wir diese bei 10 Patienten. Es zeigte sich, dass die Identifikation zur Blase führender parasympathischer Nervenanteile bei TME durch intraoperatives Neuromonitoring geschlechtsunabhängig mit hoher Treffsicherheit und technisch einfach möglich ist. Die postoperative Blasenfunktion stimmte mit dem intraoperativen Befund nach Nervenstimulation überein.

Schlussfolgerung

Die intraoperative Stimulation der parasympathischen Nerven mit manometrischer Blasendruckmessung über den ohnehin einliegenden Katheter stellt nach voliegenden Untersuchungen eine ideale diagnostische Modalität zur Erfassung der Intaktheit des pelvinen Parasympathikus dar. Nach Standardisierung und Evaluation des Tests an einem größeren Kollektiv könnte sich die Möglichkeit ergeben, den Anteil von Patienten mit urogenitalen Funktionsstörungen nach Rektumchirurgie weiter zu senken.

Literatur

1. Enker WE (1992) Potency, cure, and local control in the operative treatment of rectal cancer. Arch Surg 127: 1396–1402
2. Heald RJ (1997) Total mesorectal excision: History and anatomy of an operation. In: Soreide O, Norstein J (eds) Rectal cancer surgery: Optimisation – Standardisation – Documentation. Springer, Berlin Heidelberg New York, S 203–219
3. Nesbakken A, Nygaard K, Bull-Njaa T, Carlsen E, Eri LM (2000) Bladder and sexual dysfunction after mesorectal excision for rectal cancer. Br J Surg 87: 206–210
4. Rijkhoff NJM, Wijkstra H, Kerrebroeck PEV, Debruyne FMJ (1997) Urinary bladder control by electrical stimulation: review of electrical stimulation techniques in spinal cord injury. Neurourol Urodynam 16: 39–53
5. Hanna NN, Guillem J, Dosoretz A, Stekelman E, Minsky BD, Cohen AM (2002) Intraoperative parasympathetic nerve stimulation with tumescence monitoring during total mesorectal excision for rectal cancer. J Am Coll Surg 195: 506–512

Korrespondenzadresse: Dr. med. Werner Kneist, Klinik und Poliklinik für Allgemein- und Abdominalchirurgie, Klinikum der Johannes Gutenberg-Universität Mainz, Langenbeckstraße 1, 55131 Mainz, Tel.: 06131/177291, Fax: 06131/176630, e-mail: kneist@ach.klinik.uni-mainz.de

XI. Tissue Engineering

Gesteigerte Syntheseleistung humaner Chondrozyten durch Diodenlaserbestrahlung

Low-level diode laser stimulates matrix protein synthesis of human chondrocytes in vitro

T. John[1], *M. Shakibaei*[2], *P. De Souza*[2], *G. Schulze-Tanzil*[2], *W. Ertel*[1]

[1] Trauma Zentrum Berlin-Brandenburg e.V., Klinik für Unfall- und Wiedererstellungschirurgie, Universitäts Klinikum Benjamin Franklin, Freie Universität Berlin

[2] Institut für Anatomie, Freie Universität Berlin

Abstract

Background and objective: Extracellular matrix proteins, such as collagen and fibronectin affect proliferation, differentiation, and morphogenesis of chondrocytes. The interactions between chondrocytes and matrix proteins are mediated largely by the $\beta 1$ subfamily of integrins. There is evidence from previous studies that low level laser irradiation may influence synthesis rate of those specific cartilage matrix proteins. *Study design/materials and methods:* Human chondrocytes were obtained from donors for bone bank explants. After isolation, chondrocytes were cultured in alginate beads and were irradiated at energy levels of 1, 4, and 6 J/cm^2. The laser operated at a power output of 10 mW in the cw-mode was used. Laser treatment was performed alternatively once, twice, and three times at days 1, 5, 7 of cultured human chondrocytes. The synthesis rate was determined by means of Western Blotting and densitometric quantification for fibronectin, collagen type II, and $\beta 1$ integrin. *Results:* Irradiated chondrocytes revealed a higher synthesis activity. Collagen type II was markedly increased ($p = 0.0002$) after irradiation with 4 J/cm^2 for three times. *Conclusion:* Soft laser irradiation significantly affects production of cartilage specific ECM components like collagen type II, fibronectin, and the receptor $\beta 1$-integrin in human chondrocytes. This increased synthesis of matrix proteins suggests a closed relationship between the laser energy and the activation of the signalling pathways in human chondrocytes *in vitro*.

Zielsetzung

Laserenergie scheint die Funktionalität von Chondrozyten zu verbessern, wobei die Wirkung von Laserenergie auf die intrazelluläre Signalkaskade von Chondrozyten nicht bekannt ist. Es war das Ziel dieser Studie, für die Differenzierung von Chondrozyten und die Aktivierung der intrazellulären Signalkaskade eine geeignete Laserbestrahlung mit optimaler Energiedichte und eine optimale Anzahl von Bestrahlungen zu definieren.

Material und Methoden

Humane Chondrozyten wurden bei einer Multiorganspende gewonnen, isoliert, eine Alginatkultur angelegt und diese mit drei unterschiedlichen Energiedichten (1, 4, 6 J/cm^2) mit einem Diodenlaser bestrahlt. Die Bestrahlung wurde einmalig, zweimalig und dreimalig durchgeführt, jeweils am Tag 1, 5 und 7 der Kultivierung. Nach 10 Tagen wurden die Zellkulturen fixiert und mit Western Blotting und Densitometrie analysiert. Es wurden die gelenkknorpelspezifischen extrazellulären Proteine Kollagen Typ II und Fibronektin sowie der $\beta 1$ Integrin-Rezeptor-Komplex quantifiziert.

Ergebnisse

In der Western Blot Analyse fand sich im Vergleich mit den unbestrahlten Kontrollkulturen ein signifikanter Anstieg der Proteinsynthese von Kollagen Typ II (◘ Tabelle 1), Fibronektin und $\beta 1$ Integrin durch die Diodenlaserbestrahlung in einer energie - und zeitabhängigen Funktion. Bei allen Proteinen stellte sich die höchste Synthesesteigerung bei 4 J/cm² und einer mehrfachen Bestrahlung dar.

◘ **Tabelle 1.** Darstellung der energie- und zeitabhängigen Synthesesteigerung von Kollagen Typ II unter der Diodenlaserbestrahlung. K (Kontrolle), mean (Mittelwert), SD (Standartabweichung), Anzahl der unabhängigen Versuche $n = 5$, Signifikanzniveau * $p < 0.05$ (T-Test)

	Einfache Bestrahlung		Zweifache Bestrahlung		Dreifache Bestrahlung	
	mean ± SD	T-Test	mean ± SD	T-Test	mean ± SD	T-Test
1 J/cm²	8,14 ± 0,34	(*)0,035	8,20 ± 0,65	0,052	11,67 ± 0,38	(*)0,001
4 J/cm²	10,44 ± 0,09	(*)0,001	12,04 ± 0,41	(*)0,001	14,38 ± 0,73	(*)0,001
6 J/cm²	7,77 ± 0,73	0,124	8,41 ± 0,38	(*)0,023	12,42 ± 0,98	(*)0,001

Kontrolle: 4,92 ± 0,84

Zusammenfassung

Die Diodenlaserbestrahlung von humanen Chondrozyten *in vitro* führt zu einer signifikanten Steigerung der Proteinsynthese von essentiellen extrazellulären Matrixbestandteilen des hyalinen Gelenkknorpels und des Rezeptorproteins $\beta 1$ Integrin. Diese Ergebnisse weisen auf eine Aktivierung der intrazellulären Signalkaskade mit einer erhöhten Syntheseleistung von humanen Chondrozyten durch die Diodenlaserbestrahlung hin.

Literatur

1. Basford JR (1989) Low-energy laser therapy: controversies and new research findings. Lasers Surgery Med 9: 1–5
2. Morrone G, Guzzardella GA, Tigani D, Torricelli P, Fini M, Giardino R (2000a) Biostimulation of human chondrocytes with Ga-Al-As diode laser: 'in vitro' research. Artif Cells Blood Substit Immobil Biotechnol 28: 193–201
3. Morrone G, Guzzardella GA, Torricelli P, Rocca M, Tigani D, Brodano GB, Fini M, Giardino R (2000b) Osteochondral lesion repair of the knee in the rabbit after low-power diode Ga-Al-As laser biostimulation: an experimental study. Artif Cells Blood Substit Immobil Biotechnol 28: 321–336
4. Shakibaei M, John T, De Souza P, Rahmanzadeh R, Merker HJ (1999) Signal transduction by beta1 integrin receptors in human chondrocytes in vitro: collaboration with the insulin-like growth factor-I receptor. Biochem J 342: 615–623

Korrespondenzadresse: Thilo John, Trauma Zentrum Berlin-Brandenburg e.V., Klinik für Unfall- und Wiederherstellungschirurgie, Universitätsklinikum Benjamin Franklin, Freie Universität Berlin, Hindenburg Damm 30, 12200 Berlin, Tel.: 030-8445 4848, Fax: 030-8445 4464, e-mail: thilo.john@medizin.fu-berlin.de

Knochendefektheilung mit mesenchymalen Vorläuferzellen – hat die osteogene Differenzierung der Zellen einen Einfluss auf die Heilung?

Healing of bone defects with mesenchymal precursor cells – does the osteogenic differentiation of the cells influence the healing of the defect?

K.-H. Frosch, C. Gröll, K. Dresing, K. M. Stürmer

Unfallchirurgie, Plastische und Wiederherstellungschirurgie, Georg-August-Universität Göttingen

Abstract

The healing of bone defects with Tissue engineering methods like mesenchymal precursor cells in a physiological matrix becomes increasing importance in orthopaedic and trauma surgery. The effect of the osteogenic differentiation of bone marrow cells *in vitro* on the healing of the defect *in vivo* is still unclear.

Autologous mesenchymal precursor cells were isolated from tibial bone chips from 15 adult Chinchilla Bastard rabbits. The cells were seaded in a concentration of 5 Mio/ml in fibrin glue (Beriplast®, Aventis, Germany), diluted 1:7 with 0.9% NaCl. The autologous mesenchymal precursor cells were used unstimulated or stimulated for 1 week with dexamethasone or vitamin D_3. The fibrin-cell-beads were implanted in cylindrical bone defects of the lateral distal femur (diameter 8.25×6 mm). Untreated defects, defects treated with fibrin glue alone or with autologous bone chips served as controls. The animals were sacrificed after 6 weeks. The healing of the defects was evaluated by fluorochrome labeling and micro-x-rays. After 6 weeks an averidge of 66,38% of the volume of the unteated defects were filled with bone tissue. Fibrin glue alone had no influence on the healing of the defect (67.01%). With fibrin glue and unstimulated cells an averidge defect healing of 73.37% was achived ($p > 0.05$). The stimulation of the transplanted cells with dexamethasone (61.16%) or vitamin D_3 (57.47%) had no significant effect. Only the treatment with autologous spongiosa chips had a significant influence on the healing of the defects (96.98%).

No positive effect of the osteogenic differentiation of autologous mesenchymal precursor cells was detectable in the healing of bone defects in the demonstrated rabbit model. The treatment of bone defects with autologous spongiosa chips is still the treatment of choice in orthopaedic and trauma surgery.

Einleitung

Knochendefekte stellen in der Unfallchirurgie und der Orthopädie sowohl aus sozioökonomischer als auch aus medizinischer Sicht ein erhebliches Problem dar. In den USA werden jährlich ca. 200 000 Knochentransplantationen durchgeführt. Die Ausheilung der Defekte dauert oft Jahre und erfordert meist multiple Operationen. In ca. 10% aller Wiederherstellungseingriffe am Bewegungsapparat, verursacht durch traumatische, rekonstruktionschirurgische oder angeborene Defekte, werden in der BRD Knochentransplantate und Knochenersatzmaterialien benötigt. Das Tissue engineering mit mesenchymalen Vorläuferzellen und Stammzellen gewinnt bei der Knochendefektheilung zunehmend an Bedeutung. Die Einsatzmöglichkeiten der

Zelltherapie, aber auch deren Grenzen stehen derzeit am Anfang ihrer Erforschung. Welche Rolle die osteogene Differenzierung mesenchymaler Vorläuferzellen *in vitro* auf die Heilung von Knochendefekten *in vivo* nimmt, wurde bisher nicht beschrieben.

Material und Methoden

15 adulten Chinchilla Bastard Kaninchen wurde am Tibiakopf Knochenmark entnommen und eine Kultur mesenchymaler Vorläuferzellen angezüchtet. Die Zellen wurden in einer Konzentration von 5 Mio/ml in mit NaCl 1 : 7 verdünnten Fibrinkleber (Beriplast®, Aventis, Deutschland) eingebracht. Fibrinkleber wurde als Trägermaterial verwendet da es sich durch eine gute Gewebeverträglichkeit, vollständige Resorbierbarkeit und einfache Handhabung auszeichnet. Darüber hinaus hat Fibrinkleber keine osteoinduktiven Eigenschaften, so dass hier keine zusätzliche unerwünschte osteogene Stimulation der eingebrachten Zellen erfolgt. Die Zellen wurden vor dem Einbringen in den Fibrinkleber entweder unstimuliert belassen, mit Dexamethason oder Vitamin D_3 über 1 Woche stimuliert. Unter Expression von Osteocalcin und Alkalischer Phosphatase differenzierten die Zellen dabei in die osteoblastäre Linie. Anschließend wurden die Zell-Fibrin-Konstrukte in autologer Technik in zylindrische, 8,25×6 mm große Knochendefekte, die am lateralen Femurcondylus der Tiere gesetzt wurden, eingebracht. Als Kontrolle dienten jeweils Leerdefekte, Defekte mit Fibrinkleber ohne Zellen oder mit autologer Spongiosa aufgefüllte Defekte. Pro Versuchsgruppe wurden 5 Defekte untersucht. Die Versuchsdauer betrug 6 Wochen. Mittels polychromer, intravitaler Sequenzmarkierung und Mikroradiographie unentkalkter Schnittpräparate erfolgte die qualitative und quantitative Auswertung. Die in den Schnittpräparaten von Knochengewebe aufgefüllte Defektfläche wurde dabei zur Gesamtdefektfläche in Relation gesetzt. Eine Gefäßdarstellung des Defektbereiches erfolgte durch intravitale Tuscheinjektion in die Aorta. Statistische Berechnungen wurden mittels ANOVA-Test durchgeführt.

Ergebnisse

Alle Defekte heilten vom Defektrand nach zentral, was sich durch die polychrome Sequenzmarkierung belegen lässt. Dabei wird in den ersten 10 Tagen nur wenig neues Knochengewebe gebildet. Bei ca. 30% aller Leerdefekte, Defekten mit Fibrin oder Defekten mit Fibrin und Zellen (mit und ohne Stimulation) ließ sich zentral keine Kapillarbildung nachweisen. Nicht perfundierte Areale in den Defekten waren in keinem untersuchten Fall von Knochengewebe besiedelt. Nach 6 Wochen wurden die Leerdefekte insgesamt zu durchschnittlich 66,38% knöchern durchbaut. Das Einbringen von Fibrinkleber ohne Zellen beeinflusste die Defektheilung nicht (67,01%). Durch Einbringen von unstimulierten, mesenchymalen Vorläuferzellen in Fibrinkleber heilten die Defekte zu 73,37% ab, waren jedoch nicht signifikant besser als die Leerdefekte. Durch Stimulation mit Dexamethason oder Vitamin D_3 heilten die Defekte zu 61,16% bzw 57,47% ab und waren damit deutlich schlechter als mit unstimulierten Zellen. Signifikant besser als bei allen anderen Gruppen heilten die Defekte, die mit autologer Spongiosa aufgefüllt wurden (96,98%). Dabei kam es zu einem deutlichen Umbau der eingebrachten Spongiosa ohne Anzeichen einer Nekrose.

Diskussion

Methoden des Tissue engineering gewinnen in der Knorpel- und Knochendefektheilung zunehmend an Bedeutung. Die in der Literatur beschriebenen Forschungsprojekte verwendeten dabei jedoch fast ausnahmslos Trägermaterialien für die Zellen, die bereits per se zu einer Knochendefektheilung (Bruder et al. 1998) führen (z.B. Hydroxylapatit, Gemische aus

Hydroxylapatit und Fibrin, demineralisierte Knochenmatrix, β-Tricalciumphosphat, Calciumphophatzement, etc). Ein Vergleich der beschriebenen Verfahren mit der derzeit als „Golden Standard" geltenden autologen Spongiosaplastik wurde nahezu in keinem einzigen Fall durchgeführt. Die beobachtete Defektheilung wurde dabei meist den Zellen zugeschrieben, die als Osteoblasten, Periostzellen, mesenchymalen Vorläuferzellen oder Stammzellen zur Anwendung kamen. In vorliegendem Forschungsprojekt wurde demgegenüber ein Trägermaterial verwendet, welches keine osteoinduktiven Eigenschaften besitzt und selbst nicht in der Lage ist Knochendefekte zu heilen. Wir konnten zeigen, dass es durch die autologen mesenchymalen Vorläuferzellen nur zu einer geringen und ungenügenden Stimulation der Knochendefektheilung kommt. Die Stimulation der Zellen, die *in vitro* zu einer osteogenen Ausdifferenzierung der Zellen führt, hatte eher einen negativen Einfluss auf die Defektheilung. Möglicherweise lässt sich dies durch den erhöhten Stress, der *in vitro* auf die Zellen ausgeübt wird, erklären. Auch der Verlust der Migrations- und Proliferationsfähigkeit der Zellen mit zunehmender Differenzierung könnte hier eine Erklärung sein.

Die enttäuschenden Ergebnisse, die insgesamt bei den mittels Tissue engineering behandelten Defekten zu beobachten waren, haben unseres Erachtens 2 wesentliche Ursachen. Einmal sind nach 6 Wochen Versuchsdauer teilweise Areale zentral in den Defekten nicht kapillarisiert und in diesen Arealen auch nicht knöchern durchbaut. So muss davon ausgegangen werden, dass zumindest ein Teil der Zellen aufgrund der Durchblutungssituation nicht überleben konnte.

Zum zweiten benötigen die Zellen *in vivo* entsprechende Signale um osteoblastär ausdifferenzieren zu können. Dies kann nur durch das Trägermaterial selbst oder durch die kontinuierliche Zugabe von Wachstumsfaktoren erfolgen. Da weder das Trägermaterial osteoinduktive Eigenschaften hat, noch Wachstumsfaktoren zugegeben wurden, konnte eine zufriedenstellende Heilung der Defekte nicht beobachtet werden. Auch die vorherige osteoblastäre Stimulation der Zellen konnte die Heilung nicht verbessern.

Schlussfolgerung

Die osteogene Stimulation von mesenchymalen Vorläuferzellen, die im Rahmen des Tissue engineerings in Knochendefekte eingebracht werden, hat keinen positiven Effekt auf die Knochendefektheilung. Mesenchymale Vorläuferzellen wurden bereits in der Therapie von Knochendefekten beim Menschen mit unbefriedigenden Ergebnissen eingesetzt (Vacanti et al. 2001). Vor einer Anwendung dieser Technologie bei Knochendefekten an Patienten sollten deshalb weitere Untersuchungen durchgeführt werden.

Literatur

1. Bruder SP, Kraus KH, Goldberg VM, Kadiala S (1998) The Effect of Implants Loaded with Autologous Mesenchymal Stem Cells on the Healing of Canine Segmental Bone Defects. *J Bone Joint Surg* 80(A): 985–996
2. Vacanti CA, Bonassar LJ, Vacanti MP, Shufflebarger J (2001) Replacement of an avulsed phalanx with tissue-engineered bone. N Engl J Med 17; 344: 1511–1514

Korrespondenzadresse: Dr. K.-H. Frosch, Unfallchirurgie, Universitätsklinikum Göttingen, Robert-Koch-Straße 40, 37075 Göttingen

In vitro Studien zum Wachstumspotential und Differenzierungsgrad kleiner („small") humaner Hepatozyten

Growth potential and differentiation status of human small hepatocytes

K. Leckel, A. El Makhfi , R. Krätschell, B. H. Markus, W. O. Bechstein, R. A. Blaheta

Zentrum der Chirurgie, Klinikum der Johann Wolfgang Goethe-Universität, Frankfurt am Main

Abstract

Transplantation of isolated hepatocytes might be an alternative to orthotopic liver transplantation. However, a cell culture system has to be established which requires a sufficient amount of hepatocytes with stable liver-specific function. In the present study, an in vitro cell culture system has been optimized which allows the induction of cell mitosis of highly differentiated hepatocytes. Hepatocytes were derived from human liver tissue with a high pressure 2 step isolation method and grown on a two-dimensional collagen matrix. Expression and activity of growth receptors HGF-r and EGF-r and amount of CK18, CK19, albumin, factor VIII and fibrinogen were investigated by Facs or Western blot. BrdU-incorporation was evaluated fluorometrically. Interestingly, cultivation of human hepatocytes without medium renewal induced growth of cell islands, consisting of small heoatocytes (single nucleus, more granulated than adult human hepatocytes). Furthermore, albumin, factor VIII and fibrinogen were expressed at a high level. Maximal DNA-synthesis was measured on day 5 (15% of cells were Brdu positive). HGF-r and EGF-r showed maximal peaks on days 5 and 9. In parallel, CK18-expression and de novo synthesis of CK19 were enhanced. We postulate that a high pressure isolation technique necessary to obtain hepatocytes with high growth potential. In addition, enrichment of soluble mediators in the cell culture supernatant might provide specific triggering factors responsible for stabilizing cell differentiation.

Einleitung

Die orthotope Lebertransplantation hat sich als erfolgreiches Verfahren zur Behandlung des akuten und chronischen Leberversagens sowie genetisch bedingter Lebererkrankungen etabliert. Die begrenzte Verfügbarkeit von geeigneten Spenderorganen führt jedoch dazu, dass eine wachsende Zahl von Patienten auf die lebensrettende Transplantation warten muss und möglicherweise auf der Warteliste verstirbt. Die Lebertransplantation – als großer operativer Eingriff – bleibt auf Patienten beschränkt, die sich noch in einem ausreichenden Gesundheitszustand befinden, um die Operation tolerieren zu können. Ebenfalls berücksichtigt werden muss der hohe finanzielle Aufwand für eine solche Therapie. Daher ist es notwendig, Alternativen in der Behandlung des akuten und chronischen sowie der metabolischen Lebererkrankungen zu erschließen. Ein neuartiges Behandlungskonzept stellt die Repopulation der Leber durch die Transplantation autologer Hepatozyten dar. Die Hepatozytentransplantation eröffnet die Möglichkeit, isolierte Zellen von nicht transplantierbaren Organen und chirurgischen Resektaten therapeutisch nutzbar zu machen. Voraussetzung für ein solches Verfahren ist die Gewinnung einer ausreichenden Zahl an differenzierten humanen Hepatozyten.

Im Rahmen der durchgeführten Arbeiten sollte eine Methode zur Zellisolation sowie ein Kultursystem etabliert werden, das das Auswachsen humaner Hepatozyten mit hoher physiologischer Aktivität ermöglicht.

Methodik

Humane Hepatozyten wurden aus Leberteilresektaten mit Hilfe einer 2-Schritt-Perfusion (1. Perfusion: 0,5 mM EGTA (Sigma, München) in HBSS ohne Ca^{2+} und Mg^{2+} (Gibco, Karlsruhe), 2. Perfusion: 0,075%ige Kollagenaselösung Typ IV (Sigma)) mit hohem Druck isoliert. Eine anschließende Percoll-Dichtegradientenzentrifugation (Dichte: 1,065 g/ml; Seromed, Berlin) diente der Auftrennung von vitalen und nicht-vitalen Hepatozyten sowie der Beseitigung nichtparenchymaler Zellen. Das verwendete Zellkulturmodell basierte auf der Kultivierung der Hepatozyten auf zweidimensionalem Kollagen I (Seromed) und der Verwendung eines Basiskulturmediums (DMEM/Ham's F12 (Gibco), 50 µg/ml Gentamycin (Gibco), 20 mM HEPES-Puffer (pH 7,3 – 7,4 Seromed), 5% Humanserum (Blutspendedienst des Deutschen Roten Kreuzes), 10 ng/ml „epidermal growth factor" (EGF, Sigma)). Ein Teil der Zellen erhielt nur am Tag 1 nach Isolation einen Mediumwechsel zum Entfernen toter Zellen, den übrigen Versuchszellen wurde täglich frisches Kulturmedium zugeführt. Die Expression der Wachstumsrezeptoren HGF-r und EGFr wurde mittels FACS-Analysen, die Phosphorylierung dieser Rezeptoren mit Hilfe von Western-Blot-Analysen untersucht. DNA-Synthese (Proliferations-)Messungen wurden mittels BrdU-Einbau fluorometrisch durchgeführt. Zur Bestimmung des Differenzierungsgrades wurden die hepatozellulären Intermediärfilamente (CK18, Ck29) mittels FACS-Analysen und Laser-Scan-Mikroskopie quantitativ und qualitativ dargestellt. Die Syntheseparameter Albumin, Faktor VIII und Fibrinogen wurden flow-zytometrisch und durch Western-Blot ermittelt.

Ergebnisse

Die Kultivierung humaner Hepatozyten nach Hochdruck-Isolation in einem Basiskulturmedium ohne Mediumwechsel führte zur Ausbildung von Zellinseln aus „kleinen" Hepatozyten (einkernige Zellen mit mehr Granulae im Vergleich zu ausgewachsenen adulten Hepatozyten) mit hohem Wachstumspotential. Dieses Phämomen war in Zellkulturen mit täglichem Mediumwechsel nicht zu beobachten. Zellkulturen mit kleinen Hepatozyten wiesen an Tag 4 – 5 eine maximale DNA-Synthese auf (15% der Zellen BrdU-positiv). Zwischen Tag 5 und 9 kam es zu einem Anstieg des HGF-r (3fache der Kontrollwerte) mit Rezeptorphosphorylierung), gefolgt von EGF-r (3,5fache der Kontrollwerte). Parallel zu der Erhöhung der Wachstumsrezeptoren kam es zu einem Anstieg von CK 18 und der de-novo Synthese von CK19. Ab Tag 11 ließ sich im Vergleich mit Zellkulturen, die einen täglichen Mediumwechsel erhielten, eine erhöhte Synthese von Albumin, Faktor VIII und Fibrinogen nachweisen.

Diskussion

Die durchgeführten Untersuchungen zeigen deutlich, dass nach Hochdruck-Perfusion unter geeigneten Kulturbedingungen das Wachstum humaner Hepatozyten möglich ist. Diese Zellen sind nach etwa 10 Tagen hochdifferenziert und erfüllen ihre physiologische Funktion. Beobachtungen des Proliferationspotentials adulter humaner Hepatozyten sind bisher nicht beschrieben worden. Induktoren der Proliferation sind wahrscheinlich Wachstumsfaktoren, die von den kultivierten Hepatozyten selbst synthetisiert werden. Auch scheinen der Grad der Andauung des Leberresektates (vollständig, bis in die Peripherie) und die Qualität der Isolation (hohe Zellzahlen, hohe Vitalität) entscheidend zum Auftreten des klonalen Wachstums humaner Hepatozyten beizutragen.

Korrespondenzadresse: Dr. med. Kerstin Leckel, Klinik für Allgemein- und Gefäßchirurgie, Johann Wolfgang Goethe-Universität, Theodor-Stern-Kai 7, 60590 Frankfurt am Main, Tel.: 069/6301-6415, Fax: 069/6301-7108, e-mail: leckel@em.uni-frankfurt.de

Glucose-regulierte Insulinproduktion nach Gentransfer in die Leber

Glucose-regulated insulin expression following hepatic gene transfer

P. C. Nett, H. W. Sollinger, T. Alam

University Hospital of Wisconsin, Department of Surgery, Division of Organ Transplantation, Madison, WI, USA

Abstract

Current therapy of insulin dependent diabetes mellitus (IDDM) consists of multiple insulin injections, insulin pump, islet or whole pancreas transplantation. However, proper glycemic control is not always achieved. All treatment options have significant limitations, which lead to an intensive search for novel treatment strategies. Gene therapy using autologous hepatocytes is believed to be an effective and safe therapeutic approach to induce insulin secretion within physiologic range in response to glucose challenge. We generated adenoviral vectors (Ad.SAM) encoding different numbers of glucose inducible regulatory element (GIRE) units, the liver specific promoter albumin, and a modified proinsulin cleavable by the ubiquitously expressed protease furin. *In vitro* results from primary hepatocytes transduced with Ad.SAM showed that the secreted amount of insulin depends on the number of GIRE units used in the insulin gene construct, the concentration of glucose in the medium, and the length of expression. *In vivo* analysis of streptozotocin (STZ)-treated diabetic Lewis rats, which received Ad.SAM-injection in different sites of the liver, revealed the following: 1) fasting blood glucose levels were reduced to normal; 2) blood glucose levels of STZ-treated diabetic Lewis rats, *fed ad libitum*, were significantly reduced; and 3) peak blood glucose levels during glucose tolerance tests (GTT) were significantly reduced although still elevated. These results demonstrate an excellent *in vitro* and *in vivo* glucose-regulated insulin secretion from non-β cells potent enough to reduce fasting blood glucose levels and improve GTT.

Einleitung

Die Transplantation des Pankreas oder Langerhans'sche Inseln zählt neben der Insulinapplikation zu den effektivsten Therapiekonzepten in der Behandlung des Insulin-abhängigen Diabetes mellitus. Eine exakte Kontrolle des Blutglucosespiegels ist jedoch nicht immer möglich [1]. Zudem weisen die genannten Behandlungsarten Nachteile oder Schwierigkeiten auf, die eine weitere Suche nach neuen Behandlungstrategien für den Ersatz von Insulin produzierenden β-Zellen veranlasst haben. Die Gentherapie bietet sich als eine mögliche Alternative an, Insulin in einer nicht-β-Zelle zu produzieren [2]. Die Verwendung von autologen Hepatozyten hierfür wird als erfolgversprechende Methode zur Kontrolle des Blutglucosespiegels im Insulin-abhängigen Diabetes mellitus angesehen [3].

Methodik

Ein rekombinantes Adenovirus (Ad.SAM) wurde in Kombination mit verschiedenen Proinsulin-Gen-Expressions-Konstrukten kombiniert. Diese setzten sich aus einem (Ad.1SAM), zwei (Ad.2SAM) oder drei (Ad.3SAM) Glucose Induzierbaren Regulationselementen (GIRE) [4], dem leberspezifischen Albumin-Promoter und einer modifizierten Proinsulin-cDNA zusammen, welche die Verarbeitung von Proinsulin zu Insulin durch die ubiquitär vorkommende Furin-Peptidase bewirkt [5]. Für die *in vitro* Versuche wurden primäre Hepatozyten mittels *in situ*-Perfusion mit Kollagenase von Ratten isoliert. Nach Transduktion mit Ad.1SAM, Ad.2SAM oder Ad.3SAM wurde die sezernierte Menge Insulin im Kulturmedium mittels Insulin-ELISA (Alpco Diagnostics, Windham, NH) bestimmt. *In vivo* Versuche wurden an Lewis-Ratten (Gewicht 220 bis 250 g; Harlan, Indianapolis, IN) durchgeführt, die zur Induktion des Diabetes mit Streptozotocin i.v. (80 mg/kg) behandelt wurden. Die Blutglucose wurde anschliessend täglich mit einem Glucometer (Ascensia Elite®, Bayer, Elkhart, IN) bestimmt. Die Ratten wurden für den *in vivo* Proinsulin-Gentransfer unter Narkose gesetzt, gefolgt von einer medianen Laparatomie und Ad.3SAM, das Kontroll-Gen β-Galaktosidase (AdCMV.β-Gal) oder NaCl, die an verschiedenen Stellen in die Leber injiziert wurden. Für den Glucose-Toleranz-Test (GTT) wurde 2 g/kg Glucose p.o. verwendet.

Resultate

Die *in vitro* Experimente zeigen, dass die von primären Hepatozyten sezernierte Menge Insulin von der Anzahl GIRE, der Glucosekonzentration im Kulturmedium und der Länge der Expression abhängig ist. Eine grössere Anzahl GIRE im Proinsulin-Gen-Konstrukt führt zu einer Zunahme des ins Kulturmedium sezernierten Insulins. Die *in vivo* Resultate zeigen des weiteren, dass mit Ad.3SAM behandelte diabetische Ratten einen normalen und signifikant tieferen Nüchtern-Blutglucosespiegel aufweisen als entsprechende Kontrolltiere. Im *fed ad libitum*-Zustand und beim GTT sind die Blutglucosespiegel ebenfalls signifikant niedriger als in diabetischen Kontrolltieren, jedoch nach wie vor erhöht verglichen mit gesunden, nicht diabetischen Tieren.

Diskussion

Die Resultate der vorliegenden Studie zeigen eine eindrückliche Glucose-abhängige Insulinproduktion einer nicht-β-Zelle (Hepatozyten), und die *in vitro* und *in vivo* Daten unterstreichen das Potential einer hepatischen Insulinproduktion nach Gentransfer zur Behandlung des Insulin abhängigen Diabetes mellitus.

Literatur

1. The Diabetes Control and Complications Trial Research Group (1993) The effect of intensive treatment of diabetes on the development and progression of long-term complications in insulin-dependent diabetes mellitus. N Engl J Med 329: 977–986
2. Efrat S (1998) Prospects for gene therapy of insulin-dependent diabetes mellitus. Diabetologia 41: 1401–1409
3. Alam T, Sollinger HW (2002) Glucose-regulated insulin production in hepatocytes. Transplantation, 74: 1781–1787
4. Shih HM, Towle HC (1992) Definition of the carbohydrate response element of the rat S14 gene. Evidence for a common factor required for carbohydrate regulation of hepatic genes. J Biol Chem 267: 13222–13228
5. Groskreutz DJ, Sliwkowski MX, Gorman CM (1994) Genetically engineered proinsulin constitutively processed and secreted as mature, active insulin. J Biol Chem 269: 6241–6245

Korrespondenzadresse: Philipp C. Nett, MD, University of Wisconsin Hospital and Clinics, Department of Surgery, Division of Organ Transplantation, Clinical Science Center H4/747, 600 University Ave., WI-53792 Madison, USA, Fax: ++1 (608) 265-9255, e-mail: pcnett@freesurf.ch

Gallengangsrekonstruktion durch in-vivo tissue-engineering mit Veneninterponat und resorbierbarem Stent im Tiermodell

Bile duct reconstruction by in-vivo tissue engineering with venous implant and bio-absorbable stent in an animal model

H. P. Heistermann[1], *D. Palmes*[2], *H. Hierlemann*[3], *K. Schneiders*[1], *M. Ebsen*[4], *G. Hohlbach*[1], *H. U. Spiegel*[2]

[1] Chirurgische Universitätsklinik der Ruhr-Universität Bochum, Marienhospital Herne
[2] Abteilung Chirurgische Forsehung, Klinik und Poliklinik für Allgemeine Chirurgie, Universitätsklinikum Münster
[3] Institut für Textil- und Verfahrenstechnik, Denkendorf
[4] Abteilung für Pathologie der Ruhr-Universität Bochum

Abstract

Major bile duct lesions are usually treated by a biliodigestive anastomosis which is often complicated by cholangitis. In this study a new treatment of bile duct lesions was investigated by replacing a part of the bile duct with a venous implant which has been endoluminally stented by a new bioabsorbable stent.

In 18 of 24 pigs (German Landrace, 20 – 25 kg) a segment of the internal jugular vein of 2 cm length was used for replacing a part of the common bile duct. In group I (vein group, n = 6) a median laparotomy was performed and a 2 cm long segment of the common bile duct was resected and replaced by the venous implant. In groups II and III (stent groups, n = 6) the same procedure has been carried out, additionally the venous implant has been endoluminally stented by a absorbable stent. Group IV (n = 6) served as control with only mobilization of the common bile duct. Postoperatively, survival, general condition and weight have been observed. For investigation of the degradation of the bio-absorbable stent in group II 2 animals were sacrificed after 3, 4 and 5 months, in group III after 6 months. After surgery and sacrifice blood and tissue samples were gained and semiquantitatively scored on inflammation and fibrosis.

All operations have been carried out without complication within 90 minutes. In groups II, III and IV (control group) all animals survived in a well general condition. In group I (vein group) 3 animals died within the first 3 weeks showing a necrotic venous interponat and biliary peritonitis and another animal died within 4 months. Only 2 animals survived until 5 months, one showing a highly stenosis of the common bile duct with secondary biliary cirrhosis of the liver. In groups II and III (stent groups) all animals survived until sacrifice. The venous interponat was laminated with bile duct epithel and showed the diameter of the bio-absorbable stent. After 4 month, the stent material has been completely degraded and parallely the cholangitis has decreased. No significant biochemical changes occurred. Only 1 animal showed a kinking of the venous interponat.

The replacement of major bile duct lesions by a venous interponat in combination with the new bio-absorbable stent is easy to perform and represents an interesting alternative to the biliodigestive anastomosis because of the preservation of the Sphincter Oddi. After 4 months the new bio-absorbable stent is completely absorbed and the venous interponat is laminated with bile duct epithelia.

Einleitung

Die Therapie der Wahl be Defektläsionen des D. choledochus, die als Komplikationen der laparoskopischen Cholzystektomie oder bei Tumorresektionen auftreten, stellt derzeit die Choledochojejunostomie dar. Deren Langzeitprognose ist durch Komplikationen wie Cholangitiden und biliäre Zirrhose eingeschränkt [1]. Ziel der Studie war die Überbrückung eines Gallengangdefekts mit einem Veneninterponat, das durch einen neuen resorbierbaren endoluminalen Stent in einem tierexperimentellen Modell am Schwein geschient wurde.

Methodik

24 Schweine (Deutsche Landrasse, 20 – 25 kg) wurden auf vier Gruppen zu sechs Tieren aufgeteilt: „Nur Vene", „Stent-Degradation", „Stent-Langzeit" und „Kontrolle". Bei allen 24 Tieren wurde ein 2 cm langes Segment der V. jugularis interna entnommen. In allen Gruppen außer der Kontrollgruppe wurde über eine mediane Laparotomie ein ebenfalls 2 cm langes Segment aus dem D. choledochus reseziert und durch das Veneninterponat, das End-zu-End mit 6-0 PDS eingenäht wurde, rekonstruiert. In den beiden Stentgruppen erfolgte zusätzlich die endoluminale Schienung des Veneninterponats mit einem resorbierbaren Stent von fünf bis acht Millimetern Durchmesser. In der Kontrollgruppe wurde der D. choledochus nur mobilisiert. Postoperativ wurden Überleben, Allgemeinzustand und Gewichtsverlauf bis 6 Monate beobachtet. Zur Untersuchung der Kinetik der Stentdegradation wurden in der Gruppe „Stent-Degradation" jeweils 2 Tiere nach 3, 4 und 5 Monaten geopfert. Die Tiere der Gruppe „Stent-Langzeit" wurden nach 6 Monaten geopfert. Zum OP- und Opferungszeitpunkt erfolgten Blut- und Biopsieentnahmen aus Leber und Gallengang, die histomorphologisch semiquantitativ auf Entzündung, Fibrose und Fremdmaterial untersucht und in einem Score bewertet wurden.

Ergebnisse

Alle Eingriffe ließen sich komplikationsfrei mit Op-Zeiten um 90 Minuten durchführen. In der Kontrollgruppe überlebten alle Tiere im guten AZ. In den beiden Stentgruppen überlebten die Tiere bis zum geplanten Zeitpunkt der Opferung. Das Veneninterponat war mit Gallengangsepithel ausgekleidet und heilte mit dem Durchmesser des implantierten Stents ein. Das Stentmaterial war nach 4 Monaten vollständig abgebaut, parallel mit einem Rückgang der Cholangitis. Die Serumchemie zeigte keine signifikanten Unterschiede zur Kontrollgruppe. Ein Tier zeigte eine Abknickung des Veneninterponats. In der Gruppe „Nur Vene" starben 3 Tiere innerhalb von 3 Wochen mit Nekrose des Veneninterponats und galliger Peritonitis, ein weiteres Tier verstarb nach 4 Monaten, zwei Tiere überlebten 5 Monate, davon eins mit hochgradig stenosiertem Veneninterponat, eitriger Cholangitis und ausgeprägter sekundärer biliärer Leberzirrhose.

Schlussfolgerung

Durch Schienung mittels resorbierbarem Stent können perioperative Komplikationen wie z.B. Stenose und Nekrose des Veneninterponats [2] vermieden werden. Nach 4 Monaten ist der Stent vollständig resorbiert und das Veneninterponat mit Gallengangsepithel ausgekleidet. In Kombination mit dem resorbierbaren Stent stellt das Veneninterponat bei erhaltenem Sphinkter Oddi eine viel versprechende Alternative zur Hepatikojejunostomie in der Behandlung von Gallengangsdefekten dar.

Literatur

1. Neuhaus P, Schmidt SC, Hintze RE, Adler A, Veltzke W, Raakow R, Langrehr JM, Bechstein WO (2000) Einteilung und Behandlung von Gallengangverletzungen nach laparoskopischer Chirurgie. Chirurg 71: 166 – 173
2. Wittrin G, Clemens M, Arndt M, Ruhland D (1978) Replacement of the common bile duct by an autologous vein. Res Exp Med 173: 95 – 103

Korrespondenzadresse: Dr. med. Hans Peter Heistermann, Chirurgische Abteilung, St. Marienhospital, Kunibertskloster 11, 50668 Köln, Tel.: 0221/1629-254, Fax: 0221/1629-450, e-mail: heistermann@st-marien-hospital.de

Differenzierungsverhalten neuronaler Stammzellen nach der Transplantation in das traumatisch geschädigte ZNS

Differentiation pattern of neuronal stem cells after transplantation into the traumatic injured brain

P. Riess[1], *H. Laurer*[2], *C. Zhang*[3], *U. Schäfer*[1], *M. Maegele*[1], *B. Bouillon*[1], *E. Neugebauer*[1], *T. K. McIntosh*[3]

[1] Chirurgische Klinik Köln-Merheim und Biochemische und Experimentelle Abteilung, II. Chirurgischer Lehrstuhl der Universität zu Köln
[2] Klinik für Unfall- Hand-und Wiederherstellungschirurgie der Universität Frankfurt am Main
[3] Department of Neurosurgey, University of Pennsylvania School of Medicine, Philadelphia

Abstract

Using the neural stem cell (NSC) clone C17-2, we evaluated the time course of differentiation of transplanted murine NSCs after traumatic brain injury (TBI). Non-immunosuppressed C57BL/6 mice (n = 30) were anesthetized and subjected to controlled cortical impact (CCI). At 3 days post-injury, all brain-injured animals were re-anesthetized and received stereotactic a injection of NSCs into either the ipsilateral or the contralateral hemisphere. One, 3 and 12 weeks thereafter animals were sacrificed to assess NSC survival and differentiation using neuronal (NeuN), astrocytic (GFAP) and oligodendrocytic (CNPase) markers assessed by double-label immunofluorescence and confocal microscopy. Histological analyses showed that NSCs were detectable at all time points and survive up to 12 weeks following post-TBI transplantation. No differentiation was detected at one or three weeks post-transplantation. However, 12 weeks after transplantation the NSCs transplanted ipsilaterally expressed neuronal or astrocytic markers but no markers of oligodendrocytes, while the contralaterally-transplanted NSCs expressed neuronal but not glial markers. Our results suggest that the location of transplantation may substantially influence the differentiation of NSCs after transplantation into the traumatized mouse brain.

Einleitung

Durch ein Schädel-Hirn-Trauma (SHT) kommt es zum Verlust von Gehirnzellen, wobei in unterschiedlicher Ausprägung alle gehirnspezifischen Zellreihen wie Neurone, Astrozyten und Oligodendrozyten betroffen sind. Der Verlust dieser Zellen ist wiederum mit kognitiven, als auch motorischen Behinderungen, je nach Ort und Größe der Läsion assoziiert. Als neuer, kurativer Therapieansatz könnte der Ersatz von geschädigten/toten, intrakraniellen Zellen durch Transplantation von ausdifferenzierten oder Vorläuferzellen (z. B. neuronalen Stammzellen) überlegt werden. Mit dieser Untersuchung wurde das Differenzierungsverhalten von neuronalen, embryonalen, undifferenzierten Stammzellen (NSC, Zelllinie C17-2 [1, 2]) nach Transplantation in das experimentell geschädigte Gehirn von Mäusen untersucht.

Methodik

Männliche Mäuse (C57BL/6, n = 30) wurden einem experimentellem SHT durch „Controlled Cortical Impact" [3] unterzogen, 72 Stunden danach wurden ca. $6{,}5 \times 10^1$ Zellen (1,5 µl Zellsuspension) transplantiert. Bei n = 11 Mäusen erfolgte die Transplantation in den gesunden Kortex der Verletzung gegenüberliegenden Gehirnhälfte (kontralateral). Bei n = 19 Mäusen wurde in die geschädigte Gehirnhälfte (ipsilateral), direkt unterhalb der Verletzung (AP = – 2,0 mm von bregma, ML = 2,0 mm, DV = 1,1 mm) transplantiert. Nach einer Woche wurden bei n = 3 Tieren und nach drei Wochen bei n = 4 der ipsilateral transplantiereten Mäusen histologische Untersuchungen bezüglich Zellnachweis und Differnzierungsverhalten der NSC durchgeführt. Die verbleibenden Mäuse (n = 23) wurden 12 Wochen nach Transplantation getötet, perfundiert und histologisch aufgearbeitet.

Der Nachweis der NSC welche durch das lacZ-Markergen gekennzeichnet waren erfolgte durch x-gal Färbung und β-gal Antikörper (1:500, polyknolal, Cappel, 1:500, Aurora, OH [1, 2]). Zelldifferenzierung wurde durch Doppelfärbungen nachgewiesen. Hierfür wurden folgende Antikörper verwendet: Neuron-specific nuclear protein (NeuN, monoklonal, 1:1000; Chemicon Temecula, CA) zum Nacheis von Neuronen, Glial fibrillary acidic protein (GFAP, monoklonal, 1:400, Sigma, St. Louis, MO) zum Nachweis von Astrozyten, und 2′3′-cyclic nucleotide 3′-phosphodiesterase (CNPase, monoklonal, 1:400, Chemicon, Temecula, CA) zum Nachweis von Oligodrendrozyten. Als sekundäre Antikörper dienten: Alexa 488 (1:500, Molecular Probes; Eugene, OR) und Alexa 594 (1:500, Molecular Probes). Zur konfokalen Mikroskopie wurde das BioRad Radiance 2000 (Hercules, CA) mit Nikon TE-300 inverted Mikroskop eingesetzt. Die Bilder wurden mit dem BioRad's LaserSharp 2000 NT System aufgezeichnet.

Ergebnisse

Zu allen untersuchten Zeitpunkten (eine, drei und 12 Wochen) waren transplantierte NSCs nachweisbar.

Bei einer und drei Wochen nach Transplantation gelang lediglich der Nachweis von transplantiereten NSCs, eine Differenzierung zu Neuronen, Astrozyten oder Oligodrendrozyten war noch nicht zu beobachten. Im Gegensatz dazu war 12 Wochen nach Transplantation eine Differenzierung der transplantierten Stammzellen eingetreten. Die kontralateral zum SHT transplantierten NSC waren ausschließlich in Neuronen differenziert. Im Gegensatz dazu führte die Transplantation in die verletzte Gehirnhälfte zur Differenzierung der NSCs in Neuronen und Astrozyten. Eine Differenzierung zu Oligodendrozyten konnte zu keinem Zeitpunkt und an keiner Lokalisation gezeigt werden.

Diskussion/Schlussfolgerung

Die Ergebnisse dieser histologischen Untersuchung zeigen, daß nach SHT in das geschädigte Gehirn transplantierte NSCs überleben und weiter differenzieren. Zudem zeigte sich, daß die Lokalisation der Transplantation eine entscheidende Rolle auf das Differenzierungsverhalten von NSCs ausübt. Somit muß das lokale posttraumatische Milieu nach dieser fokalen, experimentellen Hirnschädigung einen relevanten Einfluß auf die Differenzierung ausüben, der weiterer Klärung bedarf. Auch belegt diese Untersuchung, daß eine Differenzierung der NSCs erst mehrere Wochen nach Transplantation stattfindet. Dies sollte bei Studien, bei denen NSCs zur Zellersatztherapie eingesetzt werden bedacht werden. Sollten sich diese Ergebnisse auch in anderen präklinischen Modellen bestätigen und zu Funktionsverbesserungen führen, stellt die Transplantation von NSCs nach SHT eine vielversprechende Alternative dar, die einer klinischen Prüfung unterzogen werden sollte.

Literatur

1. Snyder EY (1995) Immortalized neural stem cells: insights into development; prospects for gene therapy and repair. Proc Assoc Am Physicians 107: 195–204

2. Ryder EF, Snyder EY, Cepko CL (1990) Establishment and characterization of multipotent neural cell lines using retrovirus vector-mediated oncogene transfer. J Neurobiol 21: 356–375
3. Smith DH, Soares HD, Pierce JES, Perlman KG, Saatman KE, Meaney DF, Dixon CE, McIntosh TK (1995) A model of parasagittal controlled cortical impact in the mouse: cognitive and histopathologic effects. J Neurotrauma 12: 169–178

Korrespondenzadresse: Peter Riess, Chirurgische Klinik Köln-Merheim und Biochemische und Experimentelle Abteilung des II. Chir. Lehrstuhl der Uni Köln, Ostmerheimer Str. 200, 51109 Köln, Tel.: 0221 89070, Fax: 0221 9895730

XII. Wundheilung und Tissue Engineering

Tacrolimus hemmt die dermale, nicht jedoch die intestinale Wundheilung

Tacrolimus impairs dermal but not intestinal wound healing

M. Schäffer, N. Fuchs, J. Völker, R. Viebahn

Chirurgische Universitätsklinik am Knappschaftskrankenhaus Bochum-Langendreer

Abstract

Tacrolimus, used in solid organ transplantation, inhibits T-cell activation. Little is known about its effect on the immunoregulation of dermal and intestinal healing. In rats, the effect of tacrolimus (1 – 5 mg/kg/d) on dermal and left colonic healing was tested 10 days and 5 days post-wounding, respectively. Tacrolimus impaired dermal but not intestinal healing. Impaired healing was reflected in decreased levels of TGF-β (stimulates healing) and increased levels of IFN-γ and TNF-α (both impair healing) in wound fluid.

Einleitung

Das in der Transplantationschirurgie eingesetzte Immunsuppressivum Tacrolimus (TA) hemmt die T-Zellaktivierung [1]. Die Integrität des zellulären Immunsystems ist andererseits wichtig für eine normale Wundreparation [2]. Wundheilungsstörungen dermaler Wunden und intestinaler Anastomosen sind ein wesentlicher Morbiditäts- und Mortalitätsfaktor immunsupprimierter Patienten. Wir untersuchten deshalb den Einfluß von Tacrolimus auf die dermale und intestinale Heilung im Tiermodell und analysierten das exprimierte Profil löslicher Mediatoren.

Methodik

(A) 3 Gruppen von 10 Sprague-Dawley-Ratten erhielten in Ketanest-Rompun-Narkose am Rücken eine Hautinzision. Anschließend wurden Polyvinyl-Alkohol-Schwämmchen subkutan implantiert und die Wunden wieder verschlossen. Nach 10 Tagen wurden die Tiere eingeschläfert und die Wundheilung (Kollagenablagerung-Hydroxyprolingehalt, Wundreißfestigkeit-WRF) sowie die Mediatorenexpression (TGF-β, IFN-γ, TNF-α-ELISA) im Wundsekret untersucht. (B) 3 Gruppen von 8 Sprague-Dawley-Ratten wurden in Narkose laparotomiert und eine linksseitige Colonanastomose (ohne Resektion) angelegt. Diese Tiere wurden für Wundheilungsuntersuchungen (Bursting pressure, Kollagenablagerung) und immunologische Studien (CD4, CD8, TGF-β, IFN-γ, TNF-α-Immunhistologie) nach 5 Tagen eingeschläfert. Alle Tiere bekamen, beginnend am Operationstag, verschiedene Tacrolimus-Dosen zwischen 1 und 5 mg/kg täglich intraperitoneal verabreicht. Die Kontrolltiere erhielten Lösungsmittel injiziert. Tacrolimus-Spiegel im Wundsekret (Schwämmchen) und im Blut wurden mittels ELISA bestimmt.

Ergebnisse

Die Tacrolimus-Behandlung wurde von allen Tieren gut vertragen. Zwischen den verschiedenen mit Tacrolimus behandelten Gruppen bestand kein Unterschied in der Körpergewichtsveränderung. Die proliferative Aktivität von Milzlymphozyten war als Ausdruck der immunsuppressiven Behandlung bei allen Dosierungen signifikant vermindert. Tacrolimus accumulierte im Vergleich zu Blutspiegeln im Wundsekret um den Faktor zehn.

Tacrolimus (2,0 mg/kg/Tag) hemmte die dermale Wundheilung (■ Tabelle 1). Parallel kam es zu einer Verminderung von TGF-β (stimuliert die Heilung) und zu einer vermehrten Expression von IFN-γ und TNF-α (hemmen beide die Heilung) im Wundsekret.

■ **Tabelle 1.** Einfluß der systemischen Tacrolimusbehandlung (TA) bei Ratten 10 Tage postoperativ auf die dermale Wundheilung (Hydroxyprolingehalt subkutan implantierter Schwämmchen und Wundreißfestigkeit – WRF) und auf die Konzentration verschiedener Zytokine im Wundsekret

Dermale Wundheilung	Hydroxyprolin (µg/mg Schwamm)	WRF (N)	TGF-β (pg/ml)	IFN-γ (pg/ml)	TNF-α (pg/ml)
Kontrolle	20,7 ± 1,8	15,8 ± 0,9	56,2 ± 2,3	22,2 ± 3,1	30,5 ± 3,0
TA 1,0 mg/kg	15,0 ± 3,8	13,2 ± 1,1	35,4 ± 4,3*	35,4 ± 4,2*	52,1 ± 4,1*
TA 2,0 mg/kg	12,0 ± 1,1*	9,9 ± 0,8*	30,6 ± 2,3*	54,1 ± 3,7*	92,4 ± 4,6*

Mittelwerte ± SEM, * $p < 0{,}01$ vs. Kontrolle, Varianzanalyse, Scheffe-Test

Im Gegensatz hierzu führte bei der intestinalen Heilung eine Tacrolimus-Dosis von 2,0 und 5,0 mg TA/kg/Tag zu keiner signifikanten Hemmung der Anastomosenheilung (■ Tabelle 2). Immunhistologische Untersuchungen zeigten hier keine unterschiedliche CD4, CD8 und TGF-β, IFN-γ, und TNF-α-Expression.

■ **Tabelle 2.** Einfluß der systemischen Tacrolimusbehandlung (TA) bei Ratten 5 Tage postoperativ auf die intestinale Wundheilung am Colon (Hydroxyprolingehalt der Anastomose und Bursting pressure).

Intestinale Wundheilung	Hydroxyprolin (µg/mg)	Bursting Pressure (mmHg)
Kontrolle	11,7 ± 1,6	96,3 ± 7,1
TA 2,0 mg/kg	10,7 ± 0,9	68,0 ± 12,7
TA 5,0 mg/kg	9,5 ± 0,7	89,8 ± 12,0
p	0,51	0,35

Mittelwerte ± SEM, Varianzanalyse

Schlußfolgerung

Tacrolimus hemmt in den untersuchten Dosierungen die dermale, nicht jedoch die intestinale Heilung. Die Hemmung der dermalen Heilung spiegelt sich in einem Ungleichgewicht stimulierender und hemmender Mediatoren wider. Unterschiedliche Mechanismen scheinen die dermale und intestinale Reparation zu regulieren.

Literatur

1. Thomson AW, Bonham CA, Zeevi A (1995) Mode of action of tacrolimus (FK506): Molecular and cellular mechanisms. Therap Drug Monit 17: 584–589
2. Schäffer M, Becker HD (1999) Immunregulation der Wundheilung. Chirurg 70: 897–908

Korrespondenzadresse: Priv.-Doz. Dr. Michael Schäffer, Ltd. Oberarzt, Chirurgische Universitätsklinik, Knappschaftskrankenhaus, In der Schornau 23 – 25, 44892 Bochum-Langendreer, Fax: 0234-2992309, e-mail: michael.schaeffer@kk-bochum.de

Lokale Hemmung der Matrixmetalloproteinaseaktivität zur Verbesserung der verzögerten Wundheilung im Tiermodell

Enhancement of impaired wound healing in an animal model by local inhibition of matrix metalloproteinase activity

O. Safak[1], N. Dagdelen[1], C. Volkering[1], A. Pfadenhauer[1], A. Botzlar[1], C. P. Sommerhoff[3], H. W. Krell[4], W. Mutschler[1], F. Roesken[2]

[1] Chirurgische Klinik und Poliklinik, Klinikum Innenstadt der Ludwig-Maximilians Universität München
[2] Klinik für Plastische Chirurgie und Handchirurgie, Klinikum Wuppertal der Universität Witten/Herdecke
[3] Abt. für Klinische Chemie und Biochemie, Klinikum Innenstadt der Ludwig-Maximilians Universität München
[4] La Roche Diagnostics Deutschland

Abstract

Increased proteinase activity seems to be mainly responsible for impaired healing in chronic wounds. Topical application of matrix metalloproteinase (MMPs) inhibitors, with the objective to reestablish the physiological MMP/TIMP (tissue inhibitors of matrix metalloproteinase) ratio might be a auspicious therapeutic approach in the treatment of these defects.

Therefore, therapeutic efficiency of synthetic matrix metalloproteinase inhibitor Ro 28-2653 was evaluated in a reliable wound healing model. Local treatment was performed by repeated application of the inhibitor (Ro 28-2653 dosis 100 mg/300 μl DMSO) every third day until day 12. Progress of wound closure was determined offline by recording the wound size by means of computer-assisted planimetry over the 18 days experiment timeframe.

It was shown, that wound healing after treatment was significantly ($p < 0{,}05$) enhanced in comparison to controls (day 12 [mean ± sem]: 85,8% ± 5,4 vs. 65,1% ± 4,2). Accordingly, wounds treated by MMP inhibitor have shown enhanced perfused granulation tissue as well as increased epithelialisation of the defect in contrast to controls, which have presented low perfused, pale granulation tissue, only slightly covered by a weak layer of epithelium.

Local reduction of proteinase activity by inhibitor application improves impaired wound and can be a promising tool in the management of chronic ulcers.

Einleitung

Jede Verletzung der Gewebeintegrität löst eine komplexe Kaskade zellulärer und biochemischer Reaktionen aus [1], die in ihrer Gesamtheit für einen regelrechten Ablauf der Wundheilung sorgen. Eine phasengerechte Zusammenwirkung von einzelnen Faktoren zur Aufrechterhaltung eines physiologischen Wundmilieus ist hierbei ausschlaggebend. Proteasen, insbesondere die Gruppe der Matrixmetalloproteasen (MMPs) sind maßgeblich an Gewebeauf- und Umbauprozessen beteiligt. Eine Störung des physiologischen Konzentrationsverhältnisses zwischen MMPs und deren endogenen Inhibitoren den TIMPs, kann zu einer dramatischen Erhöhung der Proteaseaktivität in der Wunde führen. Daraus resultiert vor allem eine vermehrte Degradation von Extrazellularmatrix, Zytokinen, Wachstumsfaktoren und deren Rezeptoren, sowie die Unterhaltung einer persistierenden Entzündungsreaktion in der Wunde und oftmals damit einhergehend die Ausbildung einer chronischen Wundheilungsstörung.

Ziel unserer Untersuchungen am Tiermodell war es, diesem Prozess durch die topische Applikation eines synthetischen MMP-Inhibitors entgegenzuwirken und somit die Wundheilung zu verbessern.

Methodik

Als Modell verwendeten wir das Defektwundmodell an der Ratte. Bei männlichen Sprague-Dawley Ratten (KG 300 – 350 g, n = 32) wurde unter Isofluran-Gasnarkose (1,5 Vol%/3l O_2) beidseits ca. 1 cm unterhalb der Schulterblätter, auf Höhe des M. latissimus dorsi durch kreisförmige Exzision der Dermis und des subkutanen Gewebes bis zur Muskelfaszie ein definierter Defekt von 1,1 cm Durchmesser gesetzt. Ein an der Seite mit 8 kreisförmigen Perforationen (Durchmesser 0,4 cm) versehener Polyethylenring (Fläche 0,95 cm^2) wurde implantiert und mit seiner Basis auf der Faszie des M. latissimus dorsi fixiert. Durch das Implantat war es möglich, die für loose skin animals typische starke Wundkontraktion zu verhindern, gleichzeitig ermöglichte die Perforierung das Einwachsen von Granulationsgewebe und Epithel vom Wundrand. Die Induktion einer diabetischen Stoffwechsellage als Auslöser einer verzögerten Wundheilung erfolgte durch einmalige i.p. Applikation von Streptozotozin (65 mg/kg KG) 3 Tage vor Versuchsbeginn.

Der Versuchszeitraum betrug 18 Tage, wobei die Implantation des Ringes den Beginn der Versuches darstellte. Jeden dritten Tag erfolgte die Dokumentation der noch offenen Wundfläche, die Gewinnung von Wundsekret sowie Blutzuckerkontrolle und i.v. Blutabnahme. Die Wundgröße wurde off-line mittels computergestützter Planimetrie bestimmt. Zur histologischen und molekularbiologischen Weiterverarbeitung wurde an gleichbehandelten Tieren zu jedem Versuchszeitpunkt Gewebe entnommen.

Die topische Behandlung der Wunden wurde jeden dritten Tag von Tag 3 – Tag 12 mit einem synthetischen Proteaseninhibitor (Roche 28 – 2653; 100 mg/300 µl Dimethylsulfoxid), bzw. der Trägerlösung (50 mg/300 µl Dimethylsulfoxid) durchgeführt. Bei dem Inhibitor handelte es sich um ein Pyrimidin-2-4-6-Trion, welches hochselektiv die Gelatinasen (MMP2, MMP9) und Membran Typ 1 Matrixmetalloproteinase inhibiert [2].

Ergebnisse

Die Untersuchung der entnommenen Blutproben ergab keinen nachweisbaren Serumspiegel (< lower limit of quantification) des verwendeten MMP-Inhibitors bei lokaler Applikation, wohingegen bei zur Kontrolle durchgeführter oraler Applikation (300 mg/kg) Serumspiegel bis 320 ng/ml nachgewiesen werden konnten. Die planimetrische Bestimmung der Wundgröße (■ Abbildung 1) zeigte eine signifikante ($p < 0{,}05$) Verbesserung der Wundheilung nach Applikation des MMP-Inhibitors im Vergleich zur Kontrollgruppe (Tag 12 [MW ± SEM]: 85,8% ± 5,4 vs. 65,1% ± 4,2). Die alleinige Gabe der Trägerlösung hatte keinen Effekt (Tag 12 [MW ± SEM]: 62,6% ± 6,0). Im klinischen Verlauf imponierten die mit MMP-Inhibitor behandelten Wunden durch gut durchblutetes Granulationsgewebe und gesteigerter Epithelialisierung, im Vergleich zu den mit blassem Granulationsgewebe bedeckten Wunden der Kontrollgruppen.

Schlußfolgerung/Diskussion

Die Applikation eines synthetischen MMP-Inhibitors führt im Vergleich zu den Kontrollgruppen zur signifikanten Verbesserung der Wundheilung im Defektwundmodell an diabetischen Ratten. Durch die lokale Darreichung werden meßbare Plasmaspiegel vermieden, systemische Nebenwirkungen sind damit weitgehend ausgeschlossen. Diese Ergebnisse stützen die Hypothese, daß die vermehrte Aktivität, sowie die Verschiebung des Konzentrationsverhältnisses zwischen MMPs und TIMPs Zugunsten der Matrixmetalloproteasen, zu einem gestörten Wundmilieu

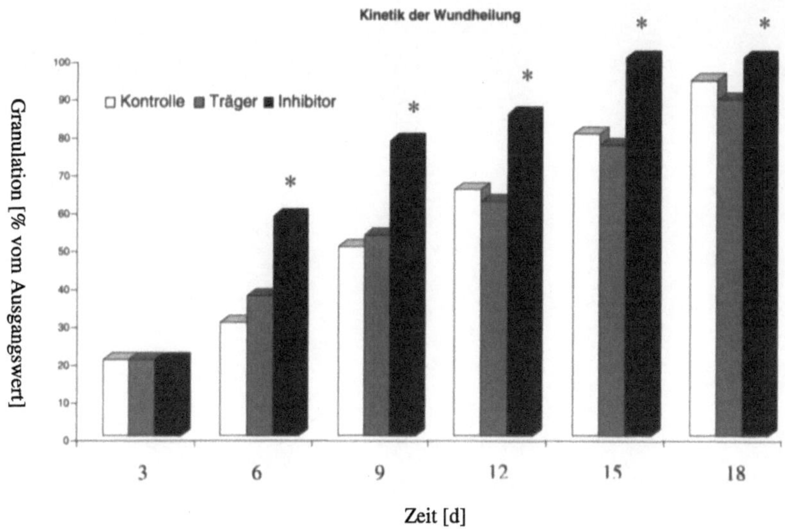

Abb. 1. Bildung von Granulationsgewebe nach lokaler Applikation von RO 28-2653 im Vergleich zur Behandlung mit leerer Trägerlösung und unbehandelten Kontrollen. $p < 0{,}05$ vs. Kontrolle

beiträgt. Die lokale Applikation von Proteaseinhibitoren, mit dem Ziel einer Wiederherstellung des physiologischen MMP/TIMP Konzentrationsverhältnisses, ist damit ein vielversprechender Therapieansatz bei der Behandlung chronischer Wundheilungsstörungen.

Dennoch war bei unseren Untersuchungen klinisch auffällig, dass die Epithelialisierung gegenüber der Kontrollgruppe auf die Fläche bezogen signifikant besser war, die Qualität des Gewebes, im Bezug auf Schichtdicke und Stabilität jedoch nicht. Dies könnte an der massiven spezifischen Inhibition von MMP2 liegen, welche im aktiven Zustand mit der Keratinozytenmigration in Verbindung steht [3].Diese Defizite begründen sich möglicherweise in der Tatsache, daß der verwendete Inhibitor noch über ein zu unspezifisches Wirkspektrum verfügt. Mit speziell auf die Therapie von Wundheilungsstörungen ausgerichteten synthetischen Inhibitoren und Darreichungsformen, gegebenenfalls auch durch Einsatz in Kombination mit der Substitution vermindert vorhandener Substrate (z. B. Wachstumsfaktoren) bieten sich vielversprechende Therapieansätze zur Behandlung von Wundheilungsstörungen.

Literatur

1. Winkeltau G, Schumpelick V (1999) Ablauf der Wundheilung. In: Schumpelick V, Bleese N M, Mommsen U (Hrsg) Chirurgie. Ferdinand Enke Verlag, Stuttgart, S 42–46
2. Lein M, Jung K, Ortel B, Stephan C, Rothaug W, Juchern R, Johannsen M, Deger S, Schnorr D, Loening S, Krell HW (2002) The new synthetic matrix metalloproteinase inhibitor (Roche 28-2653) reduces tumor growth and prolongs survival in a prostate cancer standard rat model. Oncogene 21: 2089–2096
3. Mirastschijski U, Impola U, Karsdal MA, Saarialho-Kere U, Agren MS (2002) Matrix metalloproteinase Inhibitor BB-3103 Unlike the Serine Proteinase Inhibitor Aprotinin Abrogates Epidermal Healing of Human Skin Wounds Ex Vivo. The Journal of Investigate Dermatology Vol 118: 55–64

Korrespondenzadresse: Okan Safak, Balanstrasse 97b, 81539 München, Tel.: 0172 4226583, Fax: 089 68008015, e-mail: okan.safak@web.de

Steigerung der Zellproliferation und Angioneogenese durch kontrollierte lokale Applikation von IGF-I bei kortison induzierten Wundheilungsstörungen

Increased cell proliferation and angiogenesis by controlled topical application of IGF-I for steroid-induced delayed wound healing

S. Beckert[1], *S. Coerper*[1], *S. Haack*[1], *H. Hierlemann*[2], *H. D. Becker*[1]

[1] Klinik für Allgemeine Chirurgie und Poliklinik, Tübingen
[2] Institut für Textil und Verfahrenstechnik, Denkendorf, Stuttgart-Tübingen

Abstract

Introduction: Breaking strength of incisional wounds is increased after topical application of Insulin Like Growth Factor I (IGF-I). However, for excisional wounds no benefit was demonstrated. We hypothesize that a new delivery system of IGF-I stimulates excisional wound healing. *Methods:* A hydrogel dressing containing IGF-I was designed. In the first setting full thickness wounds were created on the back of male healthy Sprague Dawley rats and treated either with the IGF-I dressing or a standard hydrogel dressing. In the second setting steroid animals were used. Wounds were treated either with the IGF-I dressing, the hydrogel dressing or with 5 µg IGF-I Gel. After 7 days wounds were excised and fixed in paraffin for PCNA- and SMA-staining. *Results:* In steroid animals both IGF-I Gel and IGF-I dressing showed a significant reduction of wound size compared to hydrogel treatment ($p = 0.0001$). However, compared to IGF-I Gel the IGF-I dressing was even more effective ($p = 0.04$). Only the IGF-I dressing increased PCNA- and SMA-expression. In healthy animals no significant benefit could be shown. *Conclusion:* The controlled release of IGF-I by the new dressing significantly stimulates steroid induced delayed wound healing in rats.

Einleitung

Die einmalige lokale Applikation von Insulin Like Growth Factor I (IGF-I) führt bei Inzisionswunden zu einer erhöhten Reißfestigkeit. An Exzisionswunden konnte dieser Effekt nur bedingt reproduziert werden [4]. Als Ursache dafür werden die unkontrollierte Freisetzung und Verteilung des Wachstumsfaktors diskutiert. Ziel dieser Untersuchung war es daher, den Einfluß einer kontrollierten lokalen Verabreichung von IGF-I auf den Heilungsverlauf von Exzisionswunden zu evaluieren.

Methodik

Um eine kontrollierte topische Applikation von IGF-I zu gewährleisten, wurde ein Hydrogelverband mit insgesamt 10 µg IGF-I beladen. Durch *in vitro* Vorversuche konnte eine Freisetzung von 5 µg IGF-I innerhalb von 24 Stunden ermittelt werden. Am Rücken von vierzig männlichen Sprague-Dawley Ratten (399 ± 7 g) wurden in Narkose (Ketanest/Rompun) Vollhautdefekte (50 mm^2) als Exzisionswunden generiert. Als Vorbehandlung erhielt ein Teil der Tiere initial einmalig 18 mg/kg/KG Methylprednisolonacetat subkutan verabreicht. Die Verbandswechsel fanden einmal täglich statt. Am siebten Tag wurden die Wunden exzidiert, photoplanimetrisch vermessen und in Paraffin fixiert. Es folgte die immunhistochemische Färbung der Schnitte nach der ABC Methode. Als primäre Antikörper dienten anti PCNA (proliferating cell nuclear antigen, Oncogen Science) und anti SMA (smooth muscle antigen, Sigma). Die Färbungen wurden blind und computergestützt (Quantimet®) im Wundrand ausgewertet (positive Zellen/mm²). Ergebnisse sind als Mittelwerte ± SEM angegeben. Unterschiede wurden mit dem Wilcoxon-Test berechnet.

Ergebnisse

Nach Anwendung des Kontrollverbandes (Hydrogel) zeigen Kortisontiere im Vergleich zu gesunden Tieren signifikant größere Wunden (44,5 ± 9 vs. 26,2 ± 5 mm²; p = 0,001). Sowohl die Applikation von IGF-I Gel (31,3 ± 3 vs. 44,5 ± 9 mm²;p = 0,0001) als auch des IGF-I Verbandes (23 ± 7 vs. 44,5 ± 9 mm²;p = 0,0001) führt zu einer signifikanten Verkleinerung der Wundgröße, wobei der IGF-I Verband eine noch effektivere Wirkung als IGF-I in Gelform zeigt (p = 0,04). Somit kann durch den IGF-I Verband eine Normalisierung der kortison induzierten Wundheilungsstörung erreicht werden (23,6 ± 7 mm² vs. 26,2 ± 6 mm²; p = 0,662). Bei gesunden Tieren läßt sich kein positiver Effekt nachweisen (24,8 ± 5 mm² vs. 26,2 ± 6 mm²;p = 0,84). Immunhistochemisch zeigt sich bei Kortisontieren jedoch nur nach Anwendung des IGF-I Verbandes eine signifikante Steigerung der PCNA- (5241 ± 611 vs. 3403 ± 459 pos. cells/mm²; p = 0.0001) (▪ Abbildung 1) und SMA-Expression (228 ± 43 vs 275 ± 41 pos. cells/mm²; p = 0.02).

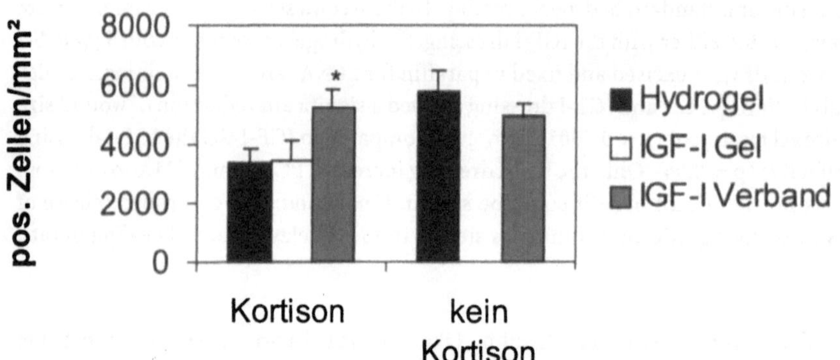

▪ Abb. 1. Die kontrollierte lokale Applikation IGF-I (IGF-I Verband) führt zu einer signifikanten Steigerung der Zellproliferation bei kortison vorbehandelten Tieren (p = 0.0001)

Diskussion

Die Wundheilung ist ein komplexer Prozeß, der u.a. durch lokal wirksame Wachstumsfaktoren wie IGF-I reguliert wird. Es ist gut belegt, daß eine systemische Steroidmedikation zu verminderten IGF-I Spiegeln sowohl im Blut als auch in Wundflüssigkeiten führt [3]. Ebenso konnte an ischämischen Wunden eine verminderte Zellproliferation in Zusammenhang mit einer reduzierten IGF-I Expression nachgewiesen werden [1]. Wir postulieren, daß die Stimulation der Wundheilung durch kontrollierte lokale Anwendung von IGF-I wesentlich in der Bioverfügbarkeit des Wachstumsfaktors begründet liegt. Der IGF-I Verband als neuartiger Applikationsmodus sichert die Abgabe einer definierten Menge IGF-I in einer definierten Zeitspanne. Wird in einem kurzen Zeitraum eine große Menge an IGF-I in die Wunde freigesetzt, kommt es zu einer Aktivierung von Proteasen [2] und einer IGF-I Rezeptor Downregulation [4]. Die Hydrogelkomponente des Verbandes sorgt zusätzlich für eine Optimierung des Wundmilieus.

Gelöstes IGF-I ist bei Exzisionswunden nicht adäquat zu applizieren, da die wäßrige Lösung größtenteils mit dem Wundexsudat-Strom aus der Wunde herausläuft. Durch den neu entwickelten Verband wird sowohl das Verbleiben der Wirksubstanz auf der Wundoberfläche und als auch die kontrollierte Abgabe von IGF-I gesichert, wodurch die Wundheilung bei kortison vorbehandelten Ratten signifikant stimuliert wird, was an der Reduktion der Wundfläche durch eine gesteigerte Zellproliferation und Angioneogenese zu erkennen ist.

Schlußfolgerung

Die Applikationsform von Wachstumsfaktoren scheint entscheindend zu deren Wirkungspotential beizutragen und sollte bei künftigen klinschen Studien bedacht werden.

Literatur

1. Coerper S, Wang M, Schäffer M, Jünger M, Becker HD (1999) The pO2 dependened proliferation and Insuline-like Growth Factor I expression in a standardised ischemic wound healing model. Langenbecks Arch Surg (Forumband 1999): 127–131
2. Conover CA (1992) Potentiation of Insulin-like growth factor (IGF) action by IGF-binding protein-3: studires of underlying mechanism. Endocrinology 130: 3191–3199
3. Wicke C, Halliday B, Allen D (2000) Effects of steroids and retinoids on wound healing. Arch Surg 135: 1265–1270
4. Zhao LL, Galiano RD, Cox GN, Roth SI, Mustoe TA (1995) Effects of insulin like growth factor I and insulin like growth factor binding protein 1 on wound healing in a dermal ulcer model. Wound Rep Reg 3: 316–321

Korrespondenzadresse: Dr. med. Stefan Beckert, Abteilung für Allgemeine Chirurgie und Poliklinik, Chirurgische Universitätsklinik Tübingen, Hoppe-Seyler-Strasse 3, 72076 Tübingen, Tel.: 07071-29-86611, Fax: 07071-29-5951, e-mail: Stefan.Beckert@med.uni-tuebingen.de

Ein neues gentechnologisches Modell zur Angiogeneseinduktion mittels ex vivo transfizierter isogener Fibroblasten

A new model to induce angiogenesis by ex vivo transfected isogenic fibroblasts based on gene transfer

H. G. Machens[1], *T. Spanholtz*[1], *A. Maichle*[1], *C. Niedworok*[1], *W. Lindenmaier*[2], *S. Herbort-Brand*[2], *S. Görg*[3], *K. Kropf*[3], *B. Stöcklhuber*[4], *T. Hellwig-Bürgel*[5], *S. Krüger*[6], *B. Reichert*[1], *F. Siemers*[1], *B.-D. Krapohl*[1], *P. Mailänder*[1]

[1] Sektion Plastische und Handchirurgie, Universitätsklinikum Lübeck (UKL)
[2] Gesellschaft für Biotechnologische Forschung (GBF)/Braunschweig
[3] Institut für Immunologie und Transfusionsmedizin, UKL
[4] Institut für Radiologie, UKL
[5] Institut für Physiologie, UKL
[6] Institut für Pathologie, UKL

Abstract

Introduction: We have developed a new model for temporary production of angiogenic proteins by using adenovirally transfected isogenic fibroblasts as carriers. *Materials and Methods:* Isogenic rat fibroblasts were produced, harvested and cultured for 3 cell passages. Adenoviral gene transfer was performed using a padcos46 RESeGFP vector. The vector was charged with the gene sequence for PDGF-BB (Group 1), bFGF (Group 2), $VEGF^{165}$ (Group 3) and GFP (Group 4/mock infected). Non-modified fibroblasts served as controls (Group 5). In vitro examination of successful gene transfer and protein production was performed. For in vivo experiments, 26 isogenic healthy animals were selected for each group. In each animal, 5×10^6 cells from Groups 1 – 5 were injected into the animals' panniculus carnosus 24 hours after transfection. Histological, immunhistochemical and proteoanalytical examination of the target tissue was performed in one animal of each group up to 182 days after cell transplantation. Quantification of small blood vessels was performed using microangiography in 28 isogenic animals/group up to 4 weeks after treatment. *Results:* All animals in groups 1 – 3 developed micro- and macroscopic signs of angiogenesis, quantified by micrangiography during three weeks after cell transplantation. During this time protein production was detectable in groups 1 – 3 both directly by Western Blot and indirectly by Northern Blot. In contrast to all other subgroups, all animals in group 1 developed transient pseudotumours within four weeks after cell transplantation. Histologically, pseudotumours consisted mainly of macrophages and neutrophils. No relevant histomorphological changes were found in all tissue samples of groups 4 and 5. *Conclusion:* In our model, adenoviral gene transfer creates isogenic transfected cells, which are able to act as a carrier for transient production of significant amounts of protein both in vitro and in vivo. In vivo, both $VEGF^{165}$ and bFGF induce transient angiogenesis in the target tissue without, while PDGF-BB acts mainly by recruitment of polymorphonuclear cells. The model will be tested to induce therapeutic angiogenesis in various ischemic situations in vivo.

Einleitung

In der molekularbiologisch gesteuerten therapeutischen Angiogeneseinduktion werden aufgrund der kurzen Halbwertzeit bioaktiver Proteine in vivo zunehmend Carriersysteme favorisiert, die eine kontinuierliche Freisetzung angiogenetischer Proteine im Zielgebiet erlauben. Solche Carrier müssen sowohl immunologisch kompatibel mit dem Zielgewebe sein als auch eine kontrollierbare Proteinfreisetzung in vivo ermöglichen. Es sollte daher bekannt sein, wie viel Protein über welchen Zeitraum vom Carriersystem produziert werden kann. Wir haben ein solches Carriersystem unter Zuhilfenahme isogener Fibroblasten und adenoviraler Vektoren entwickelt.

Methodik

Isogene Rattenfibroblasten wurden nach subkutaner Implantation von Silastik in zwei Tieren über 5 Tage gezüchtet, isoliert und über 3 Zellpassagen kultiviert. Für den adenoviralen Gen-transfer wurde als Cosmidvektorfragment ein padcos46 RESeGFP (39155 bp) verwendet. Als therapeutische Gensequenz wurden codiert PDGF-BB (Gruppe 1), $VEGF^{165}$ (Gruppe 2) und bFGF (Gruppe 3). Als Kontrollgruppen dienten GFP (Leervektor/Gruppe 4) und nichtmodifizierte Fibroblasten (Gruppe 5). Für die in vitro-Versuche erfolgte die Transfektion in jeweils $2{,}5 \times 10^5$ Zellen bei einer MOI von 100 im Dreifachansatz. 24 Stunden nach Transfektion wurde ein Mediumwechsel vorgenommen und während 3 Monaten zunächst in 48-stündigem Abstand, später in größeren Zeitintervallen Medium für ELISA-Bestimmungen abgenommen und gewechselt. Für die in vivo Untersuchungen wurden in 26 Tieren jeder Gruppe jeweils 5×10^6 Zellen 24 Stunden nach Transfektion in ein 2×8 cm großes Zielgebiet (dorsaler Panniculus Carnosus) transplantiert. Bei jeweils einem Tier jeder Gruppe erfolgte dann zu definierten Zeitpunkten (1, 3, 5, 7, 9, 11, 13, 15, 17, 19, 21, 24, 28, 35, 42, 49, 56, 70, 84, 98, 112, 126, 140, 154, 168, 182 Tage post transplantationem) die Tötung und proteoanalytische, histologische und immunhistochemische Aufarbeitung des Zielgewebes. Eine Quantifizierung der Blutgefäße im Zielgebiet erfolgte durch Mikroangiographie [1] in weiteren 28 isogenen Tieren/Gruppe.

Ergebnisse

Die im konfokalen Fluoreszenzmikroskop gemessene Transfektionsrate erreichte in allen Gruppen 1 - 4 mehr als 80% (Gruppe 1: $92{,}4 \pm 2{,}4$; Gruppe 2: $90{,}3 \pm 3{,}5$; Gruppe 3: $87{,}4 \pm 4{,}2$ und Gruppe 4: $84{,}7 \pm 3{,}6$). Die Proteinproduktion in vitro wies ein Maximum innerhalb der ersten Woche auf (Gruppe 1: 62 ± 4 pg PDGF-BB/ml medium, Gruppe 2: 889 ± 67 pg $VEGF^{165}$/ml medium, Gruppe 3: 235 ± 23 pg bFGF/ml medium), um in den folgenden 2 Wochen kontinuierlich zu fallen (◘ Tabelle 1).

PDGF-BB, $VEGF^{165}$ und bFGF waren in den Gruppen 4 und 5 nur durch hoch sensitive ELISA-Messungen im gerade messbaren Bereich registrierbar. In allen Tieren der Gruppen 1 - 3 ließ sich während der ersten Woche nach Transplantation eine deutliche Produktion der exprimierten Proteine sowohl direkt im Western Blot als auch indirekt im Northern Blot nachweisen. In Gruppe 1 imponierten innerhalb der ersten 7 Tage bereits makroskopisch pseudotumorähnliche Zellkonglomerate, die histologisch vor allem Makrophagen und Neutrophilen entsprachen. In der Folgezeit wurden die Konglomerate deutlich kleiner und waren 4 Wochen nach Transplantation nicht mehr erkennbar. Angiogenetische Gewebeveränderungen standen demgegenüber im Hintergrund. Einen ähnlichen Zeitverlauf nahm die deutlich erkennbare Angiogenese im Zielgebiet der Gruppen 2 und 3 ohne Nachweis von Pseudotumoren. In den Gruppen 4 und 5 konnten keine nennenswerten histomorphologischen Veränderungen gesehen werden.

Tabelle 1. Proteinproduktion (in pg/ml medium) von jeweils $2{,}5 \times 10^5$ modifizierten Fibroblasten der Gruppen 1–3 im Dreifachansatz. Dargestellt sind die Messzeitpunkte (in Tagen) während der ersten 30 Tage nach Transfektion der Zellen in vitro

	1	3	5	7	9	11
PDGF-BB (Gruppe 1)	9 ± 1	62 ± 12 (*)	32 ± 9 (*)	6 ± 1	5 ± 1	4 ± 1
VEGF^{165} (Gruppe 2)	327 ± 35 (*)	889 ± 67 (*)	783 ± 68 (*)	376 ± 54 (*)	265 ± 23 (*)	225 ± 13 (*)
bFGF (Gruppe 3)	67 ± 10 (*)	235 ± 23 (*)	298 ± 28 (*)	375 ± 45 (*)	347 ± 62 (*)	287 ± 48 (*)

	13	15	17	19	21	23	25
PDGF-BB (Gruppe 1)	3 ± 1	2 ± 0	3 ± 0	2 ± 0	2 ± 0	3 ± 0	4 ± 1
VEGF^{165} (Gruppe 2)	205 ± 21 (*)	190 ± 10 (*)	182 ± 11 (*)	172 ± 9 (*)	168 ± 8 (*)	163 ± 8 (*)	157 ± 9 (*)
bFGF (Gruppe 3)	286 ± 36 (*)	241 ± 37 (*)	210 ± 28 (*)	137 ± 27 (*)	89 ± 12 (*)	76 ± 11 (*)	59 ± 15 (*)

	27	30
PDGF-BB (Gruppe 1)	3 ± 0	2 ± 0
VEGF^{165} (Gruppe 2)	152 ± 9 (*)	137 ± 7 (*)
bFGF (Gruppe 3)	47 ± 8 (*)	36 ± 9 (*)

(*) P = 0,001 Signifikanz gegen Vergleichswerte der Gruppen 4 und 5

Mikroangiographisch war eine signifikante Zunahme der Aufzweigungen kleiner Blutgefäße nur in den Gruppen 1–3 innerhalb der ersten 3 Wochen nach Zelltransplantation zu erkennen (Tabelle 2).

Tabelle 2. Anzahl der mikroangiographisch gezeigten Blutgefäßaufzweigungen 7, 14, 21 und 28 Tage nach Zelltransplantation im Zielgebiet (2×8 cm). Pro Untersuchungstag wurden 7 Tiere analysiert

	7	14	21	28
Gruppe 1	276 ± 58 (*)	374 ± 145 (*)	389 ± 134 (*)	189 ± 86
Gruppe 2	274 ± 64 (*)	463 ± 136 (*)	376 ± 78 (*)	241 ± 125
Gruppe 3	356 ± 74 (*)	494 ± 173 (*)	372 ± 176 (*)	286 ± 135
Gruppe 4	95 ± 24	102 ± 37	142 ± 62	147 ± 85
Gruppe 5	63 ± 27	91 ± 35	83 ± 31	72 ± 42

(*) P = 0,01

Schlussfolgerungen

Adenoviral transfizierte isogene Fibroblasten können in unserem Modell funktionell erfolgreich in vivo transplantiert werden. Das dabei freigesetzte $VEGF^{165}$ und bFGF induziert eine temporäre Angiogenese im Zielgewebe. PDGF-BB scheint seine Wirkung in vivo vor allem im Rahmen seiner ausgeprägten Chemotaxis für polymorpho-nukleäre Zellen zu entfalten. Das Modell sollte für eine kontrollierte Angiogeneseinduktion in Zielgeweben unter verschiedenen pathophysiologischen Bedingungen Anwendung finden.

Literatur

1. Spanholtz T, Maichle A, Niedworok C, Stöcklhuber B, Mailänder P, Machens HG (2002) A microangiographic technique for quantification of fasciocutaneous blood vessels in laboratory animals. Langenbeck's Arch Surg 387 (abstract): 261

Korrespondenzadresse: PD Dr. med. Hans-Günther Machens, Plastische und Handchirurgie, Zentrum für Schwerbrandverletzte, Universitätsklinikum Lübeck, Ratzeburger Allee 160; 23538 Lübeck, Fax: 0451-5002190, e-mail: Machens@medinf.mu-luebeck.de

Kotransplantation von Endothelzellsphäroiden und humanen Präadipozyten auf der Chorioallantoismembran (CAM) zur Bildung eines präformierten Kapillarsystems in Fettgewebe

Engineered adipose fissue supplied by functional microvessels: first step towards tissue engineering of complex, three-dimensional tissues

J. Borges, M. C. Mueller, N. T. Padron, F. T. Tegtmeier, E. M. Lang, G. B. Stark

Abteilung Plastische und Handchirurgie, Chirurgische Universitätsklinik der Albert-Ludwigs-Universität Freiburg

Abstract

A volume-persistent culture of adipose tissue under *in vivo* conditions can only be achieved by early vascularization after cell transplantation. Co-transplantation of autologous preadipocytes with endothelial cells may enable the early formation of a capillary network. Investigations were performed *in vivo* in a specially-adapted Chorioallantoic membrane (CAM) model [1]. Fertilized White-Leghorn eggs were incubated and opened at day three of incubation and human dermal microvascular endothelial cells (HDMVEC) spheroids [2] and preadipocytes were transferred in a fibrin matrix to the CAM. On day seven after incubation the composites were explanted and immunohistologically investigated. Numerous vessels consisting of HDMVEC could be detected and the lumina of these vessels were perfused by chick erythrocytes. These results show the formation of a capillary network consisting of transplanted HDMVEC. The microcirculation of chick erythrocytes in vessels consisting of human endothelial cells proves the continuity of a newly formed capillary system to the host vessel system. The experiments demonstrate the first patent connection of tissue engineered microvessels in adipose tissue to a host vessel system without applying exogenous angiogenic growth factors or transient transfection. The co-transplantation of EC spheroids with angiogenic mesenchymal cells may lead to the engineering of complex three-dimensional implants.

Einleitung

Eine volumenpersistente Implantation autologer, kultivierter Präadipozyten zum Ersatz von Weichteilgewebe kann nur durch eine frühzeitige Vaskularisierung des Transplantates gewährleistet werden [4]. Die Kotransplantation autologer Präadipozyten mit mikrovaskulären Endothelzellen (HDMVECs) soll durch die Bildung eines Kapillarnetzes die Sauerstoff- und Nährstoffversorgung der Zellen vor allem in den Zentralbereichen des Konstruktes ermöglichen [5].

Methodik

Die Untersuchungen wurden unter *in vivo* Bedingungen an einem speziell für den Bereich des Tissue Engineering etablierten Zylinder-Modell auf der Chorioallantoismembran (CAM) durchgeführt. Fertilisierte White-Leghorn-Eier (n = 10) wurden bei 37.8 °C und einer Luftfeuchtigkeit von 60% inkubiert und am 3. Inkubationstag (IT) eröffnet. Endothelzellen wurden über drei Tage in methylcellulosehaltigem Medium auf nicht adhärenten Kunststoffplatten kultiviert und zur Sphäroidbildung (2200 Zellen/Sphäroid) angeregt. 200 dieser Endothelzell-Aggregate wurden mit humanen Präadipozyten (1×10^7) in Fibrinmatrix (500 µl) überführt, am

7. IT auf die CAM aufgebracht und anschließend für 7 Tage reinkubiert. Am 14. IT wurde das Konstrukt mit anhaftender CAM explantiert und makroskopische, mikroskopische sowie immunhistologische Untersuchungen durchgeführt.

Ergebnisse

Ab dem 14. Inkubationstag wurden neben differenzierenden Präadipozyten immunhistochemisch zahlreiche Gefäße mit humanen, CD-31-positiven Endothelzellen nachgewiesen. Die Gefäßlumina enthielten massenhaft kernhaltige Hühnchenerythrozyten. Damit konnte zum einem die Bildung eines funktionsfähigen, kapillarähnlichen Gefäßsystems aus transplantierten humanen Endothelzellen nachgewiesen werden. Zum anderen beweist die Mikrozirkulation von Hühnchenerythrozyten in den Neogefäßen den Anschluss eines präformierten Kapillarnetzes an einsprossende Gefäße aus der CAM.

Zusammenfassung

Damit ist es erstmals gelungen, kultiviertes Fettgewebe mit aus kotransplantierten Endothelzellen gebildeten Gefäßen an das Gefäßsystems des Empfängers anzuschließen, ohne sich dabei der Zugabe angiogen wirksamer Substanzen oder transienter Transfektion bedienen zu müssen. Die Kotransplantation von Endothelzellsphäroiden mit angiogen wirksamen, mesenchymalen Zellen könnte über die Bildung eines präformierten, mikrozirkulatorisch effizienten Kapillarnetzes die Züchtung komplexer, dreidimensionaler Implantate ermöglichen.

Literatur

1. Bartynski J, Marion MS, Wang TD (1990) Histopathologic evaluation of adipose autografts in a rabbit ear model. Otolaryngol Head Neck Surg 102: 314–321
2. Borges J, Tegtmeier FT, Padron NT, Mueller MC, Lang EM, Stark GB (2002) Chorioallantoic Membrane (CAM) Angiogenesis Model for Tissue Engineering – a Twist on a Classic Model. (Accepted in Tissue Engineering 7)
3. Korff T, HG Augustin (1998) Integration of endothelial cells in multicellular spheroids prevents apoptosis and induces differentiation. J Cell Biol 143: 1341–1352
4. Peer L (1950) Loss of weight and volume in human fat grafts: With postulation of a „cell survival theory". Plast Reconstr Surg 5: 217
5. Awwad HK et al. (1986) Intercapillary distance measurement as an indicator of hypoxia in carcinoma of the cervix uteri. Int J Radiat Oncol Biol Phys 12: 1329–1333

Korrespondenzadresse: Dr. Jörg Borges, Abteilung Plastische und Handchirurgie, Chirurgische Universitätsklinik, Hugstetterstr. 55, 79106 Freiburg, Tel.: 0761-270-2401, Fax: 0761-270-2501, e-mail: borges@ch11.ukl.uni-freiburg.de

Vollhautersatz durch Kombination einer autologen Keratinozyten-Fibrinkleber-Suspension und Fibroblasten in Kombination mit einer azellulären Dermis – experimentelle Langzeituntersuchung am Schweinemodell

Full thickness skin regeneration by combination of an autologous keratinocyte-fibrin-glue-suspension and fibroblasts combined with acellular Dermis – an experimental longterm study in a pig model: preliminary results

M. Föhn, F. Knam, H. Bannasch, R. E. Horch, G. B. Stark

Abteilung Plastische und Handchirurgie, Chirurgische Universitätsklinik Freiburg

Abstract

The use of cultured autologous keratinocytes as a single cell suspension in fibrin glue for epidermal regeneration has already been reported. In this study we intended to create a single-step method of transplanting autologous keratinocytes and a acellular dermal equivalent in combination with autologous fibroblasts. On the dorsum of 9 german standard pigs 54 full thickness wounds (5 cm×5 cm) were created. Acellular dermis was pre-incubated with autologous fibroblasts and transplanted to the wounds. An overlaying Keratinocyte-Fibrin-Glue-Suspension (KFGS) was applied. As controls served wounds only with a Keratinocyte-Fibrin-Glue-Suspension or a Fibroblast-Keratinocyte-Fibrin-Glue-Suspension. The epidermal regeneration was regular over the observation period of 4 weeks ($n = 5$) and 6 months ($n = 4$) and showed good mechanical stability while tested by a suction-blister test. Both dermal equivalents showed a reduced wound contraction especially when combined with fibroblasts. The dermal matrix first showed good integration but underwent a dermal turnover after 2 weeks. Histological evaluations showed a differentiation of the epithelium with an intact basement membrane. This longterm study suggests that these tissue engineered full thickness skin grafts were able to cope with everday challenges.

Einleitung

Die Anwendung von kultivierten autologen Keratinozyten als Einzelzellsuspension in Fibrinkleber (KFGS) zur Epidermisregeneration stellt ein experimentell und klinisch etabliertes Verfahren dar [1, 2]. Gegenüber den herkömmlichen Cultured Epithelial Autografts (CEA) liegt der Vorteil dieser Methode zum einen in einer kürzeren Kultivierungszeit, zum anderen in einer einfachen Handhabung. Aufgrund der schlechten Verankerung rein epithelialer Transplantate mit dem Wundgrund ist die Kombination mit einem dermalen Substitut von entscheidender Bedeutung im Hinblick auf die mechanische Belastbarkeit der Transplantate. Dieser Versuch zeigt zum ersten Mal die Möglichkeit der einzeitigen Transplantation von kultivierten autologen Keratinozyten als Einzelzellsuspension in Fibrinkleber und einem Dermisäquivalent zum Vollhautersatz.

Methodik

Aus einer Hautbiopsie eines Schweines wurden nach Standardprotokollen Keratinozyten und Fibroblasten isoliert. Die isolierten Zellen wurden auf mit Kollagen Typ I beschichteten Kulturflaschen ausgesät und im Brutschrank bei 37 °C und 5% CO_2-Begasung kultiviert. Nach Erreichen der Subkonfluenz wurden die Zellen aus der Flasche abtrypsiniert und erneut ausgesiedelt. Vier Tage vor dem Operationstermin wurde die dermale Matrix (AlloDerm®, Fa. Lifecell Corporation, The Woodlands, Tx, USA) in isotoner Kochsalzlösung rehydriert. Die Fibroblasten wurden trypsiniert und die dermale Matrix mit den Zellen beimpft. Die übrigen Fibroblasten wurden wieder in eine Kulturflasche überführt und bis zum Operationstag weiterkultiviert. Am Operationstag wurde die dermale Matrix, welche ohne Fibroblasten verwendet wurde, rehydriert und die Keratinozyten abtrypsiniert. Diese wurden dann in einer Komponente eines Zwei-Komponenten-Fibrin-Klebers (Fa. Baxter Bioscience, Wien) resuspendiert. Aus einem Teil der Keratinozyten und den restlichen Fibroblasten wurde ebenfalls eine Einzelzell-Suspension hergestellt. In Intubationsnarkose wurden den Tieren sechs Wunden mit je 25 cm^2 auf den Rücken gesetzt. In vier dieser Wunden wurden die ohne und mit Fibroblasten besiedelten Matrices eingenäht und mit der Keratinozyten-Fibrinkleber-Suspension überschichtet. Eine KFGS- und eine Fibroblasten-KFGS-Gruppe bildeten die Kontrollen. Nach Aushärten des Fibrinklebers wurde ein mehrschichtiger Verband angelegt. An den postoperativen Tagen 7, 14 und 28 wurden Biopsien entnommen und histologisch untersucht. Bei den Langzeittieren erfolgte die Biopsieentnahme in den ersten 4 Wochen seltener. Der Suction Blister Test wurde unter Standardbedingungen durchgeführt.

Ergebnisse

Makroskopisch läßt sich eine Verringerung der Wundkontraktion durch Zusatz der dermalen Matrix feststellen. Der Zusatz von Fibroblasten bedingt ebenfalls eine Minderung der Wundkontraktion. Histologisch ergab sich das Bild eines ausdifferenzierten Epithels über die ersten vier Wochen mit intakter Basalmembran. Die dermalen Komponenten unterlagen, nach anfänglich guter Integration, einem starken dermalen Turnover, so daß die Trägermatrix nach vier Wochen nicht mehr zu erkennen war. Der Zusatz von Fibroblasten ergab außer der Verminderung der Wundkontraktion keine weitere positive Beeinflussung. Der Suction-Blister Test zeigte ein nahezu gleichartiges Verhalten der Transplantate im Vergleich zur nativen Haut.

Diskussion

Wie bereits beschrieben konnte auch diese Studie zeigen, daß durch den Zusatz eines dermalen Konstruktes die Wundkontraktion vermindert werden konnte. Ebenso konnte durch die Zugabe der Fibroblasten eine weitere Wundkontraktion vermindert werden [3]. Es kommt innerhalb der ersten vier Wochen zu einem Verlust der retikulären Fasern und einer Lösung der Kollagenfaserbündel aus ihrem Verbund heraus. Daraus läßt sich schließen, daß die Matrix nur als temporärer Dermisersatz fungieren kann und nicht als dauerhafte Matrix integriert wird. Die mit Fibroblasten-KFGS behandelte Kontrollgruppe zeigt zwar eine leicht verminderte Wundkontraktion, jedoch keinen Hinweis auf eine vermehrte dermale Rekonstitution gegenüber der reinen KFGS-Kontrolle. Ob die bei AlloDerm® bereits vorhandene Basalmembran einen fördernden Einfluß auf die Stabilität der Transplantate hat bleibt zu klären, da auch bei den Kontrollgruppen eine Basalmembran nachgeweisen werden konnte und die mechanische Belastbarkeit in beiden Fällen ähnlich war. Diese Untersuchungen weisen darauf hin, daß durch Tissue Engineering hergestellte Vollhauttransplantate den Herausforderungen des Alltags gerecht werden können.

Literatur

1. Kaiser HW, Stark GB, Kopp J, Balcerkiewicz A, Spilker G, Kreysel HW (1994) Cultured autologous keratinocytes in fibrin glue suspension, exclusively and combined with STS-allograft (preliminary clinical and histological report of a new technique). Burns 20: 23–29
2. Horch RE, Bannasch H, Kopp J, Andree C, Stark GB (1998) Single-cell suspensions of cultured human keratinocytes in fibrin-glue reconstitute the epidermis. Cell Transplant 7: 309–317
3. Lamme EN, Van Leeuwen RT, Jonker A, Van Marle J, Middelkoop E (1998) Living skin substitutes: survival and function of fibroblasts seeded in a dermal substitute in experimental wounds. J Invest Dermatol 111: 989–995

Korrespondenzadresse: Matthias Föhn, Abteilung Plastische und Handchirurgie, Chirurgische Universitätsklinik Freiburg, Hugstetter Straße 55, 79106 Freiburg, Tel.: ++49-(0)761-270-6367, Fax: ++49-(0)761-270-6368, e-mail: foehnm@ch11.ukl.uni-freiburg.de

XIII. Unfallchirurgie

Funktionelle Gen- und Proteinanalyse von Neuroleukin im Knochenstoffwechsel

Functional gene and protein analysis of neuroleukin expression in bone

D. W. Sommerfeldt, W. Linhart, J. Windolf, J. M. Rueger

Klinik für Unfall-, Hand- und Wiederherstellungschirurgie, Universitätsklinikum Hamburg-Eppendorf

Abstract

Osteoblast differentiation is a multistep process that involves critical spatial and temporal regulation of cellular processes, marked by the presence of a large number of differentially expressed molecules. In order to identify key regulatory molecules, we employed differential mRNA display and compared RNA populations isolated from the defined transition phases (proliferation, matrix formation, mineralization) of the MC3T3-E1 osteoblast-like cell line. Using this approach, a cDNA fragment was isolated and identified as neuroleukin (NLK), a multifunctional cytokine also known as autocrine motility factor, phosphoglucose isomerase (phosphohexose isomerase), and maturation factor. Northern analysis showed NLK temporal expression during MC3T3-E1 cell differentiation, with a 3.5-fold increase during matrix formation (preceding expression of osteopontin) and mineralization. Immunocytochemical studies revealed the presence of NLK in MC3T3-E1 cells as well as in the surrounding matrix, consistent with a secreted molecule. In contrast, the NLK receptor protein was detected primarily on the cell membrane. In subsequent studies, a high level of NLK expression was identified in osteoblasts and superficial articular chondrocytes in normal bone of 1, 4, and 8 month old mice, as well as in fibroblasts, proliferating chondrocytes and osteoblasts within a fracture callus. NLK was not, however, evident in hypertrophic chondrocytes or osteocytes. Taken together, these data demonstrate specific expression of NLK in discrete populations of bone and cartilage cells, and suggest a possible role for this secreted protein in the regulation of bone and cartilage formation during development and regeneration.

Einleitung

Die Osteoblastendifferenzierung ist ein mehrstufiger Vorgang, der eine räumliche und zeitliche Abfolge von zellulären Prozessen erfordert und zu einer Vielzahl von unterschiedlich exprimierten intra- und extrazellulären Proteinen führt. Um Schlüsselproteine für diesen Vorgang zu identifizieren wurde ein „differential mRNA display (ddPCR)“ eingesetzt, mit dem mRNA aus den drei definierten Phasen der Osteoblastendifferenzierung (Proliferation, Matrixformation, Mineralisation) der osteoblastären Zelllinie MC3T3 verglichen wurde.

Methodik

mRNA von je 10^6 Zellen wurde in drei separaten Experimenten an Tag 1, 3, 7, 14, 21 und 28 (n = 18) isoliert und eine ddPCR (Liang und Pardee, 1992) durchgeführt. Unterschiedlich exprimierte mRNA Sequenzen wurden isoliert, geklont und sequenziert. Die unterschiedliche Expression der isolierten Fragmente wurde im Northern Blot bestätigt. Immunzytochemische Untersuchungen wurden zur Lokalisation der Expression im Frakturkallus der Ratte und in der Wachstumsfuge von Mäusen durchgeführt.

Ergebnisse

Das multifaktorielle Enzym Neuroleukin = NLK (auch: autocrine motilitiy factor AMF, phosphoglucose isomerase) wurde aufgrund der unterschiedlichen Expression während der Osteoblastendifferenzierung in der ddPCR isoliert, geklont und sequenziert. Im Northern Blot konnte eine Steigerung um das 3,5-fache während der Matrixformationsphase nachgewiesen werden. Immunzytochemisch konnte Neuroleukinexpression sowohl in der Matrix als auch in Osteoblasten im Sinne eines sezernierten Signalmoleküls nachgewiesen werden. In der Wachstumsfuge wurde Neuroleukin außerdem im hochdifferenzierten artikulären hyalinen Knorpel nachgewiesen, nicht jedoch in hypertrophen Chondrozyten oder Osteozyten. Während der Frakturheilung war Neuroleukin im Frakturkallus an Tag 5 in proliferierenden Chondrozyten und im neugeformten Knochen hoch exprimiert (◘ Abbildung 1 B und C), an Tag 21 nur noch in der mineralisierenden Matrix (◘ Abbildung 1 D).

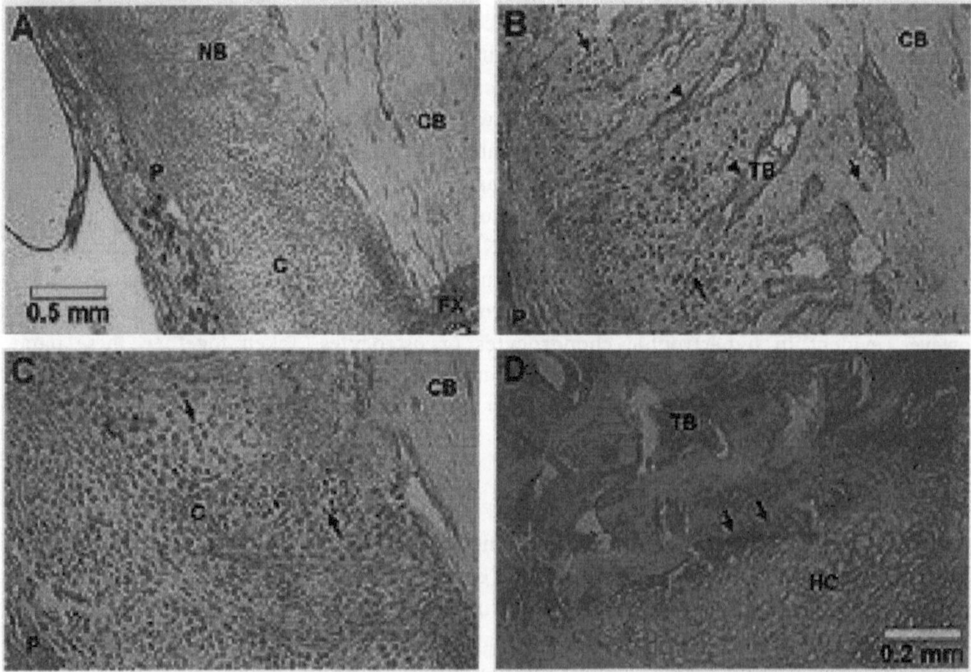

◘ Abb. 1. Immunnhistochemische Analyse von Neuroleukin während der Frakturheilung. Schnitte vom Rattenfemurkallus 5 Tage nach Fraktur (A, B, C) und 21 Tage nach Fraktur (D). Die Pfeile markieren Orte der Neuroleukinexpression. (P = Periost, C = Knorpel/Cartilage, NB = neuer Knochen/new forming bone, CB = kortikaler Knochen/cortical bone, FX = Fraktur, TB = trabekulärer Knochen, HC = hypertrophe Chondrozyten)

Diskussion/Schlußfolgerung

Neuroleukin (NLK) ist ein multifaktorielles Enzym mit mindestens vier funktionellen Domänen. Seine Rolle während der Glykolyse als Glucose-6-phosphat-Isomerase (6-GPI) ist bestens analysiert. Weiterhin ist bekannt, daß Neuroleukin ein chemotaktischer Faktor für Granulozyten ist und von diesen Zellen selbst sezerniert wird (autocrine motility factor, AMI) [1]. Wir konnten jetzt erstmals zeigen, daß diesem Enzym auch eine spezifische Rolle im Knochenstoffwechsel zukommt. Neuroleukin ist ein selektiv in einer Subpopulation von Osteoblasten und Chondrozyten exprimiertes und sezerniertes Protein. Es wird im Rahmen der Knorpelentwicklung ausschließlich im differenzierten hyalinen Gelenkknorpel exprimiert. Schließlich erfolgt ebenfalls eine hochspezifische Expression in der Mineralisationsfront des Kallusgewebes während der Frakturheilung [2].

In anderen Studien konnte eine Anreicherung von Neuroleukin in der Synovialflüssigkeit bei Arthritis im Mausmodell nachgewiesen werden [3]. Eine regulatorische Funktion im Sinne eines auto- oder parakrinen Mechanismus während der entwicklungsgeschichtlichen Knorpelreifung und der Knochenbruchheilung liegt nahe.

Literatur

1. Watanabe H, Takehana K, Date M, Shinozaki T, Raz A (1996) Tumor cell autocrine motility factor is the neuroleukin/ phosphohexose isomerase polypeptide. Cancer Res 56: 2960–2963
2. Zhi J, Sommerfeldt DW, Rubin CT, Hadjiargyrou M (2001) Differential Expression of Neuroleukin in Osseous Tissues and its Involvement in Mineralization during Osteoblast Differentiation. J Bone Miner Res 16: 1994–2005
3. Matsumoto I, Staub A, Benoist C, Mathis D (1999) Arthritis provoked by linked T and B cell recognition of a glycolytic enzyme. Science 286: 1732–1735

Korrespondenzadresse: Dr. Dirk W. Sommerfeldt, Klinik für Unfall-, Hand- und Wiederherstellungschirurgie, Universitätsklinikum Hamburg-Eppendorf, Martinistr. 52, 20246 Hamburg, Tel.: 0049-40-42803-8227, Fax: 0049-40-42803-8366, e-mail: sommerfeldt@uke.uni-hamburg.de

Expression von Metalloproteinasen während der Frakturheilung in Abhängigkeit von TNF-alpha

Expression of metalloproteinases during murine fracture healing and their dependence on TNF-alpha

W. Lehmann[1,2], *C. C. Edgar*[1], *T.-J. Cho*[3], *L. C. Gerstenfeld*[1], *T. A. Einhorn*[1], *J. M. Rueger*[2]

[1] Musculoskeletal Research Laboratory, Department of Orthopaedic Surgery, Boston University School of Medicine, Boston, MA

[2] Department of Trauma and Reconstructive Surgery, University Clinic Hamburg-Eppendorf, Hamburg, Germany

[3] Department of Orthopaedic Surgery, Seoul National University College of Medicine, Seoul, Korea

Abstract

Fracture healing is dependent on the concurrent processes of proteolytic degradation and in growth of new blood vessels that allow osteogenic and osteoclastic cells to facilitate the primary resorption of the calcified cartilage. Thus the expression and activation of selective metalloproteinases (MMP's) that cleave the extracellular matrix are essential for both the remodelling and induction of new bone formation. Our previous investigations have shown that TNF-α is a key mediator at multiple steps during fracture healing. The aims of this study were to identify metalloproteinases that are temporally expressed during fracture healing and determine if TNF-α functionally affects these processes. RNA expression was examined over a 28-day period following the generation of simple transverse fractures in mouse tibiae of TNF-α receptor null ($p55^{-/-}$ $p75^{-/-}$) and strain matched control mice. The effects of TNF-α on the expression of specific MMPs was also examined ex vivo in cultures of cells prepared from eight day post fracture callous tissues. Using microarray analysis we examined the expression of 20 MMPs and their associated inhibitors during murine fracture healing. These data identify those MMPs that are expressed uniquely during both the period of endochondral resorption and later times during osteogenic tissue formation. Multiple members of these two families of factors were delayed and showed altered levels of expression in the absence of TNF-α signaling. In summary the pattern of MMP expression during fracture repair shows unique temporal spatial and quantitative variations in the expression.

Einleitung

Für die natürliche Knochenheilung ist eine gute Durchblutung unerläßlich. Damit Blutgefäße in den Frakturkallus einwachsen können muß die extrazelluläre Matrix gespalten werden. Metalloproteinasen (MMP's) können die extrazelluläre Matrix aufbrechen und das Einsprossen von neuen Blutgefäßen ermöglichen. Ziel dieser Studie war die Bestimmung der zeitlichen Expression von Metalloproteinasen in der Frakturheilung. Um den direkten Einfluß von TNF-α, als einem essentiellen Entzündungsmediator, auf die Expression unterschiedlicher MMP's zu untersuchen, verwendeten wir ein Mausmodell mit Kontroll- und TNF-α Rezeptor defizienten Mäusen.

Methodik

In 36 8–10 Wochen alten Kontrollmäusen als Kontrollgruppe und 36 $p55^{-/-}75^{-/-}$ Knock-Out Mäusen, denen beide Rezeptoren für TNF-α fehlen wurde mit Hilfe einer Frakturmaschiene die Diaphyse der linken Tibia frakturiert und intramedullär stabilisiert. Nach definierten Zeitpunkten wurde von je 6 Mäusen aus dem Frakturkallus die RNA extrahiert und mit GEArrays (NEN Life Science Products, Inc., Boston, USA) auf alle bekannten Metalloproteinasen und deren Inhibitoren (TIMP's) untersucht. Die relative Expression wurde mit einem Image Analyzer im Vergleich zum „housekeeping gene" GAPDH bestimmt. Um den „in vitro" Effekt von TNF-α zu bestimmen, wurden Zellen aus dem Frakturkallus 8 Tage postoperativ isoliert und für 5 Tage in MEM und 10% FBS kultiviert. Am 4. Tag wurde recombinantes TNF-α zur Kultur hinzugegeben (1 ng/ml) und die RNA am folgenden Tag extrahiert.

Diskussion/Schlussfolgerung

MMP Expression konnte in allen Phasen nachgewiesen werden. MMP 2, 9, und 13 zeigten sich vorwiegend im inflammatorischen und chondrogenen Abschnitt. MMP 16, 19, 23, und 24 waren klar auf die osteogene Phase beschränkt. MMP 8 welches im normalen Knochen hoch exprimiert wurde zeigte interessanterweise eine komplette Restriktion während der chondrogenen Phase der Frakturheilung (Abbildung 1). In vorangegangen Studien konnten wir zeigen, daß die Frakturheilung in Abwesenheit von TNF-α erheblich verzögert ist. In dieser Untersuchung zeigten

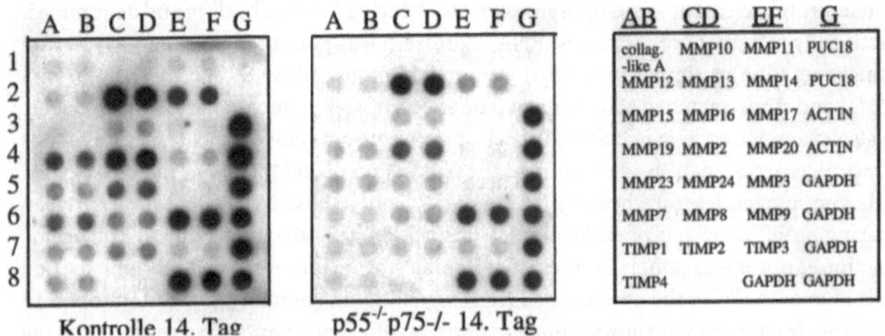

Abb. 1. Micro-Array Analyse der mRNA für die Expression verschiedener Metalloproteinasen (MMP's) und TIMPS (Inhibitoren) am 14. Tag nach der Fraktur im Kallus von Kontrollmäusen (WT) und $p55^{-/-}75^{-/-}$ Mäusen. Rechts: Die Kodierung für die einzelnen Gene

MMP 2, 8, 9 und 14 verzögerte und geringere Expression in den Knock-Out Mäusen im Vergleich zu den Kontroll-Mäusen. „In vitro" konnten MMP 3, 8, 9, 14, 16 und 23 deutlich durch Zugabe von rekombinanten TNF-alpha induziert werden.

Unsere Ergebnisse demonstrieren, daß eine Vielzahl von MMP's an der Frakturheilung beteiligt sind und Ihre Expression vielfach durch TNF-alpha gesteuert wird. Weiterhin unterstreichen diese Daten die Bedeutung von TNF-alpha für die Heilung des Knochens.

(Unterstützt durch die DFG LE 1298/1-1)

Korrespondenzadresse: Dr. med. Wolfgang Lehmann, Klinik für Unfall- Hand und Wiederherstellungschirurgie, Universitätsklinikum Hamburg-Eppendorf, Martinistr. 52, 20246 Hamburg, Fax: 040-42803-4569, e-mail: wlehmann@uke.uni-hamburg.de

IGF-I und TGF-β1 stimulieren die Osteoblastendifferenzierung und nicht deren Proliferation

IGF-I and TGF-β1 stimulate osteoblast differentiation but not proliferation

B. Wildemann, G. Schmidmaier, M. Lübberstedt, R. Stange, N. P. Haas, M. Raschke

Klinik für Unfall- und Wiederherstellungschirurgie, Charité Campus Virchow-Klinikum, Berlin

Abstract

Growth factors are known to stimulate bone regeneration and fracture healing. Previous studies revealed a stimulating effect of locally applied IGF-I and TGF-β1 from Poly(D, L-lactide) coated titanium implants on fracture healing in rat and pig [1, 2]. The purpose of this study was to evaluate the effect of the growth factors IGF-I and TGF-β1 and the PDLLA-coating on osteoblasts in cell culture. The human osteoblast cell line hFOB 1.19 was used in the study. The cells were incubated for 10 days in total and the implants (n = 6 each group and time point) were added for 12 h, 24 h, 2 d, 4 d, or 10 d. To analyze a possible effect of the growth factors or the coating, cell proliferation, metabolism and differentiation were investigated. The collagen I production was chosen as an indicator for differentiation. All experimental groups showed comparable cell vitality and no changes in the pH of the medium was detectable between the analyzed groups. Comparing the effect of the titanium implant and the PDLLA coating with the control culture no differences in proliferation, metabolic activity and collagen I production were detectable. The osteoblasts treated with IGF-I and TGF-β1 released from PDLLA revealed a significantly enhanced collagen I production with a decrease in proliferation and metabolic activity compared to the control. No significant differences in collagen I production were seen due to the incubation time points. None of the experimental groups evoked an immunological response on mouse macrophages. In conclusion, the PDLLA-carrier showed no negative effect on osteoblasts, whilst the incorporated growth factors stimulated osteoblast differentiation.

Einleitung

In vivo Versuche zeigten eine Stimulation der Frakturheilung der Ratten- und Schweinetibia durch lokale Applikation von IGF-I und TGF-β1 aus einer biodegradierbaren Poly(D, L-Laktid)-Beschichtung (PDLLA) intramedullärer Kraftträger [1, 2]. In der vorliegenden Arbeit sollte der Einfluss von IGF-I und TGF-β1 und des PDLLA auf humane Osteoblasten in Kultur untersucht werden.

Material & Methoden

IGF-I (33 µg) und TGF-β1 (6 µg) (beide Faktoren von R&D-Systems) wurden in die PDLLA-Beschichtung von Titan-Implantaten eingearbeitet [3].

Gruppen: 1. Kontrolle, 2. Titan, 3. PDLLA, 4. PDLLA + IGF-I + TGF-β1

Zellkultur: Die Osteoblastenlinie *hFOB-1.19* wurden für insgesamt 10 Tage in DMEM + HEPES und hitzeinaktiviertem FCS bei 34 °C und 7% CO_2 kultiviert. Die Implantate wurden nach 12, 24 h, 2, 4, und 10 Tagen entnommen (n = 6 pro Zeitpunkt und Gruppe).

Folgende Test wurden zur Analyse der Zellkultur verwendet:

Trypanblau Färbung: Proliferation/Vitalität Nachweis, WST-Test: Zellmetabolismus (Mitochondriale Dehydrogenase), Prokollagen 1-ELISA (Metra).

Immunologischer Test: Inkubation von Maus Monozyten/Macrophagen für 3 Tage mit dem Zellkulturmedium aus dem o.g. Versuchen und Messung der IL-1β Produktion mittels ELISA.

Statistik: ANOVA Varianz Analyse und Dunnett-Test

Die Studie wurde durch die Berliner Sparkassen Stiftung Medizin gefördert.

Die Versuche erfolgten in Zusammenarbeit mit Dr. K. Liefeith, IBA, Heilbad-Heiligenstadt.

Ergebnisse

Die Vitalität lag zwischen 93 – 97% in allen Gruppen. Ebenso waren keine Änderungen im pH-Wert der Medien zu messen.

Proliferation: In den mit Wachstumsfaktoren inkubierten Kulturen war die Zellzahl an allen untersuchten Zeitpunkten reduziert und nach 4- und 10tägiger WF-Inkubation signifikant. Die PDLLA-Beschichtung und die Titanimplantate hatten keinen signifikanten Einfluss auf die Proliferationsaktivität der Osteoblasten.

Aktivität: In den Kulturen mit Titan und PDLLA Implantat waren nur geringe Unterschiede in der Osteoblastenaktivität verglichen zur Kontrolle zu messen. Die mit Wachstumsfaktoren behandelten Kulturen zeigten zu allen Zeitpunkten eine signifikante Reduktion der mitochondrialen Aktivität.

Kollagen-1: Ein signifikanter Anstieg der Prokollagensynthese war in der Wachstumsfaktoren-Gruppe zu allen untersuchten Inkubationszeitpunkten messbar. Das PDLLA allein hatte keinen deutlichen Effekt auf die Kollagensynthese.

Immunologischer Test: Keines der analysierten Medien zeigte eine Stimulation der IL-1β Produktion.

Diskussion/Schlussfolgerung

Die Zellkultur Ergebnisse zeigen einen signifikanten Effekt von IGF-I und TGF-β1 auf die Osteoblastendifferenzierung. Nicht die Proliferation der Zellen wurde stimuliert, sondern die Kollagen-1 Synthese und somit die Differenzierung der Zellen. Weder die Wachstumsfaktoren noch die PDLLA-Beschichtung haben einen negativen Einfluss auf die Zellvitalität und den pH-Wert des Mediums. Es konnte kein deutlicher Effekt der PDLLA-Beschichtung oder des Titan auf Osteoblasten nachgewiesen werden. Keine Versuchsgruppe rief eine immunologische Reaktion bei Mausmakrophagen hervor.

Literatur

1. Schmidmaier G, Wildemann B, Bail H, Lucke M, Fuchs T, Stemberger A, Flyvbjerg A, Haas NP, Raschke M (2001) Local application of growth factors (insulin-like growth factor-1 and transforming growth factor-β1) from a biodegradable poly(D,L-lactide) coating of osteosynthetic implants accelerates fracture healing in rats. Bone 28: 341 – 350
2. Raschke M, Wildemann B, Inden P, Bail H, Flyvbjerg A, Hoffmann JE, Haas NP, Schmidmaier G (2002) Insulin-like growth factor-1 and transforming growth factor-beta1 accelerates osteotomy healing using polylactide-coated implants as a delivery system: a biomechanical and histological study in minipigs. Bone 30: 144 – 151
3. Schmidmaier G, Wildemann B, Stemberger A, Haas NP, Raschke M (2001) Biodegradable poly(D,L-lactide) coating of implants for continuous release of growth factors. J Biomed Mater Res Applied Biomat 58: 449 – 455

Korrespondenzadresse: Britt Wildemann, Klinik für Unfall- und Wiederherstellungschirurgie, Charité Campus Virchow-Klinikum, Augustenburger Platz 1, 13353 Berlin, Tel.: 030-450-559618, Fax: 030-450-559938, e-mail: Britt.Wildemann@charite.de

Wachstumshormon und sein Mediator Insulin-like growth factor-I zeigen in einem Rattenmodell am Femur bei ihrer lokalen Applikation einen vergleichbaren Effekt auf die Frakturheilung

Locally administered growth hormone and its mediator insulin-like growth factor exert similar effect on callus formation in a femur osteotomy model in rats

H. Bail[1], *M. Hüning*[1], *T. Lindner*[1], *G. Krummrey*[2], *A. Flyvbjerg*[2], *M. Raschke*[1]

[1] Klinik für Unfall-und Wiederherstellungschirurgie, Charité – Campus Virchow Klinikum, Humboldt-Universität, Berlin

[2] Medical Research Lab.M and Medical Department M (Diabetes and Endocrinology), University of Aarhus, Aarhus Kommunehospital, Aarhus C, Denmark

Abstract

A histomorphometrical analysis of a healing femur osteotomy in rats was performed in order to determine, whether local administration of GH and its mediator IGF-I leads to different callus stimulation. Using miniosmotic pumps, 8 animals received human GH (group III), 8 received IGF-I (group II) and 8 received phosphate buffer as placebo (group I). After 21 days, the callus area, callus diameter, mineralized callus area, callus bone density, cartilage area and the cartilaginous share of the callus area were histomorphometrically determined. In the group II and III a significantly higher callus area and mineralized callus area was detected. The cartilage area and the cartilaginous share of the callus was nearly doubled in the placebo group compared to group II and III. Our results demonstrate, that in the present model the local application of both, GH and IGF-I increases hard callus formation nearly to an equal amount. Similarly, both substances change the callus composition in the same way towards a lower share of cartilage. The results propose, that GH may exert a direct, non liver-mediated effect on fracture healing.

Einleitung

In vorausgegangenen Arbeiten konnte gezeigt werden, daß die systemische Applikation von Wachtumshormon (GH) die Frakturheilung beschleunigen kann [1, 2]. Nicht bekannt ist jedoch, ob GH selbst oder sein – hauptsächlich in der Leber produzierter – Mediator Insulin-like growth factor-I (IGF-I) für diesen Effekt verantwortlich ist. Daher wurde in der vorliegenden Arbeit eine histomorphometrische Studie in einem Femur-Osteotomiemodell an der Ratte mit dem Fragestellung durchgeführt, ob die lokale Gabe von GH und IGF-I einen unterschiedlichen Einfluß auf den Ablauf der Frakturheilung zeigt.

Methodik

Bei 24 weiblichen Sprague – Dawley Ratten wurde eine Osteotomie des linken Femurs in Schaftmitte durchgeführt. Ein Knochendefekt von 3 mm wurde erzeugt und mit einem monolateralen Fixatieur externe stabilisiert. Über implantierte miniosmotische Pumpen erhielten 8 Tiere 100 µg/kg Körpergewicht/Tag humanes GH (Gruppe III), 8 erhielten 100 µg/kg Körpergewicht/Tag IGF-I (Gruppe II), weitere 8 erhielten Phosphatpuffer als Placebo (Gruppe I).

Die Femora wurden nach 21 Tagen entnommen, es erfolgte die histologische Aufarbeitung. Bildanalytisch wurde die Bestimmung der folgenden Parameter durchgeführt: Kallusfläche, mineralisierte Kallusfläche, Knorpelfläche und Kallusdurchmesser. Basierend auf diese Parameter wurde die Kallusdichte und der knorpelige Anteil am Kallus errechnet. Zur Ermittlung von statistisch signifikanten Unterschieden zwischen den Gruppen fand der Mann-Whitney-U-Test Anwendung.

Ergebnisse

Die Kallusfläche und die Fläche des mineralisierten Kallus waren in der mit Wachstumshormon und der mit IGF-I behandelten Gruppe signifikant größer. (■ Tabelle 1). Bei der Knorpelfläche und dem knorpeligen Anteil am Kallus zeigten sich in der Kontrollgruppe im Vergleich mit den beiden anderen Gruppe ein 50% niedrigerer Wert. Aufgrund der hohen Standardabweichungen war dieser Unterschied nicht signifikant. Die Kallusstruktur, welche durch die Kallusdichte und breite repräsentiert wird, war in allen drei Gruppen gleich (■ Tabelle 1).

■ Tabelle 1. Histomorphometrische Parameter, die Angabe der Daten erfolgt als Mittelwert ± ihrer einfachen Standardabweichung

	Gruppe I	Gruppe II	Grupppe III
Kallusfläche (mm^2)	7.75 ± 5.04	10.9 ± 3.24*	10.97 ± 2.03*
mineralisierter Kallus (mm^2)	5.04 ± 2.11	8.31 ± 2.38*	8.0 ± 1.21*
Kallusdichte (%)	64.6 ± 9.93	76.47 ± 7.27	73.59 ± 6.43
Kallusbreite (mm)	5.11 ± 0.81	5.58 ± 0.54	5.09 ± 1.11
Knorpelfläche (mm^2)	0.41 ± 0.37	0.24 ± 0.23	0.25 ± 0.28
knorpeliger Anteil am Kallus	4.4 ± 3.4	2.11 ± 2.21	1.87 ± 1.65

* signifikanter Unterschied zur Placebogruppe (Gruppe I) $p < 0.05$

Diskussion/Schlussfolgerung

Die vorliegende Untersuchung zeigt, daß 21 Tage nach Osteotomie sowohl die lokale Applikation von GH als auch von IGF-I eine Zunahme der Kallusfläche bewirken. Gleichzeitig verändern die beiden Substanzen die Kalluszusammensetzung im Sinne einer reduzierten Knorpelmenge im Kallus. Dieses Ergebnis läßt vermuten, daß Wachstumshormone einen direkten, nicht über die Leber vermittelten Effekt auf die Frakturheilung hat. Als Schlußfolgerung ist festzuhalten, daß das vorliegende Ergebnis möglicherweise bei der Frakturheilung die für das Längenwachstum der Knochen formulierte sogenannte „Duale Effektor Theorie" wiederspiegelt. Diese unterstellt, daß Wachstumshormon zusätzlich zum systemischen IGF-I vermittelten Effekt, auch eine lokale Wirkung entfaltet, welche signifikant zum Knochenwachstum beiträgt [3, 4].

Literatur

1. Bak B, Jorgensen PH, Andreassen TT (1990) Increased mechanical strength of healing rat tibial fractures treated with biosynthetic human growth hormone. Bone 11: 233–239
2. Raschke M, Kolbeck S, Bail H, Schmidmaier G, Flyvbjerg A, Lindner T, Dahne M, Roenne IA, Haas N (2001) Homologous growth hormone accelerates healing of segmental bone defects. Bone 29: 368–373
3. Green H, Morikawa M, Nixon T (1985) A dual effector theory of growth-hormone action. Differentiation 29: 195–198
4. Isgaard J, Nilsson A, Lindahl A, Jansson JO, Isaksson OG (1986) Effects of local administration of GH and IGF-1 on longitudinal bone growth in rats. Am J Physiol. 250: 67–72

Korrespondenzadresse: Dr. Hermann Josef Bail, Klinik für Unfall- und Wiederherstellungschirurgie, Charité – Campus Virchow Klinikum, Humboldt Universität zu Berlin, Augustenburger Platz 1, 13353 Berlin, Tel.: +49 30 450 552012/-373, Fax: +49 30 450 552901, e-mail: hermann.bail@charite.de

Nachweis von Nanokolloiden metallischer Implantatwerkstoffe bei Verschleißbildung im physiologischen Millieu

Identification of nanocolloidal particles in physiologic solution associated wear debris in different metal implant materials

G. Taeger[1], L. E. Podleska[1], I. Tikhovski[2], B. Schmidt[1], A. Fischer[2], S. Ruchholtz[1]

[1] Klinik für Unfallchirurgie, Universität Essen
[2] Institut für Werkstofftechnik, Universität Essen

Abstract

Introduction: Despite numerous investigations on solid metal implant materials and wear associated particles, it remains unclear which mechanisms induce the well described adverse effects as for example histiocytosis and consecutive osteolysis. Colloidal nanoparticles from implant materials and their potential toxic effects were rather disregarded. It is the aim of this study to clarify the relative levels and morphology of these nanocolloids in an experimental setting. *Methodology:* Phagocytosable particles from Titanium, Chromium-Nickel- and Chromium-Manganese-steel were produced over 24 h with a pin-on-disc wear-corrosion test in an electrochemical cell. Following standardized experimental protocol (oszillation = 8 Hz; static load = 6 N; temperature = 37 °C; pH = 7,4) wear was produced in 500 ml Ringer solution (Ri), phosphate buffered saline solution (PBS) and PBS with 2% fetal calf serum (PBS/FCS). Separation of metal particles > 200 nm and colloidal nanoparticles < 200 nm was performed using sequential ultracentrifugation according to Stoke's law. Morphology of particles and colloidal particles was determined using light microscopy and SEM, quantitative analysis of metal elements Fe, Cr, Co, Ni, Mn and Ti was performed with ICP-OES. *Results:* Particles could be created in a reproducable manner regarding constant morphology and amount. Morphology and size of particles (CrNi = 1 - 50 µm; Ti = 1 - 100 µm; CrMn = 0,2 - 1 µm) were comparable to clinical results reported from tissue analysis. Concentration of metal elements following ultracentrifugation showed remarkable concentrations for Cr (1 µg/ml) and Ni (> 1 µg/ml) respectively Mn (> 14 µg/ml) in implant-steel. Despite higher wear debris in Titanium, no relevant concentration could be detected in the < 200 nm Ti-fraction. There were no differences due to the different media. *Conclusion:* In experimental production of wear particles, implant steel is affected by a high concentration of nanocolloidal particles. Low concentrations of nanocolloids with titanium wear could indicate a reason for better biocompatibility. With this method, nanoparticles can be produced and will be used for further investigation.

Einleitung

Der Therapieerfolg nach Einbringung temporärer (Osteosynthese) und dauerhafter (Gelenkersatz) Implantate wird unter Anderem durch die Biokompatibilität der verwendeten Implantatmaterialien definiert. Die Verschleißprodukte metallischer Werkstoffe scheinen für einige durch Implantate bedingte Komplikationen (Histiocytose, Osteolyse, Infektion) verantwortlich zu sein [1, 2]. Die zahlreichen Untersuchungen zu dieser Problematik haben sich bislang aber ausschließlich um die Oberflächen der Implantatwerkstoffe und Verschleißpartikel bemüht [3]. Vollkommen unklar ist deswegen inwieweit Verschleiß in Form kolloidaler

Metallkomplexe, der bislang bei allen Untersuchungen nicht berücksichtigt worden ist, vorliegt und welche negativen Effekte dadurch induziert werden können. Im Rahmen dieser Arbeit wurde somit ein methodischer Ansatz entwickelt, mit dem kolloidale Metallkomplexe in physiologischen Medien erzeugt und deren Menge quantitativ bestimmt werden konnte.

Methodik

Mit der Pin-on-disc Methode wurden die Implantatwerkstoffe Titan (TiAl6V4), Chrom-Nickel Stahl (316-L) und nickelfreier Chrom-Mangan-Stahl (CrMn) zur Erzeugung von Verschleiß verwendet. Um analog zur klinischen Situation Nassverschleiß zu erzeugen erfolgt die pin-on-disc Methode im flüssigen Medium; in separaten Ansätzen ist die Verschleißbildung in Ringer-Lösung (Ri), in Phosphatpuffer (PBS) und in Phosphatpuffer mit Zusatz von 2% fetalem Kälberserum (FCS) vorgenommen worden. Zum Ausschluß von Kontamination erfolgten die Versuche in einer eigens entwickelten Sterilkammer. Die Oszillationsfrequenz zur Verschleißerzeugung betrug 8 Hz, die statische Kraft 6 N bei einem Stiftdurchmesser von 6 mm. Die Laufzeit in 500 ml Medium erstreckte sich auf 24 h bei pH 7,4 und Temperatur von 37 °C. Zur Trennung der Partikel (> 200 nm) und der flüssigen Fraktion mit Nanokolloiden erfolgte die Ultrazentrifugation unter Berücksichtigung der jeweiligen Werkstoffdichte in Anlehnung an das Stoke'sche Gesetz mit einem Trennwert von 200 nm. Die Morphologie der gewonnenen Verschleißprodukte wurde mittels Rasterelektronenmikroskopie (REM) durchgeführt. Die Quantifizierung der einzelnen Legierungsbestandteile in beiden Fraktionen erfolgte nach Aufschluß der Proben mittels optischer Emissionsspektrometrie (ICP-OES).

Ergebnisse

Die Morphologie der Partikel im REM unterschied sich analog zu den Werkstoffeigenschaften: Die größten Partikel entstanden bei TiAl6V4 (5 – 50 μm) und 316-L (5 – 50 μm), die kleinsten (0,2 – 2 μm) bei CrMn. Quantitativ zeigte sich bei 316-L in der kolloidalen Fraktion (< 200 nm) eine annähernd hohe Konzentration für Nickel wie in der Partikelfraktion (0,9/1,5 μg/ml). Ähnlich gering waren die Konzentrationsunterschiede für Mangan in CrMn und 316-L. Kolloidale

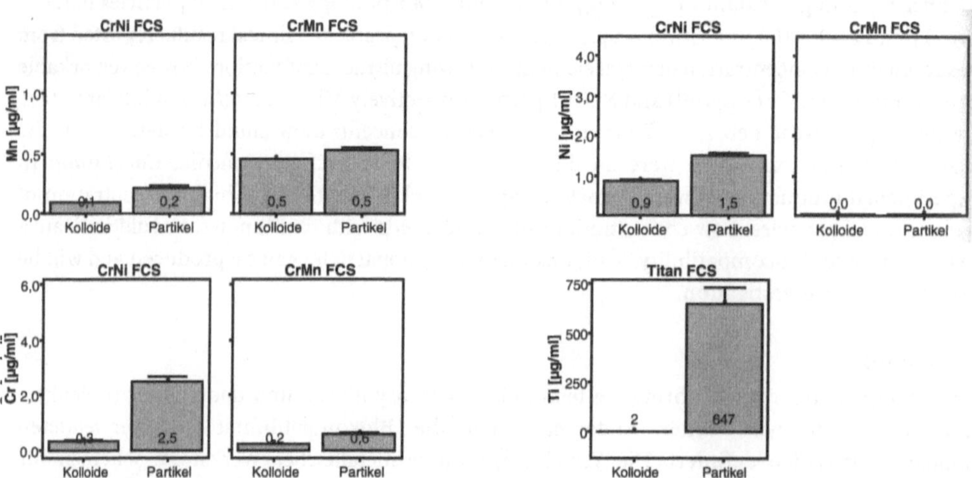

Abb. 1. Quantitative Analytik der Elementekonzentrationen in Partikel- (> 200 nm) und Kolloidfraktion (< 200 nm) mit ICP-OES im Medium FCS. Angegeben sind Mittelwerte/Standardabweichung aus n = 3 Messungen

Metallkomplexe (Chrom) wurden sowohl bei 316-L (0,3 µg/ml) als auch bei CrMn (0,2 µg/ml) gefunden (■ Abbildung 1). Lediglich bei der Analyse von TiAl6V4 unterschieden sich die Konzentrationen signifikant.

Diskussion

Beim Verschleiß von Implantatwerkstoffen entstehen nicht nur Partikel welche bislang alleine im Brennpunkt des Interesses bei Untersuchungen zur Verträglichkeit standen, sondern bei Stählen auch kolloidale Metallkomplexe in ähnlich hohen Massenkonzentrationen. Die weitaus geringere Konzentration derartiger Komplexe bei TiAl6V4 könnte ein Hinweis auf die Ursache der besseren Verträglichkeit von Titanlegierungen sein.

Literatur

1. Willert HG, Semlitsch M (1996) Tissue reactions to plastic and metallic wear products of joint endoprostheses. Clin Orthop: 4–14
2. Urban R, Jacobs J, Tomlinson M, Gavrilovic M, Black J, Peoc H (2000) Dissemination of wear particles to the liver, spleen and abdominal lymph nodes of patients with hip or knee replacement Journal bone Joint Surg 82-A: 457–477
3. Haynes DR, Boyle S, Rogers S, Howie W, Vernon-Roberts B (1998) Variation in cytokines induced by particles from different prosthetic materials. Clin Orthop: 223–230

Korrespondenzadresse: Dr. G. Taeger, Klinik für Unfallchirurgie, Universitätsklinikum Essen, Hufelandstraße 55, 45122 Essen

Eine gentamycinhaltige Beschichtung von Titanimplantaten zur lokalen Osteomyelitisprophylaxe – Untersuchungen am Tiermodell der Ratte

A gentamicin coating of titanium implants for local prophylaxis of osteomyelitis – a rat model

M. Lucke, G. Schmidmaier, B. Wildemann, S. Sadoni, H. Malzacher, R. Schiller, M. Raschke

Klinik für Unfall- und Wiederherstellungschirurgie, Charité – Campus Virchow, Berlin

Abstract

Antibiotic prophylaxis is a routine procedure in orthopedic surgery. Various local antibiotic delivery techniques are used to reduce bone and soft tissue related infection.

Objective of this study was to evaluate the efficacy of a new biodegradable, gentamicin loaded poly(D, L-lactide) (PDLLA) coating of orthopedic devices in preventing implant related osteomyelitis. The medullary cavities of tibiae in 40 Sprague Dawley rats were contaminated with *Staphylococcus aureus* (10^3 colony forming units /CFU). Simultaneously titanium Kirschner wires, either uncoated (group II), coated with PDLLA (group III) or coated with PDLLA + 10% gentamicin (group IV) were implanted. Ten animals that received phosphate buffered saline (PBS) and uncoated Kirschner wires, served as controls (group I). Follow up was six weeks. In weekly intervals x-rays of the tibia were performed, blood counts were taken and body temperature and -weight were determined. After sacrifice infection was evaluated by histological and microbiological analysis. All animals of groups II and III developed microbiological, histological and radiological signs of infection including osseous destruction and soft tissue swelling. All animals of the control group remained sterile. Cultures of implants of group IV, treated with gentamicin coated implants, showed significantly reduced bacterial growth compared to cultures of group II and III. Three of ten implants of group IV remained sterile. Furthermore radiological and histological signs of infection were significantly reduced in the gentamicin coated group compared to groups II and III. No significant differences in body weight, body temperature and blood parameters between all groups were observed. Local application of antibiotic coated orthopedic devices containing PDLLA and 10% gentamicin significantly reduced implant related infection in this animal model.

Zielsetzung

Durch das Einbringen von Prothesen und Implantaten kann die Ausbildung von Infektionen im Knochen gefördert werden. Neben systemischer Prophylaxe gibt es verschiedene Ansätze zur lokalen prophylaktischen Antibiotikaapplikation. Ziel dieser Arbeit war es, die prophylaktische Wirkung einer gentamycinhaltigen Poly(D, L-Laktid) Beschichtung von Titanimplantaten am Tiermodell der Implantat-assoziierten Osteomyelitis an der Ratte zu untersuchen.

Material & Methoden

40 weiblichen SD-Ratten wurde der proximale Markraum der Tibia eröffnet. Die Markhöhle wurde durch Injektion von 10 µl einer Bakteriensuspension definierter Konzentration (*Staphylokokkus Aureus*, 10^3 koloniebildende Einheiten [KBE]/10 µl) kontaminiert und anschließend wurden verschieden beschichtete Titan-Kirschnerdrähte eingebracht (Durchmesser 0,8 mm).

Folgende Gruppen wurden untersucht (n = 10/Gruppe):

I Unbeschichteter K-Draht, Inokulation von 10 µl sterilem Phosphatpuffer (PBS)
II Unbeschichteter K-Draht und Inokulation von 10^3 KBE/10 µl,
III PDLLA-beschichteter K-Draht und Inokulation von 10^3 KBE/10 µl,
IV PDLLA + 10%-Gentamicin beschichteter Draht und Inokulation von 10^3 KBE/10 µl

Postoperativ wurden in wöchentlichen Abständen Röntgenaufnahmen der Tibiae in zwei Ebenen angefertigt, Körpergewicht und -temperatur bestimmt sowie Kontrollen von Hämoglobin und Leukozyten durchgeführt.

Nach 6 Wochen wurden die Tiere getötet und die Tibiae wurden unter sterilen Bedingungen entnommen, die Implantate extrahiert und die Knochen wurden gewogen. Die Implantate wurden nach Entnahme auf sterilem Nährboden abgerollt. Randomisiert wurden fünf Tibiae einer jeden Gruppe histologisch untersucht. Bei den übrigen fünf Knochen jeder Gruppe wurde mikrobiologisch die Anzahl der KBE/g Knochen bestimmt. Die Radiologie und die Histologie wurden nach speziellen Scoring-Systemen ausgewertet. Statistik: Mann-Withney-U-Test, Bonferroni-Test.

Ergebnisse

Während des Beobachtungszeitraumes zeigten sich keine Unterschiede bezüglich Körpergewicht, -temperatur und der Blutparameter zwischen Gruppen. Die Tiere der Gruppe I (Inokulation von PBS) ließen weder radiologisch noch histologisch Anzeichen einer Infektion erkennen. Mikrobiologisch konnte weder im Knochen noch auf den Abrollkulturen der Testkeim nachgewiesen werden. Dagegen ließen sich bei allen Tieren der Gruppen II & III radiologisch und histologisch sichere Zeichen einer destruktiven Osteomyelitis feststellen. Der Testkeim konnte in allen Knochen und auf allen Abrollkulturen nachgewiesen werden. Drei von zehn Tibiae der Gruppe IV (Gentamycin) zeigten weder radiologische noch histologische Anzeichen einer Knocheninfektion. Die mikrobiologischen Ergebnisse waren ebenfalls negativ. Die Abrollkulturen der übrigen 7 K-Drähte der Gruppe IV ergaben nur im distalen Bereich ein bakterielles Wachstum. Die Anzahl der gebildeten KBE erwies sich signifikant reduziert im Vergleich zu den Gruppen II & III. Die histologische und radiologische Auswertung entsprach den mikrobiologischen Ergebnissen.

Zusammenfassung

Durch Inokulation einer Keimdosis von 10^3 KBE *Staphylokokkus aureus* konnte bei simultaner Implantation von Titan K-Drähten zuverlässig eine destruktive Osteomyelitis am Tiermodell der Ratte erzeugt werden. Durch die gentamycinhaltige biodegradierbare PDLLA-Beschichtung von Titanimplantaten konnte mittels verschiedener Methoden eine signifikante Reduktion der Infektionsrate sowie eine signifikant geringere Ausprägung von Infektionen nachgewiesen werden.

Korrespondenzadresse: Dr. Martin Lucke, Klinik für Unfall- und Wiederherstellungschirurgie, Charité – Campus Virchow Klinikum, Humboldt Universität zu Berlin, Augustenburger Platz 1, 13353 Berlin, e-mail: Martin.Lucke@charite.de

XIV. Unfallchirurgie: Thorax- und Schädel-Hirn-Trauma

Lungenkontusion und Open Lung Concept – Lässt sich ein alveoläres Rekruitment auch im CT nachweisen?

Lung contusion and the open lung concept – is computed tomography suitable for monitoring of lung recruitment?

B. Stichert[1], D. Schreiter[1], A. Reske[1], M. Seiwerts[2], C. Josten[1]

[1] Universitätsklinikum Leipzig, Zentrum für Chirurgie, Chirurgische Intensivstation, Leipzig
[2] Universitätsklinikum Leipzig, Klinik für diagnostische Radiologie, Leipzig

Abstract

We aimed to confirm the benefits of the Open Lung Concept (OLC) in patients with acute lung injury (ALI) due to pulmonary contusion (PC). In 20 patients with ALI due to PC we studied lung aeration before and after the OLC volumetrically. The method we used for CT-based quantification of differently aerated lung regions was published by Gattinoni. Non-, poorly-, normally aerated and hyperinflated lung regions were detected by different ranges of hounsfield units. All partial lung volumes were calculated as percentage of the initial total lung volume. Scores (ISS, HPT, APACHE II, SOFA), pulmonary parameters, and ventilator settings (FiO_2, PEEP, PaO_2/FiO_2) were determined. All patients were severly injured (ISS 46 ± 14, HPT 38 ± 13, APACHE II 23 ± 5, SOFA 12 ± 1), and suffered from ALI or ARDS (PaO_2/FiO_2 preOLC 152 ± 54 mmHg). After the OLC, PaO_2/FiO_2 increased significantly to 446 ± 122 mmHg, and FiO_2 decreased from 0.8 ± 0.2 to 0.35 ± 0.1. A significant increase of total lung volume to $130 \pm 36\%$ was found. The normally aerated regions changed significantly from $50 \pm 15\%$ to $92 \pm 33\%$. Non aerated areas decreased significantly from $24 \pm 12\%$ to $10 \pm 9\%$. In our opinion the CT-data support the assumption that the improved oxygenation was caused by the OLC. We were able to identify the lung regions in which recruitment occurred. Nevertheless, it is important to emphasize the limited resolution of CT. CT-based evaluation of aeration and recruitment on the level of single alveoli is still not possible.

Einleitung

Ein additionales Thoraxtrauma erhöht beim Polytrauma sowohl die Inzidenz für ein MODS als auch die Letalität. Zwischen dem zweiten und siebenten Tag nach Unfall ist das posttrauamatische Lungenversagen die häufigste Todesursache [1–3]. Das Open-Lung-Concept (OLC) stellt eine therapeutische Option zur Behandlung der konsekutiven posttraumatischen Oxygenierungsstörung dar. Die Quantifizierung dieses Therapieerfolges ist bisher in der Literatur auf funktionelle Untersuchungen beschränkt [5]. Um die Morphologie der Rekrutierung darzustellen und mögliche postinterventionelle Lungenschäden auszuschließen, wurden Patienten, die nach dem OLC beatmet wurden, CT-volumetrisch ausgewertet.

Methodik

Seit 1997 werden Patienten auf der chirurgischen ITS unseres Klinikums mit einem posttraumatischen Lungenversagen (Erfüllung der ALI-Kriterien mit Oxygenierungsquotient < 300 mmHg) nach dem OLC beatmet. Die CT-Daten von bisher 20 dieser Patienten wurden ausgewertet und mit etablierten Scores zur Erkrankungsschwere (ISS, HPT, APACHE II, SOFA) und funktionellen Parametern (FiO_2, PEEP, Oxygenierungs-Quotient) korreliert. Die volumetrische Auswertung der CT-Daten erfolgte computergestützt (3D-Virtuoso der Firma Siemens) aus den Thorax-CT-Untersuchungen vor und nach OLC. Die Einstufung der unterschiedlich ventilierten Lungenareale erfolgte nach einer von Gattinoni et al. publizierten Einteilung nach Dichtewerten in Hounsfield Einheiten (HE) [4]. Er unterschied nicht belüftete (+100 bis −100 HE), minderbelüftete (−100 bis −500 HE), normal belüftete (−500 bis −900 HE) und überblähte (−900 bis −1000 HE) Lungenareale. Zur Vergleichbarkeit wurden alle Teilvolumina prozentual bezogen auf das initiale Lungengesamtvolumen angegeben.

Ergebnisse

Das Patientenkollektiv wies eine hohe Verletzungs- und Erkrankungsschwere (ISS 46 ± 14, HPT 38 ± 13, APACHE II 23 ± 5, SOFA 12 ± 1) auf. Alle untersuchten Patienten erfüllten bei einem medianen Oxygenierungsquotienten von 152 ± 54 die Kriterien des Acute Lung Injury oder ARDS. Nach OLC-Beatmung mit Rekruitment konnte der Oxygenierungsquotienten auf 446 ± 122 gesteigert und der FiO_2 von 0,8 ± 0,2 auf 0,35 ± 0,1 gesenkt werden. Die funktionelle Besserung ist den Ergebnissen bereits veröffentlichter Arbeiten zum zugrundegelegten Beatmungsprinzip äquivalent [4, 5]. Bei einer signifikanten ($p < 0,05$) Lungenvolumengesamtzunahme auf 130% ± 36 erhöhte sich ebenfalls signifikant ($p < 0,005$) der Volumenanteil der normal ventilierten Lungenareale von 50% ± 15 auf 92% ± 33 und reduzierte sich der Anteil der nicht ventilierten von 24% ± 12 auf 10% ± 9. Bei nicht signifikanter Änderung des PEEP vor und nach OLC ist davon auszugehen, dass die signifikante Lungengesamtvolumenzunahme um 30% dem Rekrutierungserfolg des OLC entspricht.

Schlußfolgerung

Neben der funktionellen Verbesserung konnte mit den CT-morphologischen Analysen der Rekrutierungserfolg durch Anwendung des OLC auch morphologisch nachgewiesen werden. Durch die Systematisierung nach Gattinoni konnte differenziert werden, in welchen Belüftungsarealen diese Rekrutierung stattfindet. Eine Beurteilung der Veränderungen einzelner Alveolen ist nicht möglich, jedoch erlaubt die Messung von Dichteveränderung in definierten Arealen eine Aussage über die Rekrutierung unter dem OLC.

Literatur

1. Regel G, Tscherne H (1992) Die Bedeutung der Lungenkontusion für die Letalität nach Polytrauma. Hefte Unfallheilkunde 223: 402–408
2. Waydhas C, Nast-Kolb D, Trupka A, Jochum M, Schweiberer L (1990) Die Bedeutung des traumatisch-hämorrhagischen Schocks und der Thoraxverletzung für die Prognose nach Polytrauma. Hefte Unfallheilkunde 212: 104–105
3. Pape HC, Remmers D, Kleemann W, Goris JA, Regel G, Tscherne H (1994) Posttraumatic multiple organ failure – A report on clinical and autopsy findings. Shock 2: 228–234
4. Gattinoni L, Caironi P, Pelosi P, Goodman LR (2001) What has computed tomography taught us about the akute respiratory distress syndrome? Am J Respir Crit Care Med 164: 1701–1711
5. Schreiter D, Reske A, Scheibner L, Glien C, Katscher S, Josten C (2002) Das Open Lung Concept – Klinische Anwendung beim schweren Thoraxtrauma. Chirurg 73: 353–359

Korrespondenzadresse: Bastian Stichert, Universitätsklinikum Leipzig, Zentrum für Chirurgie, Chirurgische Intensivstation, Liebigstr. 20A, 04103 Leipzig, Tel.: 0341/97 17300, Fax: 0341/97 17189, e-mail: stichert@medizin.uni-leipzig.de

Induziert das stumpfe Thoraxtrauma eine Aktivierung zirkulierender Monozyten?

Are circulating monocytes activated following blunt chest trauma?

U. C. Liener[1], M. W. Knöferl[1], M. Perl[1], M. Kurz[1], U. B. Brückner[2], L. Kinzl[1], F. Gebhard[1]

[1] Abteilung für Unfallchirurgie
[2] Sektion Chirurgische Forschung der Abteilung für Viszerale und Transplantationschirurgie der Universität Ulm

Abstract

Despite therapeutic progress blunt chest trauma is still associated with a high morbidity and mortality. We were previously able to demonstrate the priming of alveolar macrophages following experimental blunt chest trauma. However it is unclear if an experimental lung contusion does induce additional priming of circulating monocytes. The aim of this study was therefore to elucidate the (I) function of circulating monocytes following experimental blunt chest trauma and to asses (II) posttraumatic changes in the concentration of mediators which act predominately on macrophages/monocytes in bronchoalveolar lavage (BAL) fluids and the systemic circulation.

Wistar rats were randomly allotted to 4 groups, 8 animals each. Three groups were subjected to a blast wave injury and sacrificed 10 min (TX-10m), 6 hours (TX-6h) and 24 hours (TX-24h) after the trauma, another group served as control. The circulating monocytes were isolated and cultured in the presence of LPS and the concentration of TNF-α, MIP-2 and IL-10 was determined in the supernatant. In addition the release of MCP-1, MIP-2, IL-10 und $PGE_{2\alpha}$ into the bronchoalveolar compartment and into the systemic circulation was determined.

There was no difference in mediator release into the supernatant between cultured monocytes of trauma and control animals. As early as 10 minutes after a blunt chest trauma there was a 2 fold increase ($p < 0{,}05$) in the concentration of PGE_2 and IL-10 in the BAL fluids. The concentration of MCP-1 and MIP-2 was significantly elevated in the BAL fluids of TX-6h and TX-24h animals. No difference between trauma animals and controls was evident in the blood plasma.

Taken together the results indicate that experimental chest injury (I) induces the priming of alveolar macrophages but not of peripheral circulating monocytes and (II) causes an early and considerable release of pro- and anti-inflammatory mediators into the bronchoalveolar (=local) compartment but not into the systemic circulation.

Einleitung

Die schwere Lungenkontusion ist weiterhin mit einer hohen Morbidität und Mortalität behaftete [1]. Unzureichend untersucht sind bislang die den Komplikationen zugrundeliegenden immunologischen Pathomechanismen. In eigenen Arbeiten konnte bereits eine posttraumatisches Priming von Alveolarmakrophagen nachgewiesen werden, es ist aber unklar ob die Lungenkontusion auch eine Aktivierung zirkulierender Monozyten auslöst [2]. In dieser Studie wurde daher untersucht ob eine experimentelle bilaterale Lungenkontusion (I) eine Aktivierung zirkulierender Monozyten induziert und (II) ob sich posttraumatisch in der bronchoalveolären Lavage sowie im Plasma Konzentrationsänderungen von direkt auf Makrophagen wirkende Zytokine nachweisen lassen.

Methodik

Insgesamt wurden 32 männliche Wistar Ratten in 1 Kontrollgruppe (n = 8) und 3 (jeweils n = 8) Thoraxtraumagruppen (TX) randomisiert. Das Thoraxtrauma wurde in Narkose durch eine auf den Thorax des Tieres fokussierte Druckwelle erzeugt. Vorausgegangene Studien belegen, dass diese Druckwelle eine bilaterale Lungenkontusion mit den für dieses Trauma typischen Veränderungen erzeugt. Die Kontrolltiere wurden, außer der Druckwellenverletzung den gleichen Manipulationen unterzogen und dann getötet. Die Traumatiere wurden 10 Minuten (TX-10m), 6 (TX-6h) und 24 (TX-24h) Stunden nach dem Trauma getötet. Es wurden die Konzentrationen von MCP-1, MIP-2, IL-10 und $PGE_{2\alpha}$ in der BAL und im Plasma mittels ELISA gemessen. Zusätzlich wurden die zirkulierenden Monozyten isoliert und in Gegenwart von 100 ng/ml LPS für die Dauer von 24 Stunden kultiviert. Ihre Freisetzung von TNF-α, MIP-2 und IL-10 wurde im Kulturüberstand mittels ELISA gemessen.

Ergebnisse

Sowohl die Freisetzung der proinflammatorischen Zytokine TNF-α und MIP-2 als auch die Produktion des antiinflammatorischen Zytokines IL-10 war im Kulturüberstand von Trauma- gegenüber Kontrolltieren zu keinem Zeitpunkt signifikant erhöht. Eine Aktivierung zirkulierender Monozyten durch das Thoraxtrauma konnte somit nicht nachgewiesen werden.

In der BAL von Traumatieren im Vergleich zu Kontrollen konnten signifikant höhere Konzentration an MIP-2 und MCP-1 nachgewiesen werden. Diese betraf vor allem Tiere der TX-24h Gruppe mit einer mehr als 2-fach höherer Konzentration von MIP-2 und MCP-1 ($p < 0{,}05$). IL-10 und $PGE_{2\alpha}$ zeigten eine ähnlich Kinetik mit bereits in der TX-10m Gruppe im Vergleich zu den Kontrolltieren bis um den Faktor 2 höhere Spiegel ($p < 0{,}05$). Im Gegensatz zu den in der BAL gemessenen Konzentrationen konnten im Plasma der Traumatiere gegenüber den Kontrollen keine erhöhte Zytokinspiegel von MCP-1, MIP-2, IL-10 und $PGE_{2\alpha}$ gemessen werden.

Diskussion

Trauma, Hämorrhagie, Sepsis und Verbrennungen führen nicht nur zu lokalen sondern auch zu Veränderungen zirkulierender phagozytierender Zellpopulationen [3, 4]. Durch diese und eigene vorausgegangene Untersuchung konnte erstmals nachgewiesen werden, dass eine isolierte Lungenkontusion ein Priming von Alveolarmakrophagen nicht jedoch zirkulierenden Monozyten induziert. Trotz der nachgewiesen Aktivierung kann aber ein funktioneller Defekt der Alveolarmakrophagen bestehen. Dieses zeigen experimentelle Untersuchungen an Milzmakrophagen nach traumatisch hämorrhagischem Shock in denen trotz erhöhter Produktion proinflammatorischer Mediatoren ein persistierender Defekt der Antigenpräsentation nachgewiesen werden konnte [5]. Ziel weiterführender Studien muss daher die Untersuchung der Funktion der Alveolarmakrophagen sein.

Die beobachtete Aktivierung der Alveolarmakophagen war von einer Ausschüttung pro- und antiinflammatorischen Mediatoren in der BAL aber nicht im Plasma begeleitet. Interessanterweise konnte eine Aktivierung von Alveolarmakrophagen trotz deutlich erhöhten Konzentrationen von $PGE_{2\alpha}$ und IL-10 in der BAL beobachtet werden. Zusammenfassend löst eine isolierte Lungenkontusion eine, auf das Kompartiment Lunge beschränkt, differenzierte immunologische Antwort mit lokaler Inflammation und Aktivierung lokaler Zellpopulationen aus.

Literatur

1. Hoff SJ (1994) Outcome of isolated pulmonary contusion in blunt trauma patients. Am Surg 60: 138–142

2. Liener UC, Huber-Lang M, Knöferl MW, Kurz M, Brückner UB, Kinzl L, Gebhard F (2002) Does blunt chest trauma alter the function of alveolar macrophages? Supplement to Shock 18: 16
3. Duque RE, Phan SH, Hudson JL, Till GO, Ward PA (1985) Functional defects in phagocytic cells following thermal injury. Application of flow cytometric analysis. Am J Pathol 118: 116–127
4. McCarter MD, Mack VE, Daly JM, Naama HA, Calvano SE (1998) Trauma-induced alterations in macrophage function. Surgery 123: 96–101
5. Perrin MM, Chaudry IH (1990) Defective macrophage antigen presentation following haemorrhage is associated with the loss of MHC class II (Ia) antigens. Immunology 70: 33–39

Korrespondenzadresse: Dr. U. C. Liener, Abt. f. Unfall- und Wiederherstellungschirurgie, Universitätsklinik Ulm, Steinhövelstraße 9, 89075 Ulm, Tel.: 0731-50027261, Fax: 0731-50026743, e-mail: ulrich.liener@medizin.uni-ulm.de

Ein stumpfes Thoraxtrauma mit isolierter Lungenkontusion führt zu systemischer Mediatorfreisetzung und Kupffer-Zell-Aktivierung

An isolated lung contusion after blunt chest trauma results in systemic mediator release and Kupffer cell activation

M. W. Knöferl[1], *U. C. Liener*[1], *M. Perl*[1], *U. B. Brückner*[2], *L. Kinzl*[1], *F. Gebhard*[1]

[1] Abteilung für Unfallchirurgie, Hand- und Wiederherstellungschirurgie
[2] Sektion Chirurgische Forschung, Abteilung für Viszeral- und Transplantationschirurgie, Universität Ulm

Abstract

The immunological consequences of blunt chest trauma and specifically the effects on immune cells located outside the lungs remain unclear. The aim of this study, therefore, was to determine whether blunt chest trauma activates peripheral blood mononuclear cells (PBMC) and/ or Kupffer cell macrophages located in the liver to release inflammatory mediators. To study this, male C3H/ HeN mice were anesthetized and subjected to blunt chest trauma induced by a single blast wave or to sham procedure. Two and 24 hours later, Kupffer cells and PBMC were isolated and the stimulated cytokine release was determined by ELISA. The results indicate that IL-6 as well as TNF-α production was significantly increased following blunt chest trauma. In addition, plasma concentrations of these mediators were markedly elevated 2 hours after the insult. Our findings reveal that pulmonary contusion without chest wall injury leads to profound systemic immunological alterations. Thus, the mechanisms involved in the activation of extrapulmonary immune cells and the consecutive effects of this stimulation on pathophysiological alterations in the lung should further be investigated.

Einleitung

Die immunologischen Veränderungen nach einem stumpfem Thoraxtrauma mit schwerer Lungenkontusion sind noch unzureichend erforscht. Insbesondere ist nicht bekannt, ob eine isolierte Lungenkontusion zu einer Aktivierung entfernt von der Lunge lokalisierter immunkompetenter Zellpopulationen führt. Ziel dieser Studie war deshalb, den Einfluss einer Lungenkontusion auf die Funktion von Kupffer-Zellen der Leber, zirkulierenden mononukleärer Zellen und auf die Plasmakonzentrationen inflammatorischer Mediatoren zu untersuchen.

Methodik

Nach Vorliegen der Tierversuchsgenehmigung (Nr. 697, Regierungspräsidium Tübingen) wurden männliche C3H/HeN Mäuse (Charles River, Sulzfeld) (Gewicht 26,1 $\pm$ 0,3 g SEM) in je zwei Trauma- und Kontrollgruppen (n = 10/Gruppe) randomisiert. In Sevofluran Spülmaskennarkose wurde ein reproduzierbares, bilaterales Thoraxtrauma durch eine auf den Brustkorb des Tieres gerichtete Druckwelle erzeugt [1]. Kontrolltiere wurden außer der Druckwellenverletzung gleichen Manipulationen ausgesetzt. 2 oder 24 Stunden später wurden die Tiere durch Entbluten in Narkose getötet. Aus dem Blut wurden mononukleäre Zellen (PBMC) durch Dichtegradienten-Zentrifugation isoliert und mit 1 µg/ml anti-CD3 Antikörper stimuliert. Kupffer-Zellen wurden ebenfalls durch Dichtegradienten-Zentrifugation gewonnen, für 24 Stunden in Gegenwart von

1 µg/ml LPS kultiviert und zur Beurteilung ihrer Funktion die Zytokinfreisetzung in den Überstand gemessen. Sowohl im Plasma als auch im Überstand wurden die Konzentrationen von Interleukin (IL)-6 und Tumor Nekrose Faktor (TNF)-α mittels ELISA (BD OptEIA™ ELISA Set, BD Pharmingen, San Diego, CA) analysiert.

Ergebnisse

Zwei Stunden nach Thoraxtrauma waren die Plasmakonzentrationen von IL-6 und TNF-α signifikant gegenüber den Werten der Kontrollgruppe erhöht (■ Tabelle 1). Die Produktion von IL-6 und TNF-α der Kupffer-Zellen von Traumatieren lag zu diesem Zeitpunkt ebenfalls über ($p < 0{,}05$) dem Niveau der Kontrolltiere und nahm im weiteren Verlauf wieder ab. Auch die IL-6 Produktion der PBMC war 2 Stunden nach Thoraxtrauma deutlich gesteigert.

■ Tabelle 1. Plasmakonzentrationen von Interleukin (IL)-6 und Tumor Nekrose Faktor (TNF)-α sowie stimulierte Freisetzung von IL-6 und TNF-α durch Kupffer-Zellen der Leber und peripherer mononukleärer Zellen (PBMC) nach Thoraxtrauma (TXT) oder Kontrolleingriff

	Plasma IL-6 (pg/ml)	Plasma TNF-α (pg/ml)	Kupffer-Zellen IL-6 (pg/ml)	Kupffer-Zellen TNF-α (pg/ml)	PBMC IL-6 (pg/ml)
Kontrolle 2 Std.	16,1 ± 3,2	11,2 ± 1,7	0,9 ± 0,6	14,6 ± 3,0	148,5 ± 41,1
TXT 2 Std.	520,0 ± 92,6*	27,6 ± 2,7*	23,0 ± 7,3*	66,9 ± 10,3*	510,8 ± 82,9*
Kontrolle 24 Std.	24,7 ± 4,6	16,6 ± 1,7	3,6 ± 1,4	12,2 ± 2,9	264,4 ± 89,7
TXT 24 Std.	33,2 ± 9,4	14,2 ± 1,2	19,7 ± 7,3#	28,3 ± 8,6	134,9 ± 36,7

Mittelwert ± SEM, Varianzanalyse, Student-Newman-Keuls Test, * $p < 0{,}05$ vs. Kontrolle 2 Stunden, # $p < 0{,}05$ vs. Kontrolle 24 Stunden

Diskussion/Schlussfolgerung

Ein schweres Thoraxtrauma mit isolierter Lungenkontusion führt zu einer systemisch fassbaren inflammatorischen Reaktion mit einer frühzeitigen Erhöhung der Plasmakonzentrationen von IL-6 und TNF-α sowie einer Aktivierung zirkulierender mononukleärer Zellen. Die deutlich erhöhte Zytokinproduktion der Kupffer-Zellen nach Thoraxtrauma zeigt, dass es durch ein Lungentrauma zu einer Mitreaktion entfernt vom Ort der Verletzung gelegener Makrophagenpopulationen kommt. Aus Studien in Tiermodellen des traumatisch-hämorrhagischen Schocks sowie der Sepsis ist bekannt, dass Kupffer-Zellen wesentlich an der Freisetzung systemisch messbarer Mediatoren beteiligt sind und somit eine wesentliche Rolle für die posttraumatischen inflammatorischen Veränderungen spielen [2, 3]. In weiterführenden Studien soll daher untersucht werden, wie diese Aktivierung extrapulmonaler Immunzellen vermittelt wird und welchen rückwirkenden Einfluss diese Stimulierung auf die pathophysiologischen Vorgänge sowohl systemisch als auch lokal in der verletzten Lunge hat.

Literatur

1. Knöferl MW, Liener UC, Seitz D, Brückner UB, Kinzl L, Gebhard F (2002) Kardiopulmonale und inflammatorische Reaktionen nach bilateralem Thoraxtrauma in einem neu entwickelten Tier-Modell der Maus. In: Rehm KE, Stürmer KM, Prokop A (Hrsg) Hefte zu Der Unfallchirurg. Springer, Berlin, pp 323–324

2. O'Neill PJ, Ayala A, Wang P, Ba ZF, Morrison MH, Schultze AE, Reich SS, Chaudry IH (1994) Role of Kupffer cells in interleukin-6 release following trauma-hemorrhage and resuscitation. Shock 1: 43–47
3. Ayala A, O'Neill PJ, Uebele SA, Herdon CD, Chaudry IH (1997) Mechanism of splenic immunosuppression during sepsis: key role of Kupffer cell mediators. J Trauma 42: 882–888

Korrespondenzadresse: Dr. med. Markus W. Knöferl, Abteilung für Unfallchirurgie, Hand- und Wiederherstellungschirurgie, Universität Ulm, Steinhövelstr. 9, 89075 Ulm, Tel.: 0731-5002 7350, Fax: 0731-5002 6740, e-mail: markus.knoeferl@medizin.uni-ulm.de

Initiale TNF-alpha und IL-8 mRNA-Expression in Monozyten und neurologischer Verlauf bei Patienten mit schwerem Schädel-Hirn-Trauma

Initial TNF-alpha and IL-8 mRNA expression in monocytes and neurological course of patients with severe traumatic brain injury

T. Mussack[1], C. Hauser[1], P. Biberthaler[1], P. Neth[1], W. Mutschler[1], M. Jochum[2]

[1] Chirurgische Klinik und Poliklinik Innenstadt, Klinikum der Universität München
[2] Abteilung für Klinische Chemie und Klinische Biochemie Innenstadt, Klinikum der Universität München

Abstract

Early intracellular mRNA expression of cytokines is preceeding systemic inflammatory response syndrome (SIRS) after severe traumatic brain injury (TBI). The objective of this pilot study was to evaluate ex vivo quantitative TNF-alpha and IL-8 mRNA expression profile of monocytes in patients with isolated severe TBI (GCS score ≤ 8 points, positive cerebral computed tomography [CCT]; short-term neurological recovery < 30 days). Eleven patients (GCS score 5 ± 2) were enrolled immediately after CCT. Blood samples were drawn on admission (A) and 6, 12, 24, 48 and 72 h after trauma. Monocyte separation by anti-CD14 coated magnetic beads was followed by mRNA isolation. Quantitative TNF-alpha and IL-8 mRNA expression were determined using RT-PCR and normalized on HPRT mRNA-expression. Patients with bad neurological recovery ($n = 7$) showed slightly increasing TNF-alpha as well as increasing IL-8 ratios after a transient decrease within 12 hours. In patients with good neurological recovery ($n = 4$), TNF-alpha and IL-8 ratios decreased significantly during the 72 h observation period. In monocytes of severe TBI patients with good neurological recovery, ex vivo TNF-alpha and IL-8 mRNA expressions were clearly decreased within 72 h after trauma. In contrast, increased TNF-alpha as well as two-step IL-8 mRNA expression might indicate an ongoing intracellular activation after primary severe TBI.

Einleitung

Eine frühe intrazelluläre mRNA-Expression von Zytokinen geht der posttraumatischen Entzündungsreaktion (systemic inflammatory response syndrome [SIRS]) nach schwerem Schädel-Hirn-Trauma (SHT) voraus [1–4]. Ziel unserer prospektiven Studie war es, das quantitative TNF-alpha und IL-8 mRNA-Expressionsprofil in Monozyten von Patienten mit isoliertem SHT (GCS Score ≤ 8 Punkte, positiver Befund in der zerebralen Computertomographie [CCT]) zu evaluieren und mit dem neurologischen Status innerhalb der ersten 30 Tage nach Trauma zu korrelieren.

Methodik

11 Patienten (GCS Score 5 ± 2) wurden in diese Pilotstudie unmittelbar nach der CCT eingeschlossen. EDTA-Blutproben wurden bei Aufnahme (A) und 6, 12, 24, 48 and 72 h nach SHT abgenommen. Auf die Separation der Monozyten durch anti-CD14 beschichtete *magnetic beads* folgte die mRNA-Isolation mittels RNeasy-Kit (Qiagen, Hilden, Deutschland). Die quantitative TNF-alpha und IL-8 mRNA-Expression wurde durch RT-PCR (Light Cycler, Roche, Mannheim,

Deutschland) bestimmt. Alle Werte wurden auf die HPRT mRNA-Expression von HPRT (hypoxanthine-guanine-phosphoribosyl-transferase) als Housekeeping-Gen normiert und als Quotienten angegeben.

Ergebnisse

Patienten mit schlechter neurologischer Erholung (n = 7; SE) zeigten nach einem vorübergehenden Abfall innerhalb der ersten 12 Stunden eine leicht zunehmende TNF-alpha und eine zunehmende IL-8 mRNA-Expression. Bei Patienten mit guter neurologischer Erholung (n = 4; GE) sanken die TNF-alpha und IL-8 Verhältnisse signifikant während der 72-stündigen Beobachtungsphase ab. (◘ Tabelle 1)

	A	6 h	12 h	24 h	48 h	72 h
TNF-alpha/SE (n = 7)	0.47 ± 0.19	0.42 ± 0.09	0.43 ± 0.18	0.56 ± 0.20	0.64 ± 0.23	0.55 ± 0.14
TNF-alpha /GE (n = 4)	0.47 ± 0.11	0.37 ± 0.12*	0.38 ± 0.09*	0.23 ± 0.11*	0.25 ± 0.09*	0.12 ± 0.05*
IL-8/SE (n = 7)	5.11 ± 3.18	2.85 ± 2.12*	1.35 ± 0.71*	7,43 ± 5.11	5.72 ± 3.75	9.51 ± 6.08
IL-8/GE (n = 4)	9.07 ± 6.22	4.14 ± 0.86*	2.17 ± 0.98*	1.59 ± 0.53*	1.36 ± 0.34*	0.34 ± 0.05*

Daten als Mittelwerte ± SEM; * = $p < 0.05$ im Mann-Whitney-U Test

Schlussfolgerung

Eine im Vergleich zu HPRT kontinuierlich abfallende, intrazelluläre monozytäre TNF-alpha und IL-8 mRNA-Expression in der Frühphase bis 72 h nach SHT kann als kontrollierte Entzündungsreaktion und früher Hinweis auf eine gute neurologische Erholung des Patienten im späteren posttraumatischen Verlauf gewertet werden. Dagegen zeigt ein frühzeitiger, ab 24 h nach SHT auftretender Wiederanstieg der TNF-alpha und IL-8 mRNA-Expression in zirkulierenden Monozyten eine zunehmende generalisierte Entzündungsreaktion verbunden mit einer längerfristigen neurologischen Dekompensation an. Die prolongierte Wertigkeit dieser Pilotergebnisse wird zukünftig in einem größeren Patientenkollektiv evaluiert.

Literatur

1. Roumen RM, Redl H, Schlag G, Zilow G, Sandtner W, Koller W, Hendriks T, Goris RJ (1995) Inflammatory mediators in relation to the development of multiple organ failure in patients after severe blunt trauma. Crit Care Med 23: 474–480
2. Nast-Kolb D, Waydhas C, Gippner-Steppert C, Schneider I, Trupka A, Ruchholtz S, Zettl R, Schweiberer L, Jochum M (1997) Indicators of the posttraumatic inflammatory response correlate with organ failure in patients with multiple injuries. J Trauma 42: 446–454, discussion 454–455
3. Seekamp A, Jochum M, Ziegler M, van Griensven M, Martin M, Regel G (1998) Cytokines and adhesion molecules in elective and accidental trauma-related ischemia/reperfusion. J Trauma 44: 874–882
4. Baue AE, Durham R, Faist E (1998) Systemic inflammtory response syndrome (SIRS), multiple organ dysfunction syndrome (MODS), multiple organ failure (MOF): are we winning the battle? Shock 10: 79–89

Korrespondenzadresse: Dr. Thomas Mussack, Chirurgische Klinik und Poliklinik Innenstadt, Klinikum der Universität München, Nussbaumstrasse 20, 80336 München, Germany, Tel.: +49-89-5160-2638, Fax: +49-89-5160-2585, e-mail: mussack@ch-i.med.uni-muenchen.de

Die transgene intrazerebrale Expression des Komplement-Inhibitors *sCrry* vermittelt eine Verbesserung der Blut-Hirn-Schranken-Funktion im experimentellen Schädel-Hirn-Trauma der Maus

CNS-targeted overexpression of the soluble complement inhibitor *sCrry* mediates improved blood-brain barrier function after experimental closed head injury in transgenic mice

P. F. Stahel[1], O. I. Schmidt[1], M. Rancan[2], M. C. Morganti-Kossmann[2], S. Saft[1], S. R. Barnum[3], W. Ertel[1]

[1] Klinik für Unfall- und Wiederherstellungschirurgie, Universitätsklinikum Benjamin Franklin, Freie Universität Berlin
[2] Department of Trauma Surgery, The Alfred Hospital, Monash University, Melbourne, Victoria, Australia
[3] Department of Microbiology, University of Alabama at Birmingham, Birmingham, AL, USA

Abstract

The posttraumatic disruption of the blood-brain barrier function contributes to neuropathological sequelae of traumatic brain injury, leading to the development of cerebral edema, increased intracranial pressure, and adverse outcome. Clinical data have suggested a role of intracerebral complement activation after traumatic brain injury in mediating posttraumatic blood-brain barrier damage. In this study, we demonstrate that transgenic mice with astrocyte-targeted expression of the soluble complement inhibitor *sCrry* have a significantly improved blood-brain barrier function after closed head injury compared to wild-type C57BL/6 littermates, both on a quantitative (intracerebral *Evans blue* extravasation) and on a qualitative basis (albumin deposition in the subarachnoid space). These data provide the rationale for new pharmacological strategies aimed at reducing the extent of secondary brain damage in neurotrauma.

Einleitung

Das Schädel-Hirn-Trauma stellt in den Industrieländern die Haupttodesursache von jungen Patienten unter 40 Jahren dar [1]. Klinische und experimentelle Studien haben den Nachweis erbracht, dass die intrazerebrale Aktivierung des Komplement-Systems eine wichtige pathophysiologische Rolle bei der Entwicklung der posttraumatischen Blut-Hirn-Schrankenstörung, der intrakraniellen Rekrutierung von Leukozyten und dem neuronalen Zelltod nach Schädel-Hirn-Trauma spielt [2]. „Complement receptor-related protein y" (*Crry*) ist ein funktionelles murines Homolog der Komplement-regulierenden Proteine „decay-accelerating factor" (DAF/CD55) und „membrane-cofactor protein" (MCP/CD46) beim Menschen und inhibiert sowohl den klassischen, als auch den alternativen Weg der Komplement-Aktivierung in der Maus [3]. Transgene Mäuse mit intrazerebraler Expression von löslichem *Crry* über einen Astrozyten-spezifischen Promoter (*GFAP-sCrry* Mäuse) stellen ein neues Modell zur Untersuchung der pathophysiologischen Bedeutung der Komplement-induzierten intrazerebralen Entzündungsreaktion dar [3]. Die transgenen *GFAP-sCrry* Mäuse weisen eine Neuroprotektion im experimentellen Modell für die Multiple Sklerose („experimental autoimmune encephalomyelitis", EAE) auf, wo sie vor neuropathologischen Folgen wie Demyelinisierung und neurologischer Beeinträchtigung im Vergleich zu wild-Typ Mäusen geschützt sind [3]. In der vorliegenden Studie wurde die Rolle der intrazerebralen Komplement-Aktivierung in der Entstehung der posttraumatischen Blut-Hirn-Schrankenstörung in einem standardisierten experimentellen Schädel-Hirn-Trauma Modell unter Verwendung der transgenen *GFAP-sCrry* Mäuse untersucht.

Methodik

Tiere

Die transgenen *GFAP-sCrry* Mäuse auf genetischem C57BL/6 Hintergrund wurden in früheren Studien bereits charakterisiert [3]. Diese Mäuse exprimieren eine lösliche Form des Komplement-regulierenden Proteins *Crry* (*sCrry*) über einen Astrozyten-spezifischen GFAP-Promoter ausschliesslich im zentralen Nervensystem (ZNS). Wild-Typ C57BL/6 Mäuse wurden als Kontrollen verwendet. Alle Mäuse waren männlichen Geschlechts, 10 – 16 Wochen alt mit einem Gewicht von 30 – 35 g. Die Mäuse wurden in einer spezifischen Pathogen-freien Umgebung (SPF) unter Standardbedingungen für Temperatur und Licht in Käfigen zu 4 – 6 Tieren gezüchtet und erhielten Futter und Wasser *ad libitum*.

Schädel-Hirn-Trauma Modell

Ein geschlossenes Schädel-Hirn-Trauma wurde in wild-Typ ($n = 31$) und transgenen Mäusen ($n = 36$) in einem bereits vorangehend beschriebenen, standardisierten „weight-drop“ Modell induziert [4, 5]. Bei Schein-operierten Kontroll-Tieren wurde Narkose und Skalp-Inzision, jedoch nicht das Trauma durchgeführt. Die Tierexperimente erfolgten entsprechend der Richtlinien der Federation of European Laboratory Animal Science Association (FELASA) und wurden durch die zuständige Institution geprüft und bewilligt („Tierschutzkommission des Kantonalen Veterinäramtes Zürich“, N°. 143/200, Int. 2124).

Blut-Hirn-Schranken-Funktion

Die Integrität der Blut-Hirn-Schranke wurde zum Zeitpunkt t = 4 Std. nach Trauma untersucht. Dies entspricht in diesem Modell dem Zeitpunkt des maximalen Ausmasses der posttraumatischen Blut-Hirn-Schrankenstörung [4]. Die quantitative Beurteilung der Blut-Hirn-Schranken-Funktion wurde durch Analyse der Extravasation von Evans Blue in der verletzten Hemisphäre ($n = 4$ Mäuse pro Gruppe) erhoben [4, 5]. Zur qualitativen Charakterisierung der Blut-Hirn-Schranke wurden in 10 μm dicken Kryoschnitten ($n = 5$ Mäuse pro Gruppe) das intrazerebral abgelagerte Albumin mittels Immunhistochemie zum Zeitpunkt $t = 4$ Std. nach Schädel-Hirn-Trauma erfasst. Hierfür wurde ein polyklonaler anti-Maus-Albumin Antikörper (Accurate, Westbury, NY) in einer Verdünnung von 1:500 verwendet. Der Nachweis erfolgte mit Biotin/Avidin/Peroxidase (Vector, Burlingame, CA). Als negative Kontrolle für den Antikörper wurde IgG von nicht-immunisierten Kaninchen (Vector) verwendet. Die statistische Auswertung wurde mit dem ungepaarten Student's *t*-Test durchgeführt (Software: SPSS 9.0 für Windows). *P*-Werte $< 0{,}05$ wurden als statistisch signifikant angesehen.

Ergebnisse

Transgene *GFAP-sCrry* Mäuse hatten 4 Std. nach Schädel-Hirn-Trauma eine signifikant niedrigere quantitative *Evans Blue* Extravasation in der verletzten Hemisphäre im Vergleich zu wild-Typ Mäusen (1140 ± 480 ng/mg vs. 495 ± 188 ng/mg Hirngewebe; Mittelwert ± Standardabweichung; $P < 0.05$). Bei beiden Tiergruppen waren die *Evans blue* Konzentrationen in der ipsilateralen (verletzten) Hemisphäre im Vergleich zur kontralateralen (nicht-verletzten) Hemisphäre signifikant erhöht ($P < 0.05$). Da *Evans Blue* vor Überschreiten der geschädigten Blut-Hirn-Schranke an Serum-Albumin bindet, wurde qualitativ die Albuminablagerung in der verletzten Hirnhemisphäre mittels Immunhistochemie untersucht. Es zeigte sich eine massive posttraumatische Ablagerung von Albumin im Subarachnoidalraum bei wild-Typ C57BL/6 Mäusen, jedoch nicht bei transgenen *GFAP-sCrry* Mäusen. Kontroll-Färbungen mit unspezifischem IgG anstelle des Albumin-Antikörpers ergaben keinen Nachweis von unspezifischen Bindungen.

Schlussfolgerung

Die Ergebnisse dieser Studie lassen die Schlussfolgerung zu, dass die transgene Inhibition der Komplement-Aktivierung im ZNS zu einer signifikant verbesserten Blut-Hirn-Schranken-Funktion nach Schädel-Hirn-Trauma führt. Da verschiedene human-spezifische Komplement-Inhibitoren für den klinischen Gebrauch zur Verfügung stehen, könnte das Konzept der gentherapeutischen Modulation der Komplement-vermittelten Entzündungsreaktion im verletzten Gehirn eine neue Strategie zur pharmakologischen Beeinflussung des sekundären Hirnschadens nach Neurotrauma darstellen.

Diese Studie wurde durch den Schweizerischen Nationalfonds No. 31-61448.00 unterstützt (P. F. S. und M. C. M.-K.).

Literatur

1. Kossmann T, Stahel PF (2002) Closed head injury. In: Bland KI (Hrsg) The Practice of General Surgery. WB Saunders, Philadelphia, PA, S 101–108
2. Stahel PF, Morganti-Kossmann MC, Kossmann T (1998) The role of the complement system in traumatic brain injury. Brain Res Rev 27: 243–256
3. Davoust N, Nataf S, Reiman R, Holers VM, Campbell IL, Barnum SR (1999) Central nervous system-targeted expression of the complement inhibitor *sCrry* prevents experimental allergic encephalomyelitis. J Immunol 163: 6551–6556
4. Chen Y, Constantini S, Trembovler V, Weinstock M, Shohami E (1996) An experimental model of closed head injury in mice: pathophysiology, histopathology, and cognitive deficits. J Neurotrauma 13: 557–568
5. Stahel PF, Shohami E, Younis FM, Kariya K, Otto VI, Lenzlinger PM, Grosjean MB, Eugster HP, Trentz O, Kossmann T, Morganti-Kossmann MC (2000) Experimental closed head injury: Analysis of neurological outcome, blood-brain barrier dysfunction, intracranial neutrophil infiltration and neuronal cell death in mice deficient in genes for pro-inflammatory cytokines. J Cereb Blood Flow Metab 20: 369–380

Korrespondenzadresse: Dr. med. Philip F. Stahel, Traumazentrum Berlin-Brandenburg e.V., Klinik für Unfall- und Wiederherstellungschirurgie, Freie Universität Berlin, Hindenburgdamm 30, 12200 Berlin, Germany, Tel.: +49-30-8445-645270, Fax: +49-30-8445-4464, e-mail: pfstahel@aol.com

Benefit des Automatischen Unfallmelders (AUM): Evaluierung durch Analyse schwerer Pkw-Verkehrsunfälle

Benefit of automatic crash notification (ACN): evaluation by analysis of severe motor vehicle accidents

O. Pieske[1], G. Lob[1], G. Messner[2], W. Lange[2], J. Haberl[2]

[1] Unfallchirurgie, Klinikum Großhadern, Ludwig-Maximilians- Universität, München
[2] BMW AG, Unfallforschung, Forschungs- und Innovations-Zentrum, München

Abstract

To improve patient's outcome of seriously injured occupants after vehicle accident rescue should be performed as soon as possible [1]. While the rescue-time period after EMS alarming is well defined the rescue-time period before EMS-alarm is very variable from minutes to several hours [2]. To reduce the rescue-time period between accident occurrence and EMS alarm the automatic collision notification (ACN) was developed [3]. The ACN is a new in-vehicle equipment which detects a severe vehicle crash and alarms via cellular phone the EMS automatically. Simultaneously the exact accident location is transmitted (GPS) [4].

To evaluate the necessity of ACN-system this retroperspective study based on our interdisciplinary Accident-Analysis Database (AAD) was performed. All severe vehicle accidents were analysed searching for accident scenarios where prompt EMS alarm after accident was unlikely although at least one passenger was MAIS3+ injured [5]. We found that in 18% of all MAIS3 + -accidents the ACN could perform a beneficial potency by diminishing the rescue time. We demand not only the automobile industry but also the European Community and the EMS organisations to use new technologies like ACN to save lives in road traffic accidents.

Einleitung

Das Outcome schwerverletzter Pkw-Insassen nach Verkehrsunfall hängt maßgeblich von Schnelligkeit und Effektivität der Rettungssysteme ab [1]. Während das Zeitintervall nach der Alarmierung der Rettungskette heutzutage effizient und zielorientiert organisiert ist, ist das Zeitintervall vor der Alarmierung sehr variabel und dauert zwischen Minuten und vielen Stunden [2]. Um das Zeitintervall zwischen dem Unfallereignis und Alarmierung zu reduzieren wurde der Automatische Unfallmelder (AUM) entwickelt [3]. Der AUM ist ein neuartiges „in-vehicle-equipment“, welches einen schweren Unfall erkennt und mittels Mobiltelephon die Rettungskette unmittelbar auslösen kann. Darüber hinaus kann mittels GPS die genaue Unfalllokalisation übermittelt werden [4].

Um die Notwendigkeit des AUM zu evaluieren wurde die vorliegende, retroperspektive Analyse auf der Basis unserer interdisziplinären Unfall-Datenbank (UDB) durchgeführt. Dabei wurden alle schweren Unfälle herangezogen, bei denen eine schnelle Alarmierung der Rettungskette unwahrscheinlich gewesen ist, obwohl mindestens ein Schwerverletzer (MAIS3 +) [5] vorhanden war.

Methodik

Die UDB enthält 1550 schwere Pkw-Verkehrsunfälle. Zwei unterschiedliche Szenarien wurden detektiert, bei denen eine schnelle Alarmierung der Rettungskette unwahrscheinlich gewesen ist:

Szenario 1 (S1): Insasse war nur der Fahrer, der Fahrer wurde schwer verletzt (MAIS3+), Alleinunfall.

Szenario 2 (S2): Mehr als ein Insasse, mindestens ein Insasse wurde schwer verletzt (MAIS3+), Überschlag mit Endlage auf Seite/Dach, Alleinunfall.

S1 und S2 wurden kombiniert mit der Annahme, dass der Unfall von keinem Zeugen beobachtet wurde, da der Unfall sich außerhalb geschlossener Ortschaften, bei Dunkelheit und als Alleinunfall ereignete.

Ergebnisse

Von allen Unfällen der UDB war es bei 614 Unfällen (40%) zu mindestens einem schwerverletzten Insassen (MAIS3 +) gekommen.

Zu S1: 164 Pkw-Unfälle erfüllten die S1-Kriterien. Die überwiegende Mehrheit dieser Unfälle ereignete sich außerhalb geschlossener Ortschaften wie Landstraße oder Autobahn (n = 142). Im Vergleich zu den Unfällen bei Tageslicht ereigneten sich doppelt so viele Unfälle bei Dunkelheit (n = 99). Zusammenfassend erfüllten 87 Unfälle alle S1-Kriterien (14% aller MAIS3 + -Unfälle).

Zu S2: 60 Unfallfahrzeuge erfüllten die S2-Kriterien. In mehr als der Hälfte der Unfälle kam es zu einer Endlage des Überschlages auf der Seite (n = 7) oder auf dem Dach (n = 27), was die Flucht aus dem Fahrzeuginneren für die Insassen deutlich erschwerte. Vergleichbar zu S1 ereigneten sich die Mehrzahl der Unfälle außerhalb geschlossener Ortschaften (n = 51) und bei Dunkelheit (n = 27). Zusammenfassend erfüllten 25 Unfälle alle S2-Kriterien (4% aller MAIS3 + -Unfälle).

Diskussion

Das ACN-System ist eine technisch neuartige Vernetzung von zum Teil bestehender Systeme, welche die Rettungskette nach einem schweren Pkw-Verkehrsunfall automatisch alarmieren kann [4]. Dabei kann nicht nur die genaue Unfallstelle übermittelt, sondern auch die Wahrscheinlichkeit der Existenz eines Schwerverletzten abgeschätzt werden [3]. Die vorliegende Studie konnte zeigen, dass der AUM in 18% aller Unfälle mit Schwerverletzten einen Benefit durch die Reduzierung der Zeit zwischen Unfallereignis und Eintreffen des adäquaten Rettungsmittels haben kann.

Schlussfolgerung

Es ist bekannt, dass die schnellere medizinische Versorgung in hohem Maße mit dem klinischen Langzeitergebnis von Schwerverletzten korreliert [1]. Es ist daher ein hoher Benefit für Schwerverletzte im Pkw-Verkehrsunfall durch die flächendeckende Einführung des ACN zu erwarten [2, 3]. Dies durchzusetzen ist jedoch nicht nur eine Aufgabe der Technik und der Automobilindustrie, sondern auch der Politik, eine finanzielle und mentale Grundlage zu schaffen, damit die Rettungssysteme europaweit den modernen Anforderungen durch technische Entwicklungen zur Reduzierung der Toten im Straßenverkehr gerecht werden können.

Literatur

1. Regel G, Lobenhoffer P, Lehmann U, Pape HC, Pohlemann T, Tscherne H (1993) Results of treatment of polytraumatized patients. A comparative analysis of 3,406 cases between 1972 and 1991. Unfallchirurg 96: 350 – 362
2. Clark DE, Cushing BM (2002) Predicted effect of automatic crash notification on traffic mortality. Acid Anal Prev 34: 507 – 513
3. Hunt RC (2002) Emerging communication technologies in emergency medical services. Prehosp Emerg Care 6: 131 – 136
4. National Highway Traffic Safety Administration (2001) ACN Field Operational Test. In: US Department of Transport DOT HS 809 304

5. American Association for Automotive Medicine (1995) Abbreviated Injury Scale-Revision 90. In: Am Ass F Autom Med, Morton Grove, IL, USA

Korrespondenzadresse: Dr. med. Oliver Pieske, Unfallchirurgie, Klinikum Großhadern, Ludwig-Maximilians-Universität, Marchioninistr. 15, 81377 München, Tel.: (089) 7095-1, Fax: (089) 7095-5424, e-mail: opieske@gch.med.uni-muenchen.de

XV. SIRS, Sepsis und Schock

Afferente intestinale Sensibilität während des postoperativen Ileus bei der Maus – ein neues *in vitro* Modell

Afferent intestinal sensitivity during postoperative ileus in mouse – a novel in vitro model

M. H. Mueller[1], *J. Glatzle*[1], *W. Kunze*[1], *H.-D. Becker*[1], *D. Grundy*[1,2]. *M. E. Kreis*[1]

[1] Klinik für Allgemeine Chirurgie, Universität Tübingen, Deutschland
[2] Department of Biomedical Science, University of Sheffield, UK

Abstract

Introduction: Nonobstructive ileus, signifying the impairment of coordinated propulsive intestinal motility, remains a frequently documented and almost inevitable consequence of open abdominal surgery and sepsis. Animal models suggest that both neuronal and local inflammatory responses are involved. Altered sensory mechanisms are believed to contribute but this has not been investigated directly. Here we describe the results of an in vitro electrophysiological study of mesenteric afferent sensitivity in jejunal segments from mice during postoperative ileus. *Method:* C 57 BL/6 mice were anaesthetized with enflurane inhalation and at laparotomy the small bowel was either manipulated to induce ileus or left untouched (sham controls). 24 h later, 2 – 3 cm segments of jejunum with mesenteric arcade attached were removed and bathed in Krebs buffer at 34 °C. Extracellular multi-unit mesenteric afferent recordings were made from one paravascular nerve bundle during luminal ramp distension with saline (0.5 ml/min up to a maximum pressure of 60 mmHg) and during intraluminal administration of the inflammatory mediators 5-HT, histamin and bradykinin. Afferent responses to stimulation are quoted as mean discharge frequency over baseline and expressed as mean ($imps^{-1}$) ± SEM. Data have been compared using Students' t-tests. *Results:* Segments of ileus bowel were dilated and flaccid while sham controls showed phasic increases in intraluminal pressure. There was a significant difference between ileus and sham segments in spontaneous discharge (17 ± 1 vs. 12 ± 2 imp/s, P = 0.02, N = 6), but not in the peak response to ramp distension (maximum Δ at 60 mmHg = 85 ± 6.0 vs. 70 ± 4 imp/s respectively, P = 0.07). However, the afferent response profile was different in ileus compared to sham control with a significantly increased response at low distending pressures (2 – 20 mmHg) compared to sham control (19 ± 2 vs 9 ± 2 imp/s, $P < 0.05$). The distending volume at 60 mmHg was similar in postoperative ileus animals and controls (0.44 ± 0.08 vs 0.36 ± 0.02 ml). In sham operated animals 5-HT (9 ± 1 imp/s, N = 36) and bradykinin (11 ± 2 imp/s, N = 2) elicited an increase in mean discharge rates as did Histamin (6 ± 1 imp/sec, N = 2). This was unchanged after the induction of ileus (5-HT 7 ± 3, N = 3, bradykinin 13 ± 6, N = 3, histamin 4 ± 2, N = 4, all P > 0.05; unpaired t-test). Conclusion: Inflammatory mediators are activating afferent intestinal nerve fibers, however, in this pilot study, the response was unchanged during ileus, while jejunal motility was inhibited. Afferent mechanosensitivity appears to be increased during postoperative ileus at low distending pressures which may be secondary to afferent sensitization by locally released inflammatory mediators.

Einleitung

Initial wurden weibliche C 57 BL/6 Mäuse mit dem Inhalationsanästhetikum Enflurane betäubt und laparotomiert. Anschließend erfolge eine Manipulation des Dünndarms, um einen postoperativen Ileus auszulösen. Bei den Kontrolltieren wurde das Abdomen ohne vorhergehende Darmmanipulation wieder verschlossen. 24 Stunden später wurden Segmente des Jejunums mit dazugehörender mesenterialen Arkade entnommen und in ein mit Krebs-Puffer perfundiertes Organbad gebracht (Zusammensetzung (mM) Na^+ 143.5, K^+ 5.9, Cl^- 126, Ca^{2+} 2.5, Mg^{2+} 1.2, H_2PO_4 1.2, SO_4 1.2, HCO^3_- 25, Glucose 10 und Natriumbutyrat 1, pH 7, Perfusiongeschwindigkeit 7 ml/min, Organbadtemperatur 34 °C). Anschließend wurden extrazelluläre multi-unit Signale von einem paravaskulären Nervenbündel in der Arkade des Mesenteriums abgeleitet. Das Lumen des Darmsegmentes wurde dabei seperat mit pH neutraler, gepufferter Kochsalzlösung perfundiert. Intermittierend wurde nachfolgend für jeweils 2 Minuten eine intraluminale Stimulation mit 5HT (500 µM), Histamin (100 µM) und Bradykinin (1 µM) durchgeführt. Abschließend wurde das Darmsegment bis zu einem Spitzendruck von 60 mmHg distendiert Die Aktivierung afferenter Nervenfasern wurde als mittlere Entladungsfrequenz minus Baselineaktivität aufgezeichnet und als Mittelwerte ($imps^{-1}$) ± SEM dargestellt. Die statistische Auswertung erfolgte mittels Student's t-test. Ein $P < 0.05$ wurde dabei als statistisch signifikant angenommen.

Ergebnisse

Die Ileusdarmsegmente waren dilatiert und kontahierten sich spontan nicht, wohingegen die Darmsegmente von Kontrolltieren phasische Kontaktionen mit Anstieg des intraluminalen Drucks zeigten. Die spontane afferente Nervenfaseraktivität war beim Ileusdarm höher als bei den Kontrolltieren (17 ± 1 vs. 12 ± 2 imp/s, P = 0.02, N = 6). Die Entladungsfrequenz bei maximaler Distension waren hingegen nicht unterschiedlich (Δ bei 60 mmHg = 85 ± 6 vs. 70 ± 4 imp/s, P = 0.07). Das Aktivitätsprofil der afferenten Nervenfasern in der Ileussituation unterschied sich von den Kontrollen. Bei niedrigen Distensionsdrücken (2 – 20 mmHg) lag die Entladungsfrequenz beim Ileusdarm höher (18 ± 2 vs 9 ± 2 imp/s, P < 0.05). Das erforderliche Distensionsvolumen, um einen intraluminalen Druck von 60 mmHg zu erzielen, war in den Darmsegmenten von Ileus- und Kontrolltieren gleich (0.44 ± 0.08 vs 0.36 ± 0.02 ml). Die intraluminale Gabe von 5-HT (9 ± 1, N = 36).und Bradykinin (11 ± 2, N = 2) führte ebenso wie die Gabe von Histamin (6 ± 1, N = 2) zu einem Anstieg der Entladungsfrequenz. In der Ileussituation war die durch 5-HT (7 ± 3, N = 3), Bradykinin (13 ± 6, N = 3) und Histamin (4 ± 2, N = 4) hervorgerufene Aktivierung unverändert (alle P > 0,05; t-test).

Diskussion/Schlußfolgerungen

Die durchgeführte Darmmanipulation führt zu einer Hemmung der Motilität der Jejunums. Entzündungsmediatoren aktivieren extrinsische afferente Nervenfasern unter Kontrollbedingungen und in der Ileussituation. Die Mechanosensibilität afferenter Nervenfasern, insbesondere bei niederen Distensionsdrücken, war im Ileusdarm erhöht. Als mögliche Ursachen für diese erhöhte Sensibilität wäre die lokale Entzündungsreaktion [1 – 3] im Dünndarm während des postoperativen Ileus denkbar. Inwieweit diese Aktivierung von afferenten Nervenfasern durch Entzündungsmediatoren zu einer weiteren reflektorischen Hemmung der Darmmotilität und damit zu einer Verlängerung des postoperativen Ileus führt, muß in weiteren Untersuchungen geklärt werden.

Literatur

1. Kalff JC, Buchholz BM, Eskandari MK, Hierholzer C, Schraut WH, Simmons RL, Bauer AJ (1999) Biphasic response to gut manipulation and temporal correlation of cellular infiltrates and muscle dysfunction in rat. Surgery 126: 498–509
2. Kalff JC, Schraut WH, Billiar TR, Simmons RL, Bauer AJ (2000) Role of inducible nitric oxide synthase in postoperative intestinal smooth muscle dysfunction in rodents. Gastroenterology 118: 316–327
3. Bauer AJ, Schwarz NT, Moore BA, Turler A, Klaff JC (2002). Ileus in critical illness: mechanisms and management. Curr opin crit care 8: 152–157

Korrespondenzadresse: Dr. Mario Mueller, Klinik für Allgemeine Chirurgie, Zentrum für medizinische Forschung (ZMF), Waldhörnlestrasse 22, 72072 Tübingen, Tel.: 07071 29-81262, Fax: 07071 29-5500, e-mail: mario.mueller@uni-tuebingen.de

Viszerale Lymphediatoren, die während einer Sepsis freigesetzt werden, hemmen die Magen-, Dünndarm- und Dickdarmmotilität bei der Ratte

Visceral mediators released into mesenteric lymph during sepsis potently inhibit gastric, small intestinal, and colonic motility in rats

J. Glatzle[1], *H. M. Türck*[1], *W. Wilhelm*[1], *M. H. Müller*[1], *C. Skirmuntt*[1], *H. E. Raybould*[2], *H. D. Becker*[1], *T. T. Zittel*[1]

[1] Klinik für Allgemeine Chirurgie, Universität Tübingen, Deutschland
[2] University of California at Davis, Dept. Anatomy and Physiology, USA

Abstract

Gastrointestinal motility and transit are strongly inhibited during abdominal sepsis. Recently it was demonstrated, that inflammatory cytokines are drained into the visceral lymph after an insult to the GI tract and they mediate systemic responses. *Specific Aim:* To determine whether mesenteric lymph collected during sepsis inhibits gastrointestinal motility and transit. *Methods:* Mesenteric lymph was obtained from awake lymph fistula donor rats following vehicle (control) or LPS (sepsis model) injection (ip). Control or sepsis lymph were reinfused iv into recipient rats on two consecutive days. Gastric, small intestinal and colonic motility were recorded online using strain gauge transducers. Additionally gastric emptying in % and the small intestinal transit of a semi-solid Cr51 marked test meal were analysed after lymph infusion. *Results:* Sepsis lymph significantly inhibited gastric, small intestinal, and colonic motility in recipient rats as well as gastric emptying and small intestinal transit. The motility index was reduced by 54% and by 62% in the stomach and in the colon after infusion of sepsis lymph, respectively. *Conclusions:* Mediators in mesenteric lymph, possibly cytokines, may be responsible for inhibition of gastrointestinal motility and impaired gut function during sepsis.

Einleitung

Während einer abdominellen Sepsis kommt es häufig zu einer Hemmung der gastrointestinalen Motilität. Hierdurch wird die enterale Ernährung behindert, nachfolgend können bakterielle Translokation und systemische Infektkonstellationen auftreten, die den Krankheitsverlauf negativ beeinflussen. Es konnte gezeigt werden, dass während einer Peritonitis inflammatorische Mediatoren vom Gastrointestinaltrakt ausgeschüttet werden und diese via viszeraler Lymphe in die systemische Zirkulation drainiert werden [1]. Viszeralen Lymphmediatoren, die während einer Sepsis freigesetzt werden, kommt möglicherweise eine entscheidende Bedeutung bei Hemmung der gastrointestinalen Motilität zu. Ziel der Studie war es zu untersuchen, welchen Einfluss viszerale Lymphmediatoren, die während einer Sepsis freigesetzt werden, auf die Magen, Dünndarm und Dickdarmmotilität bei der Ratte haben.

Methodik

Zur viszeralen Lymphkollektion wurde je ein Vinyl-Katheter in ein mesenteriales Lymphgefäß implantiert, über das Duodenum wurde Glucose 5%, 3 ml/h, infundiert. Viszerale Lymphe wurde bei Kontrolltieren (NaCl, 1 ml i.p. n = 6) und nach Sepsisinduktion (LPS 5 mg/kg i.p., n = 6) für

12 h gesammelt. Diese Lymphe wurde entsprechend der Lymphflussrate der Spendertiere (3 ml/h) in separate Empfängertiere (n = 4 je Gruppe) über einen V. jugularis Katheter reinfundiert, während die Magen-, Dünndarm- und Dickdarmmotilität mittels Dehnungsmessstreifen registriert wurde. Ausgewertet wurde jeweils der Motilitätsindex, die Kontraktionsfrequenz, die maximale und mittlere Amplitude und die Fläche pro Kontraktion. Zusätzlich wurden die Magenentleerung (n = 6) und der Dünndarmtransit (n = 6) mittels eines semisoliden radioaktiv markierten Testmahls (CR51) nach Lymphinfusion gemessen. Ausgewertet wurde die Magenentleerung in % und das geometrische Zentrum des intestinalen Transits; dazu wurde der Dünndarm in 10 equivalente Abschnitte unterteilt.

Ergebnisse

Sepsislymphe hemmte signifikant die Magen-, Dünndarm- und Kolonmotilität in Empfängertieren (◘ Tabelle 1). Die stärksten Effekte waren dabei am Magen und im Kolon zu beobachten, wo der Motilitätsindex um 54% bzw. 62% reduziert wurde. Die Magenentleerung und der Dünndarmtransit wurde durch Sepsislymphe ebenfalls signifikant gehemmt (Magenentleerung in %, Kontrolllymphe vs. Sepsislymphe, 83 ± 3% vs. 42 ± 5%, p < 0,005; Geometrisches Zentrum des intestinalen Transits, Kontrolllymphe vs. Sepsislymphe, 5,38 ± 1,16 vs. 2,89 ± 0,7, p < 0,001).

◘ Tabelle 1. Sepsislymphe hemmt signifikant die Magen, Dünndarm- und Kolonmotilität bei Empfängertieren. Gemessen wurde eine signifikante Abnahme des Motilitätsindex, der Kontraktionsfrequenz, der maximalen und mittleren Amplitude so wie der Fläche pro Kontraktion

	Magen	Dünndarm	Kolon
Motilitätsindex [% Baseline]	127 ± 23 vs. 58 ± 11*	110 ± 17 vs. 83 ± 6*	117 ± 23 vs. 44 ± 6*
Kontraktionsfrequenz/min	1,8 ± 0,2 vs. 1,6 ± 0,4	22 ± 0,6 vs. 18 ± 0,5*	1,2 ± 0,1 vs. 1 ± 0,1
Maximale Amplitude [mV]	133 ± 20 vs. 78 ± 10*	181 ± 43 vs. 86 ± 8*	46 ± 8 vs. 32 ± 5*
Mittlere Amplitude [mV]	62 ± 6 vs. 40 ± 3*	35 ± 10 vs. 17 ± 1*	19 ± 3 vs. 16 ± 2
Fläche/Kontraktion [μm^2]	216 ± 17 vs. 150 ± 194*	59 ± 18 vs. 27 ± 24*	457 ± 76 vs. 346 ± 70

Kontrolle vs. Sepsislymphe, * p < 0,05

Diskussion

Unsere Untersuchungen zeigen erstmals, dass während einer Sepsis im Bereich der Darmwand ausgeschüttete viszerale Mediatoren zu einer erheblichen Hemmung der gastrointestinalen Motilität führen. Der Darm als potentielles Immunorgan setzt inflammatorische Mediatoren wie Zytokine während eines schweren Traumas frei [2], die in hohen Konzentrationen via viszeraler Lymphe in die systemische Zirkulation drainiert werden [1]. Eine ähnliche Aktivierung von Immunzellen ist bei der abdominellen Sepsis zu beobachten [3]. Den viszeralen Mediatoren kommt offensichtlich eine wichtige Rolle bei der Entstehung gastrointestinaler Funktionsstörungen zu. Unser Modell bietet einen idealen Ansatz zur Untersuchung neuer Therapiestrategien zur Beeinflussung der viszeralen Mediatorenfreisetzung während einer Sepsis.

Literatur

1. Sakashita YE, Hiyama Y, Imamura Y, Murakami Y, Sugahara Y, Takesue Y, Matsuura Y (2000) Generation of pro-inflammatory and anti-inflammatory cytokines in the gut in zymosan-induced peritonitis. Hiroshima J Med Sci 49: 43–48

2. Grotz M, Regel G, Bastian L, Weimann A, Neuhoff K, Stalp M, Tscherne H (1998) Der Darm als zentrales Organ in der Entwicklung des Multiorganversagens (MOV), nach schwerem Trauma – Pathophysiologie und therapeutische Ansätze. Zentralbl Chir 123: 205–217
3. Stenson WF (1999) Gastrointestinal Inflammation. In: Yamada T (Hrsg) Textbook of Gastroenterology. Lippincott, New York, S 123–140

Korrespondenzadresse: Dr. med. Jörg Glatzle, Universitätsklinik Tübingen Klinik für Allgemeine Chirurgie, Hoppe-Seyler-Str. 3, 72076 Tübingen, Tel.: 07071/2986611, Fax: 07071/295553, e-mail: jglatzle@t-online.de, Fortüne Programm 1025-1-0

Endotoxin-vermittelte Dysfunktion der glatten Dünndarm-Muskulatur nach chirurgischen Dickdarmeingriffen

Endotoxin-mediated intestinal smooth muscle dysfunction following colonic surgery

A. Türler[1], B. A. Moore[2], J. C. Kalff[1], S. Tögel[2], A. Hirner[1], A. J. Bauer[2]

[1] Klinik und Poliklinik für Allgemein-, Viszeral-, Thorax- und Gefäßchirurgie; Universitätsklinikum Bonn
[2] Department of Medicine/Gastroenterology; University of Pittsburgh, PA, USA

Abstract

Background: Colonic surgery is associated with a significant delay in intestinal transit. Thus we investigated whether these changes are caused by the downstream barrier of the surgically damaged colon or by small intestinal muscularis alteration itself. Furthermore we evaluate the potential role of gut derived endotoxin in the development of postoperative intestinal dysfunction. *Materials and Methods:* SD-Rats and Toll-like receptor 4-knockout-mice underwent colonic manipulation. Isolated small intestinal transit was analyzed in animals with ileostomy. The perioperative emigration of intracolonic particles was investigated by lumenal injection of fluorescently labeled LPS and microspheres. The gut was decontaminated prior to manipulation using polymyxin B and neomycin. Mediator mRNA expression was determined by real-time RT – PCR. Leukocyte extravasation was investigated in muscularis whole-mounts. *In vitro* circular muscle contractility was assessed in a standard organ bath. Statistical analysis: unpaired Student *t* test, $p < 0.05$, mean $\pm$ SEM. *Results:* Selective colonic manipulation compared to sham resulted in a significant delay in small intestinal transit (ileostomy-rats). This delay was associated with leukocyte recruitment and an increase in inflammatory mRNA expression within the small intestinal muscularis at 3 hours: IL-6: 1752 fold, ICAM-1: 9 fold, MCP-1: 18 fold, COX-2: 3 fold, iNOS 12 fold). Preoperative gut decontamination prevented this inflammatory response (IL-6: 330 fold, ICAM-1: 5 fold, MCP-1: 6 fold, COX-2: 1 fold, iNOS 2 fold). The small intestinal muscularis after colonic manipulation presented with a 41% inhibition of contractile activity. In contrast, contractions of small intestinal muscle strips after decontamination and colonic manipulation were similar to controls (100 mM: 4.2 ± 0.5 g/mm^2/s). Toll-like receptor 4-knockout-mice did not show a significant suppression in smooth muscle contractile activity following colonic surgery compared to control mice. *Conclusions:* Selective colonic manipulation initiates a distant inflammatory response in the small intestinal muscularis that contributes to postoperative ileus. Furthermore, the data provide evidence that gut derived bacterial products are mechanistically involved in the initiation of this remote inflammatory cascade.

Einleitung

Die chirurgische Manipulation des Ratten-Dickdarms führt zu einer lokalen Entzündungsreaktion in der Tunica muscularis, die bei der Entstehung der postoperativen Dickdarm-Atonie ursächlich beiteiligt ist (Türler et al. 2002a). Darüber hinaus zeigt sich nach der selektiven Dickdarm-Manipulation eine erhebliche Minderung der Dünndarm-Transitzeit. Das Ziel der Studie war es zunächst, die Ursache dieser Transitverzögerung, insbesondere unter Berücksichtigung potentieller Entzündungsreaktionen in der Tunica muscularis des Dünndarms, zu ergründen.

Es ist gezeigt worden, dass die Exposition mit Lipopolysacchariden zu einer relevanten Entzündungsreaktion in der Tunica muscularis des Dünndarms führen kann (Eskandari et al. 1997, Türler et al. 2002b), die über die Induktion der Stickstoff-Monoxid-Synthase und der Freisetzung von NO zu einer direkten Minderung der Kontraktilität der glatten Darmmuskulatur führt (Eskandari et al. 1999). Darüber hinaus wurde berichtet, dass die mechanische Alteration des Darmes im Rahmen von intraabdominellen Eingriffen zu einer transienten Störung der Mukosa-Barriere führt, wodurch Partikel in Bakteriengröße die systemische Zirkulation erreichen können (Schwarz et al. 2002). Basierend auf diesen Erkenntnissen haben wir die Hypothese aufgestellt, dass eine mechanisch-bedingte Freisetzung von Endotoxinen aus dem Dickdarm ursächlich an der angenommenen Entzündungsreaktion nach Dickdarmmanipulation beteiligt ist.

Methodik

SD-Ratten wurden in Isofluran-Inhalationsnarkose einer standardisierten operativen Manipulation des Kolons unterzogen. Um den Dünndarmtransit unabhängig von der motorischen Funktion des nachgeschalteten Kolons analysieren zu können, wurde den Tieren 3 Wochen vor diesem experimentellen Eingriff ein doppelläufiges terminales Ileostoma angelegt. Eine Darmdekontamination wurde mit einer 7 Tage andauernden oralen Therapie mit Polymyxin B und Neomycin durchgeführt. Als genetischer Ansatz für die Untersuchung der Bedeutung endogenen Endotoxins bei der Entstehung der entfernten Entzündungsreaktion dienten Toll-like Rezeptor 4-Knockout-Mäuse. Gen-Expressionsanalysen erfolgten mittels Real-Time RT-PCR unter Verwendung von SYBR Green und der vergleichenden DDCT-Methode. Die Leukozyteninfiltrate in der Tunica muscularis des Dünndarmes wurden histochemisch und immunhistochemisch untersucht. In vitro Kontraktilitätsuntersuchungen der zirkulären Schicht der Tunica muscularis wurden mit Bethanechol-Stimulation durchgeführt. Transitanalysen der gastrointestinalen Passage erfolgten nach oraler Gabe von Fluoreszein-markiertem Dextran durch fluorometrische Quantifizierung und Analyse des geometrischen Zentrums. Statistik: Student-t-Test, Signifikanzniveau: $p < 0,05$.

Ergebnisse

Die selektive Manipulation des Dickdarms führt bei Ratten mit einem Ileostoma zu einer signifikanten Verlängerung der Dünndarm-Transitzeit, unabhängig von einer möglichen Blockadewirkung des nachgeschalteten Dickdarmes. Diese Verzögerung ist assoziiert mit einer signifikanten Leukozyteninfiltration und der mRNA-Induktion von Entzündungsmediatoren in der Tunica muscularis des Dünndarms (3 h nach Manipulation: IL-6: 1752 fach, ICAM-1: 9 fach, MCP-1: 18 fach, COX-2: 3 fach, iNOS 12 fach). Die präoperative Darm-Dekontamination vermindert die zelluläre und molekulare Entzündungsreaktion (3 h nach Manipulation: IL-6: 330 fach, ICAM-1: 5 fach, MCP-1: 6 fach, COX-2: 1 fach, iNOS 2 fach). Die Dünndarm-Muskulatur nach Dickdarm-Manipulation zeigt eine 41%ige Minderung der kontraktilen Aktivität (bei 100 mM Bethanechol: 2.5 ± 0.3 vs. 4.3 ± 0.3 g/mm²/s bei Kontrolltieren). Dagegen ist die Kontraktionskraft der Dünndarm-Muskulatur nach der Darm-Dekontamination und Dickdarm-Manipulation nicht von den Kontrollwerten zu unterscheiden (100 mM: 4.2 ± 0.5 g/mm²/s). Toll-like Rezeptor 4-Knockout-Mäuse zeigen gegenüber Wildtyp-Mäusen eine signifikant geringere Entzündungsreaktion in der Dünndarm-Muskularis und eine signifikant bessere kontraktile Aktivität der glatten Dünndarm-Muskulatur nach der Dickdarm-Manipulation.

Diskussion/Schlussfolgerung

Die selektive Manipulation des Dickdarmes führt zu einer entfernten Entzündungsreaktion in Dünndarm-Muskulatur, die zu der postoperativen Darmatonie beiträgt. Darüber hinaus belegt die Studie, dass aus dem Darmlumen freigesetzte bakterielle Produkte mechanistisch an der Initiierung dieser entfernten Entzündungsreaktion beteiligt sind.

Die Arbeit wurde durch ein Habilitationsstipendium der Deutschen Forschungsgemeinschaft (DFG: TU-116/2-1) und durch das National Institute of Health (R01-GM-58241 und P50-GM-53789) unterstützt.

Literatur

1. Eskandari MK, Kalff JC, Billiar TR, Lee KK, Bauer AJ (1997) Lipopolysaccharide activates the muscularis macrophage network and suppresses circular smooth muscle activity. Am J Physiol 273: G727 – G734
2. Eskandari MK, Kalff JC, Billiar TR, Lee KK, Bauer AJ (1999) LPS-induced muscularis macrophage nitric oxide suppresses rat jejunal circular muscle activity. Am J Physiol 277: G478 – G486
3. Schwarz NT, Beer-Stolz D, Simmons RL, Bauer AJ (2002) Pathogenesis of paralytic ileus: intestinal manipulation opens a transient pathway between the intestinal lumen and the leukocytic infiltrate of the jejunal muscularis. Ann Surg 235: 31 – 40
4. Türler A, Moore BA, Pezzone MA, Overhaus M, Kalff JC, Bauer AJ (2002a) Colonic postoperative inflammatory ileus in the rat. Ann Surg 236: 56 – 66
5. Türler A, Schwarz NT, Türler E, Kalff JC, Bauer AJ (2002b) MCP-1 causes leukocyte recruitment and subsequently endotoxemic ileus in rat. Am J Physiol Gastrointest Liver Physiol 282: G145 – G155

Korrespondenzadresse: Priv. Doz. Dr. med. Andreas Türler, Klinik und Poliklinik für Allgemein-, Viszeral-, Thorax- und Gefäßchirurgie, Universitätsklinikum Bonn, Sigmund-Freud-Str. 25, 53105 Bonn

Dehydroepiandrosteron (DHEA) normalisiert die unterdrückte PBMC Funktion nach großen abdominal-chirurgischen Operationen

Dehydroepiandrosterone (DHEA) restores the suppressed PBMC function following major abdominal surgery

M. C. Frantz[1], M. W. Wichmann[1], S. J. Eisenmenger[1], P. Angele[2], K. W. Jauch[1], M. K. Angele[1]

[1] Chirurgische Klinik, Klinikum Großhadern, Ludwig-Maximilians-Universität München, Deutschland
[2] Abteilung für Unfallchirurgie, Universitätsklinikum Regensburg, Deutschland

Abstract

Background: Clinical studies indicate suppressed proinflammatory cytokine release by peripheral blood mononuclear cells (PBMC) following major abdominal surgery. This dysfunction correlates with an increased rate of septic complications. In this respect, experimental animal studies revealed immunoprotective properties of dehydroepiandrosterone (DHEA). Administration of DHEA restored cell-mediated immune responses after trauma-hemorrhage in mice. Moreover, this steroid hormone decreased mortality rates following hemorrhage and subsequent sepsis. Although those studies demonstrate immunoprotective properties of DHEA in mice after trauma and blood loss it remains unknown whether DHEA has also salutary effects on the depressed PBMC function in surgical patients. *Objective:* To test potential immunomodulatory effects of DHEA *in vitro* on PBMC harvested from patients undergoing major abdominal surgery. *Methods:* Blood samples were obtained from 15 patients undergoing major abdominal surgery preoperatively and 2 hours postoperatively. Plasma was collected and PBMC were isolated by Ficoll separation. PBMC were cultured with 30% plasma in the presence or absence of DHEA (10^{-8} M physiological concentration, 10^{-5} M) for 1 hour followed by LPS stimulation (1 µg/ml) for 16 hours. The release of proinflammatory cytokines (IL-1β, IL-6, TNF-α) was measured in the supernatants by ELISA. *Results:* Abdominal surgery resulted in suppressed IL-1β and TNF-α release by PBMC. Addition of DHEA (10^{-8} M, 10^{-5} M) to the culture medium, however, significantly increased the depressed IL-1β and TNF-α release and stimulated the IL-6 release by PBMC. The effect was more pronounced for the higher dosage. *Conclusion:* DHEA stimulates proinflammatory cytokine release capacities of human PBMC following major abdominal surgery. Thus, DHEA might represent a novel approach for preventing immunosuppression in surgical patients, thereby decreasing the rate of subsequent septic complications.

Einleitung

Experimentelle und klinische Studien weisen auf eine Unterdrückung der Sekretionsfähigkeit von proinflammatorischen Zytokinen durch periphere mononukleäre Blutzellen (PBMC) nach abdominal-chirurgischem Trauma hin [1, 2]. Diese Funktionsstörung der zellvermittelten Immunantwort geht mit einer erhöhten Rate an septischen Komplikationen einher [2]. In tierexperimentellen Studien konnte gezeigt werden, dass Dehydroepiandrosteron (DHEA), das Steroidhormon mit der höchsten Konzentration im Plasma, zu einer Normalisierung der zellvermittelten Immunität nach traumatisch-hämorrhagischem Schock führt [3 – 5]. Weiterhin kam es durch DHEA zu einer signifikanten Erhöhung der Überlebensrate nach anschließender Sepsis [4]. Trotz der vielversprechenden Ergebnisse in tierexperimentellen Studien und angesichts der Tatsache, dass die Immunfunktion chirurgischer Patienten postoperativ beeinträchtigt ist [1], bleibt der Effekt von DHEA in diesem Zusammenhang noch unklar. Aufgrund dessen sollten im Rahmen dieser Studie *in vitro* mögliche immunprotektive Effekte von DHEA auf die gestörte PBMC Funktion chirurgischer Patienten nachgewiesen werden.

Methodik

Aus heparinisiertem Blut von 15 Patienten mit abdominal-chirurgischen Eingriffen wurden präoperativ und 2 Stunden postoperativ PBMCs über Ficoll isoliert und Plasma gewonnen. Die Zellen wurden unter Zugabe von 30% des entsprechenden Patientenplasmas (präop bzw. postop) zum Kulturmedium (RPMI 1640 + Gentamicin) für 1 Stunde mit oder ohne Zugabe von 10^{-8} M (physiologische Konzentration) oder 10^{-5} M DHEA vorbehandelt und anschließend für 16 Stunden mit LPS (1 µg/ml) stimuliert. Zur Ermittlung der PBMC Funktion wurden die proinflammatorischen Zytokine IL-1β, IL-6 und TNF-α mittels ELISA in den Zellkulturüberständen bestimmt.

Ergebnisse

Im postoperativen Verlauf zeigte sich eine Suppression der PBMC Funktion (IL-1β und TNF-α). Der Zusatz von klinisch relevanten DHEA Konzentrationen (10^{-8} M, 10^{-5} M) zum Kulturmedium führte zu einer signifikanten Steigerung der unterdrückten PBMC Sekretionsfähigkeit für IL-1β und TNF-α sowie zu einer Stimulation der IL-6 Sekretionsfähigkeit (siehe ◘ Tabelle 1). Der stimulatorische Effekt war tendenziell verstärkt für 10^{-5} M DHEA, es fand sich jedoch kein signifikanter Unterschied für die gewählten DHEA Konzentrationen. Tamoxifen verhinderte die DHEA induzierte Stimulation der Zytokinsekretion *in vitro*.

◘ Tabelle 1. *In vitro* Sekretion proinflammatorischer Zytokine durch PBMC präoperativ und postoperativ, gewonnen von abdominal chirurgischen Patienten. Postoperativ gewonnene Zellen wurden für 1 Std. ohne und mit DHEA (10^{-8} M, 10^{-5} M) inkubiert. Anschließend wurden alle PBMC mit LPS für 16 Stunden stimuliert. IL-1β, IL-6 und TNF-α wurden mittels ELISA gemessen.
Postoperative Werte im Verhältnis zum präoperativen Wert, Angaben in Prozent

Änderung in %	IL-1β	IL-6	TNF-α
Präoperativ ohne DHEA	100	100	100
Postoperativ ohne DHEA	61,5 ± 19,4*	105,0 ± 20,3	73,9 ± 17,2*
Postoperativ + 10^{-5} M DHEA	86,1 ± 19,7#	133,6 ± 22,2#	105,0 ± 20,3#
Postoperativ + 10^{-8} M DHEA	80,5 ± 21,3#	122,4 ± 21,7#	90,3 ± 17,8#

N = 15 Patienten, ANOVA * $p < 0{,}05$ vs. Präoperativ ohne DHEA; # $p < 0{,}05$ vs. postoperativ ohne DHEA

Diskussion

Tierexperimentelle Studien zeigten nach DHEA Behandlung eine Normalisierung der zellvermittelten Immunabwehr nach traumatisch-hämorrhagischem Schock. Ebenso verringerte DHEA die Sterberate nach anschließender Sepsis [4]. Auch die in unserer Studie gewonnenen Daten zeigten eine Stimulation der PBMC Funktion unter dem Einfluss von DHEA *in vitro*. Demnach könnte eine postoperative Immunsuppression bei chirurgischen Patienten möglicherweise durch die Behandlung mit DHEA verhindert werden. Nachdem der Zusatz von

Tamoxifen, einem Östrogenrezeptorantagonisten, die Wirkung von DHEA aufhob, scheint DHEA seine immunstimulatorischen Effekte über den Östrogenrezeptor zu vermitteln. Da eine Funktionsstörung von PBMCs mit einer Zunahme an septischen Komplikationen verbunden ist [2], lassen unsere Ergebnisse den perioperativen Einsatz von DHEA bei abdominal-chirurgischen Patienten sinnvoll erscheinen.

Literatur

1. Faist E, Kupper TS, Baker CC, Chaudry IH, Dwyer J, Baue AE (1986) Depression of cellular immunity after major injury. Arch Surg 121: 1000–1005
2. Angele MK, Faist E (2002) Clinical review: Immunodepression in the surgical patient and increased susceptibility to infection. Critical Care 6: 298–305
3. Angele MK, Schwacha MG, Ayala A, Chaudry IH (2000) Effect of gender and sex hormones on immune resonses following shock. Shock 14: 81–90
4. Angele MK, Catania RA, Ayala A, Cioffi WG, Bland KI, Chaudry IH (1998) Dehydroepiandrosterone: An inexpensive steroid hormone that decreases the mortality due to sepsis following trauma-induced hemorrhage. Arch Surg 133: 1281–1288
5. Catania RA, Angele MK, Ayala A, Cioffi WG, Bland KI, Chaudry IH (1999) Dehydroepiandrosterone restores immune function following trauma-haemorrhage by a direct effect on T lymphocytes. Cytokine 11: 443–450

Korrespondenzadresse: Dr. Martin K. Angele, Chirurgische Klinik und Poliklinik, Klinikum Großhadern, Marchioninistr. 15, 81377 München, Fax: 089 7095 6433, e-mail: mangele@aol.com

Modulation TNF-alpha-induzierter Entzündung durch den p53-Inhibitor Pifithrin-alpha

Modulation of TNF-alpha-induced inflammation by the p53-inhibitor pifithrin-alpha

M. Amon[1], *B. Vollmar*[2], *M. D. Menger*[1]

[1] Institut für Klinisch-Experimentelle Chirurgie, Universität des Saarlandes, Homburg/Saar
[2] Abteilung für Experimentelle Chirurgie, Universität Rostock Rostock

Abstract

Inflammation of traumatized tissue still represents a challenge in surgical practice, causing discomfort of patients, remarkable costs by delay of wound healing and follow-up surgery. Both disturbance of the microcirculation and apoptotic cell death may take part in this process. The aim of the presented study was to evaluate the role of p53 in TNF-α-induced inflammation by temporary inhibition with pifithrin-α. Dorsal skinfold chambers of hairless mice (6 – 8 weeks, 25 – 30 g bw) were locally exposed to 2000 U of murine TNF-α 4 days after preparation. Arteriolar diameters, arteriolar red blood cell velocity (RBV), arteriolar volumetric blood flow (VBF), functional capillary density (FCD), number of permanent adherent leukocytes and the amount of apoptotic cell death were evaluated before pretreatment and 30, 60, 90 min as well as 2, 3, 8, 24 and 48 h after exposure to TNF-α by means of intravital fluorescence microscopy. Animals were either pre-treated with 2.2 mg/kg bw PFT-α ip 15 min before TNF-α-exposure (PFT-α; $n = 6$) or with the vehicle DMSO ip (1 ml/kg bw; DMSO; $n = 6$). Saline-treated animals served as controls (control; $n = 9$). ANOVA and Student's t-test. In controls, arteriolar diameters were almost unchanged 8 h after TNF-α-exposure while RBV and VBF were significantly reduced, resulting in a significant restriction of FCD. As a sign of inflammation, the number of adherent leukocytes and the amount of apoptotic cell death significantly increased. Pretreatment with DMSO elicted no changes in arteriolar diameters while RBV and VBF were markedly, and FCD even significantly increased compared to controls. The number of adherent leukocytes and the amount of apoptotic cell death were increased comparable to that in controls. Pre-treatment with PFT-α resulted in a significant reduction of apoptotic cell death compared to DMSO and a moderate reduction of leukocyte adherence while there was no effect on microcirculatory dysfunction and perfusion failure. In summary, we could prove a significant reduction of TNF-α-induced apoptotic cell death by pifithrin-α while the accompanying improvement of microvascular perfusion was, at least in this model, presumably caused by the vehicle DMSO. The temporary inhibition of p53 may thus contribute to the reduction of TNF-α-induced damage following soft tissue trauma.

Einleitung

Die Entzündungsreaktion traumatisierten Gewebes stellt nach wie vor eine Herausforderung in der Chirurgie dar, welche neben der Belastung für den Patienten auch hohe Kosten verursacht. Sowohl die Störung der Mikrozirkulation als auch der Anstieg des apoptotischen Gewebeschadens sind von wesentlicher Bedeutung bei der Entstehung von Wundheilungsstörungen. Frühere Studien konnten zeigen, dass die inflammatorische Antwort traumatisierten Gewebes durch TNF-α vermittelt wird [1]. Mit Pifithrin-α steht seit einiger Zeit eine Substanz zur Verfügung, die es ermöglicht ohne schwerwiegende Nebenwirkungen p53-assoziierte Zellschädigungen zu verhindern [2, 3]. Ziel der vorliegenden Studie war, die Beteiligung von p53 an der TNF-α-induzierten entzündlichen Gewebereaktion durch temporäre Inhibition mit Pifithrin-α (PFT-α) zu klären.

Material und Methoden

Als Modell verwendeten wir die Rückenhautkammer der haarlosen Maus. Die intravitalmikroskopische Analyse der Mikrozirkulation und des apoptotischen Gewebeschadens erfolgte zu Versuchsbeginn und anschließend 30, 60, 90 Minuten und 2, 3, 8, 24 und 48 Stunden nach lokaler Applikation von 2000 U TNF-α. Hierbei wurden arterioläre Durchmesser, Fließgeschwindigkeit (RBV) und volumetrischer Blutfluss (VBF) sowie funktionelle Kapillardichte (FKD), Anzahl permanent adhärenter Leukozyten und die Anzahl apoptotischer Zellen quantitativ erfasst. Untersucht wurden TNF-α-exponierte Tiere, die mit 2,2 mg/kg KG PFT-α ip (PFT-α; $n = 6$) bzw. der Trägersubstanz DMSO ip (1 ml/kg KG; DMSO; $n = 6$) vorbehandelt wurden. TNF-α-exponierte Tiere, die lediglich mit isotoner Kochsalzlösung vorbehandelt wurden, dienten als Kontrollen (Kontrolle; $n = 9$). Daten: % des Ausgangswertes ± SEM, ANOVA, Student's t-Test.

Ergebnisse

In der Kontrollgruppe fand sich 8 h nach TNF-α-Exposition der arterioläre Durchmesser nahezu unverändert zu Ausgangsbedingungen (95 ± 5%), während RBV und VBF mit 66 ± 4% bzw. 60 ± 9% deutlich ($p < 0.05$) reduziert waren. Daraus ergab sich eine signifikante ($p < 0.05$) Reduktion der FKD auf 41 ± 4%. Als Zeichen einer entzündlichen Gewebereaktion stieg die Anzahl der adhärenten Leukozyten auf 1008 ± 217% ($p < 0.05$) des Ausgangswertes an, die Anzahl apoptotischer Zellen war auf 715 ± 34% ($p < 0.05$) erhöht. Vorbehandlung mit DMSO bewirkte keine Veränderung des arteriolären Durchmessers (98 ± 4%) im Vergleich zur Kontrollgruppe, während RBV und VBF deutlich (84 ± 6%; 82 ± 10%) und FKD signifikant erhöht waren (72 ± 5%; $p < 0.05$). Die Leukozytenadhärenz stieg vergleichbar den Kontrollen auf 1467 ± 242%, das Ausmaß des apoptotischen Gewebeschadens auf 958 ± 132% des Ausgangswertes an. Vorbehandlung mit PFT-α bewirkte im Vergleich zu DMSO eine signifikante ($p < 0.05$) Reduktion des apoptotischen Gewebeschadens (350 ± 74%) sowie eine mäßiggradige Verminderung der Leukozytenadhärenz (781 ± 155%), während die Störung der Mikrozirkulation (Durchmesser: 98 ± 2%; RBV: 97 ± 7%; VBF: 94 ± 14%; FKD: 62 ± 8%) nicht beeinflusst wurde.

Zusammenfassung

Temporäre Inhibition von p53 durch Vorbehandlung mit PFT-α vermindert signifikant den durch TNF-α induzierten apoptotischen Gewebeschaden sowie die inflammatorische Antwort des TNF-α-exponierten Gewebes. Die gleichzeitige Verbesserung der mikrovaskulären Perfusion wird in dem hier vorgestellten Modell wohl mit durch die vielfältigen Wirkungen von DMSO hervorgerufen [4, 5]. Die temporäre Inhibition von p53 könnte eine neue therapeutische Strategie zur Reduktion des TNF-α-vermittelten Gewebeschadens nach Trauma darstellen.

Literatur

1. Yamauchi JI, Vollmar B, Wolf B, Menger MD (1999) Role of TNF-alpha in local surgical trauma-induced microvascular dysfunction. Dig Surg 16: 400–406
2. Komarov PG, Komarova EA, Kondratov RV, Christov-Tselkov K, Coon JS, Chernov MV, Gudkov AV (1999) A chemical inhibitor of p53 that protects mice from the side effects of cancer therapy. Science 285: 1733–1737
3. Vollmar B, El-Gibaly AM, Scheuer C, Strick MW, Bruch HP, Menger MD (2002) Acceleration of cutaneous wound healing by transient p53 inhibition. Lab Invest 82: 1063–1071

4. Jacob SW, Herschler R (1986) Pharmacology of DMSO. Cryobiology 23: 14–27
5. Ito Y, Lind RC, Begay CK, Gandolfi AJ, McCuskey MK, McCuskey RS (2000) Late administration of dimethyl sulfoxide minimizes the hepatic microvascular inflammatory response to chloroform in rats. Hepatol Res 18: 203–217

Korrespondenzadresse: Michaela Amon, Universität des Saarlandes, Abteilung für Klinisch-Experimentelle Chirurgie, Kirrbergerstraße, Gebäude 65, 66421 Homburg/Saar, Germany, Tel.: 06841/16-26561, Fax: 06841/16-26553, e-mail: micha99@hotmail.com

Hämorrhagie-induzierte Suppression der Zytokinsynthesefähigkeit wird durch GM-CSF wiederhergestellt

GM-CSF counteracts haemorrhage-induced suppression of cytokine-production capacity

S. Flohé, B. Husain, D. Nast-Kolb, F. U. Schade

Universitätsklinikum Essen, Unfallchirurgie

Abstract

To study cytokine producing capacity after haemorrhage a pressure-controlled sublethal haemorrhagic shock in rats was induced. 24 h after haemorrhage we found a significant reduction of LPS-induced TNFα production of isolated splenic and peritoneal macrophages as well as whole blood cultures. The LPS-induced IL-6 synthesis was reduced in blood cultures and splenic macrophages after shock, while it remained unchanged in peritoneal macrophages. Intravenous application of recombinant murine GM-CSF after haemorrhage before reperfusion significantly enhanced LPS-induced TNFα production in all investigated cells. However, only in peritoneal and splenic macrophages the TNFα-producing capacity of the corresponding cells from sham-operated animals was reached. In blood cultures and splenic macrophages GM-CSF treatment also enhanced IL-6-producing capacity, while no effect was observed in peritoneal macrophages. GM-CSF, therefore represents a promising approach in the treatment of trauma- or shock-induced immunosuppression.

Einleitung

Ein Polytrauma oder ein experimentell induzierter hämorrhagischer Schock führt zu einer schweren Störung der Immunreaktionen, welche für die verminderte Resistenz gegen infektiöse Stoffe verantwortlich zu sein scheint. Untersuchungen bei polytraumatisierten Patienten und experimentellen Studien nach hämorrhagischem bei Ratten und Mäusen beschreiben das Immunsystem in einem anergen Stadium mit einer reduzierten Synthesefähigkeit von verschiedenen Zytokinen, einer Verminderung der Antikörpersynthese der B-Zellen oder der Proliferation der T-Zellen und einer reduzierten Antigen-Präsentation. Insbesondere die ausreichende Synthesefähigkeit von Zytokinen wie TNFα ist essentiell für eine adäquate Immunantwort gegen infektiöse Erreger.

Der hämatopoetische wirksame Wachstumsfaktor Granulozyten-Makrophagen Kolonien-stimulierender Faktor (GM-CSF) ist ein 22 kD Glykoprotein, das nicht nur die Proliferation und Ausdifferenzierung der Knochenmarkzellen beeinflußt, sondern auch eine Effekt auf die immunologisch wirksamen Funktionen der neutrophilen Granulozyten, Monozyten und Makrophagen hat.

In der dargestellten Versuchsreihe untersuchten wir den Effekt einer immunstimulierenden Therapie mit GM-CSF auf die LPS-induzierte IL-6- und TNFα-Produktionskapazität von Makrophagen nach einem subletalen Schock an der Ratten.

Material und Methoden

Der hämorrhagischer Schock wurde mittels eines Druck-kontrollierten Blutverlustes auf einen mittleren arteriellen Druck von 50 mmHg für 35 – 40 Minuten in männlichen Sprague-Dawley Ratten herbeigeführt. Blutentnahme und die nachfolgende Reperfusion mit 1 + 1 verdünnten entnommenen Blutes erfolgte über einen Katheter in der Arteria femoralis. Als Marker für die Immunfunktion wurden 24 Stunden nach dem Schock in vitro Lipopolysaccharide-(LPS)-induzierte TNFα und die IL-6 Produktion von über Adhärenz isolierte Makrophagen aus Milzzelllysaten und dem Peritoneum, sowie Vollblutkulturen bestimmt. Zytokine wurden mittels ELISA gemessen. Rekombinantes murines GM-CSF wurde unmittelbar vor Reperfusion in einer Konzentration von 20 µg/Tier (250 – 300 g) i.a. gegeben Die Werte werden als Mittelwerte mit deren Standardmittelwertabweichungen ausgedrückt. Die statistische Analyse erfolgte mittels des ungepaarten studentischen t-Tests.

Ergebnisse

Subletaler hämorrhagischer Schock verursacht eine signifikante Reduktion der LPS-induzierten TNFα-Synthese von Vollblut, Milz- und Peritonealmakrophagen 24 h nach dem Ereignis. Die LPS-induzierte IL-6-Synthese verhält sich in Vollblut in Milz gleich, in Peritonealmakrophagen ist sie nicht durch Schock beeinflußt. GM-CSF-Gabe unmittelbar nach Schock vor der Reperfusion erhöht die Produktionsfähihikeit von allen untersuchten Zellen signifikant. Einzelheiten siehe ◘ Tabelle 1.

Dargestellt ist Mittelwert ± Standardmittelwertabweichung von Doppelansätzen aus 6 Tieren/ Gruppe. Zellen wurden 24 h nach Schock aus den Tieren entnommen und nach Zellaufreinigung über Adhärenz für 6 h mit 10 ng/ml LPS stimuliert.

◘ **Tabelle 1.** LPS-induzierte TNFα- und IL-6-Synthesfähigkeit von verschiedenen Zellkompartimenten 24 nach hämorrhagischen Schock

	TNFα in ng/ml			
	Sham	Schock	Sham + GM-CSF	Schock + GM-CSF
Milzmakrophagen	0,884 ± 0,232	0,034 ± 0,104	1,37 ± 0,42	0,53 ±) 0,047
Peritonealmakrophagen	2,2 ± 0,67	0,289 ± 0,37	1,992 ± 0,03	2,066 ± 0,094
Vollblut	1,01 ± 0,7	0,233 ± 0,078	0,414 ± 0,411	0,336 ± 0,06
	IL-6 in ng/ml			
	Sham	Schock	Sham + GM-CSF	Schock + GM-CSF
Milzmakrophagen	0,482 ± 0,39	0,075 ± 0,013	2,0 4 ± 0,75	0,114 ± 0,017
Peritonealmakrophagen	4,15 ± 1,63	4,44 ± 0,41	5,43 ± 0,59	5,42 ± 0,34
Vollblut	1,37 ± 0,45	0,114 ± 0,06	1,61 ± 0,89	0,216 ± 0,073

Diskussion

Eine Reduktion der Zytokinproduktion nach hämorrhagischem Schock oder Gewebsschädigung wird in vielen experimentellen Studien beschrieben. Dies stimmt mit den Ergebnissen unserer Versuchsreihe überein. Diese Reduktion der Zytokinsynthese wird für TNFα auch nach subletalem Schock beschrieben für mononukleäre Zellen der Milz und des Knochenmarks beschrieben.

Eine ähnliche Reduktion der Synthese wird auch für IL-6 von Peritonealmakrophagen nach hämorrhagischen Schock in der Maus beschriebenen, was wir in unserer aktuellen Studie bei Ratten nicht bestätigen konnten.

Die Ergebnisse unserer experimentellen Studie stimmen weitgehend mit den klinischen Beobachtung der immunologischen Situation nach schweren Verletzungen bei Patienten in der Klinik überein. In Blutproben von polytraumatisierten Patienten konnte mit GM-CSF in vitro diese Suppression der TNFα-Synthesefähigkeit aufgehoben werden.

In unserer Studie konnten wir zeigen, dass GM-CSF auch in vivo die Suppression der TNFα und teilweise der IL-6 Suppression nach hämorrhagischem Schock teilweise aufheben kann, wobei Kompartiment-abhängig unterschiedliche Effekte beobachtet wurden. In keiner der mit GM-CSF stimulierten Zellen war eine überschießende Reaktion nach Stimulation in der TNFα-Produktion zu erkennen. Das läßt vermuten, dass GM-CSF auch bei Gabe in der frühen Phase nach Poytrauma keine zusätzlichen negativen Nebeneffekte im Sinne einer überschießenden Zytokinproduktion haben würde.

Zusammenfassung

Zusammenfassend kann GM-CSF nach hämorrhagischen Schock der Suppression der Zytokinproduktion entgegenwirken. GM-CSF könnte als immunstimulierende Substanz nach schweren Trauma genutzt werden. Zur Festigung dieser Hypothese sollte eine klinische Studie unter Monitoring des Immunstatus mit geeigneten Schwerstverletzten erfolgen.

Korrespondenzadresse: S. Flohé, Universitätsklinikum Essen, Unfallchirurgie, Hufelandstr. 55, 45122 Essen, Fax: 0201 723 1397, e-mail: sascha.flohe@uni-essen.de

XVI. Sepsis

Molekulare Charakterisierung der akuten Immunantwort von Gram positiver und Gram negativer Sepsis

Molecular characterization of the acute septic response to Gram-positive versus Gram-negative bacterial infection

A. Oberholzer[1], *C. A. Dinarello*[2], *W. Ertel*[1], *L. L. Moldawer*[3]

[1] Traumazentrum Berlin-Brandenburg e.V., Klinik für Unfall- und Wiederherstellungschirurgie, Universitätsklinikum Benjamin Franklin, FU Berlin

[2] Department of Medicine, University of Colorado Health Sciences Center, Denver, Colorado 80262, USA

[3] Department of Surgery, University of Florida College of Medicine, Gainesville, Florida 32610, USA

Abstract

In the present study, we examine the diversity in host response to Gram negative and Gram positive pathogens by focusing on the differential proinflammatory cytokine responses in the plasma of septic patients. Moreover, a genome-wide survey of gene expression pattern was performed on whole blood from human volunteers stimulated *ex vivo* with Gram negative and Gram positive microbial products. Blood plasma was obtained from 52 patients with Gram negative or Gram positive sepsis on admission and evaluated for proinflammatory cytokine concentrations. In addition, whole blood from healthy human volunteers was stimulated *ex vivo* with E. coli lipopolysaccharide (LPS) or heat-killed *Staphylococcus aureus* (SAC). Gene expression pattern were also obtained from *ex vivo* stimulated whole blood leukocytes using GeneChip technology. Plasma concentrations of TNF-α, IL-1Ra, IL-8, IL-10, IL-18BP, procalcitonin, and protein C did not differ between patients with Gram negative and Gram positive sepsis. However, plasma IL-1β and IL-18 concentrations were significantly higher in patients with Gram positive sepsis. *Ex vivo* stimulation of whole blood with SAC markedly increased IL-1β and IL-18 compared to LPS stimulation. GeneChip technology supervised analysis revealed 758 cross-validated probe sets (genes) that are capable of accurately discriminating among Gram negative-stimulated, Gram positive-stimulated, and unstimulated whole blood leukocytes. Furthermore, of these 758 genes, only 87 were upregulated in both conditions greater than 2-fold and only 43 genes were commonly down- regulated. Although the physiological response of the host to Gram negative and Gram positive sepsis may appear similar, the early inflammatory and immunological response to these pathogens seems to significantly differ depending upon the inciting organism.

Einleitung

Obwohl Gram positive und Gram negative Bakterien immunkompetente Zellen über unterschiedliche Rezeptoren aktivieren, erscheinen die klinischen Symptome der Gram positiven und Gram negativen Sepsis ähnlich [1, 2]. Es war das Ziel dieser Studie, das Zytokinmuster auf unterschiedliche bakterielle Stimuli darzustellen. Zusätzlich wurde an Hand der Zytokin-mRNA

Expression mit Hilfe von GeneChips untersucht, ob bei einer *ex vivo* Stimulation mit Gram positiven Bakterienbestandteilen unterschiedliche Gene gegenüber Gram negativen Bakterien aktiviert werden.

Methodik

Patienten (n = 52) mit einem nachgewiesenen septischen Fokus wurden analysiert. Im Plasma wurde IL-1ra, IL-1β, IL-18, IL-18bp, TNF-α, IL-8, IL-10, PCT und Protein C gemessen. In einem zweiten Versuchsansatz wurde Vollblut von gesunden Probanden (n = 5) mit unterschiedlichen Konzentrationen von Gram negativen (LPS: 0.1, 1, 10 ug/mL) oder Gram positiven (SAC: 0.001%, 0.01%, 0.1%) Bestandteilen über 24 Std. stimuliert. Zusätzlich wurde Blut von einer gesunden Person an verschiedenen Tagen (n = 3) gewonnen und dieses mit Gram negativen (LPS: 1 ug/mL) oder Gram positiven (SAC: 0.01%) Bestandteilen über 2 Std. inkubiert. Aus den stimulierten Leukozyten wurde die RNA isoliert und die mRNA Expression proinflammatorischer Zytokine mit Affymetrix GeneChips (U95v2) gemessen.

Ergebnisse

Es gab keinen signifikanten (Mann-Whitney Rank Sum Test, $p < 0{,}05$) Unterschied bezüglich Alter, Geschlecht, APACHE II und MODS Score zwischen Gram positiver (n = 27) und Gram negativer Sepsis (n = 25). Im Blut von Patienten mit Gram positiver Sepsis waren die Kaspase-1 aktivierten Zytokine IL-1β (25 ± 10 versus 8 ± 5 pg/mL) und IL-18 (1638 ± 388 versus 580 ± 83 pg/mL) gegenüber Patienten mit Gram negativer Sepsis erhöht. Hingegen fanden sich keine signifikanten Unterschiede bezüglich IL-18bp, IL-1ra, TNF-α, IL-8, IL-10, PCT und Protein C zwischen beiden Patientengruppen. Im SAC stimulierten Vollblut von gesunden Probanden waren die Konzentrationen von IL-1β und IL-18 gegenüber der Stimulation mit LPS signifikant erhöht. Die Mikroarray Untersuchung ergab, dass beide Stimuli 87 Gene gemeinsam aktivierten, während 418 Gene nur bei Gram positivem Stimulus und 180 nur bei Gram negativem Stimulus aktiviert waren.

Diskussion/Schlussfolgerung

Obwohl Gram positive und Gram negative Bakterien immunkompetente Zellen über unterschiedliche Toll-Rezeptoren [3, 4] aktivieren, weisen das Zytokinmuster und die Genexpression sowohl Gemeinsamkeiten, als auch Bakterien spezifische Antworten auf. Die Bakterien spezifische Genexpression und die Synthese bzw. Freisetzung von IL-1β und IL-18 ermöglicht eine Unterscheidung zwischen der Gram positiven und der Gram negativen Sepsis. Dies könnte für eine frühzeitige Unterscheidung zwischen einer Gram positiven und Gram negativen Sepsis und deren spezifischer Therapie hilfreich sein.

Literatur

1. Bone RC (1994) Gram-positive organisms and sepsis. Arch Intern Med 154: 26–34
2. Cockerill FR, Hughes JG, Vetter EA, et al. (1997) Analysis of 281,797 consecutive blood cultures performed over an eight- year period: trends in microorganisms isolated and the value of anaerobic culture of blood. Clin Infect Dis 24: 403–418
3. Takeuchi O, Akira S (2001) Toll-like receptors; their physiological role and signal transduction system. Int Immunopharmacol 1: 625–635
4. Takeuchi O, Hoshino K, Kawai T, et al. (1999) Differential roles of TLR2 and TLR4 in recognition of gram-negative and gram-positive bacterial cell wall components. Immunity 11: 443–451

Korrespondenzadresse: Dr. med. A. Oberholzer, Traumazentrum Berlin-Brandenburg e.V., Klinik für Unfall- und Wiederherstellungschirurgie, Freie Universität Berlin, Hindenburgdamm 30, 12200 Berlin, Tel.: 030-8445-645740, Fax: 030-8445-4464, e-mail: oberhal@mail.surgery.ufl.edu

IL-6 vermittelt protektive Effekte des DHEA bei einer polymikrobiellen Sepsis

IL-6 transduces protective effects of DHEA in polymicrobial sepsis

M. van Griensven, F. Hildebrand, P. Hoevel, K. Müller, N. Nitsche, C. Krettek, H.-C. Pape

Unfallchirurgische Klinik, Medizinische Hochschule Hannover

Abstract

Sepsis is a frequent complication in the posttraumatic course on the intensive care unit. Cytokines play an important role. High levels of IL-6 correspond to bad prognosis. Complications in septic patients derive from immunologic dissonance. This disturbance may be modulated by the steroid hormone dehydroepiandrosterone (DHEA). The purpose of this study was to investigate if DHEA affects mortality in a cecal ligation and puncture-induced sepsis model through IL-6 by means of knocking out this gene. The mortality of mice undergoing CLP (WT: 46%, IL-6$^{-/-}$: 58%) could be reduced by DHEA for WT mice only (WT: 12%, IL-6$^{-/-}$: 60%). A diminished cytokine secretion in the wildtype mice treated with DHEA accompanied this reduction. In the knock out mice no TNF-α or IL-6 secretion could be measured. However, IL-10 levels were extremely high in CLP mice without DHEA treatment. IL-6 substitution restored the state as in WT mice. This implies that DHEA exerts part of its effects via IL-6. Nevertheless, a cytokine independent pathway may be assumed for the protective effects of DHEA.

Einleitung

Sepsis und Multi Organ Dysfunction Syndrome (MODS) sind häufige posttraumatische Komplikationen auf der Intensivstation. Sepsis kann in der Folge einer bakteriellen Translokation nach einer Darm Ischämie-Reperfusion auftreten. Eine Sepsis kann zu einer systemischen Inflammation führen, bei der eine Zytokinkaskade sezerniert wird. TNF-α ist das primär sezernierte Zytokin. In der Folge induziert es das sekundäre Zytokin Interleukin-6 (IL-6). Hohe Serumspiegel von IL-6 gehen mit einer schlechten Prognose einher bei polytraumatisierten Patienten und bei Patienten mit septischen Komplikationen [1]. IL-6 vermittelt jedoch auch positive Signale, wie beobachtet wurde bei Patienten mit Schädel-Hirn-Trauma [2].

Die posttraumatischen Komplikationen können deswegen als eine immunologische Dysbalance gewertet werden. Das Steroidhormon Dehydroepiandrosterone (DHEA) besitzt immunmodulierende Eigenschaften. DHEA verbessert das Outcome nach polymikrobieller Sepsis induziert durch zökale Ligation und Punktion (CLP) [3]. Während des Alterns besteht eine negative Korrelation zwischen die Konzentration von DHEA und IL-6 [4]. Dies könnte assoziiert sein mit einer höheren Morbidität bei dem älteren Menschen.

Das Ziel dieser Studie war zu untersuchen, ob DHEA seine positiven Effekte bei CLP mittels IL-6 ausübt. Hierzu wurden IL-6$^{-/-}$ Mäuse benutzt.

Methodik

20 C57BL/6 IL-6$^{-/-}$ und 20 C57BL/6 (WT) Mäuse wurden jeweils in zwei Gruppen unterteilt. 40 mg/kg KG DHEA wurde bei 10 Mäusen täglich s.c. injiziert, während die übrigen 10 nur Lösungsmittel bekamen. Zusätzliche Kontrollgruppen für die Operation wurden ebenfalls mit einbezogen. Die Mäuse wurden mit Ketamin/Xylazin anästhesiert. Das Zökum wurde nach einer

Mittellinie-Laparotomie exponiert, ligiert und zweimal mit einer 21G Nadel punktiert. Nur eine Laparotomie wurde als Kontrolle durchgeführt. Die Mäuse wurden 96 Stunden nach Induktion der Sepsis mittels Exsanguination getötet. Die Mortalität wurde in diesem Zeitraum bestimmt. Die Serumkonzentrationen der Zytokine TNF-α, IL-1β, IL-6 und IL-10 wurden mittels kommerziell erhältlicher ELISA Kits bestimmt (R&D systems). Ein gleiches Setup wurde bei IL-6$^{-/-}$ Mäusen durchgeführt, welche mit 10 ng rekombinantem IL-6 unmittelbar nach CLP substituiert wurden.

Ergebnisse

Die Gruppe der WT Mäuse mit CLP verzeichnete eine Mortalität von 47%. Die DHEA-Gabe führte zu einer Verringerung der Mortalität auf 12%. Dieser Effekt wurde bei IL-6$^{-/-}$ Mäusen nicht beobachtet (vehicle: 58%, DHEA 60%). Die Mäuse, die IL-6 substituiert bekamen zeigten eine ähnliche Kinetik der Mortalität wie die WT Tiere.

Die Konzentrationen der Zytokine waren am höchsten bei den C57BL/6 Wildtyp-Mäusen ohne DHEA (TNF-α: 845 pg/ml, IL-1β: 298 pg/ml, IL-6: 3087 pg/ml, IL-10: 1635 pg/ml). Diese Konzentrationen wurden signifikant von DHEA reduziert (TNF-α: 533 pg/ml, IL-1β: 150 pg/ml, IL-6: 1430 pg/ml, IL-10: 656 pg/ml). Ähnliche Ergebnisse wurde bei IL-6$^{-/-}$ Mäusen mit IL-6 Substitution erzielt. Bei IL-6$^{-/-}$ Mäusen konnte keine Serumspiegel von TNF-α sowie IL-6 gemessen werden. Hohe IL-10 Serumspiegel waren interessanterweise in diesen Tieren nach CLP ohne DHEA vorhanden (2092 pg/ml). In der Gruppe mit DHEA Gabe wurde IL-10 Spiegel von 74 pg/ml gemessen.

Diskussion/Schlussfolgerung

DHEA verringerte signifikant die Mortalität in dem untersuchten Sepsismodell sowohl bei WT als auch bei IL-6 substituierten IL-6$^{-/-}$ Mäusen. Die Mortalität der IL-6$^{-/-}$ Mäuse war tendentiell schlechter als die der WT Tiere. Diese Mortalität konnte von DHEA nicht moduliert werden. Diese Ergebnisse implizieren, daß DHEA seine Effekte mittels IL-6 ausübt. Außerdem scheint die Reduktion der Zytokinämie essentiell für einen positiven Verlauf zu sein. In den IL-6$^{-/-}$ Mäusen könnte man die erhöhte Mortalität mit einer überschießenden anti-inflammatorischen Antwort, wie gemessen an den erhöhten IL-10 Konzentrationen, begründen. Eine Reduktion der IL-10 Konzentration führte jedoch nicht zu einer herabgesetzten Mortalität. Zusammengefaßt kann einen IL-6 abhängigen Weg für die DHEA Wirkungsweise postuliert werden.

Literatur

1. Damas P, Ledoux D, Nys M, Vrindts Y, De Groote D, Franchimont P, Lamy M (1992) Cytokine serum level during severe sepsis in human: IL-6 as a marker of severity. Ann Surg 215: 356–362
2. Lenzlinger PM, Morganti-Kossmann MC, Laurer HL, McIntosh TK (2001) The duality of the inflammatory response to traumatic brain injury. Mol Neurobiol 24:169-181
3. van Griensven M, Dahlweid FM, Giannoudis PV, Wittwer T, Böttcher F, Breddin M, Pape HC (2002) Dehydroepiandrosterone (DHEA) modulates the activity and the expression of lymphocyte subpopulations induced by cecal ligation and puncture. Shock 18: 445–449
4. Straub RH, Konecna L, Hrach S, Rothe G, Kreutz M, Scholmerich J, Falk W, Lang B (1998) Serum dehydroepiandrosterone (DHEA) and DHEA sulfate are negatively correlated with serum interleukin-6 (IL-6), and DHEA inhibits IL-6 secretion from mononuclear cells in man in vitro: possible link between endocrinosenescence and immunosenescence. J Clin Endocrinol Metab 83: 2012–2017

Korrespondenzadresse: Prof. Dr. Martijn van Griensven, Leiter Experimentelle Unfallchirurgie, Unfallchirurgische Klinik, Medizinische Hochschule Hannover, Carl-Neuberg-Straße 1, 30625 Hannover, Tel.: +49-511-532 2026, Fax: +49-511-532 8928, e-mail: Griensven.Martijn.van@MH-Hannover.DE

Korrespondenzadresse: Prof. Dr. Martijn van Griensven, Leiter Experimentelle Unfallchirurgie, Unfallchirurgische Klinik, Medizinische Hochschule Hannover, Carl-Neuberg-Straße 1, 30625 Hannover, Tel.: +49-511-532 2026, Fax: +49-511-532 8928, e-mail: Griensven.Martijn.van@MH-Hannover.de

Immunmodulierende CpG-Oligodeoxynucleotide reduzieren die hepatozelluläre Apoptose und die Leberdysfunktion während Endotoxinämie

Immunomodulatory CpG-oligodeoxynucleotides reduce hepatocellular apoptosis and liver dysfunction during endotoxinemia

J. E. Slotta[1], *M. D. Menger*[1], *B. Vollmar*[2]

[1] Abteilung für Klinisch-Experimentelle Chirurgie, Universität des Saarlandes, Homburg/Saar
[2] Abteilung für Experimentelle Chirurgie, Universität Rostock, Rostock

Abstract

Impaired immune response on microbial infections plays an important role in the pathogenesis of sepsis. A critical moment in disease progression is the manifestation of sepsis-associated liver damage. Recent studies declare CpG-motif containing DNA-sequences to show immunomodulatory effects by stimulating an IFN-γ-dependent Th1-response and a non-specific effector cell response. Herein, we investigated the reduction of endotoxin-induced liver damage by CpG-oligodeoxynucleotides (CpG-ODN) *in vivo*. Male Sprague Dawley rats were pretreated with a single injection of phosphothioate-modified CpG-ODN or biologically inert DNA without a CpG-motif (each 500 µmol i.p.). Seven days after ODN-pretreatment, endotoxinemia was induced by injection of *E. coli* lipopolysaccharide (LPS; 5 mg/kg bw). At 6 or 16 hours of endotoxinemia, hepatocellular damage was quantified by means of intravital fluorescence microscopy and assessment of hepatocellular apoptosis, parenchymal tissue oxygenation (NADH-autofluorescence), sinusoidal perfusion failure and intrahepatic leukocyte-adhesion. Bile production served as parameter of hepatic function. Whereas fluorescence microscopically assessed parameters showed only a slight, but not significant protection by the CpG-ODN immunomodulation at 6 hours of endotoxinemia, pretreatment with CpG-ODN at 16 hours of endotoxinemia was effective to significantly reduce hepatocellular apoptosis, sinusoidal perfusion failure and local inflammatory cell response as well as to remarkably improve hepatic tissue oxygenation and bile production. This study shows a protective effect and an immunomodulatory influence of CpG-containing DNA-sequences *in vivo*. CpG-ODN were shown to be efficient adjuvants in vaccination therapy. In future, they may take part in prevention and therapy of sepsis.

Einleitung

Das aktuelle Konzept zur Pathogenese der Sepsis favorisiert eine inadäquate Immunantwort auf (poly-)mikrobielle Infektionen. Bedeutsam für den Verlauf stellt hierbei unter anderem der Sepsis-assoziierte Leberschaden dar. Aktuelle Untersuchungen geben Hinweis darauf, dass CpG-Motiv-haltige DNA-Sequenzen durch Steigerung der IFN-γ-abhängigen Th1-Antwort [1, 2], der humoralen Immunreaktion [3], sowie der unspezifischen Effektorzell-Antwort [4] immunmodulierende und -stimulierende Wirkung aufweisen. Vor diesem Hintergrund untersuchten wir, ob CpG-Oligodeoxynucleotide (CpG-ODN) den Endotoxin-induzierten Leberschaden *in vivo* am Rattenmodell zu reduzieren vermögen.

Methodik

Männlichen Sprague Dawley Ratten (n = 17) wurden i.p. 500 µmol Phosphothioat-modifizierter CpG-ODN unter Diethylether-Narkose injiziert. Als Kontrolle diente eine zweite Gruppe (n = 20), der eine biologisch inaktive DNA-Sequenz ohne CpG-Motiv i.p. verabreicht wurde. Sieben Tage später wurde bei den Tieren beider Versuchsgruppen durch eine einmalige intraperitoneale Applikation von *E. coli* Lipopolysacchariden (LPS; Serotyp O128:B12; 5 mg/kg) eine Endotoxinämie induziert. Mit Hilfe der intravitalen Fluoreszenzmikroskopie untersuchten wir nach 6- bzw. 16-stündiger Endotoxinämie den hepatozellulären Schaden. Als Parameter dienten hepatozelluläre Apoptoserate, mitochondrialer Redoxstatus (parenchymatöse NADH-Autofluoreszenz), sinusoidaler Perfusionsausfall und intrahepatische Leukozyten-Adhäsion. Quantifiziert wurde des weiteren die Galleproduktion zur Bestimmung der gesamthepatischen Sekretionsleistung als Parameter der Schädigung und somit der Dysfunktion des Leberparenchyms.

Ergebnisse

Nach 6-stündiger Endotoxinämie zeigten Intravitalfluoreszenz-mikroskopische und funktionelle Parameter der Leber lediglich eine tendenzielle, jedoch keine statistisch signifikante Protektion nach vorausgegangener CpG-ODN-Applikation. Nach 16-stündiger Endotoxinämie dagegen zeigte sich nach Vorbehandlung mit CpG-ODN eine deutliche Reduktion der hepatozellulären Apoptose (0.4 ± 0.1 vs. $1.0 \pm 0.3\%$; $p < 0.05$) und des sinusoidalen Perfusionsschadens (18.3 ± 2.3 vs. $27.7 \pm 3.2\%$; $p < 0.05$), sowie eine wesentliche Verbesserung der hepatozellulären Oxygenierung (NADH-Autofluoreszenz: 102 ± 9 vs. 152 ± 14 aU; $p < 0.01$). Auch die gesamthepatische Gallesekretion (0.9 ± 0.1 vs. 0.5 ± 0.1 µl/min×g; $p < 0.05$) war gegenüber der Kontrollgruppe signifikant verbessert. Nach CpG-ODN Vorbehandlung konnte weiterhin eine signifikante Reduktion der lokalen Entzündungsreaktion, quantifiziert anhand der sinusoidalen Leukozyten-Stase (19 ± 2 vs. 31 ± 5 Leukozyten/Lobulus; $p < 0.05$) und der Leukozyten-Adhärenz in postsinusoidalen Venolen (215 ± 31 vs. 304 ± 57 Leukozyten/mm^2 Endotheloberfläche), beobachtet werden.

Schlussfolgerung

Die vorliegenden Ergebnisse lassen darauf schließen, dass CpG-Motiv-haltige DNA-Sequenzen über immunmodulierende Einflüsse *in vivo* eine protektive Wirkung gegen Parenchymschädigung der Leber im Rahmen einer Endotoxinämie besitzen. CpG-ODN haben sich bisher als effiziente Adjuvantien in der Impfmedizin erwiesen. Zukünftig könnten sie möglicherweise auch in Prophylaxe und Therapie von Sepsis und Sepsis-assoziiertem Multiorganversagen Verwendung finden.

Literatur

1. Klinman DM, Yi AK, Beaucage SL, Conover J, Krieg AM (1996) CpG motifs in bacterial DNA rapidly induce lymphocytes to secrete interleukin 6, interleukin 12 and interferon γ. Proc Natl Acad Sci USA 93: 2879–2883
2. Zimmermann S, Egeter O, Hausmann S, Lipford GB, Röcken M, Wagner H, Heeg K (1998) CpG oligodeoxynucleotides trigger protective and curative Th1 responses in lethal murine leishmaniasis. J Immunol 160: 3627–3630
3. Krieg AM, Yi AK, Matson S, Waldschmidt TJ, Bishop GA, Teasdale R, Koretzky GA, Klinman DM (1995) CpG motifs in bacterial DNA trigger direct B-cell activation. Nature 374: 546–549
4. Stacey KJ, Sweet MJ, Hume DA (1996) Macrophages ingest and are activated by bacterial DNA. J Immunol 157: 2116–2122

Korrespondenzadresse: Jan E. Slotta, Institut für Klinisch-Experimentelle Chirurgie, Universität des Saarlandes, Kirrbergerstraße, Gebäude 65, 66421 Homburg/Saar, Tel.: 06841/1626561, Fax: 06841/1626553, e-mail: Jan.Slotta@web.de

Korrespondenzadresse Jan E. Slotta, Institut für Klinisch-Experimentelle Chirurgie, Universität des Saarlandes, Kirrbergerstraße, Gebäude 65, 66421 Homburg/Saar, Tel.: 06841/16[illegible], Fax: 06841/16[illegible], e-mail: jan.slotta@[illegible]

Aktiviertes Protein C (APC) bei der Sepsis: Zelluläre und mikrohämodynamische Mechanismen der Protektion

Activated protein C during sepsis: cellular and microhemodynamic mechanisms of microcirculatory protection

J. N. Hoffmann[1], *B. Vollmar*[2], *M. W. Laschke*[3], *D. Inthorn*[1], *F. W. Schildberg*[1], *M. D. Menger*[3]

[1] Chirurgische Klinik, Klinikum Großhadern, Ludwig-Maximilians-Universität, München
[2] Abteilung für Experimentelle Chirurgie, Universität Rostock, Rostock
[3] Institut für Klinisch-Experimentelle Chirurgie, Universität des Saarlandes, Homburg/Saar

Abstract

In a recent prospective randomized trial (PROWESS trial), activated protein C (APC) reduced mortality from severe sepsis. Although there is some in vitro evidence that APC could act anti-inflammatory on a cellular level, the effect of APC on sepsis-associated microcirculatory disorders, including leukocyte-endothelial cell interaction and capillary perfusion failure, has not been analyzed in vivo, yet. We, therefore, studied the action of APC on these parameters in a rodent model of normotensive endotoxemia. In skin fold preparations of Syrian hamsters, endotoxemia was induced by i.v. administration of 2 mg/kg endotoxin (LPS, E. coli, 2 mg/kg). Intravital fluorescence microscopy allowed quantitative analysis of arteriolar and venular leukocyte adhesion and functional capillary density (FCD). These parameters served as measures to detect cellular inflammatory response and microvascular perfusion failure. APC (APC group, $n = 8$, activated protein C 24 µg/kg i.v.) was substituted continuously during 8h after LPS administration. Buffer-treated animals that also received LPS served as controls. LPS induced a massive increase of venular leukocyte adhesion, which was associated with a progressive decrease of FCD to 50% of baseline values ($p < 0.01$ vs. baseline). APC treatment effectively ($p < 0.05$) inhibited LPS-mediated leukocytic response in venules, and significantly ($p < 0.05$) attenuated endotoxic perfusion failure of the nutritive capillaries. APC-related protection from endotoxin-mediated microcirculatory disorders may represent the in vivo mechanism of the beneficial APC action during human sepsis.

Einleitung

Protein C ist ein wesentlicher natürlicher Inhibitor der Gerinnungskaskade. Es wird durch den Thrombin-Thrombomodulinkomplex am Endothel in aktiviertes Protein C (APC) überführt. Die antikoagulatorische APC-Wirkung ist im wesentlichen durch die Inaktivierung von Faktor Va und VIIIa vermittelt [1]. Zusätzlich ist bekannt, dass APC die Fibrinolyse verstärkt. Der Abfall der Protein C Aktivität im Plasma korreliert mit einer erhöhten Mortalität bei der Sepsis. Verschiedene Fallberichte beschrieben eine Protektion durch Protein C bei der Meningokokkensepsis [2]. Zudem zeigte sich kürzlich in einer prospektiven, randomisierten Phase III Studie, dass ein rekombinantes APC die Sepsismortalität vor allem bei nicht-chirurgischen Patienten mit schwerer Sepsis reduzierte [3]. Obwohl eine *in vitro* Untersuchung zur APC Wirkung auf die Leukozytenadhäsion existiert [4], liegen bisher keine *in vivo* Daten zur APC Wirkung auf die Mikrozirkulationsstörung bei Sepsis vor. Die vorliegende Studie untersucht deshalb die *in vivo* Wirkung von APC auf i) die Leukozyten-Endothelzell Interaktion und ii) die kapillare Perfusion bei Endotoxinämie.

Methodik

Im Rückenhautkammermodell des syrischen Goldhamsters wurde durch intravenöse Gabe von Endotoxin (LPS, 2 mg/kg KG, E. coli 0128:B12) eine schwere Endotoxinämie induziert [5]. Aktiviertes Protein C (APC, 24 µg/kg KG) gelöst in Pufferlösung (20 mM NaH_2PO_4, 50 mg/ml Humanalbumin) wurde intravenös über 8 Std. nach LPS-Gabe verabreicht (n = 8 Tiere, APC Gruppe). Die Kontrollgruppe (n = 7, Kontrolle) erhielt LPS und Pufferlösung, jedoch ohne APC. Mittels intravitaler Fluoreszenzmikroskopie wurde die Leukozytenadhärenz (Rhodamin 6 G) zu den Zeitpunkten t_{0h}, t_{30min} (30 Min. nach LPS Gabe), t_{3h} (3 Std. nach LPS Gabe), t_{8h} (8 Std.), und t_{24h} (24 Std.) gemessen. Die funktionelle Kapillardichte (FKD) diente als Maß für die kapillare Perfusion.

Ergebnisse

APC bewirkte eine signifikante Reduktion der LPS-induzierten venulären Leukozytenadhärenz sowie eine Verringerung des kapillaren Perfusionsschadens gemessen an der FKD: Bei gleichen Ausgangswerten war nach Induktion der Endotoxinämie in der APC Gruppe die Anzahl der am venulären Endothel adhärenten Leukozyten gegenüber der Kontrollgruppe signifikant verringert (■ Abbildung 1). Gleichzeitig fiel die FKD über 24 Std. in der unbehandelten Kontrollgruppe signifikant ab ($t_0 = 137 \pm 14$ cm/cm², $t_{24h} = 57 \pm 10$; $p < 0{,}05$; verb. Wilcoxon Test), während sie in der APC Gruppe nicht signifikant beeinträchtigt war (APC: $t_0 = 120 \pm 10$, $t_{24h} = 100 \pm 15$ cm/cm², $p > 0{,}05$ vs. t_0).

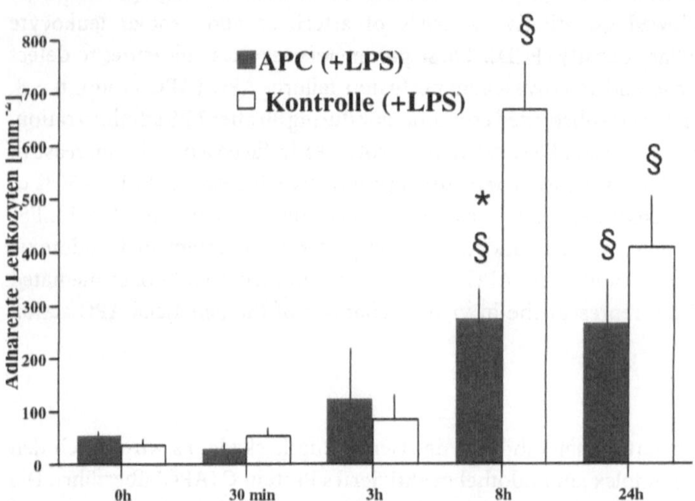

■ **Abb. 1.** Hemmung der Endotoxin (LPS)-vermittelten Leukozytenadhärenz in Venolen durch aktiviertes Protein C (APC)

Schlussfolgerung

Unsere Untersuchung zeigt eine signifikante in-vivo protektive Wirkung von aktiviertem humanem Protein C bei Endotoxinämie. In einer klinisch relevanten Dosierung führte die intravenöse APC-Gabe i) zu einer Reduktion der LPS-vermittelten Leukozytenadhäsion und ii) zu einer Abschwächung des Endotoxin bedingten mikrovaskulären Perfusionsversagens.

Literatur

1. Bone RC (1992) Modulators of coagulation. A critical appraisal of their role in sepsis. Arch Intern Med 152: 1381 – 1389
2. Rintala E, Kauppila M, Seppälä O-P, Voipio-Pulkki L-M, Pettilä V, Rasi V (2000) Protein C substitution in sepsis-associated purpura fulminans. Crit Care Med 28: 2373 – 2378
3. Bernard GR, Vincent J-L, Laterre P-F, LaRosa SP, Dhainaut J-F, Lopez-Rodriguez A (2001) Efficacy and safety of recombinant human activated protein C for severe sepsis. N Engl J Med 344: 699 – 709
4. Grinnell BW, Herman RB, Yan SB (1994) Human protein C inhibits selectin-mediated cell adhesion: role of unique fucosylated oligosaccharid. Glycobiology 4: 221 – 224
5. Hoffmann JN, Vollmar B, Inthorn D, Schildberg FW, Menger MD (1999) A chronic model for intravital microscopic study of microcirculatory disorders and leukocyte/endothelial cell interaction during normotensive endotoxinemia. Shock 12: 355 – 364

Korrespondenzadresse: PD Dr. med. Johannes N. Hoffmann, Chirurgische Klinik und Poliklinik, Klinikum Grosshadern, Ludwig-Maximilians-Universität München, Marchioninistr. 15, 81377 München, Tel.: 089-7095-0, Fax: 089-7095-5655, e-mail: Johannes.Hoffmann@gch.med.uni-muenchen.de

Protektiver Effekt im polymikrobiellen Sepsismodell der Maus durch TLR2 Agonisten – induzierte Zytokinmodulation

Protective effect in the murine polymicrobial sepsis model by TLR2 agonist – induced cytokine modulation

A. R. Novotny, S. Kaiser-Moore, J.-R. Siewert, B. Holzmann, H. Weighardt

Chirurgische Klinik und Poliklinik, Klinikum rechts der Isar der Technischen Universität München

Abstract

Aim: In spite of modern antibiotic treatment peritonitis and sepsis are among the most feared complications after major surgery. Recently large effort has been put into the idea of positively influencing the course of sepsis by eliminating certain cytokines, or by blocking their receptors with specific antibodies. The clinical results however, were disappointing. A different approach with the intent to reduce mortality due to sepsis is to modulate the cytokine response by pretreatment with bacterial components (PAMPs). PAMPs are specifically recognized by toll-like receptors (TLRs). It is known that immunepriming with lipopolysaccharide (LPS), a ligand of the TLR4-Receptor, induces tolerance in the murine polymicrobial sepsis model. The present work investigates the protective effect of TLR2 agonists in the murine polymicrobial sepsis model. *Material and methods:* 8 – 10 week old C57BL/6 mice were pretreated with an intraperitoneal injection of the TLR2 ligands mycoplasma associated lipopeptide (MALP-2) (100 ng/g BW) or Pam_3-Cys-SK_4 (Pam_3-Cys) (2.5 µg/g BW) dissolved in PBS. A septic focus was induced by surgical insertion of a 16G stent into the colon ascendens (colon ascendens stent peritonitis/CASP) 4 days after pretreatment. Controls were solely treated with PBS. In the following the course of sepsis and survival were assessed. TNF-α, IL-10 and IL-12 serum levels were measured 3, 6 and 12 hours after CASP by ELISA. The local immune-response was assessed by analysis of granulocytes in the peritoneal cavity by FACS-analysis and by quantification of the bacterial load. As markers for the acute systemic proinflammatory effect, which is a serious side-effect of LPS application, TNF-α and IL-10 serum levels were measured 2 and 6 hours after treatment. *Results:* The acute response to pretreatment, as measured by an increase in TNF-α and IL-10 serum levels 2 hours after injection, could not be observed and therefore be ignored compared to the marked increase of cytokines after LPS-application. Animals pretreated with MALP-2 and Pam_3-Cys showed significantly higher rates of survival compared to controls (MALP-2: $p < 0.001$, Pam_3-Cys: $p = 0.03$; log-rank-test). The TNF-α, IL-10 and IL-12 response after CASP was significantly weaker compared to controls. The pretreated mice also showed a significantly enhanced accumulation of neutrophils in the peritoneal cavity and a lower bacterial load. *Summary:* In the present study, we investigated the effects of *in vivo* priming with TLR2-agonists on the immune defense against polymicrobial septic peritonitis in mice. Unlike LPS, application of MALP-2 and Pam_3-Cys did not lead to an acute systemic production of TNF-α, therefore pretreatment with TLR2-agonists seem to have no harmfull side effects. Pretreatment of mice with MALP-2 and Pam_3-Cys resulted in improved survival of polymicrobial peritonitis and increased bacterial clearance. Attenuation of systemic cytokine production as well as enhanced accumulation of inflammatory neutrophils in the peritoneal cavity may contribute to the protective effects.

Einleitung

Peritonitis und Sepsis gehören trotz verbesserter antibiotischer Behandlungsmöglichkeiten zu den gefürchtetsten Komplikationen nach abdominalchirurgischen Eingriffen. Seit geraumer Zeit bestehen Bestrebungen durch Ausschalten einzelner Zytokine, oder Blockieren derer Rezeptoren mittels spezifischer Antikörper, den Sepsisverlauf positiv zu beeinflussen. Die in diesen Ansatz gesetzten Erwartungen wurden in der klinischen Praxis jedoch nicht erfüllt [1]. Ein anderer Ansatz ist die Modulation der Zytokinantwort in der Sepsis durch Vorbehandlung (Immunpriming) mit bakteriellen Produkten (PAMPs). Wichtige Rezeptoren sind die Toll-like Rezeptoren (TLRs), die PAMPs spezifisch erkennen. Es ist bekannt, dass Immunpriming mit Lipopolysaccharid (LPS), einem Liganden des TLR4-Rezeptors, im polymikrobiellen Sepsismodell der Maus Toleranz induziert [2]. Die vorliegende Arbeit untersucht die Möglichkeit, einen protektiven Effektes im polymikrobiellen Sepsismodell der Maus durch systemische Applikation von Agonisten des TRL2-Rezeptors zu erzielen.

Methodik

In 8 – 10 Wochen alten C57BL/6 Mäusen (Harlan Winkelmann, Borchen, Deutschland) wurde operativ durch Einbringen eines 16G stents (Venflon, Becton Dickinson GmbH, Heidelberg, Deutschland) in die Wand des Kolon ascendens ein septischer Focus induziert (colon ascendens stent peritonitis/CASP) [3]. Die Tiere waren durch intraperitoneale Injektion der TLR2 Liganden macrophage activating lipopeptide 2 (MALP-2)* in einer Dosierung von 100 ng/g KG oder Pam_3-Cys-SK_4 (Pam_3-Cys) (EMC microcollections GmbH, Tübingen, Deutschland) in einer Dosierung von 2,5 µg/g KG in PBS gelöst, vorbehandelt. Kontrolltiere erhielten eine PBS Injektion. Die Induktion der peritonealen Sepsis erfolgte vier Tage nach Vorbehandlung. Im Folgenden wurde das Überleben der Tiere dokumentiert. Die Serumspiegel von TNF-α, IL-10 und IL-12 wurden 3, 6 bzw. 12 Stunden nach Peritonitisinduktion mittels ELISA (Quantikine M, R&D Systems GmbH, Wiesbaden-Nordenstadt, Deutschland) gemessen. Als Maß für die Abwehrfunktion wurde die Akkumulation von Granulozyten in der Peritonealhöhle durch FACS-Analyse (FACSCalibur, BD Biosciences GmbH, Heidelberg, Deutschland) quantifiziert. Weiterhin wurde die akute systemische proinflammatorische Wirkung der TLR2 Agonisten untersucht, welche bekanntermaßen als gravierende Nebenwirkung der LPS-Applikation auftritt. Als Parameter hierfür dienten die TNF-α und IL-10 Serumspiegel, gemessen 2 bzw. 6 Stunden nach Substanzapplikation.

Ergebnisse

Die Akutreaktion auf die Vorbehandlung mit MALP-2 und Pam_3-Cys, gemessen am Anstieg TNF-α und IL-10 Serumspiegel 2 Stunden nach Injektion, war kaum nachweisbar und somit im Vergleich zum deutlichen Anstieg der Zytokine nach LPS-Applikation zu vernachlässigen. Die mit MALP-2 und Pam_3-Cys vorbehandelten Tiere zeigten einen im Vergleich zur Kontrollgruppe deutlich milderen Sepsisverlauf und signifikant höhere Überlebensraten ($p < 0{,}001$ bzw. $p = 0{,}03$; Log-Rank-Test). Die systemische Produktion von TNF-α, IL-10, sowie IL-12 war bei den vorbehandelten Tieren signifikant geringer (*Kontrolle vs. MALP-2 bzw. Pam_3-Cys:* TNF-α: $p < 0{,}01$; IL-10: $p < 0{,}01$; IL-12: $p < 0{,}05$, Student t-Test). Diese zeigten, verglichen mit der Kontrollgruppe eine signifikant höhere Akkumulation von Leukozyten in der Bauchhöhle, bei gleichzeitig verminderter Bakterienzahl. In allen drei Gruppen (Kontrolle, MALP-2, Pam_3-Cys) zeigte sich der

---

* MALP-2 war freundlicherweise von Prof. Mühlradt, GBF Braunschweig, Deutschland zur Verfügung gestellt worden.

gleiche prozentuale Anteil an Granulozyten bei deutlich höheren absoluten Granulozytenzahlen in den vorbehandelten Mäusen (*Kontrolle vs. MALP-2:* $p = 0{,}023$; *Kontrolle vs.* Pam_3*-Cys:* $p = 0{,}002$, Student t-Test). Der Aktivierungszustand der Granulozyten war in den vorbehandelten Gruppen mit der Kontrollgruppe vergleichbar.

Diskussion/Schlussfolgerung

In der vorliegenden Arbeit wurden die Effekte einer *in vivo* Vorbehandlung mit TLR-2 Agonisten auf die Immunabwehr in der polymikrobiellen septischen Peritonitis im Mausmodell untersucht. Im Gegensatz zu LPS, führte MALP-2 und Pam_3-Cys nicht zu einer Akutreaktion mit systemischer TNF-α Produktion. Eine Vorbehandlung mit TLR-2 Agonisten scheint also keine schädlichen Nebenwirkungen zu haben. Die Vorbehandlung von Mäusen mit MALP-2 und Pam_3-Cys führte zu einer höheren Überlebensrate in der polymikrobiellen Peritonitis und einer verstärkten Elimination von Bakterien. Die verminderte systemische Zytokinproduktion, sowie die gesteigerte Akkumulation aktivierter Granulozyten in der Peritonealhöhle, mag zu diesen protektiven Effekten beitragen.

Das Verständnis der zugrundeliegenden Mechanismen könnte Ausgangspunkt für eine zukünftige Therapie der Sepsis sein, die eine Hemmung der Hyperinflammation ohne Beeinträchtigung der Abwehrfunktionen einschließt.

Literatur

1. Reinhart K, Karzai W (2001) Anti-Tumor Necrosis Factor Therapy in Sepsis: Update on Clinical Trials and Lessons Learned. Crit Care Med 29(7 Suppl): S121–S125
2. Feterowski C, Weighardt H, Emmanuilidis K, Hartung T, Holzmann B (2001) Immune Protection Against Septic Peritonitis in Endotoxin-Primed Mice Is Related to Reduced Neutrophil Apoptosis. Eur J Immunol 31: 1268–1277
3. Zantl N, Uebe A, Neumann B, Wagner H, Siewert JR, Holzmann B, Heidecke CD, Pfeffer K (1998) Essential Role of Gamma Interferon in Survival of Colon Ascendens Stent Peritonitis, a Novel Murine Model of Abdominal Sepsis. Infect Immun 66: 2300–2309

Korrespondenzadresse: Alexander Novotny, Chirurgische Klinik und Poliklinik, Klinikum rechts der Isar der Technischen Universität München, Ismaninger Str. 22, 81675 München, Tel.: 089/4140-2015, Fax: 089/4140-4823, e-mail: ANovotny@lycos.de

Protektive Funktion von NK1.1$^+$ Zellen in der murinen polymikrobiellen Peritonitis

Protective function of NK1.1$^+$ cells in murine polymicrobial peritonitis

S. Maier, M. Entleutner, T. Brümmer, A. Westerholt, C. D. Heidecke

Chirurgische Klinik der EMAU Greifswald, Greifswald

Abstract

Abdominal sepsis due to anastomosis insufficiency after major abdominal surgery remains a life threatening condition. Interferon-gamma (IFNγ) is rapidly upregulated after inflammatory stimuli and is known to be a potent inducer of bactericidal effector mechanisms. Clinical as well as experimental data point to an essential protective role of IFNγ in the course of abdominal sepsis. The cellular source of IFNγ, especially at early stages of sepsis remains unclear. T cells can secrete substantial amounts of IFNγ but therefore require time for activation, maturation, and clonal proliferation. Thus, NK cells (or NKT cells) are better candidates for early IFNγ production in vivo. Our aim was to characterize the role of NK/NKT cells in murine experimental peritonitis. By injection with 200 µg αNK1.1 mAb (Hybridom PK136, ATCC) in 8 – 10 weeks old C57BL/6 mice 24 h prior to sepsis NK1.1$^+$ cells (NK, NKT) were depleted. Sepsis was established by surgical insertion of a stent (size 18 gauge) in the ascending colon of experimental mice (CASP operation). Survival analysis and histochemistry were performed. αNK1.1 depleted animals revealed markedly increased susceptibility in the CASP model than controls (lethality 60% vs. 20% in controls) indicating a protective function of NK1.1$^+$ cells in this model. Immunohistochemical analysis revealed a significant reduction of granulocytes and macrophages in livers from NK1.1 depleted animals 6 h and 12 h after surgery as compared to mice treated with control antibody. In conclusion, NK1.1$^+$ cells play a crucial protective role in murine experimental peritonitis strongly suggesting an analogous function in human abdominal sepsis. Whether IFNγ mediates these effects remains to be elucidated.

Einleitung

Die abdominelle Sepsis aufgrund einer Anastomoseninsuffizienz nach großen abdominalchirurgischen Eingriffen ist immer noch eine der Haupttodesursachen in der chirurgischen Intensivmedizin. Interferon-gamma (IFNγ) spielt als Induktor von bakteriziden Effektormechanismen eine essentielle Rolle bei der abdominellen Sepsis [1 – 4]. Welche Zellen in der Frühphase der Sepsis für die Sekretion dieses Zytokins verantwortlich sind, ist letztlich nicht geklärt. T-Lymphozyten können grundsätzlich IFNγ in großen Mengen produzieren. Da hierfür allerdings zunächst Aktivierung, Reifung und klonale Expansion erforderlich sind, erscheint es wahrscheinlicher, dass in der frühen Phase der Sepsis Natürliche Killerzellen (NK) und/oder NKT Zellen den wesentlichen Produktionsort von IFNγ darstellen. Ziel der vorliegenden Studie war es, die Rolle von NK Zellen bei der murinen polymikrobiellen Sepsis zu charakterisieren.

Methodik

Durch i.v. Injektion von 200 µg αNK1.1 mAb (Hybridom PK136, ATCC) in 8 – 10 Wochen alte C57BL/6 Mäuse 24 h vor Sepsisinduktion wurden NK1.1$^+$ Zellen depletiert (NK, NKT). Der septische Fokus wurde durch CASP Operation induziert (CASP = Colon Ascendens Stent

Peritonitis). Insertion eines Stents führt hier zu einer persistierenden Verbindung des Darmlumens mit der Peritonealhöhle [1, 4 – 5]. Die Auswirkung des Fehlens von NK1.1$^+$ Zellen wurde anhand von Überlebenskinetik und Immunhistologie charakterisiert.

Ergebnisse, Diskussion/Schlussfolgerung

αNK1.1 depletierte Tiere zeigten eine deutlich erhöhte Suszeptibilität im CASP Modell (60% Letaliät vs. 20% Letalität der Kontrolltiere). Dies zeigt, dass NK1.1$^+$ Zellen eine protektive Funktion im CASP Modell einnehmen. Die immunhistologische Untersuchung der Organe von Mäusen 6 h und 12 h nach CASP zeigt in Lebern von NK1.1 depletierten Mäusen deutlich weniger Granulozyten und Makrophagen als bei Kontrolltieren. Ob die protektive Funktion der NK1.1$^+$ Zellen in der frühen Synthese von IFNγ besteht und ob diese Zellpopulation einen Ansatzpunkt für immunmodulatorische Therapie der abdominellen Sepsis darstellen kann, wird derzeit untersucht.

Literatur

1. Zantl N, Uebe A, Neumann B, Wagner H, Siewert JR, Holzmann B, Heidecke CD, Pfeffer K (1998) Essential role of gamma interferon in survival of colon ascendens stent peritonitis, a novel murine model of abdominal sepsis. Infect Immun 66: 2300 – 2309
2. Kox WJ, Volk T, Kox SN, Volk HD (2000) Immunomodulatory therapies in sepsis. Intensive Care Med 26: 124 – 128
3. Weighardt H, Heidecke CD, Westerholt A, Emmanuilidis K, Maier S, Veit M, Gerauer K, Matevossian E, Ulm K, Siewert JR, Holzmann B (2002) Impaired Monocyte IL-12 Production Prior to Surgery as a Predictive Factor for the Lethal Outcome of Postoperative Sepsis. Annals of Surgery 235: 560 – 567
4. Maier S, Entleutner M, Emmanuilidis K, Pfeffer K, Heidecke CD (2001) Die Rolle von IL-12 und IL-18 in der murinen intraabdominellen Sepsis. Forumsband DGCH, München
5. Maier S, Emmanuilidis K, Entleutner M, Zantl N, Werner M, Pfeffer K, Heidecke CD (2000) Massive chemokine transcription in acute renal failure due to polymicrobial sepsis. Shock 14: 187 – 192

Korrespondenzadresse: Dr. med. Stefan Maier, Klinik und Poliklinik für Chirurgie der Universität Greifswald, Friedrich-Löffler-Str. 23b, 17487 Greifswald, Tel.: + 49-3834-86-6001, Fax: + 49-3834-86-6002, e-mail: maier@uni-greifswald.de

XVII. Transplantation: Immunologie I

Die *in utero* und orale Exposition zu „Non-inherited Maternal Antigens (NIMA)" bewirkt eine natürliche Transplantationstoleranz in Mäusen

Evidence for naturally occurring in utero and oral tolerance to non-inherited maternal antigens (NIMA) in mice

J. Andrassy[1], *M. L. Molitor*[1], *B. R. Marthaler*[1], *E. K. Geissler*[3], *K. W. Jauch*[2], *H.-W. Sollinger*[1], *W. J. Burlingham*[1]

[1] Department of Surgery, Transplant Division, University of Wisconsin Hospital, Madison, USA
[2] Chirurgische Klinik und Poliklinik, Klinikum Grosshadern, LMU München
[3] Chirurgische Klinik und Poliklinik der Universität Regensburg

Abstract

To study the phenomenon of tolerance to non-inherited maternal antigens (NIMA), we used two F1 backcross breeding schemes: C57BL/6 (H-$2^{b/b}$) males were mated either with B6D2F1 (H-$2^{b/d}$) or B6C3F1 (H-$2^{b/k}$) females, whereby 50% of the offspring were H-$2^{b/b}$ mice exposed to $NIMA^d$ or $NIMA^k$ -alloantigens. Controls were H-$2^{b/b}$ offspring of H-$2^{b/b}$ mothers, either inbred C57BL/6 mice, or F1 backcross mice from matings with heterozygous fathers. We found that 53% of the H-$2^{b/b}$ offspring from $NIMA^d$-breedings accepted fully allogeneic DBA/2 (H-$2^{d/d}$) heart grafts indefinitely whereas all controls rejected their grafts within 11 d. Consistent with these *in vivo* results we found that the frequency of γ-IFN-producing T cells responding to allogeneic and semi-allogeneic APC expressing $NIMA^d$ was 60 – 80% lower in exposed vs. non-exposed control mice. In the H-$2^{b/b}$ offspring from $NIMA^k$-breedings the survival of fully allogeneic C3H heart grafts was not prolonged. Analysis of IFN-γ producing T cells to H-2^k stimulator cells revealed a reduction of only 30 – 34%. To investigate the effect of *in utero* vs. oral exposure to maternal antigens, $NIMA^d$ and regular B6 offspring were exchanged for each other directly after birth. When transplanted with DBA/2 grafts we did not see a beneficial effect of either exposure alone.

Einleitung

Trotz Verbesserungen in der immunsuppressiven Therapie für transplantierte Patienten, bleibt die immunologisch induzierte Abstossung die Hauptursache für das Transplantatversagen. Zudem geht die Langzeit-Immunsuppression einher mit einem erhöhten Risiko für Infekte und neoplastische Rezidiv- oder Neuerkrankungen [1]. Ziel neuer Therapieschemata sollte deswegen sein, die unspezifische, generalisierte Immunsuppression möglichst gering zu halten oder, wenn möglich ganz darauf zu verzichten. Owen et. al. konnte erstmals eine Art natürlicher Immuntoleranz gegenüber „non-inherited maternal antigens (NIMA)" in Erwachsenen zeigen; ein Effekt, der später auch in der Transplantation beobachtet wurde [2]. Zur Untersuchung zugrundeliegender Mechanismen, haben wir hier zwei verschiedene Mäusemodelle auf einen NIMA-Effekt *in vivo* und *in vitro* untersucht und den Effekt der oralen vs. *in utero* Exposition zu NIMA verglichen.

Methodik

Alle Mäuse wurden von Harlan Sprague Dawley (Indianapolis, IN) bezogen.

NIMA-Zuchtmodelle bestanden aus C57BL/6 (H-$2^{b/b}$) Männchen und entweder B6D2F1 (H-$2^{b/d}$) oder B6C3F1 (H-$2^{b/k}$) Weibchen. Der resultierende Wurf hatte somit zu 50% den Haplotyp H-$2^{b/b}$ und war je nach NIMA-Zuchtmodell entweder den $NIMA^d$ oder $NIMA^k$-Alloantigenen *in utero* und über die Brustmilch ausgesetzt. Kontrollen waren H-$2^{b/b}$ (entweder reguläre C57BL/6, oder „F1-Kreuzungen" von Zuchtmodellen mit heterozygoten Männchen) von H-$2^{b/b}$ Weibchen. Für die Untersuchung der *in utero* vs. oralen Exposition zu NIMA wurden $NIMA^d$- und C57BL/6 Mäusejunge direkt nach ihrer Geburt gegeneinander vertauscht. Die Versorgung und Zucht waren in Übereinstimmung mit den institutionellen Richtlinien. Die Haplotypen aller neugeborenen Mäuse aus heterozygoter Zucht wurden durch PCR bestimmt und allein die homozygoten (H-$2^{b/b}$), je nach NIMA-Exposition mit Herzen von DBA/2 (H-$2^{d/d}$) oder C3H (H-$2^{k/k}$) transplantiert. Die Transplantationen wurden heterotop und voll vaskularisiert durchgeführt. Die Immunantwort IFN-γ-produzierender T-Zellen wurde durch ein „Mouse Elispot-Immunoassay-Kit" (Biosource International) bestimmt. Kurz zusammengefasst, 96-„well-plates" wurden mit monoklonalen anti-IFN-γ Antikörpern inkubiert. Bestrahlte Spenderlymphozyten wurden mit unfraktionerten „Responder"-Splenozyten in die „wells" für 24 Std. zusammengegeben. „Spots" wurden durch biotinylierte monoklonale anti-Zytokin Antikörper und Substrat (geliefert mit dem Kit) entwikkelt und abschliessend durch den Elispot image analyzer (A.I.D.-Systems) analysiert und gezählt.

Ergebnisse

Allein durch die Exposition zu $NIMA^d$ konnten wir in 53% der Mäuse (H-$2^{b/b}$) eine Langzeit-Akzeptanz (>150 d) von allogenen DBA/2 (H-$2^{d/d}$) Herzen beobachten. „Nicht-exponierte" Kontrolltiere (H-$2^{b/b}$) stiessen die Transplantate innerhalb von 11 Tagen ab. Dagegen war das Transplantatüberleben von C3H (H-$2^{k/k}$) Herzen in $NIMA^k$-exponierten Mäusen (H-$2^{b/b}$) gegenüber der Kontrolle nicht verändert.

Die Untersuchung der Immunantwort von IFN-γ-produzierenden T-Zellen zu allogenen und semi-allogenen Lymphozyten erbrachte eine 65–80%-ige Reduktion in $NIMA^d$-Mäusen gegenüber den „nicht-exponierten" Kontrollen. In $NIMA^k$-Mäusen konnten wir für dieselben Untersuchungen lediglich eine Reduktion von 30–34%, verglichen mit der Kontrolle beobachten.

Weder die *in utero* noch die orale Exposition zu $NIMA^d$ alleine, vermochten das Transplantatüberleben von DBA/2 Herzen zu verlängern.

Diskussion

Es gibt mehrere mögliche Erklärungen für den NIMA-Effekt: Es ist vorstellbar, dass die NIMA-Exposition zu einer Art „klonalen Deletion" von fetalen/neonatalen T-Zellen und so zu der beoachteten Reduktion der T-Zell Immunantwort führt. Es gibt Hinweise für Mikrochimerismus maternaler Zellen in neugeborenen Mäusen [3], der zu einer solchen Deletion führen kann [4]. Gegen die Hypothese einer klonalen Deletion spricht aber eine intakte CTL-Immunantwort zu NIMA *in vitro*, wie von *Roelen et al* beschrieben. Eine andere Alternative ist die Induktion von T-Zell Anergie, ebenfalls durch Mikrochimerismus maternaler Zellen in neugeborenen Mäusen hervorgerufen. Während wir die Existenz von Mikrochimerismus noch nicht untersucht haben, sprechen die Daten einiger Veröffentlichungen für eine solche Hypothese [5]. Die Toleranz zu

NIMA[d] kann aber auch durch aktive Immunregulation erklärt werden, wie in verschiedenen Untersuchungen, sowohl in der Maus, als auch im Menschen bereits beschrieben wurde. Fuer unser Modell, zu dem jetzigen Zeitpunkt nicht auszuschliessen ist die Möglichkeit, dass nicht allein die Gene für MHC zu der beschriebenen Toleranz beitragen.

Literatur

1. Penn I (1998) Occurrence of cancers in immunosuppressed organ transplant recipients. Clin Transpl: 147–158
2. Burlingham WJ, Grailer AP, Heisey DM, Claas FH, Norman D, Mohanakumar T, Brennan DC, de Fijter H, van Gelder T, Pirsch JD, Sollinger HW, Bean MA (1998) The effect of tolerance to noninherited maternal HLA antigens on the survival of renal transplants from sibling donors. N Engl J Med 339: 1657–1664
3. Piotrowski P, Croy BA (1996) Maternal cells are widely distributed in murine fetuses in utero. Biol Reprod 54: 1103–1110
4. Anderson CC, Matzinger P (2001) Immunity or tolerance: opposite outcomes of microchimerism from skin grafts. Nat Med 7: 80–87
5. Zhang L, Miller RG (1993) The correlation of prolonged survival of maternal skin grafts with the presence of naturally transferred maternal T cells. Transplantation 56: 918–921

Korrespondenzadresse: Dr. med. J. Andrassy, 600 Highland Ave., University of Wisconsin, Department of Surgery, Transplant Division, Madison, WI, 53792, USA; Fax: +1 (608) 265-9255, e-mail: andrassy@surgery.wisc.edu

Alloantigenspezifische Modulation der Immunantwort nach Transplantation: Immundominante Peptideanaloge als eine Strategie zur Immunmodulation

Alloantigen-specific modulation of the immune response after transplantation using immunodominant peptides

W. Timmermann[1], G. Sitaru[2], S. Kottenmeier[2], H. J. Gassel[1], K. Ulrichs[2], C. Otto[2]

[1] Chirurgische Universitätsklinik und Poliklinik, Universität Würzburg
[2] Experimentelle Transplantations-Immunologie der Chirurgischen Klinik, Universität Würzburg

Abstract

Allograft rejection is a T cell-mediated immune response to foreign molecules of the major histocompatibility complex (MHC). The purpose of this study was to explore the modulatory capacity of analogues from the immunodominant MHC class I allopeptide P1. Analogue A1.5 induced a low T cell proliferation. The mode of action seems to be that A1.5 inhibit the binding of the alloimmunodominant peptide P1 to MHC class II molecules and therefore the immune response is interrupted. These results indicate that designer peptides may prove to be important tools in modulation the alloimmune response of the immunodominant peptide P1. In a next step, we want to establish an immunotherapy with peptide analogue A1.5.

Einleitung

Ursache der Transplantatabstoßung ist die genetische Differenz zwischen Spender und Empfänger im Haupthistokompatibilitätskomplex (MHC). Dabei stellen die aus den Fremd-MHC-Molekülen durch empfängereigene antigenpräsentierende Zellen prozessierten MHC-Peptide einen wichtigen Stimulus zur Aktivierung alloreaktiver T-Lymphozyten des Transplantatempfängers dar. Synthetische MHC-Klasse-I Peptide, die mit definierten Bereichen dieser Fremd-MHC-Moleküle identisch sind, aktivieren alloreaktive $CD4^+$ T-Lymphozyten. Für die Transplantation bedeutsam ist, dass diese Peptide die Abstoßung fördern [1]. Langfristiges Ziel ist das in zahlreichen Experimentalmodellen für Autoimmunerkrankungen erfolgreiche Konzept der antigenspezifischen Immuntherapie mit Peptidvarianten oder *„altered peptide ligands"* [2] auf die Transplantation zu übertragen [3]. Dabei sollen die aus immundominanten MHC-Peptidantigenen hergestellten *„altered peptide ligands"* Aktivierung und Proliferation der die Transplantatabstoßung vermittelnden T-Lymphozyten hemmen, bzw. weitere Effektorfunktionen, z. B. die Produktion von Cytokinen, so zu modulieren, dass diese Zellen möglicherweise regulatorisch wirksam werden. Anders als bei Autoimmunerkrankungen scheint die Alloimmunantwort nicht auf einem einzelnen Peptidantigen zu basieren. Unsere Arbeitsgruppe beschäftigt sich deshalb mit der Fragestellung, welche Peptidantigene in der Allo-Immunantwort dominieren. Hierzu wurden für die Rattenstammkombination Wistar Furth/Lewis sieben verschiedene Peptide, die mit bestimmten Bereichen des MHC-Klasse-I-Moleküls vom Haplotyp $RT1^u$ (dies ist der Haplotyp der Wistar Furth-Ratte) identisch sind, in Lewis-Ratten, die den Haplotyp $RT1^l$ aufweisen, auf ihre Fähigkeit, eine Immunantwort auszulösen, getestet. Diese MHC-Klasse-I Peptide repräsentieren die Bereiche im $RT1^u$ Haplotyp, die sich vom $RT1^l$ Haplotyp unterscheiden, d. h. hier sind unterschiedliche Aminosäuren zu finden, die für die Allogenität verantwortlich sein müssen [1].

Material und Methoden

Lewis (LEW, RT1[l]) Ratten werden mit jeweils 100 µg P1, dem immundominanten MHC-Klasse-I Peptid von der Wistar Furth (WF) Ratte (RT1[u]), oder mit der Variante A1.5 immunisiert. Die Bestimmung der Proliferation peptidspezifischer Effektor T-Lymphozyten erfolgt *in vitro*. Die Wirkung synthetischer Peptide auf die Transplantatfunktion wurde nach heterotoper Herztransplantation in der allogenen WF-nach-LEW Stammkombination analysiert.

Ergebnisse

Das immundominante WF-Peptid P1 induziert mit 22.450 ± 2.300 cpm die stärkste Proliferation von LEW T-Lymphozyten mit einem Th1-dominierten Cytokinmuster (IL-2: 278 ± 19 pg/ml und IFN-γ: 1.802 ± 269 pg/ml). Das synthetische Peptid P1 wird von MHC-Klasse-II Molekülen auf Dendritischen Zellen, B-Lymphozyten und aktivierten Makrophagen präsentiert. In zuvor mit P1 immunisierten LEW Empfängern wird die Transplantatfunktionszeit heterotoper Herztransplantate von WF-Spendern auf 4,5 ± 0,5 Tage reduziert. Im Gegensatz dazu stoßen nicht-immunisierte LEW Empfänger ihr Transplantat erst um den Tag 8 (7,0 ± 0,8 Tage) ab. Die Variante P1.5, die sich vom Ausgangspeptid P1 in einer Aminosäure an Position 5 unterscheidet, reduziert die T-Zellproliferation auf nahezu 11.000 cpm mit einem Th-2 dominierten Cytokinmuster (IL-4: 344 ± 68 pg/ml und IL-10: 172 ± 13 pg/ml) und beeinflußt nicht den Abstoßungszeitpunkt heterotoper Herztransplantate (8,8 ± 0,5 Tage). Wird A1.5 jedoch zusammen mit dem immunogenen Peptid P1 appliziert, so wird die Abstoßung bis Tag 8 verzögert (7,7 ± 0,6 Tage). Im T-Zellrezeptor (TCR)-Modulationsassay und im MHC Kompetitionsassay konnten wir zeigen, dass die Variante A1.5 die T-Zellproliferation nicht über den TCR inhibiert, sondern das A1.5 das Peptid P1 aus der Bindungstasche der MHC-Klasse-II Moleküle verdrängt. Dass A1.5 als MHC-Kompetitor wirkt, unterstützen weitere *in vivo* Daten. Werden nämlich beide Peptide getrennt und nicht im Gemisch appliziert, so wird die abstoßungsinduzierende Wirkung von P1 nicht kompensiert und die Tiere stoßen ihr Transplantat am Tag 5 (6,2 ± 0,5) ab.

Diskussion

Die Peptidvariante A1.5 wirkt somit als MHC-Kompetitor und verhindert in P1 sensibilierten Empfängertieren eine frühzeitige Transplantatabstoßung. Die gezielte Herstellung von Varianten vom immundominanten Peptid für eine bestimmte Spender-Empfänger-Kombination scheint somit eine geeignete Strategie, die Alloaktivierung antigenspezifisch zu hemmen und somit die Transplantatfunktion zu erhalten.

Zusammenfassung

Die Transplantatabstoßung ist eine von T-Lymphozyten vermittelte Immunantwort gegen die Moleküle des fremden Haupthistokompatibilitätskomplex (MHC). Die möglichen modulativen Eigenschaften von Peptidvarianten, die sich vom immundominanten MHC-Klasse-I Allopeptid ableiten, werden von uns untersucht. Die Variante mit der Bezeichnung A1.5 induziert eine geringe T-Zellproliferation, die darauf beruht, dass A1.5 die Bindung des immundominanten Peptids P1 an die MHC-Klasse-II Moleküle blockiert. Hierdurch wird eine P1-vermittelte Immunantwort gehemmt. Diese Daten unterstreichen die Bedeutung von Designer-Peptiden in der Modulation der vom dominanten MHC-Peptid induzierten Alloimmunantwort. In einem nächsten Schritt soll eine Immuntherapie mit A1.5 etabliert werden.

Literatur

1. Sitaru AG, Timmermann W, Ulrichs K, Otto C (2002) Hierarchical immunogenicity of donor MHC class I peptides in allotransplantation. Human Immunol 63: 871–879
2. Soan-Lancaster J, Allen PM (1996) Altered peptide ligand-induced partial Tcell activation: molecular mechanisms and role in Tcell biology. Annu Rev Immunol 14: 1–27
3. Otto C, Timmermann W, Sitaru G, Jost S, Gassel HJ, Ulrichs K (2001) Modulation of Tcell reactivity with MHC peptides: A strategy for selective inhibition of the Tcell response to allografts? Transplantationsmedizin 13: 21–31
4. Otto C, Sitaru G, Ulrich K, Timmermann W (2002) Design of peptide analogues as a strategy to modulate the alloresponse of peptide-specific Tcells. Transplantation 74: 271 (Abstract)

Korrespondenzadresse: Prof. Dr. med. W. Timmermann, Chirurgische Universitätsklinik und Poliklinik, Josef-Schneider-Str. 2, 97080 Würzburg, Tel.: 0931 201 31204, Fax: 0931 201 31205, e-mail: timmermann@chirurgie.uni-wuerzburg.de

Verbesserung der virologischen Ansprechrate durch Therapie mit pegyliertem Interferon alpha-2-b plus Ribavirin nach Lebertransplantation bei Hepatitis-C-Zirrhose

Pegylated interferon alpha-2b plus ribavirin after OLT: Sustained virological response (SVR), clinical course and histology

M. Bahra[1], U. P. Neumann[1], T. Berg[2], R. Neuhaus[1], J. M. Langrehr[1], P. Neuhaus[1]

[1] Department of Surgery, Charité Campus Virchow-Clinic, Humboldt-University, Berlin
[2] Department of Gastroenterology, Charité Campus Virchow-Clinic, Humboldt-University

Abstract

Background: Recurrence of hepatitis C (HCV) infection after OLT for HCV cirrhosis is almost universal and approximately 10% of patients develop cirrhosis after OLT for HCV. Common treatments with ribavirin and interferon alpha-2b failed to show a satisfying sustained antiviral response (SVR). Peg-Intron is a pegylated form of interferon alpha-2b and has been proved to increase the response of antiviral therapy in non-transplanted HCV positive patients. The aim of this prospective open non-randomized trial was to examine whether Peg-Intron in combination with ribavirin is effective to treat liver transplant recipients with HCV reinfection. *Methods:* 25 patients with positive HCV RNA and histologically proven hepatitis C reinfection after OLT for HCV cirrhosis received peginterferon alpha-2b plus ribavirin for 48 weeks (Peg-Intron 1 – 1,5 µg/kg/week plus ribavirin 200 – 800 mg/d). We assessed efficacy by HCV RNA and ALT response. Liver biopsies were performed routinely at start of treatment and 24 weeks after end of treatment. Antiviral response was defined as undetectable HCV RNA in serum at the end of follow-up. Biochemical response was defined as normalisation of serum alanin aminotransferase (ALT). Histological findings were scored for inflammation/fibrosis and histological changes between liver biopsies prior treatment and 6 months after cessation of treatment were compared. The primary endpoint was defined as sustained virologic response (SVR) 24 weeks after end of treatment. *Results:* After a median treatment period of 48 weeks in 18/25 (72%) patients HCV RNA was not longer detectabel. The primary endpoint, a sustained virologic response (SVR) at the end of a 24-week follow-up (week 72), was observed in 9/25 patients (36%). Comparisons of histological findings for inflammation and fibrosis showed no degradation during treatment. Side effects were neutropenia 15/25 (60%), anemia (5/25 (20%), psychiatric disorders 2/25 (8%), fever, vertigo, shivers and headache 12/25 (48%). Side effects were treated with dose reduction and 30 Mio IU GM-CSF twice a week to manage neutropenia. *Conclusion:* For patients with chronic hepatitis C reinfection after liver transplantation the combination of pegylated interferon alpha-2b plus ribavirin is effective and save. 36% of the patients showed a sustained virologic response. No degradation of histological findings were seen during treatment. Peginterferon plus ribavirin seems to improve the clinical course and outcome of HCV reinfection after OLT.

Einleitung

Die Hepatitis-C-assoziierte Leberzirrhose hat sich in den vergangenen Jahren zur häufigsten Indikation für eine orthotope Lebertransplantation (OLT) entwickelt. Eine Hepatitis-C-Reinfektion entwickelt sich in nahezu 100% der Fälle. Etwa 50% der Transplantatempfänger entwickeln im Verlauf der Erkrankung eine schwere Reinfektionshepatitis bzw. Leberzirrhose [1].

Behandlungskonzepte zur Vermeidung einer Reinfektionshepatitis nach OLT bzw. Therapieansätze zur Behandlung einer Reinfektionshepatitis sind nach wie vor in der Diskussion. Interferon alpha-2-b Monotherapien zeigten nur geringe Ansprechraten bezüglich der Viruslast sowie des Transaminasenverlaufes. Auch antivirale Therapieversuche mit Ribavirin-Monotherapie hatten keinen Einfluß auf die Viruslast bzw. die histologische Verschlechterung der Transplantatlebern. Kombinationstherapien mit Interferon alpha-2b plus Ribavirin zeigten initiale Ansprechraten mit negativer HCV-PCR bei 50% der Patienten. Jedoch lediglich 8% der Patienten zeigten ein „sustained virologic response" (SVR) nach Beendigung der Interferontherapie [2]. Ziel einer suffizienten antiviralen Therapie muß daher die Verringerung der Rezidivrate nach erfolgreicher Interferontherapie sein. Pegylierte Interferone sind kovalente Konjugate des rekombinanten Interferon alpha-2b mit verlangsamter renaler Clearance und einer etwa 10-fach gesteigerten Plasmahalbwertszeit gegenüber unpegyliertem Interferon. Studien bei nicht transplantierten Hepatitis-C-Patienten konnten den Vorteil von pegylierten Interferonen gegenüber nicht-pegylierten Interferonen zeigen [3, 4].

In einer prospektiven Studie wurde die Effektivität eines pegylierten Interferons (PegIFN) nach Lebertransplantation bei HCV-Zirrhose untersucht.

Methodik

Bei 25 Patienten mit histologisch gesicherter Hepatitis-C-Reinfektionshepatitis nach OLT wurde über 48 Wochen PegIFN alpha-2b kombiniert mit Ribavirin gegeben (PegIntron 1 – 1,5 µg/kg KG/ Woche plus Ribavirin 400 – 800 mg/d). Als Einschlußkriterien wurden erhöhte Transaminasen (ALT > 45 U/l für Männer, ALT > 40 U/l für Frauen), Leukozyten > 2 ng/l, ein Hb > 8 g/dl sowie der Nachweis von HCV-RNA im Serum definiert. Nach Beendigung der Therapie (nach 48 Wochen) und 6 weiteren Monaten wurden jeweils die Viruslast, die Transaminasen und der Grad der Entzündung und/oder Fibrose histologisch (Gerber-Klassifikation) durch Transplantatbiopsie erneut bestimmt.

Ergebnisse

Achtzehn von 25 Patienten waren HCV-negativ in der Serum HCV-PCR nach Woche 48 (*Initiales Ansprechen 72%*). Als Nebenwirkungen wurden Leukopenie in 60% (15/25), Anämie in 20% (5/25), psychische Störungen in 8% (2/25), Fieber, Schüttelfrost und Kopfschmerzen in 48% (12/25) der Patienten beobachtet. Zwei Patienten verstarben nach Beendigung der Therapie an einem HCC-Rezidiv.

Neun von 25 Patienten waren auch 6 Monate nach Therapieende HCV-negativ in der Serum HCV-PCR (SVR: 36%). Der Mittelwert für die ALT aller Patienten 6 Monate nach Therapieende war 27,2 U/l ± 21,1 U/l. Der Vergleich der Transplantatbiopsien vor PegIFN und 6 Monate nach Therapieende zeigte keine signifikanten Unterschiede bezüglich der Parameter Entzündung und Fibrose.

Schlussfolgerung

Patienten mit HCV-Reinfektion nach OLT profitieren von einer Kombinationstherapie mit PegIFN plus Ribavirin (initiale Ansprechrate von 72%). Das histologische Bild der Reinfektionshepatitis zeigte in keinem Fall eine Verschlechterung und 9 der 25 Patienten (36%) blieben auch 6 Monate nach Therapieende ohne weitere antivirale Therapie HCV-negativ. Daher ist die Kombinationstherapie PegIFN/Ribavirin effektiv zur Behandlung der Reinfektionshepatitis nach OLT bei HCV-Zirrhose.

Literatur

1. Gane EJ, Portmann BC, Naoumov NV, Smith HM, Underhill JA, Donaldson PT, Maertens G, Williams R (1996) Long-term outcome of hepatitis C infection after liver transplantation. N Engl J Med 334: 815–820
2. Gopal VD, Rabkin JM, Brian SB, Corless CL, Chou S, Olyaei A, Orloff SL, Rosen HR (2001) Treatment of progressive hepatitis C recurrence after liver transplantation with combination interferon plus ribavirin. Liver Transpl 7: 181–190
3. Manns PM, McHutchison JG, Gordon SC, Rustgi VK, Shiffman M, Reindollar R, Goodmann ZD, Koury K, Ling MH, Albrecht JK (2001) Peginterferon alpha 2b plus ribavirin compared with interferon alpha-2b plus ribavirin for initial treatment of chronic hepatitis c: a randomised trial. Lancet 358: 958–965
4. Fried MW, Shiffman ML, Reddy KR, Smith C, Marinos G, Goncales FL, Häussinger D, Diago M, Carosi G, Dhumeaux D, Craxi A, Lin A, Hoffman J, Yu J (2002) Peginterferon alpha-2a plus ribavirin for chronic hepatitis c virus infection. N Engl J Med 347: 975–982

Korrespondenzadresse: Dr. med. Marcus Bahra, Abteilung für Allgemein-, Viszeral- und Transplantationschirurgie, Medizinische Fakultät der Humboldt-Universität zu Berlin, Charité, Campus-Virchow-Klinikum, Augustenburger Platz 1, 13353 Berlin, Tel.: 030/450-55001, Fax: 030/ 450-552900, e-mail: marcus.bahra@charite.de

Erhöhte Expression von p21$^{(WAF1/CIP1)}$ und p27$^{(Kip1)}$ CDI Genen sowie Telomerlängenbestimmungen nach konkordanter ex vivo Ischämie/Reperfusion von Primatennieren

Effect of ischemia/reperfusion on the expression of p21$^{(WAF1/CIP1)}$ and p27$^{(Kip1)}$ CDKI genes in concordant ex vivo hemoperfusion of primate kidneys

S. Grosse[2]*, *H. Schelzig*[2]*, *A. B. Chkhotua*[1], *D. Abendroth*[2], *P. Wiegand*[3]

[1] National Centre of Urology, Tsinandali St 9, 380044 Tbilisi, Georgia
[2] Abteilung für Viszeral- und Transplantationschirurgie, Universitätsklinik Ulm
[3] Abteilung für Rechtsmedizin, Universitätsklinik Ulm

Abstract

p21$^{(WAF1/CIP1)}$ and p27$^{(Kip1)}$ cyclin dependent kinase inhibitor (CDKI) genes are considered the markers of DNS damage and cell senescence [1 – 5]. Very few existing publications do not analyse the impact of stresses associated with organ procurement (harvesting, preservation and engraftment) and various post Tx complications (acute cellular rejection, nephrotoxicity etc.) on the profile of gene expression. The aim of the current study is to evaluate the influence of ischemia/reperfusion (I/R) on the expression of p21$^{(WAF1/CIP1)}$ and p27$^{(Kip1)}$ CDKI genes, using an experimental model of ex-vivo hemoperfusion of primate kidneys. To our knowledge, this is the first report on increased expression of these genes in all structures of xenoperfused kidneys.

Einleitung

Die cyclin dependent kinase inhibitor Gene (CDKI) p21$^{(WAF1/CIP1)}$ und p27$^{(Kip1)}$ gelten als die Marker für die DNS Schädigung und die Zellalterung [1 – 5]. Nur sehr wenige Arbeiten untersuchen die Auswirkungen von Stress, der mit Organgewinnung verbunden ist, und die verschiedenen Komplikationen die post transplantationem (akute zelluläre Abstossung, Nephrotoxizität usw.) auftreten auf dem Hintergrund der Genexpression. Das Ziel der vorliegenden Studie ist es, den Einfluss von Ischämie und Reperfusion (I/R) auf die Expression von p21$^{(WAF1/CIP1)}$ und von p27$^{(Kip1)}$ CDKI-Genen anhand eines experimentellen Modells mit ex vivo Hämoperfusion von Primatennieren zu untersuchen. Nach unserer Kenntnis handelt es sich hierbei um die erste Untersuchung die sich mit der erhöhten Expression dieser Gene in allen Strukturen von xenoperfundierten Nieren beschäftigt.

Material und Methoden

Es wurden insgesamt 13 cynomolgus Makaken Affen, die zwischen 2,5 und 5,3 kg wogen (mittleres Gewicht 2,75 kg) unter Tierschutzgerechten Bedingungen gehalten. Alle Eingriffe wurden unter Allgemeinanästhesie, mit der Überwachung des Blutdruckes, des Pulses und der Blutgase durchgeführt. Die Tiere wurden mit 0,5% Halothan für die ersten 15 Minuten und dann mit i.v. Zolazepam (15 mg/kg) betäubt. Nach medianer Laparotomie wurden die Nieren und deren

* Erstautoren

Gefässe dargestellt, und letztere mit nichttraumatischen Klemmen für 45 Minuten geklemmt. Die Nieren wurden in vivo mit kalter Eurocollins Lösung für 5 Minuten gespült. Die rechte Niere wurde dann entnommen und bei 4 °C für 24 h in Eurocollins Lösung gelegt. Nach dieser Zeit wurde die Nierenarterie kanüliert und mit frisch gewonnenem heparinisiertem menschlichen Blut 1 Stunde lang in einer früher beschriebenen Vorrichtung [5] reperfundiert. Dieses System besteht aus einem Perfusionskreislauf mit einer geschlossenen Kammer mit einem parallelen Membran-Oxygenatorkreislauf. Der Oxygenatorkreislauf wurde zuvor auf die Leukozytenabsorption mit menschlichem Blut ohne Organzwischenschaltung geprüft. Die Leukozyten verringerten sich nicht auf weniger als 80% vom Ausgangswert in einer Stunde.

Über eine arterielle Kanülierung wurde die druckkontrollierte Perfusion mittels einer computergesteuerten Rollerpumpe sichergestellt. Dabei wurden Fluss, Druck und Widerstand online dokumentiert. Eine zweite unabhängige Pumpe steuerte den Oxygenatorkreislauf. Das venöse Effluat wurde gesammelt und fortwährend wieder in den Kreislauf eingebracht. Das Blut wurde von gesunden Freiwilligen gespendet, heparinisiert (10 IU/ml), verdünnt bis auf einen Hämatokrit von 25% und im Perfusionskreislauf mit Bicarbonattitrierung und CO_2-Insufflation in dem Oxygenator auf einen pH von 7,4 gebracht.

Die untersuchten Nieren (n = 9) wurden mit 500 ml ungepooltem menschlichen Blut der Blutgruppe 0 oder B vor der Perfusion gespült. 4 Nieren wurden überhaupt nicht gespült (Kontrollgruppe). Die Nierenproben wurden mit Stickstoff tiefgefroren, und bei – 80 °C aufbewahrt. 4 μm starke aufeinanderfolgende Gewebeschnitte wurden im kaltem Azeton (– 20 °C) fixiert und dann für 1h bei Raumtemperatur entweder mit $p21^{(WAF1/CIP1)}$ (Santa Cruz Biotechnology Inc., Klon F-5, Code: SC-6246) oder mit verdünntem (1 : 20 und 1 : 200) in PBS plus 1% bovines Serumalbumin (Sigma Co. 20K7607$p27^{(Kip1)}$ (Transductions Labors, Klon 57, Code: K25020)) inkubiert. Proben wurden mit flüssigem diamenobensidine DAB + Substrat-Chromogen System entwickelt (Dako Co., kodieren: 3468) und mit Haematoxylin gegengefärbt. Ovarialkrebsgewebe wurden als positive Kontrolle und nicht-immunes Mäuseserum – als negative Kontrolle eingesetzt. Die Schnitte wurden einfach-blind mit einem Mikroskop ausgewertet (Zeiss, Axioplan 2). Glomeruläre, tubuläre, interstitielle und vaskuläre Expression der Marker wurde durch die Berechnung der jeweiligen der Marker untersucht. Die statistische Analyse wurde computergestützt durchgeführt (StatView 5.0, SAS Institut Inc. 1998). Die Normalität der Datenverteilung wurde mit dem Shapiro-Wilk Test überprüft. Glomeruläre, tubuläre, interstitielle Expression der Marker wurde bei der Studiengruppe (Xenoperfusion) und Kontrollgruppe (nicht perfundiert) durch einen Zweistichproben t-Test analysiert. Die vaskuläre Expression der Gene wurde mit dem Wilcoxon Rangsummetest für nicht-parametrische Variablen verglichen.

Zur Bestimmung der Telomerlängen wurden 20 – 30 mg Gewebeproben aus den Nieren entnommen und die DNS mit Hilfe der GEN-IAL First DNA-Methode (GENI-AL, Troisdorf) isoliert. Die DNS-Menge wurde mit einem 260 nm-Spektrometer, die Unversehrtheit jeder DNS-Probe durch Elektophrese und durch Färbung von 1 μg DNS auf einem 0,8% SYBR-Green Agarose Gel (Biozym, Hameln) bestimmt. Nach Durchführung des TeloTAGGG Telomere Length Assay (Roche, Version 1. Juni 1999) wurden Röntgenfilme 20 – 50 Minuten belichtet. Die Telomerlänge wurde durch eine Densitometrie (Scion Image, Scion Corp. 2000) als Integral der Kurve bestimmt.

Ergebnisse

Alle Nieren von der Untersuchungsgruppe waren die Expression von p21 und p27 positiv. Die Gene wurden zu den verschiedenen Graden in allen Strukturen von xenoperfundierten Nieren exprimiert. In der Kontrollgruppe wurden die Gene nur in den glomerulären, tubulären und interstitiellen Zellen exprimiert. Butgefässe dieser Nieren waren für den Expression beider Marker negativ. Die Expressionsniveaus wurden zwischen Studien- und Kontrollgruppe verglichen. p21 wurde exprimiert in erheblich höheren Ausmass durch Glomeruli ($p = 0{,}001$), Tubuli ($p = 0{,}0065$) und interstitielle Zellen ($p = 0{,}0017$) von xenoperfudierten Nieren. Die Expression von p27 durch die gleichen Gewebestrukturen war auch in der Studiengruppe höher ($p = 0{,}0001$, 0,0006 und 0,0022). Expression von p21 in Blutgefässen wurde in 4 von 9 (44,4%) bei den Nieren der Studiengruppe ($p = 0{,}1489$) gefunden, während p27 bei in 8 von 9 xenoperfudierten Nierenproben heraus (88,9%) ($p = 0{,}0047$) exprimiert war.

Die mittlere Länge der Telomere war in der Kontrollgruppe größer ($5{,}56 \pm 0{,}06$ kbp) als in der Studiengruppe ($5{,}46 \pm 0{,}36$ kbp, $p = 0{,}1341$). Xenoperfusion führte folglich zu einer Verkürzung der Telomere sowie zu einer signifikanten Überexpression von p27 in allen untersuchten Geweben, sowie von p21 in den Zellen der Glomeruli, Tubuli und des Interstitiums. Kein Unterschied ergab sich in der Expression von p21 und p27 durch die Gabe von anti LFA-1, die Telomere allerdings waren in der so behandelten Gruppe länger als in der ohne Medikation ($5{,}70 \pm 0{,}11$ versus $5{,}13 \pm 0{,}31$ kbp, $p = 0{,}0661$).

Diskussion

In dieser Studie ist ein experimentelles Modell der ex-vivo Hämoperfusion von Primatennieren benutzt worden. Da die konkordante Hämoperfusion nicht zu hyperakuten Abstossung führt, kann das Modell und die Resultate der Studie auf die klinische Situation der postmortal entnommener Transplantatnieren Anwendung finden. Wir haben dargestellt, dass sich nach Ischämie gefolgt von konkordanter Xenohämoperfusion eine Überexpresssion die der Gene p21 und p27 in allen Nierengeweben findet.

Unsere Ergebnisse stehen im Einklang mit Untersuchungen, die die Verkürzung der Telomere als einen Auslöser für erhöhte Genexpression gezeigt haben.

Obgleich der Einfluß von Ischämie auf Nieren und die Expression der oben erwähnten Gene vor kurzem ausgewertet worden ist [1, 3], sind keine in vivo Daten bezüglich des Effektes der Transplantation und des zugehörigen Stresses auf die Genen vorhanden.

Unsere Resultate heben den Rolle von Reperfusion als zusätzlicher und erheblicher Stressfaktor für Nieregewebe hervor.

Durch die gegenwärtigen Studie ist gezeigt worden, dass die Ischämie der Nieren, gefolgt von einer konkordanten Hämoperfusion mit einer Verkürzung der Telomere und einer Überexpression von p21 und p27 CDKI Genen verbunden ist, und auf erheblicher DNA-Schädigung und/oder beschleunigter Zellalterung beruht.

Literatur

1. Megyesi J, Andrade L, Vieira JM Jr, et al. (2001) Kidney Int 60: 2164
2. Ding G, Franki N, Kapasi A, et al. (2001) Exp Mol Pathol 70: 43
3. Park SK, Kim W, Lee CH, Koh GY (2000) Nephron 86: 306
4. Alexander K, Hinds PW (2001) Mol Cell Biol 21: 3616
5. Stork M, Abendroth D, Prestel R, et al. (1997) Transplantation 63: 304

Korrespondenzadresse: Dr. Stephan Große, Transplantation Centre, University Clinic Ulm, Steinhoevelstrasse 9, 89075 Ulm, Tel.: +49-0731-5000, Fax: +49-731-500-26720, e-mail: stephan.grosse@web.de

Untersuchungen zur Bedeutung des indirekten Weges der Allo-Antigenerkennung unter Verwendung allospezifischer MHC Klasse-II-Peptide nach experimenteller Nieren- und Dünndarmtransplantation

The influence of donor-specific class II MHC peptides on acute and chronic rejection after experimental kidney and small bowel transplantation

M. Gasser, S. M. Lenhard, C. Otto, W. Timmermann, A. Thiede, K. Ulrichs, A. M. Waaga-Gasser

Chirurgische Klinik und Poliklinik der Universität Würzburg

Abstract

Allograft rejection is triggered by T lymphocytes of the recipient that recognize donor MHC molecules. Clinically used immunosuppressive protocols suppress the immune system in the recipient non-specifically. On the long term, the goal must be to suppress the immune response against an allograft in a more specific manner. The aim of this study was to determine T cell mediated effects after immunization of the recipient with synthetic class II MHC allopeptides in a kidney and small bowel transplant model. The results of this study demonstrate that T cells were activated by the synthetic donor specific class II MHC allopeptide RT1.D$^{u}\beta$ (20–44) via the indirect pathway of allorecognition, triggering a specific immune response against the allograft. Immunization with this peptide caused an accelerated rejection after kidney or small bowel transplantation, both after preoperative and postoperative immunization with a Th1 type cytokine profile (IL-2 and IFN-γ). The data suggest that the indirect pathway of allorecognition may play an important role in acute rejection. Therefore, synthetic peptides in combination with an immunsuppressive protocol could be used not only to specifically prevent allograft rejection, but to manipulate the immune system in order to induce tolerance.

Einleitung

Heutige Therapieprotokolle werden dem Anspruch einer spezifischen Unterdrückung der Immunantwort gegen das Transplantat bislang nicht ausreichend gerecht. Langfristiges Ziel ist es, ausschließlich die T Zellen zu unterdrücken, die an der Transplantatabstoßung beteiligt sind. T-Zellen erkennen intakte Allo-MHC-Moleküle auf der Oberfläche von Spenderzellen über den direkten Weg der Allo-Antigenerkennung oder als prozessierte Allo-Peptide auf der Oberfläche von eigenen antigenpräsentierenden Zellen über den indirekten Weg der Allo-Antigenerkennung. Wir untersuchten hierzu die funktionelle Rolle spenderspezifischer immundominanter Allo-MHC-Klasse-II-Peptide nach Dünndarm- oder Nierentransplantation in der Ratten-Stammkombination WF → LEW (RT1^{u}, RT1^{l}) mittels des indirekten Weges der Allo-Antigenerkennung.

Methodik

LEW Empfänger wurden 7 Tage präoperativ mit synthetischen MHC-Klasse-II-Peptiden (je 100 µg) aus der RT1.D^{u}(WF) β-Kette (Positionen 20–44) (abgekürzt D2 für Gruppe I) oder mit dem nicht immunogenen Kontroll-Peptid RT1.B$^{u}\beta$ (Positionen 20–44) (abgekürzt B2 für Gruppe II) immunisiert. Die Immunogenität der Peptide wurde zuvor im Proliferations-Assay in vitro und anhand der DTH-Reaktion in vivo überprüft [1, 2]. Die Tiere wurden entweder einer Dünndarmtransplantation (DDTx) oder Nierentransplantation (NTx) unterzogen (Spender WF); ihnen wurde anschließend nochmals Allo-Peptid D2 (Gruppe I) oder B2 (Gruppe II) intraperitoneal appliziert (200 μg). Empfänger der Gruppen III und IV mit Dünndarm- oder Nierentransplantat wurden mit Cyclosporin A (CsA, DDTx: 20 mg/kg von Tag 0 – 13, NTx: 5 mg/kg von Tag 0 – 4) behandelt und an den Tagen 20 und 27 mit D2- (Gruppe III) oder mit B2-Peptid (Gruppe IV) immunisiert oder nicht immunisiert (Gruppe V). Kontrollen der Gruppe VI erhielten weder Immunsuppression noch wurden sie mit Peptiden immunisiert. Zum Zeitpunkt der Organabstoßung wurde der Proliferations-Assay mit Milz- oder Lymphknoten-Zellen durchgeführt. Die Zytokinexpression dieser Zellen wurde anhand der Kulturüberstände im ELISA gemessen. Ferner wurde die Zytokin-Genexpression im Dünndarm- oder Nierentransplantat mittels RNase Protection Assay bestimmt.

Ergebnisse

Kontrolltiere der Gruppe V zeigten ein mittleres Überleben von mehr als 250 Tagen (sekundär transplantierte WF Herzen und Haut wurden spezifisch akzeptiert), wohingegen Tiere der Gruppen III und IV ihre Transplantate akut abstießen (Überlebenszeiten: DDTx: Gruppe III 33,7 vs. Gruppe IV 69,7 Tage; NTx: Gruppe III 37,0 vs. Gruppe IV 49,5 Tage). Im Vergleich zu Kontrolltieren aus Gruppe VI wurden Transplantate in den Gruppen I und II beschleunigt abgestoßen (DDTx: Gruppe I 3,5 vs. Gruppe II 4,0 gegenüber Gruppe VI 5,3 Tage; NTx: Gruppe I 4,0 vs. Gruppe II 5,6 gegenüber Gruppe VI 7,5 Tage). Bei Tieren mit spenderspezifischer immundominanter Allo-MHC-Klasse-II-Peptid-Immunisierung (D2 Peptid) wurde im Gegensatz zum Kontrollpeptid (B2 Peptid) eine spezifische T-Zellreaktivität gegenüber dem jeweiligen Immunisierungs-Peptid im Proliferations-Assay nachgewiesen. In den Dünndarm- und Nierentransplantaten zeigte sich nach D2-Immunisierung eine hohe IL-2, IL-6, TNF-β und IFN-γ Expression, wobei nach B2-Immunisierung vergleichbar hohe Werte nicht für IL-4, nicht aber für IFN-γ gefunden wurden.

Diskussion

Unabhängig vom übertragenen Organ verdeutlicht der Vergleich der Überlebensdaten, dass die Immunisierung mit dem spenderspezifischen immundominanten Allo-MHC-Klasse-II-Peptid RT1.D2 verglichen mit dem Peptid RT1.B2 mit einer beschleunigten akuten Abstoßung einhergeht. Diese Ergebnisse sind mit früheren Daten eines Herzmodells übereinstimmend [3]. Der Vergleich der Zytokinmuster nach RT1.B2- oder RT1.D2-Immunisierung demonstriert, dass unabhängig vom Organmodell eine erhöhte Expression von IL-2 und IFN-γ nach Immunisierung mit dem immundominanten Peptid RT1.D2 mit einer beschleunigten akuten Abstoßung korreliert. Bereits in früheren Studien mit Spender-MHC-Klasse-II-Peptid RT1.D2 spezifischen T-Zell-Klonen, etabliert aus langzeitüberlebenden oder akut abstoßenden LEW-Empfängern eines WF-Nierentransplantates, wurde gezeigt, dass die Transplantatabstoßung oder Langzeitüberleben mit einer Th1 (IL-2, IFN-γ) oder Th2 (IL-4, IL-10) gerichteten Antwort assoziiert ist [4, 5]. Diese Daten zeigen, dass der indirekte Weg der Allo-Antigenerkennung nach Transplantation bereits zu einem frühen Zeitpunkt der Abstoßung von Bedeutung ist. Synthetische Peptide könnten somit, in Verbindung mit einer konventionellen Immunsuppression, verwendet werden, um modulierend in das Immunsystem einzugreifen und damit eine spezifische Transplantattoleranz auszulösen.

Zusammenfassung

Die Transplantatabstoßung wird durch T-Lymphozyten des Empfängers ausgelöst, die Spender-MHC-Moleküle erkennen. Bisherige klinische immunsuppressive Protokolle wirken sich gleichermaßen auf das gesamte Immunsystem aus. Langfristiges Ziel ist es, ausschließlich die Immunreaktion gegen das Transplantat selektiv zu unterdrücken. Untersucht wurden dazu zelluläre immunologische Effekte nach Immunisierung des Empfängers mit synthetischen MHC-Klasse-II-Allopeptiden in einem experimentellen Nieren- und Dünndarmtransplantationsmodell. Die Ergebnisse dieser Arbeit zeigen, dass T-Lymphozyten durch Immunisierung mit dem spenderspezifischen MHC-Klasse-II-Peptid RT1.$D^u\beta$ (20 – 44) über den indirekten Weg der Allo-Antigenerkennung aktiviert werden und eine spezifische Immunantwort im Empfänger gegen das Transplantat auslösen. Sowohl die präoperative als auch postoperative Immunisierung mit dem immundominanten allospezifischen Peptid RT1.$D^u\beta$ (20 – 44) führten nach Dünndarm- sowie auch Nierentransplantation zu einer beschleunigten akuten Abstoßung der Transplantate. Nach Immunisierung mit dem immundominanten Peptid zeigte sich in beschleunigt akut abgestoßenen Transplantaten unabhängig vom Organmodell eine erhöhte Expression von IL-2 und IFN-γ (Th1 typisch). Zusammenfassend erscheint der indirekte Weg der Allo-Antigenerkennung nach Transplantation bereits zu einem frühen Zeitpunkt der Abstoßung von Bedeutung zu sein. Neue therapeutische Ansätze unter Verwendung synthetischer Peptide in Kombination mit konventioneller Immunsuppression könnten dazu beitragen, die Transplantatabstoßung mit Blick auf die Induktion einer spezifischen Transplantat-Toleranz zu manipulieren.

Literatur

1. Sayegh MH, Khoury SJ, Hancock WW, Weiner HL, Carpenter CB (1992) Induction of immunity and oral tolerance with polymorphic class II major histocompatibility complex allopeptides in the rat. Proc Natl Acad Sci USA 89: 7762 – 7766
2. Watschinger B, Gallon L, Carpenter CB, Sayegh MH (1994) Mechanisms of allo-recognition. Recognition by in vivo-primed Tcells of specific major histocompatibility complex polymorphisms presented as peptides by responder antigen-presenting cells. Transplantation 57: 572 – 576
3. Vella JP, Magee C, Vos L, et al. (1999) Cellular and humoral mechanisms of vascularized allograft rejection induced by indirect recognition of donor MHC allopeptides. Transplantation 67: 1523 – 1532
4. Waaga AM, Gasser M, Kist-van Holthe JE, et al. (2001) Regulatory functions of self-restricted MHC class II allopeptide-specific Th2 clones in vivo. J Clin Invest 107: 909 – 916
5. Waaga AM, Chandraker A, Spadafora-Ferreira M, et al. (1998) Mechanisms of indirect allorecognition: characterization of MHC class II allopeptide-specific T helper cell clones from animals undergoing acute allograft rejection. Transplantation 65: 876 – 883

Korrespondenzadresse: Prof. Dr. A. M. Waaga-Gasser, Chirurgische Universitätsklinik und Poliklinik, Josef-Schneider-Str. 2, 97080 Würzburg, Tel.: 0931 201-31377, Fax: 0931 201-31458, e-mail: waaga_a@chirurgie.uni-wuerzburg.de

Ergebnisse nach humaner Dünndarmtransplantation

Results in human small bowel transplantation

A. R. Müller[1], A. Pascher[1], K. P. Platz[1], R. J. Schulz[2], A. Dignass[2], C. Radtke[3], P. Neuhaus[1]

[1] Klinik für Allgemein-, Viszeral- und Transplantationschirurgie
[2] Klinik für Gastroenterologie
[3] Klinik für Pathologie, Charité, Campus Virchow-Klinikum, Humboldt Universität, Berlin

Abstract

Small bowel transplantation is the most physiological treatment for patients with short gut syndrome and intestinal failure. Severe rejection and infection still limit the frequency of small bowel transplantations performed. Isolated small bowel transplantation was performed in 10 adult patients with short gut syndrome. Seven patients (70%) are alive with good graft function. Acute rejection was observed in 3 patients (30%) and was steroid-resistant requiring OKT3 treatment in all. One patient died of acute steroid-resistant rejection after graft removal, 2 patients recovered from rejection after marked increase in baseline immunosuppression and repeated steroid pulses in combination with the TNF-α antibody infliximab. The incidence of infectious complications including bacterial and viral infections was low. This was achieved by a highly potent immunosuppressive management which was gradually tapered over time. The decrease in immunosuppression was guided by the use of soluble immune parameters and determination of cellular immune status. In summary, patient and graft survival compared well, rejection and infectious complications were low, and last not least, graft function and quality of life good in surviving recipients.

Einleitung

Die Dünndarmtransplantation bietet die Möglichkeit einer kurativen Therapie für Patienten mit Kurzdarmsyndrom oder intestinalem Versagen. Akute Abstoßungen und schwere Infektionen stellen jedoch ein hohes Letalitätsrisiko dar und sorgen noch immer für eine zurückhaltende Indikationsstellung [1, 2].

Methodik

Seit Juni 2000 wurden bisher 10 Patienten (26 – 58, Median: 35 Jahre) dünndarmtransplantiert. Alle Patienten erhielten eine isolierte Dünndarm-Transplantation aufgrund eines Kurzdarmsyndroms unterschiedlicher Genese: Mesenterialinfarkt/-venenthrombose (n = 4), Volvolus (n = 2), rezidivierender Brideníleus (n = 1), Vaskulitis (n = 1), Desmoidtumor mit familiärer Poliposis (n = 1), Malrotation (n = 1) mit Restdünndarmlängen von 0 – 30 cm (Median: 10 cm). Spender und Empfänger wurden mit Lactobacillen und Immunonutrition behandelt und der Dünndarm innerhalb von 6 h transplantiert (CIT: 2,5 – 6 h, Median: 3,5 h). Die Immunsuppression wurde als 4-Fachtherapie (Tacrolimus, Rapamycin, Prednisolon und ATG bzw. Daclizumab als Induktionstherapie) begonnen und sukzessive unter Kontrolle von löslichen und zellulären Immunparametern reduziert. Protokollbiopsien wurden nach internationalen Kriterien ausgewertet [3].

Ergebnisse

7 von 10 Patienten (70%) überlebten (4 – 29, Median: 18 Monate) mit voll funktionsfähigem Transplantat. Diese 7 Patienten sind voll rehabilitiert, enteral ernährt ohne zusätzlichen Flüssigkeits- oder Kalorienbedarf. 3 Patienten verstarben im Multiorganversagen aufgrund einer therapierefraktären Abstoßung, rezidivierender Darmischämie und intrakraniellen Blutung 2 (n = 2) und 10 Monate nach Transplantation. 3 von 10 Patienten (30%) entwickelten eine akute Abstoßung. In allen Fällen war der Einsatz von OKT3 notwendig. 2 Patienten mit Abstoßung nach 10 und 24 Monaten erholten sich langsam nach deutlicher Erhöhung der Basisimmunsuppression sowie unter rezidivierender Steroidbolus-therapie in Kombination mit dem TNF-α Antikörper Infliximab.

In der frühpostoperativen Phase wurde bei 3 Patienten eine Peritonitis diagnostiziert (therapierefaktäre Abstoßung, Anastomoseninsuffizienz: n = 2). Eine Pneumonie trat frühpostoperativ auf, eine weitere nach mehreren Monaten, beide waren nicht beatmungspflichtig und bedurften der Antibiotikatherapie für 5 Tage. CMV Infektionen wurden bei 2 Patienten erfolgreich mit Ganciclovir therapiert. EBV-Reaktivierungen traten bei 4 Patienten auf, bei den 2 Patienten mit steroidresistenter Abstoßung waren die EBV-Reaktivierungen rezidivierend. (■ Tabelle 1)

■ **Tabelle 1.** Ergebnisse nach Dünndarmtransplantation (n = 10)

Patienten Überleben	7/10 70%
Transplantat-Überleben	7/10 70%
Lebensqualität	sehr gut
Berufstätig, voll rehabilitiert	7 Patienten
	30%
Akute Abstoßung	3/10
Chirurgische Komplikationen	Anastomoseninsuffizienz, coloanale Anastomose, Ösophagojejunostomie
Infektionen (< 1 Monat)	Peritonitis (n = 3)
	Pneumonie (n = 1)
Infektionen (> 1 Monat)	Pneumonie (n = 1)
	Port-Infektionen (n = 3)
	Harnwegsinfektion (n = 1)
	CMV Infektionen (n = 2)
	EBV Reaktivierungen (n = 4)

Diskussion und Schlussfolgerung

Aufgrund der Verbesserungen in der Immunsuppression und dem perioperativen Management kann die Dünndarm-Transplantation erfolgreich durchgeführt werden [4]. Akute Abstoßungen können weitgehend verhindert werden [5]. Bei geringen Anzeichen von akuten Abstoßungen muß jedoch eine aggressive Therapie umgehend eingeleitet werden, da es ungleich schneller als nach anderen Organtransplantationen zur therapierefraktären Abstoßung mit Peritonitis und irreversiblem Multiorganversagen kommen kann. Dennoch ist neben der initial potenten Immunsupperssion die kontrollierte Reduktion der Immunsuppression unter Zuhilfenahme von löslichen Immunparametern sowie der Bestimmung des zellulären Immunstatus von nicht minderer Bedeutung. So können im späteren Verlauf virale Infektionen wie Cytomegalievierus (CMV) Infektion und Epstein Barrvierus (EBV) Infektionen bzw. Reaktivierungen erfolgreich verhindert werden. Das Patientenüberleben ist vergleichsweise gut, die Inzidenz von akuten

Abstoßungen und schweren Infektionen vertretbar. Die Lebensqualität der Patienten nach erfolgreicher Dünndarmtransplantation ist unvergleichlich besser als unter parenteraler Ernährung.

Literatur

1. Sudan DL, Kaufman SS, Shaw BW, Fox IJ, McCashland TM, Schafer DF, Radio SJ, Hinrichs SH, Vanderhoof JA, Langnas AN (2000) Isolated intestinal transplantation for intestinal failure. AJG 95: 1506–1515
2. Abu-Elmagd K, Reyes J, Bond G, Mazariegos G, Wu T, Murase N, Sindhi R, Martin D, Colangelo J, Zak M, Parm DJ, Ezzelarab M, Dvorcjik I, Parizhskaya M, Detsch M, Demetris A, Fung J, Starzl TE (2001) Clinical intestinal transplantation: a decade of experience at a single center. Ann Surg 234: 404–417
3. Lee RG, Nakamura K, Tsamandas AC, Demetris A (1996) Pathology of human intestinal Transplantation. Gastroenterology 110: 2009–2012
4. Müller AR, Platz KP, Neuhaus P (2001) Dünndarmtransplantation (DTX). In Pfitzmann R, Neuhaus P, Hetzer R (Hrsg) Organtransplantation – Transplantation thorakaler und abdomieller Organe. Walter de Gruyter, Berlin – New York, S 217–238
5. Mueller AR, Pascher A, Platz K-P, Nüssler NC, Schulz RJ, Junge G, Klupp J, Rayes N, Dignass A, Radtke C, Neuhaus P (2002) Immunosuppressive management following small bowel transplantation. Transplant Proc 34: 1894–1896

Korrespondenzadresse: PD Dr. Andrea Raffaella Müller, Klinik für Allgemeine und Thoraxchirurgie, Universitätsklinikum Kiel, Arnold-Heller-Str. 7, 24105 Kiel, Tel.: 0431-597 4301, Fax: 0431-597 4586, e-mail: Andrea-Raffaella.Mueller@T-online.de

XVIII. Transplantation: Immunologie II

Quantifizierung der durch Hirntod verursachten Mikroperfusionsstörung der Niere im Großtiermodell

Quantification of brain death induced renal microperfusion disturbances in a porcine model

M. Körting[1], A. Mehrabi[1], M. Golling[1], B. Hashemi[2], R. Ahmadi[2], M. Wiesel[3], M. W. Büchler[1], E. Klar[1], Th. Kraus[1]

[1] Chirurgische Universitätsklinik Heidelberg
[2] Neurochirurgische Universitätsklinik Heidelberg
[3] Urologische Universitätsklinik Heidelberg

Abstract

Grafts from brain death donors still are the dominant organ source for clinical renal transplantation. It is known, that donor brain death itself can have a damaging effect on renal allografts, leading to a higher postoperative complication rate. It has been postulated that disturbances of renal microcirculation could be responsible for this interesting phenomenon, which has not been investigated in detail so far. We therefore analyzed both degree and time course of renal parenchyma perfusion disturbances in a standardized model of porcine brain death. Experimental brain death (BD) was induced in 20 young pigs by a controlled stepwise increase of intracerebral pressure. Depending on the impact of cerebral death on systemic arterial circulation, an isotonic ($n = 11$) and a hypotonic ($n = 9$) course of brain death was observed. During induction of BD aortic blood flow (AF) and renal artery blood flow (RABF) were continuously measured with ultrasonic flow probes, renocortical microcirculation (RMC) was detected with implanted thermodiffusion electrodes.

In the time course of BD, aortic blood flow showed a marked decrease in both groups, which always was comparable in dimension despite all differences in systemic arterial blood pressure. In contrast, animals with hypotonic BD presented with a significant ($p < 0.05$) and longlasting decrease of RABF and RMC, compared to pigs with isotonic BD. Brain death in the porcine model analyzed does have a variable impact on systemic circulation and blood pressure. Particularly hypotonic forms of BD can have a marked negative influence on RABF and RMC. Gross secondary differences of peripheral vascular resistance appear to be primarily responsible for these discrepancies in renal blood flow regulation but a direct impact of BD cannot be excluded. In case of transplantation, this phenomenon can be an important factor for variable graft quality and function after reperfusion. Anticipating this potentially detrimental impact, hypotonic donors must be treated aggressively to achieve rapid reconstitution of systemic circulation and oxygenation.

Einleitung

Der Einfluss des Spenderhirntodes auf das Kurz- oder Langzeitresultat nach Nierentransplantation (NTX) wurde lange Zeit unterschätzt. Multivariate Analysen zeigen, dass die Transplantatfunktion zum einen von der Spender-Epidemiologie, zum anderen aber auch von der exakten Pathophysiologie einer zum Hirntod führenden zerebralen Verletzung abhängen können. Der Hirntod (HT) spielt demnach als eigenständiger Faktor potentiell auch eine qualitätsbeeinflussende Rolle im Falle der Transplantation postmortal gespendeter Organe. Der eigentliche Pathomechanismus für die zu beobachtende Dys- oder auch Nonfunktion von Spenderorganen hirntoter Spender ist bis heute noch nicht abschließend geklärt.

Eine Hirndruck-Erhöhung beeinflusst das kardiopulmonale System und kann zur hämodynamischen Instabilität des Organspenders mit sekundären Perfusionsminderungen in den potentiellen Spenderorganen führen. Eine prolongierte systemische Hypotonie prädisponiert in dieser Situation besonders zur Nierenschädigung. Für die Auslösung der reaktiven kardiozirkulatorischen Veränderungen nach akutem Hirntod wird einer endogenen Katecholaminausschüttung mit konsekutiver Vasokonstriktion eine wichtige Rolle zugeschrieben [2]. Im weiteren Verlauf kommt es zur systemischen arteriellen Hypotonie [4]. In von hirntoten Patienten mit hämodynamischer Instabilität gewonnenen Nieren wurden in diesem Sinne nach Transplantation in bis zu 50% der Fälle akute postischämische Tubulus Nekrosen (ATN) festgestellt [4]. Die zellulären Transplantat-Schäden erscheinen bei einer langsamen Hirndrucksteigerung mit geringerer Katecholaminspiegelerhöhung interessanterweise schwächer ausgeprägt [7]. Hirntod assoziierte Pathomechanismen könnten somit klinisch nachgewiesene Minderungen der Spenderorganqualität postmortal gespendeter Organe miterklären.

Bislang wurden zur Erforschung des Präkonservierungsschadens in fast allen Transplantationsmodellen nur gesunde und lebende Tiere als Organspender verwendet. In der klinischen Praxis stellen jedoch Lebendspender allenfalls einen kleinen Anteil der zu transplantierenden Organe von ca. 12% bereit. Für die Fortentwicklung der Transplantationschirurgie ist zu klären, inwiefern die Organqualität durch die oben beschriebenen hirntod-induzierten Mikroperfusionsstörungen beeinträchtigt werden kann. Ziel dieser experimentellen Arbeit war die Evaluation, ob und wie stark der Hirntod als eigenständiger pathophysiologischer Faktor eine Störung der Mikrozirkulation im renalen Kortex verursacht. Der renokortikale Blutfluss (RKBF) ist zudem auch für die Beurteilung der Funktion einer (transplantierten) Niere ein geeigneter Parameter [3]. Seine kontinuierliche und sensitive Erfassung mittels der Thermodiffusions-Methodik (TD-Elektroden) erlaubt damit auch eine indirekte Abschätzung der Nierenfunktion [1, 3].

Material und Methode

25 Schweine der deutschen Landrasse (27,4 ± 5,6 kg) wurden in tiefer Intubationsnarkose nach einer initialen Ruhephase von 15 Minuten nach Abschluss aller chirurgischen Manipulationen untersucht. Die A. carotis communis wurde einseitig zur kontinuierlichen Ableitung des mittleren arteriellen Druckes (MAP) kanüliert. Nach medianer Laparotomie und Freilegung der Nierengefäße erfolgte die Präparation der subdiaphragmalen Aorta (Segment IV). Um Nierenarterie und Aorta wurden je ein vorkalibrierter Dopplerflussmesskopf (Größe 4 mm bis 16 mm; Transsonic System Inc.; New York, USA) eingesetzt. Zur kontinuierlichen Messung der Mikroperfusion (MP) im Nierenkortex, wurde eine Thermodiffusions-Elektrode (TD; Thermal Technologies Inc.; Cambridge MA, USA) lokal implantiert.

Gruppierung der Tiere: Randomisierung in zwei Gruppen: A) Kontrollgruppe (Tiere n = 5): Messungen über 210 Minuten nach initialer Basismessung und einer Wartezeit von 90 Minuten. B) Hirntodgruppen (Tiere n = 20): Standardisierte Hirntodinduktion über einen epidural eingebrachten Thiemann-Katheter (schrittweise Instillation von 6 – 10 ml NaCl-Lösung). Kontrolle des intrakraniellen Druckes durch eine Codemann-Sonde, der zerebralen Parenchym-Mikroperfusion durch TD-Sonde. Nach Ablauf einer Stunde bei einem intrakraniellen Druck von > 100 mmHg, konstant verminderter zerebraler Mikroperfusion (< 10 ml/100 g/min) und eingetretenem Hirntod erfolgte der Messbeginn. Hierbei erfolgte methodische entweder die Simulation eines iso- oder hypotonen Hirntodverlaufes durch standardisierte Variation von Geschwindigkeit und Ausmaß der intrazerebralen Ballonfüllung. Es resultierten zwei Versuchuntergruppen: B1) Isotoner Hirntod (n = 11): langsame, diskontinuierlichen NaCl Injektion (1 ml/3 min über ca. 30 min), arterielle Normotension der Tiere. B2) Hypotoner Hirntod (n = 9): kontinuierliche NaCl-Injektion (1 ml/min über 6 – 10min), arterielle Hypotension der Tiere.

Messprotokoll: Kontinuierlich wurden MAP, HR, aortaler Fluss (AF), Nierenarterien-Fluss (ARF) und renokortikale Mikroperfusion (MP) über die gesamte Versuchsdauer von 210 Minuten erfasst. ARF-Werte wurden auf die Bezugsgröße von 100 Gramm feuchtes Nierengewicht zur besseren interindividuellen Vergleichbarkeit bei Gewichtsdifferenzen normiert.

Statistische Analyse: Angabe der Daten als Mittelwerte ± Standardfehler (SEM). Zur Überprüfung der statistischen Signifikanz von Unterschieden zwischen den Messwerten der Gruppen wurde nach Überprüfung der Normalverteilung der zweiseitige t-Test eingesetzt. p-Werte < 0,05 wurden als statistisch signifikant definiert.

Ergebnisse

In der Kontrollgruppe betrug der MAP 62 ± 2 mmHg bei einer mittleren Herzfrequenz (HR) von 95 ± 3 /min. Der aortale Fluß (AF) betrug im Mittel 2585 ± 212 ml/min, der Nierenarterienfluß (ARF) 146 ± 6 ml/100 g/min. Renokortikal wurde im Mittel eine Mikroperfusion von 72 ± 1 ml/100 g/min gemessen. Die Werte blieben über die Versuchsdauer konstant. In der *isotonen Hirntodgruppe* blieben während der Messungen mittlerer arterieller Blutdruck als auch HR auf dem Niveau der Basiswerte (56 ± 4 mmHg respektive 104 ± 8/min). Der aortale Fluss fiel jedoch über den Zeitraum der Messung leicht um 22% von 2271 ± 122 auf 1770 ± 120 ml/min ab. Der Fluss in der Nierenarterie blieb nach einem initialen Anstieg von 16% im Vergleich zum Basiswert weitgehend konstant. Nach einem diskreten Abfall von 76 ± 3 auf 70 ± 6 ml/100 g/min verhielt sich die renokortikale parenchymatöse Perfusion (MP) über die Versuchsdauer konstant. In der *hypotonen Hirntodgruppe* war die kardiozirkulatorische Reaktion auf schnelle Hirndrucksteigerung deutlicher zu erkennen. Der MAP fiel im Vergleich zum Basiswert nach Eintritt des Hirntodes im Mittel um 25% ab (56 ± 2 auf 43 ± 3 mmHg; p = 0,02). Kompensatorisch stieg die Herzfrequenz um 17% (p = 0,002). Mittlere AF-Werte blieben zu Versuchsbeginn im Ausgangsbereich, fielen im weiteren Verlauf jedoch auf 1822 ± 434 ml/min ab. ARF-Werte gingen im Vergleich zum Basiswert um 34% von 142 ± 19 auf 94 ± 9 ml/100 g/min zurück. MP-Werte im renalen Kortex reduzierten sich ebenfalls um 35% von 80 ± 4 auf 52 ± 2 ml/100 g/min (p = 0,05).

Diskussion

Mittels TD-Sonde wurde in der vorliegenden Untersuchung die pathophysiologische Wirkung des Hirntodes auf die renokortikale Perfusion in einem Schweine-Modell bei iso- bzw. hypotonen Hirntod-Verläufen untersucht. Während sich die systemischen Kreislaufparameter (MAD, HR und AF) in der isotonen Hirntodgruppe nach Hirntod-Induktion weitgehend unverändert zeigten, ergaben sich in der hypotonen Gruppe Perfusionsmuster mit deutlicher renaler Minderperfusion, welche potentiell auf eine endogene Katecholaminausschüttung zurückzuführen sein könnten. Während in der isotonen Gruppe die Flüsse in den Nierengefäßen im wesentlichen unverändert blieben, war in der hypotonen Gruppe der Abfall von ARF und MP deutlich ausgeprägt (um jeweils ca. 35%). Der starke Abfall der renokortikalen Perfusion besonders während hypoton verlaufendem Hirntod kann möglicherweise auf drei Faktoren zurückgeführt werden: Auf den Abfall des systemischen Druckes in der hypotonen Phase des Hirntodes mit verringerter Blut- und Sauerstoffzuführ zu den viszeralen Organen [6], gesteigerte AV-Shunts in der Niere bei arterieller Hypotonie [5] und auf eine akute Vasokonstriktion während des sog. „autonomen Sturms" im Rahmen des Hirntodeintritts [6]. Dem resultierenden Perfusionsabfall im Parenchym zu transplantierender Organe sollte intensivmedizinisch konsequent entgegengesteuert werden. Inwieweit sich renale AV-Shunts therapeutisch beeinflussen lassen bleibt zu klären. Zur Minderung der extremen Vasokonstriktion während des autonomen Sturms wurden bereits verschiedene therapeutische Ansätze (Hormontherapie mit Thyroxin, Insulin und Cortisol) in der Literatur vorgeschlagen. Mittels TD-basierter Perfusionsmessung im Nierencortex konnte in unserem Modell gezeigt werden, dass Hirntod in Abhängigkeit vom sekundär-hämodynamischem Verlauf zu renokortikalen MP-Störungen führen kann. In weiteren Untersuchungen muss nun die eigentlich klinisch relevante Frage geklärt werden, ob und inwieweit die unter Hirntod schon früh vor Entnahme verminderte renokortikale Parenchymperfusion der Spendernieren auch mit der späteren Nierenfunktion nach Transplantation korreliert. Die Daten können somit auch zu einer verbesserten Qualitätskontrolle und damit Optimierung der Transplantationsergebnisse beitragen.

Literatur

1. Angelescu M, Bredt M, Kraus Th, Weber C, Wiesel M, Klar E (1997) Perioperative monitoring of the cortical microcirculation in clinical renal transplantation by thermodiffusion. Transplantation proceedings 29: p 2790 – 2792
2. Herijgers P, Leunens V, Dudya T, et al. (1996) Changes in organ perfusion after brain death in the rat and its relation to circulating catecholamines. Transplantation 62: p 330 – 335
3. Kraus T, Klar E, Osswald BR, Fernandes L, Mehrabi A, et al. (1996) Continuous measurement of porcine renal cortex microcirculation with enhanced thermal diffusion technology. Journal of surgical research 61: p 531 – 536
4. Lagiewska B, Pacholczyk M, Szostek M, et al. (1996) Hemodynamic and metabolic disturbances observed in brain-dead organ donors. Transplantation proceedings 28: p 165 – 166
5. Nilsson L, Ekberg H, Fält K, Löfberg H, Sterner G (1994) Renal arteriovenous shunting in rejecting allograft, hydronephrosis or haemorrhagic hypotension in the rat. Nephrology Dialysis Transplantation 9: p 1634 – 1639
6. Pratschke J, Wilhelm MJ, Kusaka M, Basker M, Cooper DKC, Hancock WW, Tilney NL (1999) Brain death and its influence on donor organ quality and outcome after transplantation. Transplantation 67: p 343 – 348
7. Shivalkar B, Van Loon J, Wieland W, Tjandra-Maga TB, Borgers M, et al. (1993) Variable Effects of Explosive or Gradual Increase of Intracranial Pressure on Myocardial Structure and Function. Circulation 87: p 230 – 239

Korrespondenzadresse: Dr. med. M. Körting, Chirurgische Universitätsklinik Heidelberg, Abteilung für Allgemeine, Viszerale und Unfallchirurgie, Im Neuenheimer Feld 110, D-69120 Heidelberg, Tel.: 06221-56-6520, Fax: 06221-56-4953

Risikofaktor Hirntod – Einflüsse der Induktion protektiver Gene auf die Transplantatfunktion

Risk factor brain death – influence of induction of protective genes on graft function

J. Pratschke[1], M. Kordic[1], K. Kotsch[2], A. Pascher[1], S. G.Tullius[1], H. D. Volk[2], P. Neuhaus[1]

[1] Klinik für Allgemein-, Viszeral- und Transplantationschirurgie, Charite, Campus Virchow-Klinik, Humboldt-Universität Berlin

[2] Abt. für klinische Immunologie, Charité Campus Mitte, Humboldt-Universität Berlin

Abstract

Kidneys from living-related donors perform consistently better than those from cadaver sources. We demonstrated that the brain death (BD) of the donor influences organ quality, deteriorates I/R injury, and accelerates acute and chronic rejection. The effects of immunomodulation by donor treatment on the quality of the graft are not defined. The study assesses, the influence of HO-1-induction on organ quality, survival and cellular infiltrates after renal allografting into unmodified hosts.

Experimental groups included recipients of grafts from untreated allogeneic BD donors (F344 → Lew), compared to BD donors treated with i.p. administration of CoPP (5 mg/kg) around time of brain death. Grafts (n = 4 – 6/time point) were examined morphologically by semiquantitative analysis at 0 h, 6 h, 24 h, 3 d and 10 d and by immmunhistology (ED1, CD4, CD5, CD8, Ox1, HO-1).). Additionally HO-1-activity and protein-concentration were assessed (Enzym-assay, ELISA). After CoPP application HO-1-activity was significantly increased up to 10 days, compared to untreated BD donors. Recipients of BD donor organs treated with CoPP survived significantly better than those from untreated donors ($p < 0.05$). After CoPP application the number of infiltrating cells was significantly reduced (ED1 455 ± 90 vs 348 ± 108, CD4 383 ± 57 vs 321 ± 48, CD5 48 ± 28 vs 28 ± 13, CD8 355 ± 58 vs 235 ± 74 C/FVx400, $p < 0.05$). Tubular injuries were less pronounced after donor treatment ($p < 0.01$). No differences were seen in the extent of MHC class II expression between the groups. The induction of protective genes in BD donor organs leads to significant improved organ quality and function after kidney Tx. Our results demonstrate that BD induced tissue injury can be reduced by HO-1-induction, resulting in decreased cellular infiltrates after Tx.

Einleitung

Der Hirntod des Organspenders ist ein signifikanter Risikofaktor für Organqualität und Funktion nach Organtransplantation [1]. Wir zeigten bereits in Vorarbeiten, daβ der Hirntod des Spenders den Reperfusionsschaden, die Kinetik der akuten und chronischen Abstossung nach Nieren – und Herztransplantation beeinfluβt [2, 3]. Die Induktion des Stressproteines Hämoxygenase (HO-1) reduziert in experimentellen Modellen Zellschäden und Apoptose. Die Auswirkungen der Induktion von HO-1 im Sinne einer Spendervorbehandlung sind für den Risikofaktor Hirntod nicht definiert. In den vorliegenden Experimenten verglichen wir in allogenen NTx-Modellen die Auswirkungen der HO-1 Induktion auf Ischämie/Reperfusionsschäden und die frühe Transplantatfunktion.

Methodik

Spendertiere (F-344) wurden intubiert und beatmet. Die Induktion des Hirntodes erfolgte mittels eines standardisierten Modells [4]. Nierentransplantate hirntoter F-344-Spender in LEW-Empfänger wurden zu den Zeitpunkten 0, 6 h, 24 h, 3 d, 10 d (n = 4 - 6/Gruppe/Zeitpunkt) untersucht. In der Therapiegruppe wurden Spendertiere mit CoPP (5 mg/kg) kurz nach Induktion des Hirntodes behandelt. Semiquantitative morphologische, immunhistologische (ED1, CD4, CD5, CD8, Ox1, HO-1) und molekularbiologische Analysen (RT-PCR) wurden durchgeführt (INFγ, TNFα, CD25, IL-6, HO-1). Zusätzlich wurden HO-1-Aktivität und die Expression des aktiven Proteins bestimmt (Enzym-assay, ELISA) vor und nach HO-1-Induktion bestimmt.

Ergebnisse

Nierentransplantate hirntoter Spender zeigten eine signifikant reduzierte Überlebenszeit im Vergleich zu vorbehandelten Spenderorganen ($p < 0.01$). Durch die Vorbehandlungen konnte die Intensität akuter Rejektionen reduziert werden. Leukozytäre Infiltrate und tubuläre Schäden waren nach Gabe von CoPP im Vergleich zu unbehandelten Spenderorganen geringer ausgeprägt ($p < 0.01$). Immunhistologisch zeigte sich eine signifikante Reduktion zellulärer Infiltrate ($p < 0.05$). Die Vorbehandlung mit CoPP führte nicht zu einer reduzierten Transkription proinflammatorischer Mediatoren (p = NS). Nach Induktion von HO-1 ist die Funktion von Kadaverspenderorganen im Vergleich zu unbehandelten Organen deutlich verbessert.

Diskussion/Schlussfolgerungen

Der Hirntod des Spenders verursacht proinflammatorische Veränderungen in Organen bereits vor Transplantation. Als Konsequenz einer erhöhten Immunogenität des Kadaverspender-Transplantates treten akute Abstossungsreaktionen vermehrt auf. Durch die Induktion protektiver Gebe können Organe von hirntoten Spendern konditionier und durch Reduktion der zellulären Infiltrate die Organqualität signifikant verbessert werden.

Die Arbeit wurde mir DFG-Mitteln gefördert (Pr 578/2-1)

Literatur

1. Terasaki PI, Cecka JM, Gjertson DW, Takemoto S (1995) High survival rates of kidney transplants from spousal and living unrelated donors. N Engl J Med 333: 333–336
2. Pratschke J, Wilhelm MJ, Kusaka M, Beato F, Milford EL, Hancock WW, Tilney NL. (2000) Accelerated rejection of rat renal allografts from brain dead donors. Ann Surg 232: 263–271
3. Wilhelm MJ, Pratschke J, Beato F, Taal M, Kusaka M, Hancock WW, Tilney NL. (2000) Activation of the heart by donor brain death accelerates acute rejection after transplantation. Circulation 102: 2426–2433
4. Pratschke J, Wilhelm MJ, Kusaka M, Laskowski I, Tilney NL. (2000) A model of gradual onset brain death for transplant-associated studies in rats. Transplantation 69: 427–430.

Korrespondenzadresse: Dr. med J. Pratschke, Klinik für Allgemein-, Viszeral- und Transplantationschirurgie, Charité, Campus Virchow-Klinik, Humboldt-Universität Berlin, Augustenburger Platz 1, 13353 Berlin, Tel.: 030-450-552002, Fax: 030-32764326, E-mail: Johann.Pratschke@charite.de

Die intensivierte Zelluläre Immunantwort in älteren Empfängern verstärkt die chronische Transplantatabstoßung in einem experimentellen Nierentransplantationsmodell

The enhanced cellular immune response in old recipients accelerates chronic graft rejection in an experimental kidney transplant model

A. Pascher[1], *A. Reutzel-Selke*[1], *U. Bachmann*[2], *A. Jurisch*[1], *J. Pratschke*[1], *P. Neuhaus*[1], *H.-D. Volk*[3], *S. G. Tullius*[1]

[1] Klinik für Allgemein-, Viszeral- und Transplantationschirurgie, Charité, Campus Virchow
[2] Klinik für Innere Medizin mit Schwerpunkt Nephrologie, Charité, Campus Virchow
[3] Institut für medizinische Immunologie, Charité, Campus Mitte.

Abstract

Age-adapted immunosuppressive regimens used in clinical protocols matching elderly recipients with elderly donors are based on the assumption of a reduced cell-mediated immune response in elderly recipients. We examined age dependent recipient immune responses in correlation with graft outcome in an experimental model. Kidneys from 3 and 18 months old Fisher-344 rats were grafted into bilaterally nephrectomized 3 and 18 mths old Lewis rats. Renal function was measured serially. After 24 weeks, routine histology, immunohistology, and real-time PCR for intragraft gene-expression were performed. Age related immune responses were tested by cytokine secretion and intracellular cytokine production (ELISA, flow cytometry and alloreactive ELISPOT). All young recipients but only 66% of old recipients survived the observation period. Increasing recipient age resulted in significantly decreased renal function, advanced signs of chronic allograft deterioration, as well as significantly intensified cellular infiltrates (ED1 + Mϕ and CD4 + T cells) and MHC II expression compared with young recipients. Remarkably, the advanced immune-related chronic graft injury in elderly recipients was associated with an altered immune responsiveness with ageing characterized by a stronger memory T cell response and a higher inflammatory potency of macrophages. This was highlighted by a significantly lower CD4/8 ratio, higher production of memory-type cytokines (IL-2, IFN-gamma and IL-4), increased TNF-alpha/IL-10 ratio of splenic macrophages and higher frequencies alloreactive T-cells. The presented experimental data seem relevant for clinical protocols attempting age-adapted immunosuppressive regimens.

Einleitung

Vor dem Hintergrund der Diskussion um altersadaptierte immunsuppressive Regime und der zunehmenden Nutzung marginaler Organe v.a. älterer Spender untersuchten wir den Einfluß einer altersabhängigen Immunantwort auf die Langzeittransplantatfunktion in einem experimentellen Nierentransplantationsmodell.

Methodik

Nieren 3 bzw. 18 Monate alter F-344-Ratten wurden in 3 bzw. 18 Monate alte LEW transplantiert (Immunsuppression: 1,5 mg/kg/Tag Cyclosporin A über 10 Tage). Der Beobachtungszeitraum betrug 24 Wochen. Es erfolgte eine serielle Bestimmung der Proteinurie sowie histologische und immunhistologische Auswertung. Altersabhängige Änderungen der zellulären Immunantwort wurden in 3 bzw. 18 Monate alten LEW mittels ELISA in Überständen naiver Milzzellkulturen (IFNγ, TNFα, IL-2, IL-4, IL-10) und FACS-Analysen der intrazellulären IFNγ-Produktion in PBMC untersucht. Des weiteren wurde die Frequenz alloreaktiver T-Zellen mittels IFNγ-Sekretions ELISPOT analysiert.

Ergebnisse

Alle jungen Empfängertiere überlebten unabhängig vom Spenderalter über die gesamte Beobachtungszeit, 18-Monate alte Empfängertiere überlebten nur zu 66%. Nieren junger Spendertiere (S) in alten Empfängern (E) wiesen eine signifikant schlechtere Organfunktion ($p < 0.01$) auf. Strukturelle Veränderungen im Sinne einer chronischen Transplantatabstossung waren signifikant häufiger in älteren Empfängertieren zu beobachten, während die Anzahl von ED-1 + Monocyten/Makrophagen sowie CD-4 + T-Zellen signifikant erhöht war ($p < 0.01$). Ebenso beeinflusste das Spenderalter den Transplantationserfolg signifikant [Proteinurie: 1): alter S / junger E: 223 ± 22 mg/24 h; 2): junger S /junger E: 46 ± 16 mg/24 h; 3): Junger S /alter E: 206 ± 94 mg/24 h; 4): Alter S /alter E: 420 ± 4 mg/24 h; 1 vs. 2: $p < 0{,}001$; 3 vs. 4: $p < 0{,}05$; C vs. D $p < 0{,}01$]. Splenozyten älterer Tiere produzierten signifikant mehr IL-2, Il-4 und IFNγ (IL-2: 142 ± 16 ng/ml vs. 21 ± 3 ng/ml, $P < 0.0001$; IFN-γ: 115 ± 7 ng/ml vs. 16 ± 5 ng/ml, $P < 0.0001$; IL-4: 1356 ± 604 pg/ml vs. 25 ± 4 pg/ml, $P < 0.05$) nach ConA-Stimulation. LPS-stimulierte Makrophagen produzierten signifikant mehr TNF-α (TNF-α : 6 ± 0.3 ng/ml vs. 3.7 ± 1 ng/ml, $P < 0.05$). Die Frequenz IFNγ-produzierender T-Memory-Zellen (FACS) war in älteren Ratten signifikant erhöht ($7{,}1 \pm 1{,}1\%$ vs. $0{,}5 \pm 0{,}09\%$; $p < 0{,}001$). Die Frequenz alloreaktiver LEW-T-Zellen gegen F344-Splenozyten war in jungen LEW signifikant niedriger als in alten LEW (146 ± 64.2 und 512 ± 277 pro Millionen T-Zellen; $p < 0.05$).

Schlussfolgerung

Mit höherem Empfängeralter zeigte sich eine zunehmende chronische Transplantatdysfunktion. Die Untersuchung der zellulären Immunantwort ergab eine Erhöhung von TH1/TH2-Zytokinen, der inflammatorischen Makrophagen-Antwort, eine erhöhte Anzahl von Gedächtniszellen sowie alloreaktiver, donorspezifischer T-Zellen. Empfängeralter wurde neben den bereits bekannten Risikofaktoren Nephronmasse, Spenderalter und Ischämiezeit (1,2,3) als unabhängiger Risikofaktor für die Entwicklung einer chronischen Transplantatdysfunktion identifiziert. Diese Daten sind für altersadaptierte immunsuppressive Regime relevant und deuten auf die Notwendigkeit einer potenten Immunsuppression in älteren Empfängern in der initialen Phase hin.

Literatur

1. Heemann UW, Azuma H, Tullius SG, Mackenzie H, Brenner BM, Tilney NL (1994) The contribution of reduced functioning mass to chronic kidney allograft dysfunction in rats. Transplantation 58: 1317–1322
2. Brenner BM, Milford EL (1993) Nephron underdosing: a programmed cause of chronic renal allograft failure. Am J Kidney Dis. 21: 66–72
3. Tullius SG, Reutzel-Selke A, Egermann F, Nieminen-Kelha M, Jonas S, Bechstein WO, Volk HD, Neuhaus P (2000) Contribution of prolonged ischemia and donor age to chronic renal allograft dysfunction. J. Am Soc Nephrol 11: 1317–1324

Korrespondenzadresse: Dr. A. Pascher, Klinik für Allgemein-, Viszeral- und Transplantationschirurgie, Charité, Campus Virchow Klinikum, Humboldt Universität zu Berlin, Augustenburgerplatz 1, 13353 Berlin, Tel.: 030 450 552001, Fax: 030 450 552900, e-mail: andreas.pascher@charite.de

Kurzzeit Immunsuppression des sogenannten marginalen Spenders zur Verbesserung der Transplantatfunktion

Short-term immunosuppression of the donor prior to organ harvesting improves long-term graft function

G. Schmidbauer[1], *J. Pratschke*[2], *F. Ulrich*[2], *A. Reutzel-Selke*[2], *T. Steinmüller*[2], *H.-D. Volk*[3], *P. Neuhaus*[2], *S. G. Tullius*[2]

[1] Chirurgische Klinik, Universitätsklinikum Giessen
[2] Chirurgische Klinik, Charité, Virchow-Klinikum, Berlin
[3] Medizinische Immunologie, Charité, Standort- Mitte, Berlin

Abstract

In a previous study we showed the beneficial effects on long-term graft outcome of „sub-optimal" grafts by the induction of HO-1. Here we tested the impact of a short-term donor-treatment with established immunosuppressants. 12 months old F-344 donor rats were treated with either Prednisolone, MMF, SDZ-RAD or FK 506 24h and 1h prior to organ harvesting or remained untreated. Renal allografts were perfused with UW solution and kept at 4°C for an ischemic period of 2 h. Morphological, immunohistological, and real time RT-PCR analyses for relevant markers were performed at serial intervals and at the end of the observation period (6 months). All animals survived the observation period, although the ischemic time resulted in accelerated chronic graft dysfunction. Grafts from donors treated with Prednisolone or FK 506 demonstrated a significantly improved graft function and structure by 6 months. Mononuclear infiltrates were significantly reduced by the end of the observation period, while intragraft mRNA levels of TNF-α and IL-10 were significantly altered during the early period after transplantation. Minor improvements of graft function and histological alterations of „sub-optimal" grafts were observed following pretreatment with MMF and SDZ-RAD.

Einleitung

Als Folge eines zunehmenden Organmangels werden in jüngster Zeit vermehrt Organe sogenannter marginaler Spender verwandt [1]. Die Risikofaktoren Spenderalter und verlängerte Ischämiezeiten tragen hierbei zu einer reduzierten Langzeitfunktion bei. In einer früheren Untersuchung konnten wir den günstigen Effekt einer Induktion der Häm-Oxygenase 1 im Spendertier auf die Langzeitfunktion nach Organtransplantation zeigen [2]. In der aktuellen Untersuchung gingen wir der Frage nach, ob eine Verbesserung der Transplantatfunktion auch durch eine Spendertherapie mit etablierten Immunsuppressiva kurz vor der Organentnahme zu erzielen ist.

Methodik

Da insbesondere Organe sogenannter ‚marginaler Spender' von einer Spendertherapie profitieren könnten, wählten wir für unsere Versuche ältere Spendertiere und verlängerten gleichzeitig die kalte Ischämiezeit. In einer früheren Untersuchung konnten wir eine synergistische Wirkungsbeziehung dieser Risikofaktoren zeigen [3].

12 Monate alten F-344 Ratten wurden Prednisolon (15 mg/kg i.v.), CellCept® (MMF: 30 mg/kg i.v.), Prograf® (FK 506: 1 mg/kg und 0.3 mg i.v.) oder SDZ RAD (Rapamycin: 5 mg/kg p.o.) zum Zeitpunkt +24 und +1 h vor der Organentnahme verabreicht. Eine Kontrollgruppe blieb unbehandelt. Nach einer Perfusion mit UW Lösung wurden die Organe über 2 h bei 4°C gelagert. Anschließend wurden die Nieren in bilateral nephrektomierte LEW Tiere transplantiert, die eine Kurzzeit-Immunsuppression (CyA 1.5 mg/kg/d) für 10 Tage erhielten. Eine Kurzzeit-Immunsuppression ist in diesem Modell der chronischen Transplantatdysfunktion zur Therapie früher akuter Abstossungen notwendig. Funktionsanalysen (Proteinurie) wurden regelmässig durchgeführt. Am Ende des Beobachtungszeitraumes (180 Tage) wurden histologische und immunhistologische Untersuchungen durchgeführt und quantifiziert. In einigen Gruppen wurden RT-PCR Analysen für relevante Inflammations-assoziierte Zytokine und Zellen (24 h, 10, 30 und 180 Tage nach Transplantation) untersucht.

Ergebnisse

Alle Tiere überlebten den Untersuchungszeitraum von 180 Tagen. Transplantate von Spendern, die mit Prednisolon oder FK 506 (0.3 mg/kg) therapiert wurden, zeigten eine signifikant verbesserte Transplantatfunktion (Proteinurie: 72 ± 12 und 74 ± 8 mg/24 h vs. 230 ± 22 mg/24 h in Kontrolltieren). Mit Prednisolon vorbehandelte Transplantate zeigten signifikante Verbesserungen aller Kriterien der chronischen Transplantatabstossung (Glomerulo- und Arteriosklerose, tubuläre Atrophie und Fibrose; $p < 0.001$ vs. Kontrollen). Zelluläre Infiltrate, insbesondere ED1+ Monozyten/Makrophagen sowie CD4 und CD5+ T-Zellen zeigten sich am Ende des Beobachtungszeitraumes signifikant reduziert ($p < 0.01$). Ebenso zeigte sich die mRNA Expression für CD3 und TNF-α in der frühen Phase (Tag 1 – 10) signifikant nach einer Vorbehandlung mit Prednisolon erniedrigt ($p < 0.05$).

Auch nach einer Spendertherapie mit FK 506 (0.3 mg/kg) zeigte sich eine signifikant reduzierte Glomerulosklerose mit reduzierten zellulären Infiltraten, (ED1+ Monozyten/Makrophagen, CD4+ T-Zellen; $p < 0.01$). Gleichzeitig sahen wir bei einer höheren Dosierung von FK 506® (1 mg/kg) sowohl bei den Funktions-, als auch bei den morphologischen Analysen keine Unterschiede zu den Organen nicht behandelter Spendertiere.

Nach einer Spendervorbehandlung mit CellCept® und SDZ-RAD zeigte sich eine verbesserte Langzeitfunktion, wobei jedoch kein signifikanter Unterschied im Vergleich zu den Kontrolltieren bestand. Weiterhin war eine Spendertherapie mit CellCept® mit einer Verbesserung der Glomerulosklerose assoziiert.

Diskussion

Die Konditionierung des Spenders durch eine kurzfristige Immunsuppression, insbesondere mit Prednisolon und Prograf® führte in unserem Modell zu einer eindrucksvollen Verbesserung der Transplantatfunktion. In früheren Untersuchungen anderer konnte auch nach einer Empfängertherapie mit CellCept®, in Kombination mit Rapamycin eine günstige Beeinflussung unspezifischer Schädigungen beobachtet werden [4]. Dieser Effekt wurde in unserer Untersuchung nicht beobachtet, wobei zu berücksichtigen ist, daß in unserer Untersuchung keine dosis-abhängigen Einflüsse sowie keine Kombinationstherapie durchgeführt wurde.

Zusammengefasst zeigt unsere experimentelle Untersuchung das Potential einer Spendertherapie mit etablierten Immunsuppressiva zur Reduzierung unspezifischer Schädigungen des Transplantates. Die Spendertherapie stellt somit ein neues klinisches Konzept zur Verbesserung der Transplantatqualität dar. Hierbei besteht eine besondere Bedeutung dieser Therapie bei der Verwendung sogenannter ‚marginaler Spenderorgane'.

Literatur

1. The U.S. Scientific Registry of Transplant Recipients and The Organ Procurement and Transplantation Network, 1999 Annual Report (1999) United Network of Organ Sharing
2. Tullius SG, Nieminen-Kelha M, Buelow R, Reutzel-Selke A, Martins PN, Pratschke J, Bachmann U, Lehmann M, Southard D, Iyer S, Schmidbauer G, Sawitzki B, Reinke P, Neuhaus P, Volk HD (2002) Inhibition of ischemia/reperfusion injury and chronic graft deterioration by a single donor treatment with Cobalt-protoporphyrin (CoPP) for the induction of heme oxygenase (HO). Transplantation 74: 591–598
3. Tullius SG, Reutzel-Selke A, Egermann F, Nieminen-Kelha M, Jonas S, Bechstein WO, Volk HD, Neuhaus P (2000) Contribution of prolonged ischemia and donor age to chronic renal allgraft dysfunction. J Am Soc Nephrol 11: 1317–1324
4. Gregory CR, Huang X, Pratt RE, Dzau VJ, Shorthouse R, Billingham ME, Morris RE (1995) Treatment with rapamycin and mycophenolic acid reduces arterial intimal thickening produced by mechanical injury and allows endothelial replacement. Transplantation 59: 655–661

Korrespondenzadresse: PD Dr. G. Schmidbauer, Zentrum für Chirurgie, Rudolf-Buchheim-Str., 35392 Giessen, Fax: 0641-9944709, e-mail: georg.schmidbauer@online.de

Chemokinexpression von I-TAC, IP-10 und MIG in murinen Herztransplantaten wird nicht beeinflusst durch Cyclosporin-A

Expression of T-cell attracting chemokines I-TAC, IP-10 and MIG in murine cardiac allografts is not influenced by cyclosporin-A treatment

G. Brandacher[1], S. Schneeberger[1], R. Öllinger[1], W. Steurer[1], R. Margreiter[1], E. R. Werner[2], G. Werner-Felmayer[2]

[1] Universitätsklinik für Chirurgie, Klinische Abteilung für Transplantationschirurgie
[2] Institut für medizinische Chemie und Biochemie, Universität Innsbruck

Abstract

Introduction: The chemokines IFN-γ-inducible protein-10 (IP-10, CXCL10), monokine induced by IFN-a (MIG, CLCL9) and IFN-inducible T cell α chemoattractant (I-TAC, CXCL11) represent potent chemoattractants for antigen-primed T cells, involved in inflammation and allograft rejection. In this study we tested the influence of Cyclosporin A (CsA) on intragraft expression of IP-10, MIG and I-TAC mRNA in a murine cardiac transplant model. *Material and Methods*: Male C57BL/10 (H^{2b}) donor hearts were transplanted into male C3H/He (H^{2k}) recipients utilizing a modified cuff technique for revascularisation. During the first seven days recipients were treated with CsA ($15\,mg\,kg^{-1}\,d^{-1}$) or not treated (controls). To test intragraft chemokine expression, hearts were removed 2, 4, 6 and 8 days post transplant for RNA isolation and histology. Expression of IP-10, MIG, I-TAC and CXCR3 was examined using quantitative RT-PCR (Taqman technology). *Results*: Median graft survival of C57BL/10 hearts in untreated C3H/He recipients was 7.3 ± 0.6 days. CsA prolonged allograft survival to 15.0 ± 1.9 days. Intragraft mRNA expression levels of IP-10, MIG and I-TAC in untreated animals were low but detectable as early as day 2 and 4 post transplant and increased thereafter two orders of magnitude on postoperative days 6 and 8. Almost identical mRNA expression profiles were observed in grafts retrieved from CsA treated animals. Surprisingly, CsA was not able to prevent CXCR3 mRNA induction, which was 25-fold in both, CsA-treated and untreated animals. Control animals showed histological signs of severe rejection on days 6 and 8 (grade III to IV ISHLT), whereas CsA-treated allografts showed almost no signs of rejection (grade 0 to I ISHLT). *Conclusion*: Expression of IP-10, MIG, I-TAC and CXCR3 is induced up to 100-fold during primary murine cardiac allograft rejection. CsA regimen leading to significant prolongation of graft survival was not able to suppress this chemokine induction. IP-10, MIG and I-TAC may thus lead to chronic immune inflammation and CsA-resistant T cell activation by recruiting Th1 memory T cells into the grafted hearts. If CsA-resistant chemokine expression is also involved in graft arteriosclerosis is under current investigation.

Einleitung

Chemokine stellen eine Gruppe niedermolekularer Proteine mit einem mittleren Molekulargewicht zwischen 8–14 kDa dar und fungieren vor allem als chemotaktische und proinflammatorische Zytokine [1]. Die mehr als 50 beschriebenen Chemokine werden anhand der Cysteinposition am Aminoterminus in vier Subgruppen C, CC, CXC und CX_3C unterteilt [2].

Die drei CXC-Chemokine, MIG (CLCL9), IP-10 (CXCL10) und I-TAC (CXCL11) werden induziert durch IFN-γ und sind potente Chemotaxismoleküle für aktivierte T-Zellen im Zuge von Entzündungsvorgängen und der Allotransplantatabstossung [3, 4].

Alle drei Chemokine binden an einen gemeinsamen G-Protein gekoppelten Rezeptor, CXCR3, der vor allem auf aktivierten T-Zellen (CD8+ Effektorzellen) und NK Zellen exprimiert wird. Ziel dieser Studie war es, mRNA Expressionsprofile der CXCR3 Liganden während der Abstossung muriner Herztransplantate zu erstellen, sowie den Effekt von CsA auf die Induktion von MIG, IP-10 und I-TAC zu analysieren.

Methodik

In einem murinen cervikal-heterotopen Herztransplantationsmodell wurden die Herzen 8–10 Wochen alter männlicher C57BL/10 Spendertiere über einen kompletten MHC mismatch in C3H/He Empfänger implantiert. Empfängertiere erhielten postoperativ während der ersten 7 Tage entweder hochdosiert Cyclosporin A (15 mg/kg KG) oder keine Therapie (Kontrolle). Zu histomorphologischen Untersuchungen sowie zur RNA Isolierung wurden die Transplantate an den postoperativen Tagen 2, 4, 6 und 8 entnommen. Die Quantifizierung der mRNA Expression von MIG, IP-10, I-TAC, CXCR3 und der proinflammatorischen Zytokine IFN-γ, TNF-α und IL-1β erfolgte mittels quantitativer real time PCR (Taqman Technology).

Ergebnisse

Das mittlere Transplantatüberleben unbehandelter C57BL/10 Herzen in C3H/He Empfängern betrug 7.3 ± 0.6 Tage. Eine hochdosierte CsA Therapie verlängerte das Transplantatüberleben auf 15.0 ± 1.9 Tage.

Zur Bestimmung der Chemokin mRNA Expression im Transplantat von unbehandelten Kontrolltieren wurden die Herzen an den postoperativen Tagen 2, 4, 6 und 8 entnommen. Die Expression von MIG und IP-10 am Tag 2 und 4 war mit Werten um 2×10^{-6} (bezogen auf 18 S RNA) und von I-TAC mit 2×10^{-7}/18 S niedrig und zeigte nachfolgend einen signifikanten Anstieg um bis zu zwei Größenordnungen an den Tagen 6 und 8. Alle drei Chemokine zeigten eine vergleichbare Kinetik ihrer Induktion, waren jedoch in ihrer Quantität signifikant unterschiedlich. Die Expression von MIG war dabei um 10- bis 35-fach höher als jene von IP-10 und I-TAC. Am Tag 8 erreichte die Expression von MIG Werte von 1.4×10^{-3}/18 S, von IP-10 1.5×10^{-4}/18 S und von I-TAC 4×10^{-5}/18 S. Diese Daten belegen damit die entscheidende Bedeutung dieses Chemokins in der Rekrutierung aktivierter T-Zellen in das Transplantat während der akuten Allotransplantatabstossung. Für den Chemokinrezeptor CXCR3 kam es zu einer Induktion um bis zu 80-fach auf einen Wert von 2×10^{-6}/18 S und für IFN-γ um bis zu 1000-fach mit einem Maximum bei 3×10^{-6}/18 S am Tag 6 nach Transplantation. Annähernd idente Expressionsprofile zeigten sich in den Transplantaten von CsA behandelten Empfängertieren. Die Expression von MIG, IP-10 und I-TAC hatte nicht nur die gleiche Kinetik, sondern war auch in ihrer Quantität vergleichbar mit der von unbehandelten Kontrolltieren. Unbeeinflusst blieb auch die Expression von CXCR3 mit einer Induktion um bis zu 25-fach in beiden Gruppen, sowie die Expression der proinflammatorischen Zytokine TNF-α und IL-1β. Signifikant unterschiedlich war allerdings die Expression von IFN-γ, welche unter CsA Therapie erwartungsgemäß deutlich (auf 3×10^{-8}/18 S am Tag 6) erniedrigt war.

Im Gegensatz dazu zeigte sich histologisch, trotz massiver Induktion der CXCR3 Liganden in beiden Gruppen, ein stark vermindertes Infiltrat mit Abstossungsgraden 0-I ISHLT in CsA behandelten Transplantaten, während Kontrolltiere Abstossungs-reaktionen Grad III-IV ISHLT aufwiesen.

Diskussion/Schlussfolgerung

Die Expression von IP-10, MIG, I-TAC und CXCR3 wird um bis zu 100-fach in murinen heterotopen Herztransplantaten während des Abstoßungsvorganges induziert und bleibt unbeeinflusst durch hochdosierte CsA-Therapie. IP-10, MIG und I-TAC können somit, unter suffizienter immunosuppressiver Therapie, zu einer chronischen Immunreaktion und CsA-resistenter T-Zell Aktivierung im Transplantat, insbesondere über die Rekrutierung von Th1 memory Zellen führen. Eine CsA unabhängige Expression der CXCR3 Liganden ist damit auch von großer klinischer Relevanz, da sie einen neuen pathogenetischen Mechanismus in der Entstehung der Transplantatarteriosklerose darstellt.

Literatur

1. Nelson PJ, Krensky AM (2001) Chemokines, Chemokine Receptors and Allograft Rejection. Immunity 14: 377–386
2. Miura M, Morita K, Kobayashi H, Hamilton TA, Burdick MD, Strieter RM, Fairchild RL. (2001) Monokine induced by IFN-γ is a dominant factor directing T cells into murine cardiac allografts during acute rejection. J Immunol 167: 3494–3504
3. Meyer M, Hensberger PJ, Raaij-Helmer EM, Brandacher G, Margreiter R, Heufler C, Narumi S, Werner ER, Colvin R, Luster AD, Tensen CP, Werner-Felmayer G (2001) Cross reactivity of three T cell attracting murine chemokines stimulating CXC chemokine receptor CXCR3 and their induction in cultured cells and during allograft rejection. Eur J Immunol. 31: 2521–2527.
4. Mazanet MM, Neote K, Hughes CCW (2000) Expression of IFN-inducible T cell á chemoattractant by human endothelial cells is cyclosporin A-resistant and promotes T cell adhesion: implications for cyclosporin A-resistant immune inflammation. J Immunol 164: 5383–5388

Korrespondenzadresse: Dr. Gerald Brandacher, Klinische Abteilung für Transplantationschirurgie, Universitätsklinik für Chirurgie, Anichstrasse 35, A-6020 Innsbruck, Austria, Tel.: +43 512 504 2603, Fax: +43 512 504 2605, e-mail: gerald.brandacher@uibk.ac.at

Einfluss von Mycophenolat Mofetil auf die Transplantat-Vaskulopathie nach allogener Aortentransplantation im Primaten-Modell

Influence of mycophenolate mofetil on graft vascular disease after aortic transplantation in a nonhuman primate model

J. Klupp[1], *C. Dambrin*[2], *B. Hausen*[2], *T. Birsan*[2], *G. Luna*[3], *P. Fitzgerald*[3], *G. Berry*[4], *R. E. Morris*[2]

[1] Chirurgische Klinik, Charité Campus Virchow, Humboldt-Universität Berlin
[2] Dept. of Cardiothoracic Surgery, Stanford University, Stanford, CA, USA
[3] Dept. of Cardiovasculare Medicine, Stanford University, Stanford, CA, USA
[4] Dept. of Pathology, Stanford University, Stanford, CA, USA

Abstract

Failure to control chronic graft dysfunction (eg, graft vascular disease (GVD)) is the primary cause of graft failure. We have shown in rats that mycophenolic acid (MPA), the active metabolite of mycophenolate mofetil (MMF), inhibits: 1) smooth muscle proliferation in vitro, 2) intimal thickening in arterial and heart transplants and 3) neointima formation after balloon catheter injury in native arteries. We now report the first study of MMF for the treatment of GVD in nonhuman primates. *Methods*: Aortic allografts were exchanged between MLR mismatched, blood group compatible cynomolgus monkeys. 6 control animals received no immunosuppression, 6 animals were treated with MMF from day 45 after transplantation on in an individual maximal tolerated dose (mean 99.2 mg/kg/day). Until day 45 the animals did not receive any immunosuppressive treatment. The progression of GVD was quantified by IVUS as changes in intimal volume (IV) in the midsegments of all grafts every 3 weeks until day 105 when the animals were euthanized and the grafts have been harvested for histopathological analysis. Pharmacokinetik and pharmacodynamic monitoring was used to optimize the immunosuppressive efficacy. *Results*: In serial IVUS measurements IV progressed after day 42 from 25 ± 1 to 44 ± 4 on day 63 to 52 ± 4 on day 84 to 55 ± 3 mm^2 on day 105 in the control versus 25 ± 4, 40 ± 7, 43 ± 7 and 47 ± 7 mm^2 in the treatment group ($p = 0.3$). Also the difference in IA failed to be significant overall between control and treatment group, there was a significant correlation between mean MMF dose and IA ($r = -0.88$, $p = 0.01$): In four out of 6 animals no dose reduction due to toxicity was necessary and in all these animals IA was lower than in the control animals. In two animals with MMF toxicity and dose reduction, high IA was observed. *Conclusions*: In this demanding model evaluating advanced graft vascular disease in non-human primates MMF was able to halt GVD when given in a high maximal tolerated dose. In case of toxicity and individual necessary dose reduction, progress of GVD was not altered.

Einleitung

Die chronische Transplantat Dysfunktion stellt heute die Hauptursache für das Transplantatversagen nach Organtransplantation dar. Hierbei steht die chronische Rejektion (z.B. Transplantat Vaskulopathie (TVP)) im Mittelpunkt. Konventionelle Immunsuppressiva versagen in der Therapie und Prävention der TVP. Zur Zeit befinden sich nur wenige Medikamente in der Entwicklung, die in der Lage sein könnten die TVP zu verhindern oder eine bereits etablierte chronische Rejektion zum Stillstand zu bringen. Neben Sirolimus ist hierbei Mycophenolat Mofetil

(MMF) das zurzeit am vielversprechendste Medikament [1]. In früheren Versuchen konnte gezeigt werden, daß die Mycophenolsäure (MPA), die aktive Wirksubstanz von MMF, in vitro die glatte Muskelzellproliferation hemmt und daß MMF in verschiedenen Rattenmodellen in der Lage ist, die TVP zu vermindern [2–4]. In der nun vorgestellten Studie wurde der Einfluß von MMF auf die TVP erstmals im Primatenmodell gezeigt.

Methodik

ABO kompatible und MLR inkompatible Cynomolgus Affen dienten als Spender und Empfänger eines 3 cm langen infrarenalen Aortentransplantates [5]. 6 Tiere wurden ab dem 45. Tag nach Transplantation mit MMF behandelt, nachdem sich bis dahin ohne jegliche Immunsuppression eine substantielle Intimaverdickung entwickelt hatte, und mit 6 unbehandelten Kontrolltieren verglichen. Die MMF Dosis wurde täglich individuell anhand von pharmakokinetischen und pharmakodynamischen Parametern und der Medikamenten Verträglichkeit festgesetzt. Es wurde eine mittlere, tägliche MMF Dosis von 99,2 mg/kg erreicht. Die Änderungen der Intimahyperplasie wurden durch serielle intravaskuläre Ultraschalluntersuchungen (IVUS) alle 3 Wochen bis zum Versuchsende am Tag 105 kontrolliert und mit der Histologie verglichen.

Ergebnisse

Die Kontrollgruppe zeigte eine progressive Entwicklung des Intimavolumens (IV) (Tag 21: 25 ± 1 mm3; Tag 42: 25 ± 1 mm3; Tag 63: 44 ± 4 mm3, Tag 84: 52 ± 4 mm3, Tag 105: 55 ± 3 mm3). Nach Therapiebeginn von MMF an Tag 45 verlangsamte sich das IV Wachstum und erreichte 47 ± 7 mm3 an Tag 105. Auch wenn der Unterschied zur Kontrollgruppe nicht statistisch signifikant war ($p = 0.3$) (■ Abbildung 1), so zeigte sich jedoch eine signifikante Korrelation zwischen erreichter

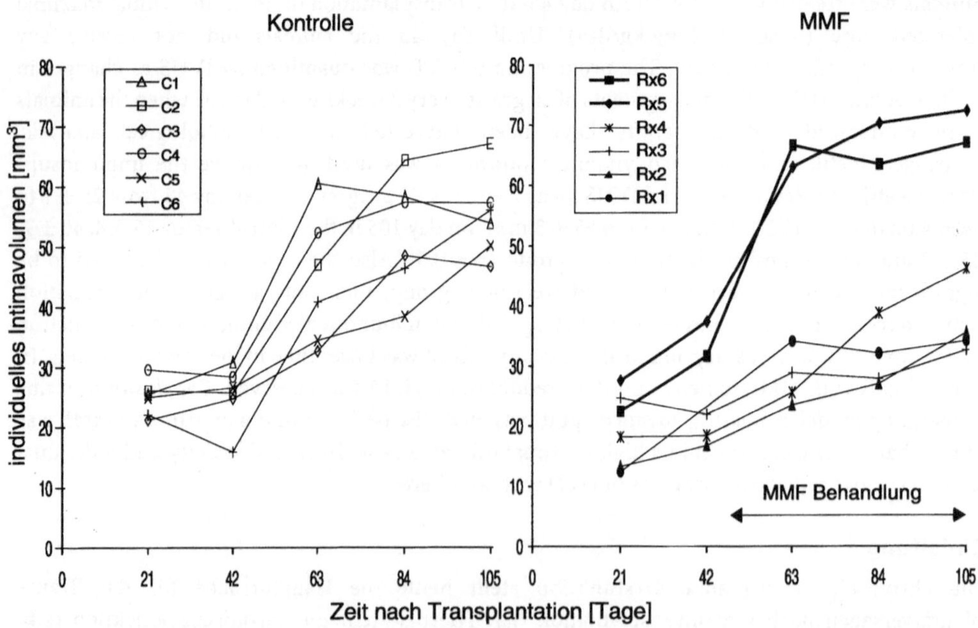

■ **Abb. 1.** Entwicklung der mittleren Intimahyperplasie, dargestellt anhand der IVUS Messung des Intimavolumens [mm3], an den Tagen 21, 42, 63, 84 und 105 nach Aortentransplantation. In der allgemeinen Auswertung mit dem GLM Modell wiederholter Messungen zeigte sich kein Unterschied zwischen den Gruppen ($p = 0{,}3$).

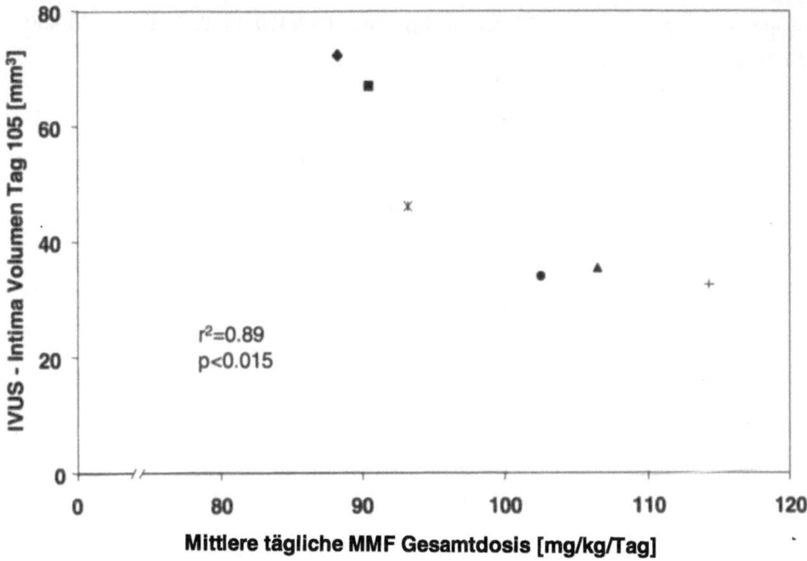

Abb. 2. Korrelation zwischen der mittleren MMF Dosis pro Tag und dem Ausmaß der Transplantat-Vaskulopathie.

täglicher MMF Dosis und der Transplantat Vaskulopathie ($r = -0.88$; $p = 0.01$) (Abbildung 2). 4 von 6 Tieren tolerierten MMF gut und wiesen an Tag 105 ein IV auf, das niedriger war als bei jedem der Kontrolltieren. Bei 2 Tieren musste die MMF Dosis aufgrund von Toxizität reduziert werden und die TVP entwickelte sich ungehindert.

Schlussfolgerung

Erstmals konnte in einem Primatenmodell der Einfluß von MMF auf eine fortgeschrittene Transplantat Vaskulopathie gezeigt werden. Hierbei korrelierte die MMF Dosis mit dem im intravaskulären Ultraschall gemessenen Intimavolumen. Werden hohe Dosen von den Versuchstieren toleriert, so ist MMF in der Lage das Fortschreiten einer bereits etablierten TVP zu verhindern.

Literatur

1. Mohacsi P, Tuller D, Hulliger B, Wijngaard P (1997) Different inhibitory effects of immunosuppressive drugs on human and rat aortic smooth muscle and endothelial cell proliferation stimulated by platelet-derived growth factor or endothelial cell growth factor. J Heart Lung Transplant 16: 484–492
2. Fraser-Smith E, Rosete J, Schatzman R (1995) Suppression by mycophenolate mofetil of the neointimal thickening caused by vascular injury in a rat arterial stenosis model. J Pharmacol Exp Ther 275: 1204–1208
3. Gregory CR, Pratt RE, Huie P, Shorthouse R, Dzau VJ, Billingham ME, Morris RE (1993) Effects of treatment with cyclosporine, FK 506, rapamycin, mycophenolic acid, or deoxyspergualin on vascular muscle proliferation in vitro and in vivo. Transplant Proc 25: 770–771
4. Azuma H, Binder J, Heemann U, Schmid C, Tullius SG, Tilney NL (1995) Effects of RS61443 on functional and morphological changes in chronically rejecting rat kidney allografts. Transplantation 59: 460–466
5. Gummert J, Ikonen T, Briffa N, Honda Y, Hayase M, Perlroth J, Kobayashi Y, Hausen B, Barlow C, Billingham M, Fitzgerald P, Yock P, Robbins R, Morris R (1998) A new large-animal model for research of graft vascular disease. Transplant Proc 30: 4023

Korrespondenzadresse: PD Dr. J. Klupp, Klinik für Allg.-, Viszeral- und Transplantationschirurgie, Charité-Virchow, Augustenburger Platz 1, 13353 Berlin, Tel.: 030/450-552059, Fax: 030/450-552959, E-mail: jochen.klupp@charite.de

XIX. Transplantation: Leber I

Arterielle Rekonstruktion in der Lebertransplantation der Ratte – welches Verfahren ist das sinnvollste?

Arterial reconstruction in liver transplantation in the rat – comparison of different techniques

T. G. Lehmann[1], *H. Bunzendahl*[2]

[1] Chirurgische Universitätsklinik Heidelberg
[2] Dept. of Surgery, University of North Carolina at Chapel Hill, USA

Abstract

Arterial reconstruction in liver transplantation in rats shows the advantages of reduced ischemia/reperfusion injury, improved microcirculation and better organ function overall in comparison to grafts without arterial blood supply. Several techniques of reconstruction of the artery have been established. The purpose of this study was to compare three different techniques of arterial reconstruction concerning thrombosis of the artery, duration of the procedure and the influence of dissecting the gastroduodenal artery on pancreatic cell damage. The main difference of the techniques is that a polyethylene tube of different diameters is inserted into the hepatic artery or an endothelialized technique using a cuff-tube on the outside of the recipient's artery and the hepatic artery of the donor graft is placed over this cuff. Several concerns have been raised about each technique: Inserting a tube into a vessel may lead to thrombosis. Reconstruction using the cuff technique might take too much time and could influence the result overall. In the first group a tube was inserted into the proper hepatic artery and inserted it into the proper artery of the recipient. In second group a larger tube was placed in the common hepatic artery and inserted into the common hepatic artery of the recipient. In the third group the cuff technique was applied by placement of a cuff over the common hepatic artery of the recipient and the hepatic artery of the graft was slipped over the cuff. Using a tube placed in the proper hepatic artery leads to a thrombosis rate of 40% after 6 months. In contrast all hepatic arteries remain perfused using the cuff technique or the wider tube in the common hepatic artery. Dissection of the gastroduodenal artery, which is required for the cuff technique and the implantation of the larger tube does not influence blood supply to the pancreas of the rat. Reconstruction took only about 19 seconds using the large tube, implanting the small tube into the proper hepatic artery took about 30 s whereas the cuff technique took more than 1 min. In summary implanting a larger tube (inner ∅ 0.51 mm) into the common hepatic artery of the donor and recipient is a fast and safe method to establish sufficient arterial perfusion in rat liver transplantation.

Einleitung

Die Lebertransplantation in der Ratte ist ein etabliertes Modell um grundlagenwissenschaftliche Fragestellungen zu Ischämie/Reperfusionsschaden wie auch Immunologie zu untersuchen. Prinzipiell sollte auch die arterielle Blutversorgung zum Transplantat wiederhergestellt werden, obwohl bei der Ratte ein Überleben auch ohne Arterie möglich zu sein scheint. Die arterielle Rekonstruktion verbessert die Organfunktion, reduziert die Nekroserate von Gallenwegen, verhindert die Organfibrose, vermindert den Ischämie/Reperfusionsschaden und verbessert die Mikrozirkulation nach Transplantation [1, 2]. Verschiedene Verfahren werden propagiert, jedes zeigt verschiedene Nachteile [3]. Grundvoraussetzung ist genügende Schnelligkeit und eine möglichst kurze Gesamtoperationsdauer, denn nur so läßt sich eine möglichst simultane Freigabe von Pfortader und Arterie realisieren. Eine kurze Gesamtoperationsdauer verbessert die Überlebensraten bei ausgedehnten Reperfusionsschäden bzw. langer Konservierungszeit. Die zur Pfortaderfreigabe simultane oder zeitnahe arterielle Reperfusion zeigt wesentliche Vorteile durch Minimierung des Reperfusionsschadens. Aufwendige arterielle Rekonstruktionen wie das Aufnähen eines spenderseitigen Truncus mit Patch auf die Aorta benötigen zu viel Zeit, können zu Blutverlust führen und verschlechtern das Gesamtergebnis. Verfahren, bei welchen die A. gastroduodenalis durchtrennt wird, verschlechtern angeblich das Überleben, da eine Minderdurchblutung des Pancreas mit Entzündung resultieren soll. Die intraluminäre Implantation eines Polyethylen-Stents führt angeblich zu häufigen Thrombosen. Diesen Argumenten liegen bisher keine publizierten Daten zugrunde. Daher werden die verschiedenen Verfahren hier erstmals systematisch miteinander verglichen.

Methoden

Die Lebertransplantation in der Ratte mit Organexplantation und Implantation wurde bis auf die arterielle Rekonstruktion nach dem standardisierten Verfahren nach Kamada durchgeführt. Die arterielle Rekonstruktion wird in 3 verschiedene Gruppen eingeteilt: Gruppe 1: Ein Splint (dünner Kunststoffschlauch) (PE 10, Clay Adams Inc.) wird in die A. hepatica propria (AHP) beim Spender im Rahmen der Backtable-Organpräparation eingeschoben und dann in die AHP beim Empfänger in der anhepatischen Phase eingebracht. Gruppe 2: Ein Splint (24G, Innen-∅0.51 mm) wird bei der Organpräparation in die A. hepatica communis (AHC) des Spenders eingebracht und in der anhepatischen Phase in die AHC beim Empfänger vorgeschoben. Dabei muß die A. gastroduodenalis (AGD) beim Empfänger zuvor abgesetzt werden. In der Gruppe 3 wird das Cuff-Verfahren angewendet, wobei es sich hierbei um einen endothelialisierter Splint (24G, Innen-∅0.51 mm) in AHC des Empfängers handelt. In der anhepatischen Phase wird die AHC des Spenders auf den Cuff übergestülpt. Auch bei diesem Verfahren muß die AGD des Empfängers durchtrennt werden. Untersuchungsparameter sind: Zeitaufwand der Anastomosierung im Empfänger, Verschlußrate 8 h, 24 h, 6 Monate nach Reperfusion, Enzymverlauf von Amylase/Lipase und histologische Nekroserate im Pancreas 24 h nach Reperfusion.

Ergebnisse

Die Studie zeigt folgende Ergebnisse, welche nun zunächst zusammengefaßt sind und im Detail aus der ◘ Tabelle 1 erkennbar sind: 1.) Im Gegensatz zu den Gruppen 2 und 3 zeigt die Implantation eines dünnen Kunstsstoffröhrchens in die AHP eine deutliche Thrombosierungsrate. Die beiden anderen Verfahren zeigten in unseren Versuchen keine postoperativen Thrombosen. 2.) Wenn eine Thrombose des dünnen Röhrchens auftritt, so kommt dieser Verschluß unmittelbar postoperativ zustande. Eine späte Thrombose tritt offensichtlich fast nicht auf. 3.) Die operationstechnisch bedingte Durchtrennung der A. gastroduodenalis führt bei der Ratte nicht zu einer Ischämie des Pankreas oder einer Pankreatitis.

Tabelle 1. In dieser Tabelle werden die Ergebnisse im Detail aufgeführt. Die Verschlußraten wurden durch Untersuchung der Gefäße im Rahmen einer Laparotomie festgestellt. Dabei wurden folgende signifikante Unterschiede ermittelt: * = $p < 0.005$ im individuellen Vergleich zu den anderen Gruppen. Wie im Text angegeben handelt es sich um folgende Abkürzungen: AHP = A. hepatica propria; AHC = A. hepatica communis. Die Amylase und Lipase wurden mittels Standardmethoden im Serum bestimmt. Beim Zeitbedarf handelt es sich um den Zeitbedarf für die Herstellung der arteriellen Anastomose im Empfänger.

	AHP offen 8 h nach Reperf.	AHP offen nach 24 h	AHP offen nach 6 Monaten	Amylase (U/l) 24 h nach Reperf. (n = 15)	Lipase (U/l) 24 h nach Reperf. (n = 15)	Zeitbedarf in Sekunden
Gruppe 1 AHP-AHP	66,7% (10/15)	66,7% (10/15)	60%* (9/15)	1487 ±	84 ± 8.1	32.4 ± 4.5 (n = 30)
Gruppe 2 AHC-AHC	100% (15/15)	100% (15/15)	100% (15/15)	1297 ± 89	98 ± 11.4	19.2 ± 4.1* (n = 30)
Gruppe 3 Endothelial AHC	100% (15/15)	100% (15/15)	100% (15/15)	1509 ± 69	92 ± 7.9	72.1 ± 17.4* (n = 20)

Schlussfolgerung

Ein „großvolumiger" Polyethylenstent (24G) in der AHC hat keine höhere Verschlußrate im Vergleich zu einer endothelialisierten Rekonstruktion mittels Cuff-Technik. Jedoch sollte ein dünnlumiger Stent in der AHP vermieden werden. Die Durchtrennung der AGD kann ohne Komplikationen durchgeführt werden. In geübten Händen läßt sich die Rekonstruktion der Arterie durch einen „großvolumigen" Polyethylenstent in der AHC am schnellsten durchführen. Folglich favorisieren wird das letztgenannte Verfahren und wenden dieses ausschließlich an.

Literatur

1. Post S, Menger MD, Rentsch M, Gonzalez AP, Herfarth C, Messmer K (1992) The impact of arterialization on hepatic microcirculation and leukocyte accumulation after liver transplantation in the rat. Transplantation 54: 789–794
2. Imamura H, Rocheleau B, Cote J, Huet PM (1997) Long-term consequence of rat orthotopic liver transplantation with and without hepatic arterial reconstruction: a clinical, pathological, and hemodynamic study. Hepatology 26: 198–205
3. Gao W, Lemasters JJ, Thurman RG (1993) Development of a new method for hepatic rearterialization in rat orthotopic liver transplantation. Reduction of liver injury and improvement of surgical outcome by arterialization. Transplantation Jul; 56: 19–24

Korrespondenzadresse: Dr. Thorsten G. Lehmann, Charité Campus Virchow-Klinikum, Augustenburger Platz 1, 13353 Berlin, Tel.: 030-450552001, Fax: 030-450552900, E-mail: Thorsten_Lehmann@med.unc.edu

Orthotope arterialisierte Lebertransplantation bei Ratten mit Stenttechnik der supra- und infrahepatischen v. cava

Orthotopic arterialized rat liver transplantation with telescoping stent technique of the supra- and infrahepatic vena cava

M. Krysiak, P. Dutkowski, F. Dünschede, Th. Junginger

Klinik für Allgemein- und Abdominalchirurgie, Universität Mainz

Abstract

The aim of this study was to establish a liver transplant model with a reduced warm ischemic period between cold preservation and completed anastomosis. Male brown Norway rats were used. A cuff was fixed in the portal vein, stents were inserted in the A. hepatica, the suprahepatic and infrahepatic v. cava and in the bile duct. After cross clamping of the recipient liver, another stent, occluded by a small pin, was introduced in the recipient suprahepatic v. cava. After ligation of this recipient suprahepatic caval stent the recipient liver was removed and the cold prepared donor liver was pushed forward along the pin and both suprahepatic stents of recipient and donor were connected. Then cuff anastomosis of the portal vein was performed as well as anastomosis of the infrahepatic v. cava and of the A. hepatica and the bile duct. The median clamping time of the portal vein was 6.5 minutes with a warm ischemic period for the liver of 2.7 minutes. All transplanted rats survived 7 days, histologic examination after reperfusion showed normal hepatocytes and endothelial cells. The described method allows fast and safe anastomosis of the suprahepatic v. cava. Studies concerning the role of the warm ischemic period between cold preservation and reperfusion are thus feasible.

Einleitung

Im Rahmen von Untersuchungen des Reperfusionsschadens gewinnt auch der Einfluß der warmen Ischämiezeit nach Konservierung während der Anastomosierung der Gefäße vor Freigabe des Blutstroms an Bedeutung. Ziel der vorgestellten Experimente war die Etablierung eines orthotopen arterialisierten Lebertransplantationsmodell bei Ratten mit einer Verkürzung der Zeitspanne der warmen Ischämie während der Anastomosierung der Spenderleber auf unter 5 Minuten.

Methodik

Verwendet wurden männliche Brown Norway Ratten mit einem Gewicht von 300 g. Nach Einbringen von Stents in die A. hepatica sowie in den Gallengang und initialem Flush mit 5 ml kalter UW Lösung wurde die Spenderleber entnommen (Äthernarkose). Anschließend erfolgte bei 4°C das Einbringen von Stents in die infrahepatische und suprahepatische v. cava. Dann erfolgte die Cuff Anlage an der Pfortader.

Im Rahmen der Empfängeroperation (Äthernarkose) erfolgte nach Ausklemmen der Leber das Einführen eines durch einen Führungsstift verschlossenen Stents von infrahepatisch in die suprahepatische v. cava. Der Stent wurde unmittelbar oberhalb der Leber in Zwerchfellhöhe einligiert. Anschließend erfolgte die Entnahme der Leber und das Einführen der vorbereiteten, frisch mit Ringer Lösung geflushten kalten Spenderleber, indem der Führungsstift auf die Spender v. cava aufgefädelt wurde, die Spenderleber bis zum v.cava-Stent vorgeschoben wurde und dort konnektiert wurde. Anschließend erfolgte die Anastomosierung der Pfortader in üblicher Cuff Technik nach Kamada. Nach Freigabe der Pfortader wurde der Führungsstift durch die infrahepatische v. cava entfernt. Anschließend erfolgte die infrahepatische v. cava Anastomose (ebenfalls Stent) sowie die Anastomose der A. hepatica (Stent) und des Gallengangs (Stent). 10 Transplantationen wurden nach dieser Methode durchgeführt. Nach 7 Tagen erfolgte die Leberentnahme zur histologischen Untersuchung sowie zur biochemischen Analyse.

Ergebnisse

Die kalte Konservierungszeit dieser Kontrollversuche lag im Median bei 60 Minuten. Die mediane Pfortaderabklemmzeit lag bei 6,5 Minuten (warme Ischämiezeit der Leber 2,7 min.), die Abklemmzeit der infrahepatischen v. cava lag bei 7,3 Minuten. Die 7 Tage Überlebenszeit lag bei 100%, histologische Untersuchungen der Präparate ergaben elektronenmikroskopisch eine normale Architektur der Hepatozyten und der Enddothelzellen. Eine Thrombose im Bereich der v. cava oder der A. hepatica trat nicht auf. Der Gallefluß vor der Leberentnahme 7 Tage nach Transplantation lag im Median bei 656 µl/h.

Diskussion

Ob die Zeitspanne der ischämischen Wiedererwärmung nach Leberkonservierung vor Komplettierung der Gefäßanastomosen eine entscheidende Rolle für den Reperfusionsschaden spielt, war bisher nicht bekannt, zumal Daten von Hertl et al. [1] während der Wiedererwämung im Rahmen einer humanen Lebertransplantation einen Temperaturanstieg von 4°C auf lediglich maximal 17°C ergaben. Die Arbeitsgruppe um Kukan et al. [2] konnte jedoch kürzlich demonstrieren, daß nach kalter Lagerung von Rattenleber über 9 oder 18 Stunden und unmittelbarer normothermer oxygenierter Reperfusion ohne zwischenzeitliche Ischämiephase kein nennenswerter Reperfusionsschaden entstand unter in vitro Bedingungen. Eine Verkürzung der Zeitspanne, in der das Transplantat von der kalten Konservierungslösung passiv aufgewärmt wird, ohne daß bereits eine Oxygenierung erfolgen kann aufgrund der noch nicht fertiggestellten Anastomosen, war jedoch bisher beim Rattenmodell der orthotopen Lebertransplantation schwierig : Publizierte Zeitintervalle liegen bei 12–15 Minuten für die Anastomose der suprahepatischen v. cava und der Pfortader [3]

Die hier beschriebene Technik stellt eine neue und sichere Methode der orthotopen arterialisierten Lebertransplantation bei Ratten dar und ist rasch erlernbar. Eine deutlich geringere Zeitspanne der ischämischen Wiedererwärmungsphase (3 Minuten) ist hierduch ermöglicht als Voraussetzung für in vivo Untersuchungen zum Einfluß der warmen Ischämiezeit nach unterschiedlicher Konservierungstechnik. (Abbildung 1, Abbildung 2, Abbildung 3)

Literatur

1. Hertl M, Howard TK, Lowell JA, Shenoy S, Robert P, Harvey C, Strasberg SM (1996) Changes in liver core temperature during preservation and rewarming in human and porcine liver allografts. Liver Transpl Surg 2: 111
2. Vajdova K, Smrekova R, Mislanova C, Kukan M, Lutterova M (2000) Cold preservation induced sensitivity of rat hepatocyte function to rewarming injury and its prevention by short term reperfusion. Hepatology 32: 289
3. Spiegel HU, Palmes D (1998) Surgical techniques of orthotopic rat liver transplantation. J Invest Surg 11: 183–196

Korrespondenzadresse: Dr. M. Krysiak, Klinik für Allgemein- und Abdominalchirurgie, Universität Mainz, Langenbeckstr. 1, 55101 Mainz, Tel.: 06131 177291, Fax: 06131 176630, e-mail: krysiak@ach.klinik.uni-mainz.de

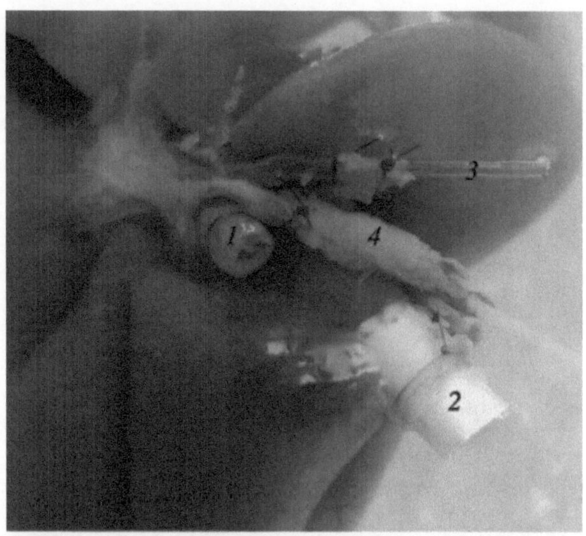

Abb. 1.
Nach Flush der Leber mit UW-Lösung (4°C) wurde ein Cuff in die Pfortader (*1*) einligiert sowie Stents in die infrahepatische v. cava (*2*), A. hepatica (*3*) und in den Gallengang (*4*) eingeführt.

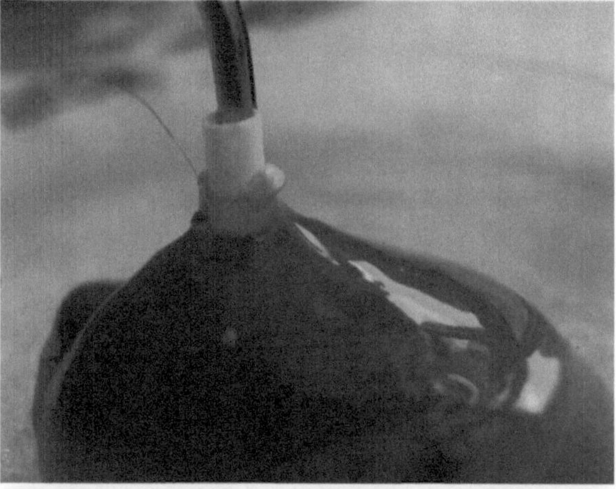

Abb. 2. Auch in die supraheptische v. cava wurde ein Stent einligiert ohne Okklusion der Lebervenen

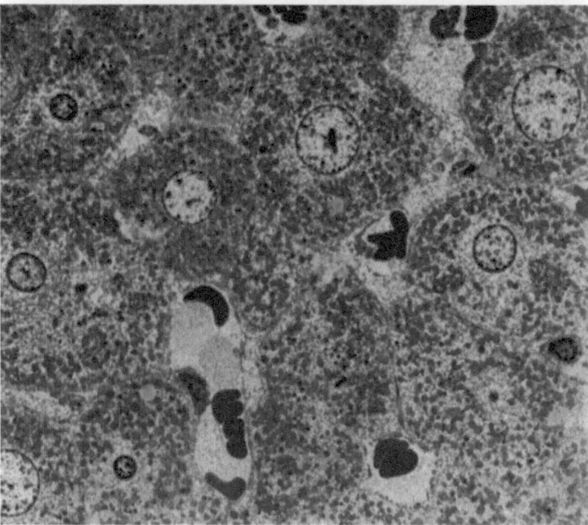

Abb. 3. Die Elektronenmikroskopie nach 2 h Reperfusion ergab eine homogene Reperfusion bei normaler Hepatozyten- und Endothelzellarchitektur

Vergleich zweier Techniken der auxiliären, heterotopen Rattenlebertransplantation mittels „OPS imaging"

Comparison of two techniques of auxiliary, heterotopic rat liver transplantation by means of „OPS imaging"

K. Schleimer, D. L. Stippel, C. Suer, S. Tawadros, K. T. E. Beckurts

Klinik und Poliklinik für Visceral- und Gefäßchirurgie der Universität zu Köln, Medizinische Klinik I der Universität zu Köln

Abstract

We developed a technique of auxiliary, heterotopic rat liver transplantation with arterialization of the portal vein (1). Using a stent with an inner diameter of 0,3 mm for the portal vein reconstruction it was possible to achieve a physiologic average blood-flow in the arterialized portal vein of the graft. We compared our technique with the auxiliary, heterotopic rat liver transplantation with porto-portal anastomosis concerning the microcirculation and the early-function of the graft (2). Lewis rats were operated under ether inhalation anesthesia. After a right nephrectomy the grafts, which were reduced to about 30% of original size, were implanted into the right upper quadrant of the abdomen. The infrahepatic caval vein was anastomosed end-to-side. The portal vein was completely arterialized by the right renal artery in splint-technique (group I, n = 8) or anastomosed end-to-end to the recipient portal vein (group II, n = 8). By means of OPS (Orthogonal Polarization Spectral) -imaging, video-sequences of the microcirculation on the caudal surface of the right liver lobe were recorded after reperfusion of the portal vein and after reperfusion of the hepatic artery. Using OPS imaging, the contrast is obtained by absorption of orthogonal polarized light from hemoglobin in the erythrocytes. During these acute experiments, the blood flow in the portal vein, the oxygen saturation on the liver-surface, the quantitative bile production and the transaminases were determined 90 minutes after portal reperfusion. In both groups the grafts were reperfused homogeneously. The average blood flow in the portal vein was significantly higher in group I than in group II (group I: 1,7 ± 0,4 ml/min/g liver weight, group II: 1,2 ± 0,2 ml/min/g liver weight, p = 0,03). In group II, OPS imaging showed inhomogeneous perfusion-patterns with focal sinusoidal stasis and microthrombi; this was less prominent in group I. In accordance with these results the functional sinusoidal density in group I was significantly higher than in group II (group I: 335 ± 48/μm, group II: 232 ± 58/μm, p = 0,003), whereas the diameter of the sinusoids and the postsinusoidal venules yielded no significant differences between both groups (Sinusoids: Group I: 6,4 ± 0,6 μm, group II 6,7 ± 0,7 μm; postsinusoidal venules: group I: 31,1 ± 3,3 μm, group II: 28,8 ± 3,4 μm). The oxygen saturation on the liver-surface was significantly higher in group I than in group II (Group I: 62 ± 2%, group II: 48 ± 7%, p = 0,0007). There were no significant differences with respect to the height of the transaminases (GOT: Group I: 698 ± 386 U/l, group II: 866 ± 290 U/l; GPT: Group I:643 ± 296 U/l, group II: 839 ± 420 U/l) and bile production (group I: 27 ± 8 μl/h/g liver weight, group II: 29 ± 11 μl/h/g liver weight) 90 minutes after reperfusion of the portal vein. In our rat model the auxiliary, heterotopic liver transplantation with flow-regulated portal vein arterialization achieved better results regarding the microcirculation than the technique with porto-portal anastomosis. The liver-function was comparable. Whether the portal vein arterialization leads to morphological changes and functional impairment in the long term, will be addressed by further experiments.

Einleitung

Wir entwickelten eine Technik der auxiliären, heterotopen Rattenlebertransplantation mit Arterialisierung der Pfortader [1]. Unter Verwendung eines Stents mit 0,3 mm Innendurchmesser bei der Pfortaderrekonstruktion war es möglich, in der arterialisierten Pfortader einen mittleren Blutfluß zu erzielen, der weitgehend den physiologischen Verhältnissen entspricht. Wir verglichen nun unsere Technik mit der auxiliären, heterotopen Rattenlebertransplantation mit portoportaler Anastomose nach Hess [2] in Hinblick auf die Mikrozirkulation und Frühfunktion der Transplantate.

Methodik

Es wurden 32 männliche Lewis-Ratten unter Äthernarkose operiert: Ein um 70% reseziertes Lebertransplantat wurde nach Nephrektomie in das rechte Nierenlager des Empfängers implantiert: Die infrahepatische V. cava wurde End-zu-Seit anastomosiert. Die Pfortader wurde entweder in Splint-Technik über die rechte A. renalis arterialisiert (Gruppe I, n = 8) oder End-zu-End mit der V. portae des Empfängers (Gruppe II, n = 8) anastomosiert. Der Truncus coeliacus des Spenders wurde in Splint-Technik mit der rechten A. renalis (Gruppe II), bzw. mit der linken A. renalis (Gruppe I) anastomosiert. Mittels OPS-Methode (positive Kontrastierung erythrozytengefüllter Mikrogefäße durch orthogonal polarisiertes Licht) wurden sowohl 1. nach der Freigabe der V. portae als auch 2. nach Freigabe der A. hepatica an der Unterfläche des rechten Leberlappens Videosequenzen der Mikrozirkulation aufgenommen. Es wurden 10 Leberacini sowie 10 postsinusoidale Venolen pro Leber visualisiert und auf Videoband aufgezeichnet. Die quantitative Analyse der Videoaufnahmen (funktionelle sinusoidale Dichte, Durchmesser der Sinusoide und postsinusoidalen Venolen) erfolgte mittels des computergestützten Auswertungsprogrammes CapImage*. Im Rahmen dieser Akutversuche wurden außerdem der Blutfluß in der Pfortader, die Sauerstoffsättigung auf der Leberoberfläche, die Galleproduktion und die Transaminasen 90 Minuten nach portaler Reperfusion ermittelt. Der statistische Vergleich wurde mit dem Student-t-Test durchgeführt.

Ergebnisse

In beiden Gruppen wurden die Transplantate makroskopisch homogen reperfundiert. Der mittlere Blutfluß in der Pfortader war in Gruppe I signifikant höher als in Gruppe II (I: 1,7 ± 0,4 vs. II: 1,2 ± 0,2 ml/min/g Lebergewicht, p = 0,03). In Gruppe II zeigten sich im „OPS imaging" inhomogene Perfusionsmuster mit vereinzelter sinusoidaler Stase und Mikrothromben, die in Gruppe I geringer ausgeprägt waren. Entsprechend war die funktionelle sinusoidale Dichte in Gruppe I signifikant höher als in Gruppe II (I: 335 ± 48 vs. II: 232 ± 58 µm, p = 0,003), wohingegen die Weite der Sinusoide und der postsinusoidalen Venolen zwischen beiden Gruppen keine signifikanten Unterschiede ergab (Sinusoide: I: 6,4 ± 0,6 vs. II: 6,7 ± 0,7 µm; postsinusoidale Venolen: I: 31,1 ± 3,3 vs. II: 28,8 ± 3,4 µm). Die Sauerstoffsättigung auf der Leberoberfläche war in Gruppe I signifikant höher als in Gruppe II (I: 62 ± 2 vs. II: 48 ± 7%, p = 0,0007). Es gab keine signifikanten Unterschiede bezüglich der Höhe der Transaminasen (GOT: I: 698 ± 386 vs. II: 866 ± 290 U/l; GPT: I: 643 ± 296 vs. II: 839 ± 420 U/l) und der Galleproduktion (I: 27 ± 8 vs. II: 29 ± 11 µl/h/g Lebergewicht) 90 Minuten nach portaler Reperfusion.

---

* Wir danken Herrn Dr. med. Langer, Klinik für Plastische Chirurgie und Handchirurgie der Ruhr-Universität Bochum, für die Unterstützung bei der Auswertung der OPS-Daten. Die vorliegende Untersuchung wurde unterstützt von der Deutschen Forschungsgemeinschaft und vom Köln Fortune-Programm.

Schlussfolgerung

Die auxiliäre heterotope Lebertransplantation mit flußregulierter Pfortaderarterialisierung erzielte in unserem Rattenmodell im Akutversuch bessere Ergebnisse bezüglich der Mikrozirkulation als die Technik mit porto-portaler Anastomose. Die Leberfunktion war vergleichbar. Ob die Pfortaderarterialisierung langfristig zu morphologischen Veränderungen und Funktionseinschränkungen führt, ist Gegenstand von Langzeitversuchen.

Literatur

1. Schleimer K, Lange R, Rauen U, Nowak B, Brandt-Mainz K, de Groot H, Erhard J (2000) Auxiliary rat liver transplantation with portal vein arterialization in acute hepatic failure. Transplantation 70: 73–78
2. Hess F, Willemen A, Jerusalem C (1977) Auxiliary liver transplantation in the rat, influence of the condition of the recipient's liver on the fate of the graft. Eur. Surg. Res. 9: 27

Korrespondenzadresse: Dr. med. Karina Schleimer, Klinik und Poliklinik für Visceral- und Gefäßchirurgie der Universität zu Köln, Joseph-Stelzmann-Str. 9, 50931 Köln, Fax: 0221-478/7734

OPS-imaging der humanen hepatischen Mikrozirkulation nach orthotoper Lebertransplanttaion

OPS imaging of the human hepatic microcirculation following full-size orthotopic liver transplantation

G. Puhl[1], *K.-D. Schaser*[2], *D. Pust*[1], *K. Köhler*[2], *U. Settmacher*[1], *P. Neuhaus*[1]

[1] Klinik für Allgemein-, Viszeral- und Transplantationschirugie

[2] Klinik für Unfall- und Wiederherstellungschirurgie, Charité-Campus Virchow-Klinikum, Medizinische Fakultät der Humboldt-Universität zu Berlin, 13344 Berlin

Abstract

Disturbances of the hepatic microcirculation are a main pathophysiological factor of ischemia and reperfusion injury (I/R) resulting in delayed graft function following liver transplantation. The present study aimed to analyze sinusoidal perfusion in the course of clinical full-size liver transplantation utilising the orthogonal polarization spectral (OPS)-imaging technique, which enables, like in intravital fluorescence microscopy, the direct observation of the sinusoidal blood flow. A total of 27 patients was examined. For transplantation, in all grafts a simultaneous reperfusion of the hepatic artery and the portal vein was performed. In all patients a veno-venous bypass was performed. The mean cold ischemia time for the preservation in UW solution was 555 ± 205 min, the mean anhepatic period 82 ± 29 min. Sinusoidal perfusion was analyzed 5 and 30 minutes following reperfusion on both liver lobes. Quantification of the microcirculatory parameters was performed off-line by using a computer-assisted image analysis system as were the sinusoidal diameter (D), red blood cell velocity (RBCV), and the functional sinusoidal density (FSD). The sinusoidal volumetric blood flow (BVs) was calculated from the sinusoidal diameter and the red blood cell velocity ($BVs = \pi\ /(D/2)^2 \times V_{RBCV}$). The results were then compared to the baseline microcirculation after laparotomy of 21 living donors for living related liver transplantation, which were considered of representing the physiologic hepatic microcirculation of a human liver. Typically for reperfusion injury, manifestation of red blood cell sludging, sinusoidal perfusion stasis, and erythrocyte extravasation was observed in the early course following transplantation. Compared to the baseline microcirculation, the sinusoidal diameter and the sinusoidal volumetric blood flow were significantly increased, the functional sinusoidal density and the red blood cell velocity significantly decreased. For the first time, OPS-imaging enabled direct visualization of postischemic hepatic microcirculation following full-size liver transplantation in humans. Both 5 and 30 minutes after reperfusion a sinusoidal perfusion deficit compared to baseline liver microcirculation was observed. The increase of the diameter and the volumetric blood flow by the means of a reactive hyperemia within the perfused sinusoids represent a typical postischemic reaction. Taken together, OPS-imaging enabled the objectivation of the sinusoidal perfusion in the course of liver transplantation, which may be crucial for treatment strategies of ischemia/reprfusion induced injury.

Einführung

Die mikrovaskuläre Dysfunktion ist ein kausalpathogenetischer Faktor für die hepatische Funktionsstörung nach Ischämie und Reperfusion (I/R). Das Ziel der vorliegenden Studie war die in vivo Visualisierung und quantitative Analyse der mikrovaskulären Perfusion während der orthotopen full-size Lebertransplantation (oLTx) unter Verwendung der orthogonalen Reflexspectrophotometrie (OPS-Imaging).

Die zur Messung eingesetzte orthogonale Reflex-Spektrophotometrie (OPS-imaging) [1] ermöglicht, ähnlich der intravitalen Fluoreszenzmikroskopie, die direkte Visualisierung der Mikrozirkulation und die quantitative Auswertung der mikrovaskulären Parameter, ohne daß allerdings Fluoreszenzfarbstoffe eingesetzt werden müssen.

Patienten und Methoden

Insgesamt wurden 27 Patienten untersucht, bei denen eine orthotope full-size Lebertransplantation in Standard Technik erfolgte. Im Transplantatempfänger erfolgten die Messungen 5 und 30 Minuten nach der simultanen (portalvenös/arteriellen) Reperfusion [2]. Alle Transplantationen wurden mit einem veno-venösen Bypass durchgeführt. Die Konservierung erfolgte mit UW Lösung, die mittlere Kaltischämie betrug 555 ± 205 min, die mittlere Dauer der anhepatischen Phase 82 ± 29 min. Die OPS-Imaging Kamera wurde an drei Meßpunkten des rechten und linken Leberlappens aufgesetzt und Videosequenzen aufgezeichnet. Die Auswertung umfasste den sinusoidalen Durchmesser (SD), funktionelle sinusoidale Dichte (FSD) und Erythrozytenfließgeschwindigkeit in den Sinusoiden (RBCV). Die Errechnung des sinusoidalen Blutflußvolumens (BVs) erfolgte nach $BVs = \pi \ /(D/2)^2 \times V_{RBCV}$. Als Normalwerte der normalen sinusoidalen Mikrozirkulation wurden die in 21 Leber-Lebendspendern gemessenen mikrovaskulären Parameter zugrundegelegt.

Ergebnisse

Die Mikrozirkulation war nach oLTx inhomogen und gekennzeichnet von vereinzelter Stase und Mikrothrombosierung. In den perfundierten Abschnitten waren die SD und BVs im Vergleich zur Kontrollgruppe signifikant erhöht, die FSD und RBCV signifikant erniedrigt. Die Ergebnisse der Mikrozirkulionsparameter sind in ◘ Tabelle 1 gezeigt.

◘ **Tabelle 1.** Parameter der sinusoidalen Mikrozirkulation nach orthotoper Lebertransplantation am Menschen

Parameter	Normalwert	5 min nach Reperfusion	30 min nach Reperfusion
SD (µm)	8,6 ± 0,4	10,1 ± 1,4[a]	9,8 ± 1,1[a]
FSD (cm^{-1})	424 ± 27	310 ± 63[a]	311 ± 61[a]
RBCV (µm/s)	832 ± 219	680 ± 258[a]	719 ± 254[a]
BV_s (pl/s)	48,5 ± 14,2	58,1 ± 28,1[a]	58,7 ± 27,7[a]

[a] $p < 0{,}05$ im Vergleich zum Normalwert (One Way Repeated Measures Analysis of Variance, ANOVA)

Schlussfolgerungen

OPS-Imaging ermöglichte erstmals einen Einblick in die postischämische Mikrozirkulation nach orthotoper full-size Lebertransplantation am Menschen. Dabei konnte sowohl initial als auch 30 min nach Reperfusion ein sinusoidales Perfusionsdefizit im Vergleich zum Normalwert nachgewiesen werden. Es wird somit eine intraoperative und objektive Beurteilung der hepatischen Mikrozirkulation im Transplantat erlaubt. Direkte qualitative und quantitative Informationen über die entscheidende initiale Mikrozirkulationsstörungen [3] könnten einen neuen Angriffspunkt zur frühzeitigen Therapie der Schädigung durch I/R darstellen [4].

Literatur

1. Groner W, Winkelman JW, Harris AG, Ince C, Bouma GJ, Messmer K, Nadeau RG (1999) Orthogonal polarization spectral imaging: a new method for study of the microcirculation. Nat Med 5: 1209–1212
2. Post S, Palma P, Gonzalez AP, Rentsch M, Menger MD (1994) Timing of arterialization in liver transplantation. Ann Surg 220: 691–698
3. Post S, Rentsch M, Gonzalez AP, Palma P, Otto G, Menger MD (1995) Importance of the first minutes of reperfusion in hepatic preservation injury. Transpl Proc 27: 727–728
4. Spiegel HU, Uhlmann D, Uhlmann S (2000) Controlled vasoregulation of postischemic liver microcirculation – a therapeutical approach. J Invest Surg

Korrespondenzadresse: Dr. med. G. Puhl, Klinik für Allgemein-, Viszeral- und Transplantationschirurgie, Charité Campus Virchow-Klinikum, Medizinische Fakultät der Humboldt-Universität zu Berlin, Augustenburger Platz 1, 13353 Berlin, Tel.: 030 450552001, Fax: 030 450552900, e-mail: gero.puhl@charite.de

Thrombozyten-Funktion vor und Thrombopenie nach Reperfusion korrelieren positiv mit hepatozellulärem Schaden nach kindlicher oLTX

Platelet function and persisting thrombocytopenia following reperfusion are positively correlated with hepatocellular damage subsequent to orthotopic liver transplantation in children

J. Schulte am Esch[1], *R. Y. Tustas*[1], *A. Akyildiz*[1], *R. Ganschow*[2], *M. Burdelski*[2], *L. Fischer*[1], *D. C. Bröring*[1], *X. Rogiers*[1]

[1] Abteilung für Hepatobiliäre Chirurgie, Universitätsklikikum Eppendorf, Hamburg
[2] Klinik und Poliklinik für Kinder- und Jugendmedizin, Universitätsklikikum Eppendorf, Hamburg.

Abstract

Introduction: Ischemia/ reperfusion (I/R) injury subsequent to orthotopic liver transplantation (OLT) is negatively correlated with early graft function and overall outcome. This prospective study is the first to evaluate direct platelet aggregatory responses in the course of pediatric OLT (pOLT). *Methodology*: Platelet function was evaluated in 21 consecutive pOLT-patients, being divided in a group with high markers of I/R damage (high HD, n = 8) and one with low I/R-injury (low HD, n = 13). For graft to body weight ratio corrected serum ALT and AST levels on post OP day (POD) 1 and 2 served as marker of I/R-injury. Quick, ATIII-level and total serum bilirubin, served as markers of early graft function. *Results*: Low-HD patients were characterised by better early graft function if contrasted to the high-HD group. ADP-dependent platelet aggregation prior to reperfusion was higher in the high-HD group and did pre-, peri- and postoperatively positively correlat with ALT levels on POD 1 and 2. This was in contrast to other stimuli of platelet aggregation like ristocetin and collagen. In the high HD group aggregatory responses were significantly higher to all inducers tested in the first 48 hours following reperfusion. A drop in platelet count subsequent to reperfusion did not recuperate by POD 6 in high-HD-patients. In contrast in low-HD individuals thrombocytopenia improved from both pre-OP ($p < 0{,}05$) and post-reperfusion ($p < 0{,}001$) respectively towards POD 6. *Conclusion*: The status of platelet function seems to influence the extend of I/R injury following pOLT. This mechanism seems at least in part to be determined prior to grafting and is further supported by the differential tendency to recuperate from thrombocytopenia in the early phase after reperfusion among high-HD and low-HD children.

Einleitung

Persistierende Thrombozytopenien nach orthotoper Lebertransplantation (OLT) sind mit verschlechterter früher Transplantatfunktion vergesellschaftet [1, 2]. Vermehrte Thrombozyten-adhäsion an sinosidalen Endothelien und Akkumulation von Plättchen in der ischämischen Leber nach Reperfusion führt experimentell zu gesteigertem hepatozellulärem Schaden. Dieser Effekt fällt durch Voraktivierung von Thrombozyten noch deutlicher aus. [3]. Die Reduktion von Thrombozyten im Perfusionsmodell schützt vor Leberparenchymschaden nach Ischemie/ Reperfusion [4]. Diese Daten legen Thrombozyten als wichtigen pathophysiologischen Faktor beim I/R-Schaden der Leber nahe.

Die Thrombozytenfunktion im Rahmen der kindlichen orthotopen Lebertransplantation (pOLT) ist bisher weitgehend unerforscht. Ziel dieser Studie war die Untersuchung der Thrombozyten-Aggregation im Verlauf der pOLT und deren Korrelation mit Markern des Ischämie-/Reperfusionsschadens (IRS) und der frühen Transplantatfunktion.

Methodik

Als Thrombozytenaggregations-Stimulatoren wurden Kollagen, Ristocetin und ADP verwendet. Serum-GPT und -GOT dienten, nach Korrektur für das Transplantat/ Körpergewicht-Verhältnis, als Marker des IRS; Quick, ATIII und Bilirubin i.S. als Marker für die frühe Transplantatfunktion. 21 Patienten zur kindlichen pOLT wurden in zwei Gruppen eingeteilt: Eine mit vermehrtem IRS (korregierter GPT-Anstieg an Tag 1 oder 2 > 200 U/l; IRS +), die zweite mit geringem IRS (GPT-Anstieg an Tag 1 oder 2 < 200 U/l; IRS –).

Ergebnisse

Spender und Empfänger Charakteristika waren bis auf ein für IRS+ Patienten höheres Spenderalter verglichen mit dem IRS– Kollektiv (Median 37 Jahre, vs. 18, $p < 0{,}05$) zwischen den Gruppen vergleichbar. Im Gegensatz zu IRS– Patienten, waren Quick und ATIII-Level bei Patienten des IRS+ Kollektivs in der frühen Phase nach pOLT signifikant niedriger; Bilirubin i.S. höher.

IRS+ Patienten wiesen, im Vergleich zum IRS– Kollektiv, unmittelbar vor Reperfusion erhöhte Level an ADP-stimmulierbarer Thrombozytenaggregation auf. Die ADP-abhängige Thrombozytenaggregation korrelierte prä-OP, intra-OP und unmittelbar vor Reperfusion positiv mit GPT Serumspiegeln am Tag 1 und Tag 2 nach pOLT. Am 1. bzw. 2. Tag nach pOLT konnte eine erhöhte Stimmulierbarkeit der Empfängerthrombozyten bei IRS+ Patienten für alle hier getesteten Induktoren im Vergleich zu IRS- Individuen demonstriert werden. Zwischen den beiden Kollektiven bestanden zu keinem Zeitpunkt signifikante Unterschiede in der Thrombozytenzahl. Innerhalb der IRS+ Gruppe zeigte sich eine Abfall der Thrombozyten zwischen prä-OP und post-Reperfusion ($p < 0{,}003$). Nur IRS- Patienten, im Gegensatz zu IRS+ Kindern, demonstrierten einen signifikannten Thrombozytenzahl-Anstiege zwischen prä-OP ($p < 0{,}05$) bzw. post-Reperfusion ($P = 0{,}0008$) und dem 6. post-OP Tag auf.

Diskussion/Schlussfolgerungen

Dies ist die erste Untersuchung der direkten Thrombozytenfunction beim Kind im Rahmen der OLT. Es konnte prä-operativ, wie vor Reperfusion eine Korrelation der ADP-abhängigen Thrombozytenfunktion des Empfängers mit Markern des Reperfusionsschaden gezeigt werden. IRS+ Patienten demonstrierten im Gegensatz zu IRS-Patienten in den ersten zwei Tagen nach pOLT eine allgemein gesteigerte Thrombozytenfunktion und das Ausbleiben der postoperativen Erholung von der Thrombozytopenie. Zusammengenommen deuten diese Daten auf eine, mit steigender Aggregationsbereitschaft zunehmende, pathophysiologische Rolle der Empfänger-Thrombozyten am hepatozellulären Schaden nach pOLT hin. Letzterer ging auch in unserem Kollektiv mit einer verschlechterten Synthese und metabolischen Funktion des Transplantates einher. Die Modulation der Thrombozyten bei der pOLT könnte möglicherweise den Reperfusionsschaden begrenzen und so das frühe Ergebnis nach pOLT verbessern.

Literatur

1. Chatzipetrou MA, Tsaroucha AK, Weppler D, Pappas PA, Kenyon NS, Nery JR, Khan MF, Kato T, Pinna AD, O'Brien C, Viciana A, Ricordi C, Tzakis AG (1999) Thrombocytopenia after liver transplantation Transplantation 67: 702–706

2. McCaughan GW, Herkes R, Powers B, Rickard K, Gallagher ND, Thompson JF, Sheil AG (1992) Thrombocytopenia post liver transplantation. Correlations with pre-operative platelet count, blood transfusion requirements, allograft function and outcome Journal of Hepatology 16: 16–22
3. Cywes R., Packham MA, Tietze K, Sanabria JR, Harvey PR, Phillips MJ, Strasberg SM (1993) Role of platelets in hepatic allograft preservation injury in the rat Hepatology 18: 635–647
4. Kuroda T, Shiohara E (1996) Leukocyte and platelet depletion protects the liver from damage induced by cholestasis and ischemia-reperfusion in the dog Scand J Gastroenterol 31: 182–190

Korrespondenzadresse: Dr. Jan Schulte am Esch, Abteilung für Hepatobiliäre Chirurgie, Klinik und Poliklinik für Chirurgie, Universitätsklinikum Hamburg-Eppendorf, Martinistr. 52, 20246 Hamburg, Tel.: +49-40-42803-9282, Fax: +49-40-559 29 563, e-mail: jschulte@uke.uni-hamburg.de

Sinusoidale Überperfusion in größenreduzierten Lebertransplantaten: Ein potentieller Schädigungsmechanismus nach Leberresektion

Sinusoidal overperfusion in reduced-size liver grafts: a potential mechanism for damage after liver resection

D. Palmes[1], T. B. Budny[1], K. H. Dietl[1], H. Herbst[2], U. Stratmann[3], H. U. Spiegel[1]

[1] Abt. Chirurgische Forschung, Klinik und Poliklinik für Allgemeine Chirurgie, Universitätsklinikum Münster
[2] Gerhard-Domagk-Institut für Allgemeine Pathologie, Universitätsklinikum Münster
[3] Institut für Anatomie, Universitätsklinikum Münster, Deutschland

Abstract

The exact pathomechanism responsible for the postoperative dysfunction of reduced-size liver grafts is still unknown. Apart from transplantation associated ischaemia/reperfusion (I/R) damage, an increase in blood flow due to the reduction in graft size is frequently observed after reperfusion and its effects on the function of reduced-size liver grafts have been investigated in this study. 84 isogeneic Lewis rats were divided into 4 groups: (I) sham operation, (II) partial liver resection (30% residual liver volume), (III) orthotopic liver transplantation, (IV) reduced-size liver transplantation (30% transplant volume). Postoperatively, the liver microcirculation was quantified by intravital microscopy, and survival rate together with liver function and morphology was followed up to 14th day (Kruskall-Wallis-test, $\alpha < 0{,}05$). After reduced-size liver transplantation all rats showed the lowest survival rate and initial impairment of liver function. At microcirculatory level the I/R damage was manifest in the form of a significantly lower perfusion rate and increased leukocyte-endothelium interaction together with a significantly increased flow rate in the sinusoids as compared with the full liver groups (I and III). This sinusoidal overperfusion in the partial liver groups (II and IV) resulted in a broadening of sinusoidal endothelium with patchy desquamation and absence of endothelial fenestrations. After liver resection, sinusoidal overperfusion represents a potential mechanism of damage in means of endothelial cell damage and microcirculatory disorders. In addition to other adverse factors such as I/R damage, it can contribute pathogenetically to the postoperative dysfunction of reduced-size liver grafts.

Einleitung

Der genaue Pathomechanismus der postoperativen Dysfunktion von größenreduzierten Lebertransplantaten ist noch unbekannt. Neben dem transplantationsassoziierten Ischämie/Reperfusionsschaden (I/R-Schaden) wird häufig nach Reperfusion ein erhöhter Blutfluss aufgrund der reduzierten Transplantatgröße beobachtet, dessen Auswirkungen auf die Funktion größenreduzierter Lebertransplantate in dieser Studie untersucht wurden [1].

Methodik

84 isogene Lewis Ratten wurden in 4 Gruppen unterteilt: (I) Schein-Operation, (II) Partielle Leberresektion (30% Restlebervolumen), (III) Orthotope Lebertransplantation, (IV) größenreduzierte Lebertransplantation (30% Transplantvolumen), durch deren Vergleich eine Abgrenzung der Auswirkungen des transplantationsassoziierten I/R-Schadens und der

resektionsbedingten erhöhten Flussgeschwindigkeit möglich war. Postoperativ wurde die Überlebensrate, die Leberfunktion sowie die Lebermikrozirkulation mittels Intravitalmikroskopie und die Lebermorphologie bis zum 14. Tag beobachtet. $P < 0,05$ galt als signifikant (Kruskall-Wallis-Test).

Ergebnisse

Alle Ratten nach größenreduzierter Lebertransplantation hatten die niedrigste Überlebensrate (I: 100%, II: 100%, III: 90%, IV: 70%) und wiesen eine initiale Beeinträchtigung der Leberfunktion (NH_3 D1; I: 39,7 ± 21 μg/dl, II: 172,3 ± 67,5 μg/dl; III: 103,7 ± 38,9 μg/dl; IV: 181 ± 96 μg/dl) auf. Auf Ebene der Mikrozirkulation manifestierte sich der I/R-Schaden (Gruppe III und IV) in Form einer signifikant niedrigeren Perfusionsrate (I: 98,2%; II: 94%; III: 88%, IV: 81,2%) und erhöhten Leukozyten-Endothel-Interaktion (Sticker pro mm^2; I: 97,8 ± 17,5; II: 199,7 ± 42,5; III: 298,5 ± 54,7; IV: 398,2 ± 51,3). In den Teillebergruppen (Gruppe II und IV) zeigte sich darüber hinaus eine signifikant, bis zu 3-fach erhöhte Flussgeschwindigkeit in den Sinusoiden (I: 263,9 ± 44,8 μm/s; II: 615,7 ± 84,9 μm/s, III: 232,1 ± 28,2 μm/s; IV: 516,5 ± 92,7 μm/s). Diese „sinusoidale Überperfusion" führte morphologisch zu einem Verlust an gefenstertem Endothel mit Endothelabschilferung, Verlust des Dissé-Raums und Hepatozytenschädigung.

Diskussion/Schlussfolgerung

Die sinusoidale Überperfusion stellt einen spezifischen Schädigungsmechanismus mit Endothelschädigung und mikrozirkulatorischen Störungen nach Leberresektion dar, die neben anderen Noxen, wie z. B. dem I/R-Schaden, pathogenetisch zur postoperativen Dysfunktion größenreduzierter Lebertransplantate beitragen kann. Der Status der Mikrozirkulation korreliert eng mit der postoperativen Funktion und kann deshalb als prognostischer Parameter für die Funktion und Regenerationswahrscheinlichkeit größenreduzierter Lebertransplantate fungieren. Darüber hinaus bietet die Verbesserung der Mikrozirkulation größenreduzierter Transplantate, insbesondere in Form der Reduktion der sinusoidalen Überperfusion, z. B. durch portale Dekompression mittels mesocavalen Shunt, aber auch durch pharmakologische Regulation der Sinusoidweite und -perfusion, neue interessante therapeutische Ansätze von großer klinischer Relevanz [2].

Danksagung

Dr. med. D. Palmes wurde von der Else Kröner-Fresenius-Stiftung gefördert.

Literatur

1. Emond JC, Renz JF, Ferrell LD, Rosenthal P, Lim RC, Roberts JP, Lake JR, Ascher NL (1996) Functional analysis of grafts from living donors. Implications for the treatment of older recipients. Ann Surg 224: 544–552
2. Boillot O, Delafosse B, Mechet I, Boucaud C, Pouyet M (2002) Small-for-size partial liver graft in an adult recipient; a new transplant technique. Lancet 2; 359: 406–407

Korrespondenzadresse: Dr. med. Daniel Palmes, Abteilung Chirurgische Forschung, Klinik und Poliklinik für Allgemeine Chirurgie, Universitätsklinikum Münster, Tel.: 0251/83 56301, Fax: 0251/83 56366, e-mail: palmes@uni-muenster.de

XX. Transplantation: Leber II

Einfluss der intraischämischen Organtemperatur auf den oxidativen Stress während hepatischer Reperfusion

Impact of intraischemic organ temperature on oxidative stress during hepatic reperfusion

A. Khandoga[1], B. Luchting[1], G. Enders[1], S. Axmann[1], P. Biberthaler[2], F. Krombach[1]

[1] Institut für Chirurgische Forschung, Klinikum der Universität München

[2] Chirurgische Klinik und Poliklinik, Campus Innenstadt, Ludwig-Maximilians-Universität München

Abstract

Mild hypothermia is suggested to protect tissues from ischemia-reperfusion (I/R) injury. This study was designed to investigate the influence of intraischemic liver temperature on oxidative stress during postischemic reperfusion. In C57BL/6 mice, partial hepatic ischemia was induced for 90 min and intraischemic temperature adjusted to 4°C, 15°C, 26°C, and 37°C by superfusion with cooled/warmed saline. Oxidative stress was evaluated in plasma, whole blood, and liver tissue during reperfusion (1 – 240 min). As detected by electron spin-resonance spectroscopy, plasma and blood concentrations of hydroxyl and ascorbyl radicals were increased after ischemia at 37°C peaking after 5 and 30 min of reperfusion. After ischemia at 4°C, 15°C, and 26°C, however, plasma/ blood concentrations of free radicals did not differ from those after ischemia at 37°C. In contrast, oxidative stress in the hepatic tissue was strongly dependent on ischemic organ temperature, since postischemic lipid peroxidation was significantly attenuated after organ cooling down to 26°C and not detectable after ischemia at 15°C. Moreover, the mRNA expression of the redox-sensitive enzymes superoxide dismutase-1 and catalase (RT-PCR) was markedly lower in the hypothermic groups at 4°C – 26°C and did not differ from the sham-group. In addition, ALT/AST serum activities and postischemic apoptosis (caspase-3, TUNEL) were significantly reduced after ischemia at 26°C. In conclusion, our *in vivo* results indicate that the I/R-induced oxidative stress in the liver tissue, but not the systemic radical concentration, is dependent on intraischemic temperature. Mild hypothermia confers protection against oxidative stress and attenuates hepatocellular injury.

Einleitung

Hypothermie ist ein akzeptiertes Verfahren zur Prävention des Gewebeschadens bei Ischämie-Reperfusion (I/R). Während in der Literatur zunehmend über die Kälte-assoziierte Schadensinduktion berichtet wird [1], wurde vor kurzem eine protektive Wirkung einer milden Hypothermie bei hepatischer Ischämie demonstriert [2, 3]. Die dem protektiven Effekt der milden Hypothermie zugrundeliegenden Mechanismen werden jedoch kontrovers diskutiert [4, 5]. Ziel dieser In-vivo-Studie war es, den Einfluss der intraischämischen Organtemperatur auf den oxidativen Stress bei hepatischer I/R zu analysieren.

Methodik

In Inhalationsanästhesie (Isofluran-N_2O) wurde bei C57BL/6 Mäusen eine reversible Ischämie des linken Leberlappens für 90 min induziert. Die Temperatur des ischämischen Leberlappens wurde mittels kontinuierlicher Superfusion mit NaCl-Lösung bei 4°C, 15°C, 26°C und 37°C konstant gehalten (je n = 5) [3]. Als Kontrolle dienten schein-operierte Tiere (n = 5). Nach 5 min und 30 min Reperfusion wurde die Konzentration von Hydroxylradikalen („spin-trap" DEPMPO) und Ascorbylradikalen (direkte Messung) mittels Elektronen-Spin-Resonanz-Spektroskopie im Plasma quantifiziert. Die Konzentration von Thiobarbitursäure-reaktiven Materialien (TBARM) wurde als Marker der Lipidperoxidation im Gewebe bestimmt. Darüber hinaus wurde die Expression redox-sensitiver Gene in Gewebehomogenaten nach 240 min Reperfusion mittels RT-PCR semiquantitativ erfasst (n = 3 je Gruppe). Apoptose wurde durch Messung der Caspase-3-Aktivität im Gewebe und TUNEL-Färbung analysiert, die Serumaktivitäten der GOT/GPT wurden als Nekrose-assoziierter Parameter bestimmt.

Ergebnisse

Hepatische Ischämie bei 37°C induzierte nach 5 min bzw. 30 min Reperfusion einen signifikanten ($p < 0.05$) Anstieg sowohl der Plasmakonzentration von Hydroxyl- und Askorbylradikalen (5 min: 12.6 ± 0.9 µM und 94.2 ± 22.1 nM; 30 min: 10.6 ± 0.9 µM und 89.0 ± 9.7 nM) als auch der TBARM-Konzentration im Gewebe (0.5 ± 0.1 und 0.6 ± 0.3 nmol/g) im Vergleich zur Kontrollgruppe (DEPMPO-OH: 5.1 ± 0.2 µM, Ascorbylradikale: 40.6 ± 1.9 nM, TBARMS 0.0 ± 0.0 nmol/g). Während die Plasmakonzentration der Radikale in allen hypothermen Versuchsgruppen (4°C – 26°C) keinen Unterschied zu der normothermen Gruppe aufwies, war die Lipidperoxidation im Gewebe bereits nach Ischämie bei 26°C signifikant geringer als bei 37°C, und nach Ischämie bei 4°C bzw. 15°C nicht detektierbar. Übereinstimmend mit diesem Ergebnis zeigte sich im Lebergewebe der hypothermen Gruppen im Vergleich zur Gruppe bei 37°C eine deutlich verminderte mRNA-Expression von Superoxiddismutase-1 (Gen/beta-Aktin bei 37°C: 2.2 ± 1.0, bei 26°C: 0.6 ± 0.2, sham: 0.9 ± 0.4) und Katalase (37°C: 1.8 ± 0.6, 26°C: 1.0 ± 0.2, sham: 1.0 ± 0.2). Damit einhergehend waren die Aktivitäten der GOT/GPT (6189 ± 353 und 1186 ± 250 U/L bei 37°C vs. 971 ± 101 und 166 ± 69 U/L bei 26°C), der Caspase-3 (7895 ± 1068 RLU bei 37°C vs. 2568 ± 197 RLU bei 26°C) sowie die Anzahl TUNEL-positiver Hepatozyten reduziert.

Schlussfolgerung

Diese Ergebnisse zeigen, dass nach 90 min Ischämie der murinen Leber ein nicht-linearer Zusammenhang zwischen der intraischämischen Organtemperatur und dem Oxidantien-induzierten Gewebeschaden besteht, wobei die Plasmakonzentration von Radikalen durch die Kühlung des Organs nicht beeinflusst wird. Milde intraischämie Organhypothermie vermindert den oxidativen Stress im Gewebe sowie die Apoptose- und Nekroseinduktion bei hepatischer I/R.

Literatur

1. Kerkweg U, Li T, de Groot H, Rauen U (2002) Cold-induced apoptosis of rat liver cells in University of Wisconsin solution: the central role of chelatable iron. Hepatology 35: 560 – 567
2. Imakita M, Yamanaka N, Kuroda N, Kitayama Y, Okamoto E (2000) Does topical cooling alleviate ischemia/reperfusion injury during inflow occlusion in hepatectomy? Results of an experimental and clinical study. Surg Today 30: 795 – 804
3. Biberthaler P, Luchting B, Massberg S, Teupser D, Langer S, Leiderer R, Messmer K, Krombach F (2001) The influence of organ temperature on hepatic ischemia-reperfusion injury. Transplantation 72: 1486 – 1490
4. Belzer FO, Southard JH (1988) Principles of solid-organ preservation by cold storage. Transplantation 45: 673 – 676

5. Corbett D, Thornhill J (2000) Temperature modulation (hypothermic and hyperthermic conditions) and its influence on histological and behavioral outcomes following cerebral ischemia. Brain Pathol 10: 145–152

Korrespondenzadresse: Dr. Andrej Khandoga, Institut für Chirurgische Forschung, Klinikum der Universität München, Marchioninistr. 27, 81366 München, Tel.: ++49-89-7095-4355, Fax: ++49-89-7095-4353, e-mail: Andrej.Khandoga@icf.med.uni-muenchen.de

Primärfunktion warmischämisch geschädigter Schweinenieren nach retrograder Sauerstoffpersufflation, hypothermer Lagerung oder Maschinenperfusion

Primary function of warm-ischemically damaged porcine kidneys after retrograde oxygen persufflation, hypothermic storage or machine perfusion

A. Paul[1], J. Treckmann[1], S. Saad[2], J. Hoffmann[3], J. Fries[4], M. Nagelschmidt[3]

[1] Klinik für Allgemeine und Transplantationschirurgie, Universitätsklinikum Essen
[2] II. Chirurgischer Lehrstuhl, Universität Köln, Klinikum Merheim
[3] Biochemische und Experimentelle Abteilung, II. Chirurgischer Lehrstuhl, Universität Köln
[4] Zentrum für Pathologie, Universität Köln

Abstract

Kidneys of 37 pigs were exposed to warm in situ ischemia (WI) for 60, 90 or 120 min. Then 16 kidneys were subjected to retrograde persufflation with gaseous oxygen (ROP) for 4 hrs at 4°C, 5 kidneys treated by hypothermic machine perfusion (only 60 min WI), and 16 controls received only cold storage in UW-solution. After contralateral nephrectomy and autotransplantation only in the group with 60 WI and ROP none of the animals died of uremia. They showed primary renal function with maximal plasma creatinine on day 2 (6,1 mg/dl) and nearly normal values on day 7 (2,1 mg/dl). All of the other groups lost animals due to uremia and the survivors had significantly higher creatinine levels (ANOVA, $p < 0,05$) which did not normalize until day 7. In this setting ROP was superior to machine perfusion, however, the effect was restricted to kidneys with a warm ischemic insult of 60 min.

Einleitung

Der stetig wachsende Mangel an Spenderorganen zwingt dazu, in zunehmendem Maße auch Organe von marginaler Qualität für die Transplantation in Erwägung zu ziehen. Wie wir am Beispiel der Schweineleber gezeigt haben, kann die Behandlung mit retrograd zugeführtem gasförmigem Sauerstoff (ROP) genutzt werden, um Organe mit längerdauernder warmischämischer Vorschädigung (WI) derart zu restituieren, daß sie erfolgreich transplantiert werden können [1]. In einer analogen Untersuchung wurde nun der Effekt der ROP auf die Primärfunktion von Nieren mit WI untersucht und mit der Wirkung der hypothermen Lagerung (CS) und der als optimal geltenden Maschinenperfusion (MP) [2] verglichen.

Methodik

Für den Versuch wurden 37 weibliche Hausschweine von ca. 25 kg Gewicht verwendet. Unter Narkose wurde das Abdomen eröffnet und die linke Niere freipäpariert. Nach Abklemmen der zuführenden Blutgefäße und des Ureters wurde das Organ für 60 min (Grp. 1, 2, 3), 90 min (Grp. 4, 5) oder 120 min (Grp. 6, 7) in situ einer WI ausgesetzt. Anschließend wurde die so behandelte Niere entnommen und mit Ringerlösung +10000 E Heparin gefolgt von UW-Lösung freigespült. Es erfolgte dann über 4 Std die ROP (Grp. 1, 4, 6), die CS (Grp. 2, 5, 7) oder die MP (Grp 3), wobei die Organe auf 4°C temperiert und in UW-Lösung gelagert bzw. damit perfundiert wurden. Die ROP erfolgte mit gasförmigem Sauerstoff druckreduziert auf 18 mmHg retrograd über die Nierenvene.

Damit das eingeleitete Gas aus dem Organ entweichen konnte, wurden mit Hilfe einer Akupunkturnadel ca. 20 Nadelstiche an der Oberfläche gesetzt. Vor der Autoimplantation wurden die Organe antegrad für 10 min mit kalter Ringerlösung durchspült, die in den ROP-Gruppen 12,500 Einheiten Superoxiddismutase enthielt. Nach Entfernung der rechten Niere wurde die vorbehandelte Niere an deren Gefäße und den rechten Ureter angeschlossen und in der retroperitonealen Tasche fixiert. Alle Versuchstiere waren somit ausschließlich von der transplantierten Niere abhängig. An den postoperativen Tagen 1, 3, 5 und 7 wurden venöse und arterielle Blutproben entnommen, sowie Urinproben gesammelt. Zielkriterien des Versuchs waren die Primärfunktion der Nieren gemessen am Plasmakreatinin und das Überleben der 7tägigen Nachbeobachtungszeit (Genehmigungsnr. K4, 36/99, RP Köln, DFG Pa 776/1-1).

Ergebnisse

Nur in der Gruppe 60WIROP überlebten alle 6 Tiere. Sie produzierten über den gesamten Beobachtungszeitraum Urin, zeigten postoperativ einen signifikant geringeren Kreatininanstieg und erreichten nach 7 Tagen den Bereich normaler Werte. In den anderen Gruppen stiegen die Kreatininwerte wesentlich stärker an und lagen am 7. Tag z.T. noch signifikant über dem Normbereich. Zwischen dem 4. und 6. Tag verstarben einzelne Tiere aufgrund einer Urämie. Die Überlebensraten betrugen 6/6 (60WIROP), 4/7 (60WICS), 3/5 (60WIMP), 5/7 (90WIROP), 5/6 (90WICS), 1/3 (120WIROP, 120WICS). Der Vorteil der ROP nach 60minütiger WI kam auch im Vergleich mit der MP deutlich zum Ausdruck. In der Perfusionsgruppe verstarben 2 von 5 Tieren in Urämie, das Kreatinin stieg signifikant höher an und lag nach 7 Tagen um mehr als das Doppelte über den Werten der Gruppe 60WIROP. ▪ Tabelle 1

▪ Tabelle 1. Präoperative (Kreaprä) und maximale (Kreamax) Kreatininwerte im Plasma, sowie Endwerte (Kreaend) bei Versterben bzw. Abschluß der Nachbeobachtung (mg/dl)

Gruppe	n	Kreaprä	Kreamax	Kreaend
60WIROP	6	1,22 ± 0,17	6,10 ± 1,83*	2,11 ± 0,75*
60WICS	7	1,05 ± 0,15	15,19 ± 5,39	10,52 ± 9,36
60WIMP	5	1,16 ± 0,09	15,64 ± 4,89	9,86 ± 7,33
90WIROP	7	1,21 ± 0,46	15,71 ± 5,77	10,97 ± 8,18
90WICS	6	0,93 ± 0,10	14,03 ± 4,28	7,80 ± 6,50
120WIROP	3	1,13 ± 0,06	16,70 ± 2,91	16,13 ± 3,88
120WICS	3	1,20 ± 0,20	16,67 ± 0,83	14,80 ± 2,43

* $p < 0,05$ (ANOVA)

Diskussion und Schlussfolgerung

Überraschenderweise war die warmischämische Toleranz der Nieren unter den gewählten Versuchsbedingungen deutlich höher als allgemein angenommen, denn nach 60- und 90minütiger WI ohne Antikoagulation wurde auch ohne Persufflation bei 9/13 eine Primärfunktion erreicht, nach 120minütiger WI noch bei 1/3 Tieren. Darüber hinaus ließ sich mit der ROP eine signifikante Verbesserung der Primärfunktion erreichen, die auch der Maschinenperfusion überlegen war. Die Wirksamkeit der Sauerstoffbehandlung blieb jedoch auf die Organe mit 60minütiger warmischämischer Vorschädigung beschränkt.

Literatur

1. Saad S, Minor Th, Kötting M, Fu ZX, Hagn U, Paul A, Nagelschmidt M (2001) Extension of ischemic tolerance of porcine livers by cold preservation including post conditioning with gaseous oxygen. Transplantation 71: 498–502
2. Daemen JH, de Vries B, Oomen AP, DeMeester J, Kootstra G (1997) Effect of machine perfusion preservation on delayed graft function in non-herat-beating donor kidneys – early results. Transpl Int 10: 317–322

Korrespondenzadresse: PD Dr. A. Paul, Klinik für Allgemeine und Transplantationschirurgie, Universitätsklinikum Essen, Hufelandstr. 55, 45122 Essen

Beeinflussung des Leberzellmetabolismus, der Freisetzung von reaktiven Sauerstoffspezies sowie Apoptoseaktivierung durch hypotherme oxygenierte Leberperfusion

Hypothermic oxygenated perfusion extracorporal (HOPE) of the rat liver: consequences for liver cell metabolism, release of reactive oxygen species and activation of apoptosis

P. Dutkowski[1], *A. Krug*[2], *F. Dünschede*[1], *Th. Junginger*[1]

[1] Klinik für Allgemein-und Abdominalchirurgie, Universität Mainz
[2] LEA Medizin Technik, Gießen

Abstract

Two different methods of liver preservation were compared : simple cold storage (CS) and hypothermic oxygenated perfusion extracorporal (HOPE). After 10 h of preservation (4°C) with modified UW solution reperfusion was performed by isolated liver perfusion for 90 minutes. Reperfusion injury was estimated by release of cytosolic enzymes, formation of superoxide anions, determination of lipid peroxidation, glycolytic metabolites, bileflow and by PCR analysis. The results showed that after cold storage the formation of reactive oxygen species was significant higher as compared with perfused livers. Correspondingly expressions of mediators (TNFα, NF kappa B, MIP-2, SAPK) and apoptosis (Caspase 9, bax, bak) were detected after CS and were not detectable after HOPE. Additional experiments demonstrated that a short period of hypothermic oxygenation *following* cold storage (10hCS + 3hHOPE) also could prevent mediator and apoptosis activation. Thus preconditioning of cold injured livers by HOPE is suggested.

Einleitung

Weltweit wird derzeit bei der Leberkonservierung vor Transplantation die kalte Lagerung („cold storage") von Organen angewandt. Trotz zahlreicher Varianten von Konservierungslösungen kommt es während der Lagerungsperiode zu einer metabolischen Depletion, der Reperfusionsschaden nimmt mit der Dauer der Konservierung exponentiell zu. Als Alternative zur statischen kalten Lagerung bietet eine maschinelle Leberperfusion die Möglichkeit einer kontinuierlichen Substratzufuhr. Auswirkungen einer extrakoporalen hypothermen oxygenierten Leberperfusion auf den Reperfusionsschaden im Vergleich zur herkömmlichen kalten Lagerung sollten untersucht werden.

Methodik

Zwei verschiedene Methoden der Leberkonservierung wurden am Rattenmodell gegenübergestellt : Einerseits eine herkömmliche kalte (4°C) Lagerung (CS, n = 16), andererseits eine hypotherme (4°C) oxygenierte Perfusion (HOP, n = 16) mit oszillierendem Perfusionsfluß. Als Konservierungslösung wurde in beiden Gruppen modifizierte UW-Lösung [1] verwendet. Nach einer Konservierungszeit von 10h sowie anschließender 15-minütiger poikilothermer ischämischer Wiedererwärmung wurde eine 90-minütige azelluläre, oxygenierte, normotherme (37°C) Reperfusion durchgeführt an der isoliert perfundierten Leber. In zusätzlichen Experimenten wurde der Effekt einer kurzfristigen hypothermen (4°C) Oxygenierung über 3 h nach 10-stündiger kalter (4°C) Lagerung untersucht (CS + HOP) (n = 16). Gemessen wurden jeweils während Konservierung und Reperfusion glykolytische Metabolite (Glykogen, Glukose, Laktat, Pyruvat), Superoxid-Anion Freisetzung, Lipidperoxidation (LPO, MDA), mitochondrialer Redoxstatus (Absorptionsspektren der mitochondrialen Cytochrome), Leberfunktionsparameter (Gallenfluß), Mediatorfreisetzung (TNFα) und -Expression (TNFα, MIP-2, NF kappa B, MCP, SAPK, CINC-2) sowie DNA-Fragmentierung (Histon assoziierte DNA Fragmente) und Expression von Apoptosefaktoren (Caspase 9, bax, bak, bad, bid, Apaf-1, AIF). Die Beurteilung der Zellarchitektur erfolgte Licht- und Elektronenmikroskopisch.

Ergebnisse

Bei hypothermer Oxygenierung (HOP) verläuft die mitochondriale Elektronenübertragung auch während der Konservierungsperiode kontinuierlich mit resultierender ATP (3,5 μmol/g ww) - und Energy charge-Synthese (0,86) im Gegensatz zur ATP (0,1 μmol/g ww)- und Energy charge-Depletion (0,17) bei kalter Lagerung (CS). Während der Reperfusion besteht in der Gruppe der hypotherm oxygenierten Leber (HOP) im Vergleich zur Lagerungsgruppe (CS) eine höhere Galleproduktion (125 vs 15 μl/h), ein geringerer Oxidationsschaden (286,1 vs 474,9 mmol/g MDA ww), eine geringere Freisetzung von intrazellulären Enzymen sowie keine TNFα Exprimierung und eine geringere Apoptoseaktivierung (keine Expression von Caspase 9, bax, bak). Durch eine 3-stündige hypotherme Oxygenierung im Anschluß an eine 10-stündige kalte Lagerung (CS + HOP) wird eine metabolische Konversion erreicht mit Resynthese der zellulären Energy charge (von 0,17 auf 0,80) und Abbau des akkumulierten Laktats (9,8 auf 0,6 μmol/ g ww) ohne gleichzeitige Lipidperoxidation (246,7 nmol/g ww) oder DNA-Fragmentierung. Bei der konditionierten Leber (CS + HOP) besteht dann während der Reperfusion eine minimale Freisetzung von Superoxid-

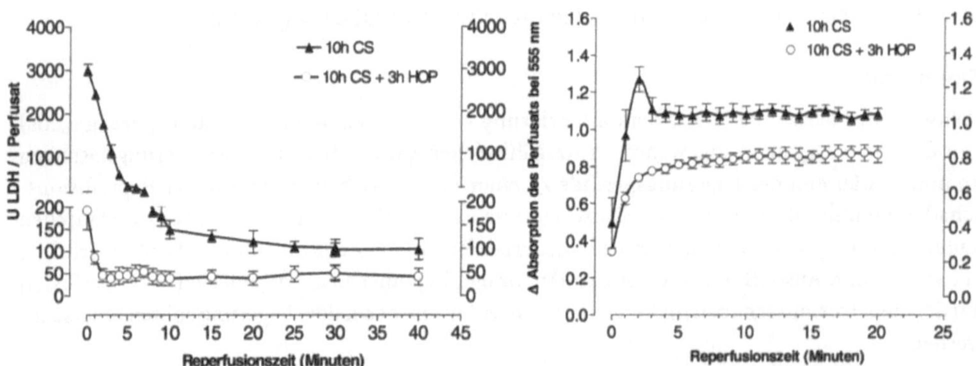

Abb. 1. Die Formation von Superoxid Anionen war in der Reperfusion nach kalter Lagerung (CS) deutlich höher im Vergleich zur konditionierten Leber (CS + HOP). Korrelierend hierzu war die Freisetzung von cytosolischen Enzymen (LDH) als Hinweis auf einen Membranschaden nach kalter Lagerung (CS) signifikant höher im Vergleich zur konditionierten Leber (CS + HOP).

Anionen (Abbildung 1), eine bessere Leberfunktion (102 μl Galle/h), eine erhaltene Zellarchitektur (Abbildung 2) und eine geringere Mediator- sowie Apoptoseaktivierung (Abbildung 3) im Vergleich zur alleinigen kalten Lagerung (CS).

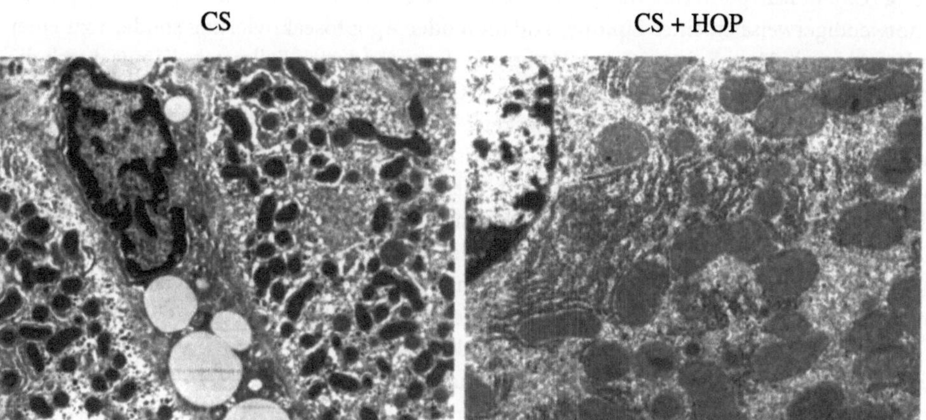

Abb. 2. Elektronenmikroskopisch ergab sich eine normale Struktur der Mitochondrien und des endoplasmatischen Retikulums nach Reperfusion in der konditionierten Leber (CS+HOP) im Vergleich zu dunklen ischämischen Mitochondrien mit vakuolisiertem endoplasmatischen Retikulum nach kalter Lagerung (CS)

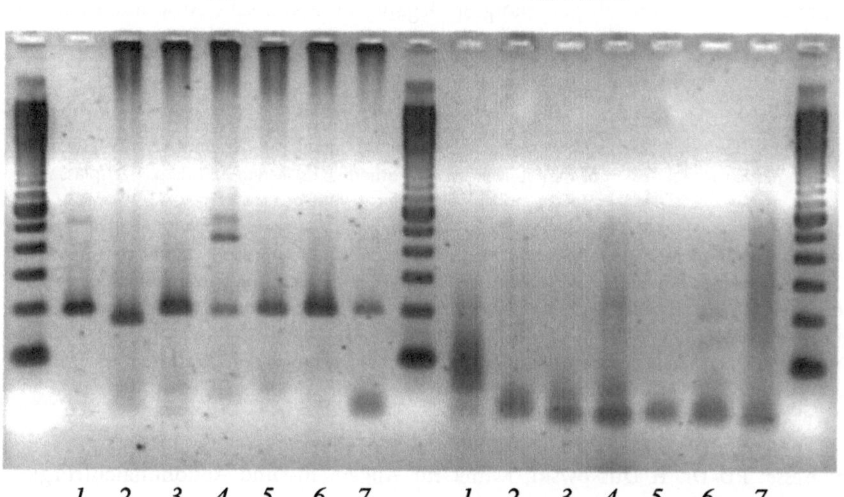

Abb. 3. Nach kalter Lagerung (CS) kam es zur Expression von Caspase 9 (*1*), NF kappa B (*2*), bid (*3*) bak (*4*) SAPK (*5*), TNFα (*6*) und MIP-2 (*7*) im Gegensatz zur konditionierten Leber (CS+HOP)

Diskussion

Die Zufuhr von Sauerstoff in der hypothermen Phase der Leberkonservierung vor Reperfusion ist umstritten. Während in einigen Studien vor einer Exposition von molekularem Sauerstoff während der Konservierung von Hepatoyten und Endothelzellen in UW-Lösung gewarnt wird [2] zeigen die Ergebnisse anderer Autoren, daß durch eine hypotherme Oxygenierung eine Verringerung des Reperfusionsschadens bei der Lebertransplantation erreicht werden kann [3]. Die hier vorliegenden Daten implizieren, daß es in erster Linie zu einer gesteigerten Freisetzung von reaktiven Sauerstoffspezies kommt zu Beginn einer normothermen Reperfusion nach kalter

Lagerung (CS). Eine hypotherme Oxygenierung führt nach den vorliegenden Ergebnissen jedoch nicht notwendigerweise zu einer Lipidperoxidation oder Apoptoseaktivierung sondern zu einer Resynthese der zellulären Energy charge. Aufgrund des veränderten Zellmetabolismus durch die hypotherme Oxygenierung nach kalter Lagerung (CS + HOP) kommt es zu einer weitgehenden Oxidierung der mitochondrialen Atmungskette vor normothermer Reperfusion in der konditionierten Leber (CS + HOP) und damit möglicherweise zu einer verringerten Elektronenleckage innerhalb der Atmungskette bei anschließender Reperfusion [4]. Hierfür sprechen die Ergebnisse der PCR Analyse, die zeigen, daß der Caspase 9 abhängige Apoptosepfad nicht aktiviert ist nach Konditionierung der Rattenleber durch hypotherme Oxygenierung (CS + HOP) im Gegensatz zur Situation nach kalter Lagerung (CS) (■ Abbildung 3). Weiterhin korreliert die Freisetzung von reaktiven Sauerstoffspezies nach herkömmlicher kalter Lagerung (CS) mit einer Aktivierung von Mediatoren wie TNFα, NF kappa B, MIP-2 (makrophage inflammatory protein-2) oder SAPK (stress activated protein kinase). Diese Mediatoraktivierung war jedoch vermeidbar durch eine hypotherme Oxygenierung nach kalter Lagerung (CS + HOP) (■ Abbildung 3), so daß ein Zusammenhang zwischen mitochondrialem Redoxstatus und Reperfusionsschaden naheliegt [5]. Eine hypothermen Oxygenierung erscheint somit der herkömmlichen kalten Lagerung überlegen in Hinsicht auf Oxidationsschaden und Leberfunktion während der Reperfusion. Weiterhin ist eine hypotherme Oxygenierung geeignet, um eine metabolische Konversion von bereits depletierten Organen durchzuführen mit dem Ziel einer verminderten Freisetzung von reaktiven Sauerstoffspezies während der Reperfusion im Sinne einer Konditionierung kalt ischämisch geschädigter Organe. Eine klinische Anwendbarkeit ist vorstellbar.

Literatur

1. Dutkowski P, Schönfeld S, Heinrich T, Watzka M, Winkelbach V, Krysiak M, Odermatt B, Junginger T (1999) Reduced oxidative stress during acellular reperfusion of the rat liver after hypothermic oscillating perfusion. Transplantation 68: 44–50
2. Rauen U, Petrat F, Li T, De Groot H (2000) Hypothermia injury / cold -induced apoptosis – evidence of an increase in chelatble iron causing oxidative injury in spite of low O_2^-/H_2O_2 formation. FASEB J 14: 1953–1964
3. Minor T, Saad S, Nagelschmidt M, Kötting M, Fu Z, Paul A, Isselhardt W (1998) Successful transplantation of porcine livers after warm ischemic insult in situ and cold preservation including postconditioning with gaseous oxygen. Transplantation 65: 1262–1281
4. Zhang L, Yu L, Yu CA (1998) Generation of superoxide anion by succinate-cytochrome c reductase from bovine heart mitochondria. J Biol Chem 273: 33972–33976
5. Skulachev VP (1998) Cytochrome c in the apoptotic and antioxidant cascades. FEBS Lett 27: 275–280

Korrespondenzadresse: PD Dr. P. Dutkowski, Klinik für Allgemein- und Abdominalchirurgie, Universität Mainz, Langenbeckstr. 1, 55101 Mainz, Tel.: 06131 177291, Fax: 06131 176630, e-mail: dutkowski@ach.klinik.uni-mainz.de

Verbesserung der Lebertransplantat-Qualität durch Inhibition p53-abhängiger Apoptose

Improvement of liver graft quality via inhibition of p53-dependent apoptosis

A. M. El-Gibaly[1], *C. Scheuer*[1], *M. D. Menger*[1], *B. Vollmar*[2]

[1] Institut für Klinisch-Experimentelle Chirurgie, Universität des Saarlandes, Homburg/Saar
[2] Abteilung für Experimentelle Chirurgie, Universität Rostock, Rostock

Abstract

As the number of donors steadily decreases, we are now obliged to use all available, sometimes also critical organs for transplantation. Early graft failure or severe dysfunction of liver grafts still constitutes a major, life-threatening condition for the patient. Therefore, new strategies in the field of organ preservation strive for improving graft quality. As the impact of apoptosis on graft dysfunction has recently been emphasized, we studied whether transient inhibition of p53 is capable of reducing apoptotic cell death and, thereby, improving graft quality. Livers from Sprague-Dawley rats were harvested and stored for 24h or 48 h with 4°C cold histidine-tryptophan-ketoglutarate (HTK)-solution containing either pifithrin-α (PFT-α), a specific p53 inhibitor, or the vehicle dimethyl sulfoxide (DMSO), followed by 2 h-reperfusion with 37°C warm Krebs-Henseleit bicarbonate buffer in an isolated liver perfusion system. Besides Western blot analysis of caspase 3 activation of liver tissue, apoptosis was morphologically quantified using both fluorescence microscopy of bisbenzimide-stained parenchymal tissue and histological analysis of HE-stained tissue specimens. Trypan blue perfusion allowed for assessment of cell membrane damage, indicating both secondary apoptotic and primary necrotic cell death. Bile flow, oxygen consumption, K^+-efflux, and enzyme release served as indicators of overall graft quality. Upon 2 h of reperfusion, livers developed procaspase activation and apoptotic cell injury as well as hepatic cell death. These parameters were more pronounced in livers after 48 h vs. 24 h cold storage. PFT-α effectively attenuated caspase activation as well as hepatocellular apoptosis and necrosis. Interestingly, attenuation of both modes of cellular death was associated with improved liver function, metabolism, and integrity. PFT-α, most probably via inhibiting p53-dependent apoptosis, is able to reduce hepatic cold preservation/reperfusion injury and to improve primary organ function and metabolism after prolonged cold storage. Fortification of the preservation solution with PFT-α may represent a novel, easily applicable method to mitigate cold storage/reperfusion injury in liver transplants.

Einleitung

Bei abnehmender Spenderzahl ist die Nutzung aller verfügbarer, gegebenenfalls auch kritischer Organe zur Transplantation von erheblicher Bedeutung. Initiales Transplantatversagen oder schwere Transplantatdysfunktion von Lebern stellen weiterhin einen lebensbedrohlichen Zustand für den Patienten dar. Daher ist das Ziel jeglicher Entwicklung in der Konservierung von Organtransplantaten, eine Verbesserung der Transplantatqualität zu erreichen. Da der apoptotische Zelltod von entscheidender Bedeutung in der Pathogenese des Konservierungs-/ Reperfusionsschadens der Leber ist [1], war das Ziel unserer Studie zu klären, inwieweit eine transiente Inhibition p53-abhängiger Apoptose durch den reversiblen p53-Inhibitor Pifithrin-α (PFT-α) [2] den apoptotischen Zelltod minimieren und dadurch Organfunktion und Ischämietoleranz verbessern kann.

Methodik

Lebern von Sprague-Dawley-Ratten wurden mit eiskalter PFT-α- (20 μM; n = 6) bzw. DMSO-haltiger (n = 6) Histidin-Tryptophan-Ketoglutarat (HTK)-Lösung perfundiert und für 24 h bzw. 48 h kalt konserviert. Anschließend erfolgte im Modell der isoliert-perfundierten Leber eine 2-stündige Reperfusion mit 37°C-temperiertem Krebs-Henseleit-Puffer. Mittels Epi-Illumination-Fluoreszenz-Mikroskopie, Histologie und Caspase-3 Western-Blot-Analyse wurde das Ausmaß des apoptotischen Gewebeschadens evaluiert. Des weiteren wurden als Parameter der hepatozellulären Funktion, Integrität und Metabolismus Gallefluss, Sauerstoffverbrauch, CO_2-Produktion, K^+-Efflux und Leberenzym-Aktivität im Effluat bestimmt. Abschließend wurde die hepatozelluläre Vitalität mit Hilfe einer Trypanblau-Perfusion überprüft [3]. MW ± SEM; ungepaarter Student's *t*-Test.

Ergebnisse

Nach 2 h Reperfusion von 24 h konservierten DMSO-Kontroll-Lebern fanden sich im Vergleich zum Zeitpunkt direkt nach kalter Ischämie eindeutige Zeichen des Reperfusions-Schadens. Temporäre Inhibition von p53 durch PFT-α bewirkte eine signifikante ($p < 0.05$) Reduktion dieses Schadens mit einer Verminderung der zytoplasmatischen Vakuolisierung (Score 0 – 4 [4]; PFT-α: 2.59 ± 0.19 vs. DMSO: 3.35 ± 0.19), der Endothelzell-Ablösung (8.5 ± 1.4% vs. 24.5 ± 6.3%), des apoptotischen Zelltods (7 ± 6% vs. 17 ± 3%) und der zusätzlichen Plasmamembranschädigung (fehlende Trypanblau-Exklusion; 4.8 ± 1.6% vs. 28.1 ± 1.9%). Dies ging mit einer Verminderung der Leberenzymaktivität von AST und ALT im Flushing-Effluat und am Ende der Reperfusion sowie mit einer Verbesserung des Galleflusses (17.1 ± 1.6 μL/h×g Leber vs. 9.5 ± 2.7 μL/h×g Leber) einher. Erwartungsgemäß war nach 48 h Konservierung das Ausmaß der Schädigung deutlich ausgeprägter als nach 24 h. Nach dieser langen Konservierungszeit konnte PFT-α wiederum die zytoplasmatische Vakuolisierung (PFT-α: 3.27 ± 0.13 vs. DMSO: 3.98 ± 0.02), die Endothelzell-Ablösung (39.5 ± 2.2% vs. 62.2 ± 5.2%), den apoptotischen Zelltod (19 ± 4% vs. 57 ± 5%) sowie die zusätzliche Plasmamembranschädigung (23.6 ± 8.1% vs. 61.1 ± 3.8%) signifikant ($p < 0.05$) reduzieren. Dies war allerdings ohne Einfluß auf die Beeinträchtigung der exkretorischen Leberfunktion (Gallefluss: 3.3 ± 0.7 μL/h×g Leber vs. 3.3 ± 1.7 μL/h×g Leber). Die Western-Blot-Analyse zeigte nach PFT-α-Behandlung eine deutliche Verminderung der Spalt-Produkte der Procaspase-3 (5.0 ± 1.3 OD (optische Dichte)×mm^2 vs. 13 ± 6 OD×mm^2). Nennungswert ist die Tatsache, dass K^+-Efflux sowie AST-Konzentration im Flushing-Effluat mit dem Gewebsschaden korrelierte. Darüber hinaus korrelierten beide mikroskopischen Methoden der Evaluierung des apopotischen Schadens signifikant mit einander sowie mit der Trypan Blau-Aufnahme.

Schlussfolgerung

Durch transiente Inhibition p53-abhängiger Apoptose mit PFT-α kann, insbesondere nach 24 h Konservierung in HTK-Lösung, der hepatische Reperfusionsschaden reduziert und die primäre Organfunktion verbessert werden. Die Anreicherung der Konservierungslösung mit PFT-α könnte damit eine neue, klinisch leicht realisierbare Methode zur Verbesserung der Transplantat-Qualität darstellen.

Literatur

1. Clavien PA, Harvey PR, Strasberg SM (1992) Preservation and reperfusion injuries in liver allografts: an overview and synthesis of current studies. Transplantation 53: 957–978
2. Komarov PG, Komarova EA, Kondratov RV, Christov-Tselkov K, Coon JS, Chernov MV, Gudkov AV (1999) A chemical inhibitor of p53 that protects mice from the side effects of cancer therapy. Science 285: 1733–1737
3. Belinsky SA, Popp JA, Kauffmann FC, Thurman RG (1984) Trypan blue uptake as a new method to investigate hepatotoxicity in periportal and pericentral regions of the liver lobule: studies with allyl alcohol in the perfused liver. J Pharmacol Exp Ther 230: 755–760
4. Calabrese F, Valente M, Pettenazzo E, Ferraresso M, Burra P, Cadrobbi R, Cardin R, Bacelle L, Parnigotto A, Rigotti P (1997) The protective effects of L-Arginine after liver ischemia/reperfusion injury in a pig model. J Pathol 183: 477–485

Korrespondenzadresse: Dr. Amr M. El-Gibaly, Institut für Klinisch-Experimentelle Chirurgie, Universität des Saarlandes, D-66421 Homburg/Saar, Tel.: 06841-16 26561, Fax: 06841-16 26553, e-mail: amrgibaly@hotmail.com

Literatur

1. Clavien PA, Harvey PR, Strasberg SM (1992) Preservation and reperfusion injuries in liver allografts. An overview and synthesis of current studies. Transplantation 53: 957–978
2. Komarov PG, Komarova EA, Kondratov RV, Christov-Tselkov K, Coon JS, Chernov MV, Gudkov AV (1999) A chemical inhibitor of p53 that protects mice from the side effects of cancer therapy. Science 285: 1733–1737
3. Belinsky SA, Popp JA, Kauffman FC, Thurman RG (1984) Trypan blue uptake as a new method to investigate hepatotoxicity in periportal and pericentral regions of the liver lobule: studies with allyl alcohol in the perfused liver. J Pharmacol Exp Ther 230: 755–760
4. Calabrese F, Valente M, Pettenazzo E, Ferraresso M, Burra P, Cadrobbi R, Cardin R, Bacelle L, Parnigotto A, Rigotti P (1997) The protective effects of L-arginine after liver ischaemia/reperfusion injury in a pig model. J Pathol 183: 477–485

Korrespondenzadresse: Dr. med. M. El Gihaty, Institut für Klinisch-Experimentelle Chirurgie, Universität des Saarlandes, D-66421 Homburg/Saar, Tel.: 06841-16 [illegible], Fax: 06841-16 [illegible], e-mail: [illegible]

Irreversible Caspase-3-Inhibition verringert Apoptose und verbessert das Überleben nach Lebertransplantation an der Ratte

Irreversible caspase 3 inhibition reduces apoptosis and improves survival after rat liver transplantation

T. H. J. Mueller[1], K. Kienle[1], A. Beham[1], N. Engelhard[1], A. Schwend[1], K.-W. Jauch[2], E. K. Geissler[1], M. Anthuber[1], M. Rentsch[2]

[1] Chirurgische Klinik und Poliklinik der Universität Regensburg
[2] Klinik für Chirurgie, Ludwig-Maximilians-Universität, München

Abstract

Ischemia and reperfusion injury is of critical importance for organ survival and function in liver transplantation. It induces apoptosis which is executed by caspases. Futhermore, apoptosis may be regulated by the rheostat of pro- and anti-apoptotic proteins of the bcl-2 family. Bcl-2 levels can be influenced by caspase 3 inhibition. Aim of this study was to investigate the effect of an irreversible inhibitor of caspase 3 on early graft function, survival and hepatic bcl-2 expression after liver transplantation. Lewis rats underwent syngenic, orthotopic liver transplantation with arterial reconstruction following 16 hours graft storage in UW (4°C). Donor animals and grafts (preservation and flush solution) were treated with the caspase 3 inhibitor Z-DEVD-FMK. Animals treated either with a control protein (Z-FA-FMK) without inhibitory function, with the vehicle (DMSO/PBS) or animals transplanted without specific treatment served as controls. Survival was determined at 7 days after surgery, which was considered definite. As an indicator for early graft function, bile flow was measured during 100 min. following graft reperfusion. Liver tissue specimen were collected after 100 min. and after 7 days. TUNEL staining served for quantification of apoptotic cells. Bcl-2 and bcl-xL protein levels as well as caspase 3 expression were assessed by Western blot technique. Statistics were calculated by ANOVA and Kaplan-Meier/log-rank analysis. TUNEL staining revealed a significant reduction of apoptotic endothelial cells per high power field after caspase 3 inhibition as compared to controls. Survival after caspase inhibition was significantly improved in comparison to all control groups. Interestingly, this was not associated with enhanced bile production in the early postreperfusion phase indicating that early graft function was not altered. Bcl-2 protein levels were increased in the Z-DEVD-FMK group after 7 days. Caspase 3 inhibition therefore seems to be a potent therapeutical access for improvement of survival after ischemia and reperfusion injury in liver grafts. Besides inhibition of caspases this effect might be mediated by higher bcl-2 in the grafts.

Einleitung

Apoptose, oder programmierter Zelltod gilt als eines der morphologischen Zeichen des frühen Organschadens durch Ischämie und Reperfusion nach Lebertransplantation [1, 2]. Zentraler Mechanismus der Apoptose-Exekution ist die Aktivierung von Caspase-3, welche zur irreversiblen Ausführung des Zelltodprogramms notwendig ist [3]. Caspase-3 ist durch den Inhibitor Z-DEVK-FMK irreversibel hemmbar. Weiterhin kann Apoptose durch das Gleichgewicht pro- und antiapoptotisch wirksamer Proteine der Bcl-2-Familie reguliert werden [4] und die Bcl-2-Expression in Organtransplantaten scheint durch Caspase-Inhibition beeinflussbar zu sein [5].

Ziel der Experimente war daher, die Auswirkungen einer irreversiblen Caspase-3-Inhibition auf frühen Organschaden, Bcl-2-Expression und Überleben nach Lebertransplantation zu untersuchen.

Methodik

An männlichen Lewis Ratten wurde nach 16h Transplantatkonservierung in UW-Lösung eine syngene, orthotope Lebertransplantation mit arterieller Rekonstruktion durchgeführt. Jeweils eine Gruppe von 7 Tagen (7d) nachbeobachteten Tieren und eine 100 Minuten (100 min) beobachteter Tiere, wurde einem identischen Behandlungsregime unterzogen. Spendertiere und Transplantate (Konservierungs- und Ausspüllösung) wurden mit einem Caspase-Inhibitor (Z-DEVD-FMK in PBS/DMSO; n = 8 (7 d); n = 9 (100 min)) behandelt. Als Kontrollen dienten Gruppen in denen die Spendertiere entweder mit einem funktionslosen Kontrollprotein (Z-FA-FMK in PBS/DMSO; n = 7 (7d); n = 6 (100 min)), mit PBS/DMSO (n = 6 (7 d); n = 5 (100 min)) behandelt, oder unbehandelt (n = 10 (7 d); n = 9 (100 min)) transplantiert wurden. Das Überleben der Transplantatempfänger wurde über 7 Tage ermittelt. Galle wurde über 100 min, Gewebeproben nach 100 min bzw. nach 7d asserviert. TUNEL-Färbung diente zur Quantifizierung apoptotischer Zellen. Mittels Western Blot wurde die Expression von Caspase-3, Bcl-2 und Bcl-xL in den Transplantaten ermittelt. Die statistische Auswertung erfolgte mit ANOVA und Kaplan-Meier/Log-Rank Analyse.

Ergebnisse

Mittels TUNEL-Färbung war eine signifikante Reduktion apoptotischer Endothelzellen pro Gesichtsfeld nach Z-DEVD-FMK Behandlung evident (1,01 ± 0,17 vs. 2,07 ± 0,37 (Z-FA-FMK; p = 0,037), 2,9 ± 0,64 (PBS/DMSO; p = 0,005) und 2,03 ± 0,25 (unbehandelt; p = 0,015)). Bei Betrachtung TUNEL-positiver Hepatozyten war eine Verringerung apoptotischer Zellen zu sehen, wobei jedoch dass Signifikanzniveau von 0,05 nicht unterschritten wurde. Die frühe Transplantatfunktion, gemessen am Gallefluß, zeigte keine signifikanten Differenzen zwischen den Gruppen (2,3 ± 0,5 (Z-DEVD-FMK) vs. 3,8 ± 1,1 (Z-FA-FMK), 1,8 ± 0,5 (PBS/DMSO) und 1,7 ± 0,4 (unbehandelt) ml/90 min/100 g Lebergewebe). Das Überleben nach Caspaseinhibition war gegenüber den Kontrollen signifikant verbessert (100% Z-DEVD-FMK vs. 57% Z-FA-FMK (p = 0,044), 50% PBS/DMSO (p = 0,027) und 40% unbehandelt (p = 0,010)). Western Blot Analysen zeigten verglichen mit Kontrollen bei Caspaseinhibition nach 7 Tagen deutlich erhöhtes Bcl-2 in den transplantierten Lebern. Für Bcl-xL konnte keine erhöhte Expression in den Transplantaten nachgewiesen werden. In sämtlichen Transplantatlebern war Caspase-3-Expression nachweisbar.

Schlussfolgerung

Nach Spender- und Transplantatbehandlung mit einem irreversiblen Caspaseinhibitor war die Anzahl apoptotischer Endothelzellen in der Frühphase (d. h. nach 100 min) nach Reperfusion maßgeblich verringert und das Überleben nach Lebertransplantation deutlich gesteigert. Die Wirkung könnte neben der direkten Auswirkung der Caspaseinhibition zusätzlich durch Erhöhung der zellulären Bcl-2 Expression vermittelt sein. Dies könnte die Diskrepanz zwischen den frühfunktionellen Beobachtungen, d. h. initialem Gallefluß und den Überlebensergebnissen erklären.

Literatur

1. Rentsch M, Beham A, Iesalnieks I, Mirwald T, Anthuber M, Jauch KW (2001) Impact of prolonged cold ischemia and reperfusion on apoptosis, activation of caspase 3, and expression of bax after liver transplantation in the rat. Transplant Proc 33(1 – 2): 850 – 851
2. Gao W, Bentley RC, Madden JF, Clavien PA (1998) Apoptosis of sinusoidal endothelial cells is a critical mechanism of preservation injury in rat liver transplantation. Hepatology 27: 1652 – 1660
3. Nicholson DW, Ali A, Thornberry NA, Vaillancourt JP, Ding CK, Gallant M, Gareau Y, Griffin P R, Labelle M, Lazebnik YA (1995) Identification and inhibition of the ICE/CED-3 protease necessary for mammalian apoptosis. Nature 376: 37 – 43
4. Korsmeyer SJ, Shutter JR, Veis DJ, Merry DE, Oltvai ZN (1993) Bcl-2/Bax: a rheostat that regulates an anti-oxidant pathway and cell death. Semin Cancer Biol 4: 327 – 332
5. Grunenfelder J, Miniati DN, Murata S, Falk V, Hoyt EG, Kown M, Koransky ML, Robbins RC (2001) Upregulation of Bcl-2 through caspase-3 inhibition ameliorates ischemia/reperfusion injury in rat cardiac allografts. Circulation 104(12 Suppl 1):I202 – I206

Korrespondenzadresse: cand. med. Thomas Müller, Klinik und Poliklinik für Chirurgie, Universität Regensburg, 93053 Regensburg, Fax: +49(0)941-944-6802, e-mail: mut13369@9.stud.ngate.uni-regensburg.de

Caspase-Inhibition senkt signifikant die Apoptoserate im experimentellen Pankreastransplantationsmodell an der Ratte

A Caspase inhibitor significantly decreases apoptotic cell death in experimental pancreas transplantation

O. Drognitz, X. Liu, R. Obermaier, H. Neeff, U. T. Hopt, S. Benz

Klinik und Poliklinik für Chirurgie, Abteilung für Allgemein- und Viszeralchirurgie, Universitätsklinikum Freiburg

Abstract

Objectives: Apoptosis is activated during the early phase of reperfusion after liver transplantation and during warm ischemia of different organs in small animals. In addition, recent published data indicate that ischemia-reperfusion (I/R) injury induces apoptotic cell death in experimental pancreas transplantation. One strategy aimed at reducing I/R injury in organ transplantation focused on protection from apoptosis by caspase inhibition (CI). The aim of the present study was to examine the impact of caspase inhibition on pancreatic cell apoptosis in experimental pancreas transplantation. *Materials and Methods*: Male Lewis rats (270 – 350 g) served as donors and recipients of heterotopic syngeneic pancreaticoduodenal transplantation. Recipient animals were divided into two experimental groups: group I (n = 7) received grafts without CI and group II (n = 5) grafts with CI. Nontransplanted animals (sham, n = 5) with only exteriorisation of the pancreas served as controls. All pancreatic grafts were preserved in normal saline solution for 6 hr at 4°C. Apoptosis was inhibited by administraition of 0.5 mg Caspase-1 Inhibitor III (Z-Asp-2,6-dichlorobenzyloxymethylketone) immediately before induction of cold ischemia and immediately after reperfusion to rats of group II. Rats of group I received normal saline solution. Two hours after reperfusion rats were sacrificed and DNA breaks of acinar cells were detected by in situ nick end-labeling (TUNEL assay). The apoptotic index (AI) was defined as the number of apoptotic cells per high power field (hpf; ×400). *Results*: The AI (cells/hpf) was significantly increased among animals without CI (group I) compared to controls (ANOVA; $P < 0.05$). However, administration of Caspase inhibitor reduced AI significantly compared to group I animals (ANOVA, $P < 0.05$). *Conclusions*: Our data suggest that Caspase inhibition fully protects rats against ischemia-reperfusion-induced apoptotic cell death in experimental pancreas transplantation.

Einleitung

Experimentelle Studien zu verschiedenen Organen konnten zeigen, dass es infolge des Ischämie-/Reperfusions- (I/R-) Schadens zu einer Apoptoseinduktion mit nachfolgendem Zelluntergang kommt. Dabei scheint der apoptotische Zelltod neben der Nekrose möglicherweise zu einem erheblichen Teil am gesamten Gewebeuntergang beteiligt zu sein. Durch unsere Arbeitsgruppe konnte erstmalig nachgewiesen werden, dass der I/R-Schaden nach Pankreastransplantation zu einer azinären Zell-Apoptose führt. Die vorliegende Studie untersucht erstmalig den Einfluss eines Caspase-Inhibitors auf die Apoptoserate nach experimenteller Pankreastransplantation.

Material und Methode

Insgesamt 12 heterotope, systemisch-venöse Pankreas-Duodenaltransplantationen wurden bei männlichen Inzucht-Ratten (LEW) durchgeführt. Alle Organe wurden in 0,9% NaCl-Lösung bei einer Kaltischämiezeit von 6 h preserviert. Als Caspase-Inhibitor wurde Z-Asp-2,6-dichlorobenzoyloxymethylketone (Caspase-1 Inhibitor III) verwendet. Kurz vor Beginn der Kaltischämie sowie unmittelbar nach Reperfusion wurden jeweils 0,5 mg des Inhibitors i.v. appliziert (Gruppe II, $n = 5$). Zum Vergleich erhielten Tiere der Gruppe I ($n = 7$) zu den oben genannten Zeitpunkten äquivalente Mengen NaCl-Lösung. 5 Tiere ohne Transplantation dienten als Kontrollen. Die Apoptoserate wurde nach Tötung der Tiere und in-situ Färbung (TUNEL-Technik) durch Auszählung von mindestens 50 Sichtfeldern bei einer Vergrößerung von 400x bestimmt.

Ergebnisse

Die Apoptoserate (Zellen/Gesichtsfeld) der Kontrolltiere betrug $0{,}16 \pm 0{,}03$ und unterschied sich signifikant von Tieren der Gruppe I ($0{,}67 \pm 0{,}06$; ANOVA $p < 0{,}05$). Die Verwendung des Caspase-Inhibitors führte zu einer signifikanten Reduktion der Apoptoserate nach experimenteller Pankreastransplantation (Gruppe II, $0{,}10 \pm 0{,}09$) im Vergleich zu Tieren der Gruppe I (ANOVA $p < 0{,}05$).

Diskussion

Die Bedeutung der Apoptose im Rahmen des I/R-Schadens wurde in Studien für die Niere, das Herz, die Leber, die Lunge und für das Darmepithel untersucht. Die Ergebnisse sind z.T. widersprüchlich, zeigen jedoch, dass je nach Gewebeart und Versuchsbedingungen zwischen 30% und 80% der Zelluntergänge durch Apoptose bedingt sind. Für das Pankreas liegen bisher wenige Untersuchungen zur Apoptose vor. Fujimoto et al. konnte mit Hilfe eines Warmischämiemodells 1997 erstmalig zeigen, dass Ischämie und nachfolgende Reperfusion zu einer azinären Zellapoptose führen. Darüber hinaus wurde Apoptose im Rahmen akuter Abstoßungen humaner Pankreata nachgewiesen. Durch unsere Arbeitsgruppe konnte erstmalig am syngenen Pankreastransplantationsmodell an der Ratte nachgewiesen werden, dass der I/R-Schaden Apoptose induziert, welche 2 Stunden nach Reperfusion nachweisbar ist. Apoptose wird durch einen komplizierten intrazellulären Prozess gesteuert, an dessen Ende aktivierte ICE-like Proteasen wie Caspase-III über „death substrates" die typische Fragmentierung der DNA einleiten. Die Blockierung der DNA-Fragmentierung durch Caspase-Inhibitoren stellt eine neue Therapieoption dar, welche möglicherweise den pankreatischen I/R-Schaden verringert. Die prinzipielle Wirksamkeit einer Caspase-Inhibition konnte bereits für die Warmischämie der Leber im Kleintiermodell gezeigt werden.

Schlussfolgerung

Die Apoptoserate nach experimenteller Pankreastransplantation lässt sich durch die Verwendung eines Caspase-Inhibitors signifikant reduzieren. Weitere Untersuchungen zu anderen Organen sind notwendig, um die generelle Bedeutung der Apoptoseinhibition zur Verringerung des I/R-Schadens zu untersuchen.

Korrespondenzadresse: Dr. Oliver Drognitz, Universitätsklinikum Freiburg, Klinik und Poliklinik für Chirurgie, Abteilung für Allgemein- und Viszeralchirurgie, Hugstetter Straße 55, 79106 Freiburg im Breisgau, Tel.: 0761/270 2806, Fax: 0761/270 2804, e-mail: oliverdrognitz@web.de

XXI. Leber: Regeneration

Portale Okklusion und Leberfunktion – Untersuchungen im Pfortaderastligaturmodell der Ratte

Portal occlusion and liver function – evaluation of the rat model of portal branch ligation

L. Müller, R. Grotelüschen, J. Meyer, Y. K. Vashist, A. Abdulgawad, C. Hillert, D. C. Bröring, X. Rogiers

Abteilung für Hepatobiliäre Chirurgie, Universitätsklinikum Hamburg-Eppendorf

Abstract

Portal vein embolization has become a common method to prevent liver failure after extended hepatic resection. To date it is not known whether atrophy by portal deprivation with concomitant contralateral regeneration leads to alterations of liver function. On the basis of the rat model of portal branch ligation (PBL), this study focuses on the capacity to express genes coding for important determinants of liver function like glucose homeostasis and acute-phase response in comparison to partial hepatectomy (PH) and sham operation (SO) models. In regenerating liver tissue, a selective reduction of transcripts encoding glucose-6-phosphatase (G6P) during the prereplicative period was detected. In the portal-deprived liver tissue, the expression of liver function genes such as G6P or acute-phase reactants like fibronectin and C1-Inhibitor remained on the same level as observed after sham operation. The level of glycogen disappearance was lower after PBL in the regenerating lobe, compared to the residual liver after PH. Overall, portal deprived liver tissue after PBL retains its liver-specific differentiation and function and helps to maintain homeostasis, underlining the usefulness of this strategy in preventing posthepatectomy liver failure.

Einleitung

Die portale Embolisation ist eine etablierte Methode zur präoperativen Vergrößerung der funktionellen Kapazität der späteren Restleber vor erweiterten Leberresektionen. Bislang ist unklar, ob es nach einer portalen Embolisation im okkludierten Leberanteil zu einer Verminderung der Funktion kommt. Auch ist bislang nicht ausreichend erforscht, ob möglicherweise im Rahmen der schnellen Regeneration des nicht-okkludierten Lappens in diesem die Expression von Leberfunktions-assoziierten Genen supprimiert ist. Aktuelle Arbeiten zu dieser Fragestellung legen allerdings eine möglicherweise klinisch relevante Beeinträchtigung der Leberfunktion während der Leberregeneration nahe [1, 2, 3]. Mit dieser tierexperimentellen Studie soll geklärt werden, ob und wieweit leberspezifische Funktionsparameter wie die Glukose-Homöostase und die Expression von Akut-Phase-Proteinen nach Pfortaderokklusion im okkludierten und nicht-okkludierten Leberanteil beeinträchtigt ist.

Methodik

Alle operativen Eingriffe erfolgten in Äther-Narkose. Männliche Wistar-Ratten mit einem Gewicht von 200 – 250 Gramm wurden verwendet. N = 35 Tiere wurden einer Pfortaderastligatur (PBL) unterzogen. Im zeitlichen Verlauf nach 3, 6, 12, 24, 48, 96 und 192 Stunden wurden die Tiere getötet und das Probenmaterial gewonnen. Um den individuellen Einfluß der Laparatomie zu untersuchen, wurde eine weitere Rattengruppe einer Scheinoperation unterzogen (SO; n = 35). Eine weitere Versuchsgruppe wurde einer partiellen Hepatektomie (PH; n = 35) unterzogen, um den Einfluß von schneller Leberregeneration auf die Leberfunktion zu untersuchen. Zielparameter waren die Blutglukose, der hepatische Glykogengehalt (PAS-Färbung), das Ausmaß der Leberregeneration und Leberatrophie, sowie die mRNA-Expression von Glukose-regulierenden Proteinen (Glukose-6-Phosphatase (G6P), Glukagon-Rezeptor (GR) und Glycerolaldehyd-phosphat-Dehydrogenase (GAPDH)), und von negativen und positiven Akut-Phase-Proteinen (Albumin, Fibronektin, C1-Esterase-Inhibitor). Zur Bestimmung der mRNA-Expression erfolgten Northern-Blots. Pro Versuchsgruppe und Versuchszeitpunkt wurden 4-6 Tiere verwendet. Die Expression der untersuchten mRNAs wurde als Effekt versus unbehandelten Kontroll-Tieren (n = 6) berechnet. Eine Signifikanzprüfung aller Parameter erfolgte mit der Varianzanalyse (ANOVA).

Ergebnisse

Das PBL-Modell der Ratte ist durch das Auftreten einer massiven Atrophie im portal okkludierten Leberanteil, begleitet von einer schnellen Regeneration im nicht-okkludierten Leberanteil, gekennzeichnet. Insgesamt nimmt das Volumen des ligierten, atrophierenden Leberanteils auf etwa 30% des Ausgangsvolumens innerhalb von acht Tagen ab. Die peri- und postoperative Mortalität war in allen Gruppen unter 5% und durch operations- und narkosetechnische Probleme bedingt. Nach PBL kam es zu einer signifikanten Abnahme der Blutglukosekonzentration, verglichen mit der SO-Gruppe (◘ Abbildung 1). Nach PH kam es allerdings zu einem deutlich

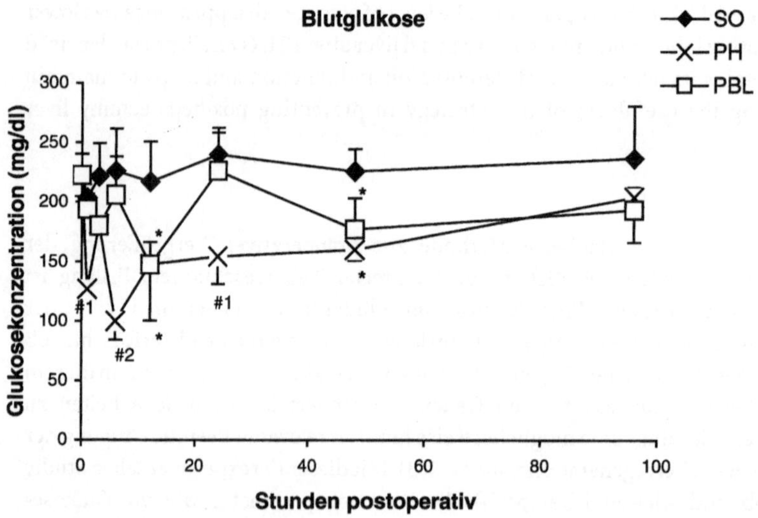

◘ **Abb. 1.** Änderung der Blutglukose im zeitlichen Verlauf nach Scheinoperation (SO), Partieller Hepatektomie (PH) und Pfortaderastligatur (PBL) (*: p < 0,05 vs. SO; #1: p < 0,05 vs. SO, PBL; #2: p < 0,01 vs. PBL, p < 0,001 vs. SO; ANOVA-Test; n = 5).

ausgeprägteren Abfall der Blutglukosekonzentration (◘ Abbildung 1). Analog trat nach PH eine schnellere Entleerung und langsamere Erholung der Glykogenspeicher auf, als dies nach PBL im nicht-okkludierten Lappen der Fall war. Im okkludierten Lappen nach PBL hingegen trat ebenfalls eine langanhaltende Entleerung der Glykogenspeicher auf. Die mRNA-Expression von G6P war in regenerierendem Lebergewebe nach PBL im nicht-ligierten Lappen und nach PH reduziert. Keine signifikante Verminderung trat in der Expression von GR und GAPDH im ligierten Lappen auf. Ferner war die mRNA-Expression von Albumin sowohl in regenerierendem Lebergewebe nach PH und PBL sowie im atrophierenden Lebergewebe wie auch nach SO nicht unterschiedlich ausgeprägt. Das portal-deprivierte Lebergewebe nach PBL zeigte hinsichtlich der mRNA-Expression von Akut-Phase-Proteinen wie Fibronektin und C1-Esterase-Inhibitor im Vergleich zu den anderen Gruppen ein ähnliches Muster.

Diskussion/Schlussfolgerung

Obgleich es nach PBL im portal okkludierten Leberanteil zu einer massiven Atrophie kommt, zeigt dieser Leberanteil hinsichtlich der Glukose-Homöostase und der Expression von Akut-Phase Proteinen ein gleiches Verhalten wie Lebergewebe nach einer Scheinoperation. Der okkludierte Lappen hilft dabei, eine zeitweilige Verminderung der Leberfunktion während der schnellen Regeneration des nicht-okkludierten Lappens zu kompensieren. Die Experimente legen nahe, daß die gute Toleranz der präoperativen Pfortaderokklusion in der Klinik auf weitgehend intakte Funktion des okkludierten Leberanteils zurückzuführen ist.

Literatur

1. Milland J, Tsykin A, Thomas T, Aldred AR, Cole T, Schreiber G (1990) Gene expression in regenerating and acute-phase rat liver. Am J Physiol 22: 340–347
2. Ito Y, Hayashi H, Taira M, Tatibana M, Tabata Y, Isono K (1991) Depression of liver-specific gene expression in regenerating rat liver: A putative cause for liver dysfunction after hepatectomy. J Surg Res 51: 143–147
3. Urayama M, Ishiyama S, Kuzumaki T, Ishikawa K, Fuse A, Kuzu H, Igarashi Y, Suto K, Tsukamoto M (1999) Change of liver function in hypertrophying lobe of rabbit liver after portal branch ligation. J Surg Res 86: 55–61

Korrespondenzadresse: Dr. med. Lars Müller, Abteilung für Hepatobiliäre Chirurgie, Universitätsklinikum Hamburg-Eppendorf, Martinistr. 52, 20246 Hamburg, Deutschland, Tel.: +49-40-42803-9282, Fax: +49-40-42803-3431, e-mail: l.mueller@uke.uni-hamburg.de

Leberregeneration in der FGF-2 defizienten Maus: funktionelle und morphologische Aspekte

Liver regeneration in FGF-2-deficient mice: functional and morphological aspects

M. Keese[1], R. Bönninghoff[1], H. Zhang[2], R. Magdeburg[1], S. Samel[1], T. Hasenberg[2], J. Sturm[1]

[1] Chirurgische Klinik, Universitätsklinikum Mannheim
[2] Zentrum für medizinische Forschung, Universitätsklinikum Mannheim

Abstract

Aims: We have previously shown that liver regeneration is not impaired in FGF-2 mice. Here we investigate a potential functional substitution of FGF-2 by other growth factors and characterize apoptosis and morphological changes in the liver of FGF-2 mice. *Methods*: Liver regeneration was analyzed in homogenous FGF-2 deficient mice and their FGF-2 competent littermates after PH at the time points day 0, 1, 2, 4, 7 and 10. The expression of FGF-2, HGF and VEGF was measured by ELISA and non-radioactive Northern Blot. Dynamics of liver regeneration (wet liver weight/body weight) were analyzed after injection of the VEGF-inhibitor SU 5416. Proliferating hepatocytes were detected by BrdU-labelling. Caspase activity was measured by immunhistochemistry. Morphological comparisons were performed on HE slides and by electron microscopy. *Results and Discussion*: The perioperative mortality was less than 10% in all groups. FGF-2 (ELISA) shows an increase from day 1 until the fourth day post PH in FGF-2 competent mice ($p < 0{,}05$). HGF is overexpressed in FGF-2-(+ / +) mice. In FGF-2-(– / –) mice more VEGF mRNA and protein can be found ($p < 0{,}05$). Caspase activity is higher in FGF-2-(– / –) mice, while Caspase 3 expression remains unchanged. BrdU-labelling shows a biphasic peak in FGF-2-(– / –) mice on days 2 and 7. When VEGF is inhibited by SU 5416 regeneration is delayed. Therefore VEGF may functionally substitute FGF-2 during liver regeneration. FGF-2-(– / –) mice show differences in the structure of the quiescent liver regarding capillary size, structure of the sinusoidal wall and of mitochondria.

Einleitung

Während der Leberregeneration in Folge von toxischem, mechanischen oder infektiösen Trauma werden mehr als 70 Gene exprimiert, eines davon ist der basic Fibroblast Growth Factor FGF-2 [1]. Bei der frühen Organogenese induziert FGF-2 die Differenzierung von mesodermalen Zellen zu Hepatozyten [2]. Als Mitogen für adulte Hepatozyten wird FGF-2 in der regenerierenden Leber vermehrt gebildet [3]. Somit kann eine inkomplette Leberregeneration für FGF-2 defiziente Mäuse postuliert werden.

Methodik

Männliche C57BL/6J FGF-2-(– / –) Mäuse (12 Wochen alt) und die als Kontrolltiere dienenden FGF-2 kompetenten Tiere aus heterozygoten Verpaarungen [4] wurden einer 40% partiellen Hepatektomie (PH) unterzogen. Zu den Zeitpunkten 0, 24, 48, 96, 168, 240 Stunden nach PH (n = 8/Zeitpunkt) wurden die Tiere getötet. Mittels RT-PCR und im nicht-radioaktiven Digoxigenin-Northern Blot wurde die mRNA Expression von HGF und VEGF im Homogenat der Restleber untersucht (gepoolte RNA). Im ELISA wurde die Proteinexpression von FGF-2 und VEGF ermittelt. Zur Quantifizierung von Hepatozyten in der S-Phase wurden den Tieren 2 Stunden vor Versuchsende BrdU injiziert. Unterschiede in der Caspase Aktivität wurden immunhistochemisch bestimmt. Zur Inhibition des VEGF-Rezeptors Flk-1/KDR wurde SU 5416 (25 mg/kg) appliziert.

Der morphologische Vergleich erfolgte anhand von HE-Schnitten und elektronenmikroskopisch. Die Daten wurden mit zweiseitigem Anova-Test mit dem Softwarepaket SAS ausgewertet.

Ergebnisse

Funktionelle Substitution

Die präoperative Verhältnis von Lebergewicht/Tiergewicht ist in FGF-2-(– / –) Mäusen (4.23 SD 0,11) mit dem in FGF-2-(+ / +) Mäusen vergleichbar. FGF-2-(– / –) Mäuse waren in Pilotversuchen mit 70% PH deutlich empfindlicher als die Kontrollgruppe, deshalb wurde in beiden Gruppen eine 40% PH durchgeführt. Wundheilung und intra/postoperative Verlauf waren in beiden Gruppen identisch. Für die Regenerationsdynamik konnten keine signifikanten Unterschiede gezeigt werden [5].

In FGF-2-(+ / +)-Mäusen steigt FGF-2 im ELISA von Tag 1- Tag 4 post PH im Vergleich zur basalen Expression an ($p < 0{,}05$). HGF wurde zu allen Zeitpunkten exprimiert (RT-PCR). War in den Kontrollen die HGF-Expression (Northern Blot) nur zu frühen Zeitpunkten (24 h, 48 h) leicht reduziert mit raschem Anstieg auf erhöhte Spiegel, so fiel sie auf die Hälfte des Ausgangswertes in den FGF-2-(– / –)-Tieren ab und blieb weiterhin erniedrigt. Auch VEGF (RT-PCR) wurde zu allen Zeitpunkten in beiden Gruppen nachgewiesen. Im Northern Blot fanden sich höhere Spiegel von VEGF sowohl prä.- als auch postoperativ mit einem Peak an Tag 2. Auch das VEGF-Protein war in den FGF-2 (– / –)-Mäusen vermehrt ($p < 0{,}05$). Nach VEGF-Rezeptorblockade mit SU 5416 wurde bei FGF-2-(– / –)-Mäusen ein signifikanter Unterschied in der Regenerationsdynamik ($p < 0{,}05$) im Vergleich zu den Kontrollgruppen (FGF-2-(– / –) mit DMSO oder NaCl und FGF-2-(+ / +) mit SU 5416) beobachtet.

BrdU-Inkoporation und Apoptose

Die Anzahl von S-Phase Hepatozyten wurde mittels BrdU-Inkorporation ermittelt. Beide Gruppen zeigten einen Peak an 2.Tag nach PH. Die FGF-2-(– / –)-Tiere zeigten im Gegensatz zu de Kontrollen einen zweiten Anstieg am 7. Tag ($p < 0{,}01$).

Caspase-3 ist zu allen Zeitpunkten exprimiert (RT-PCR) ohne Unterschiede zwischen FGF-2-(+ / +) und FGF-2-(– / –) Tieren (Northern Blot). In beiden Gruppen fällt die Expression zunächst leicht ab und übersteigt an Tag 4 die basale Expression. Unterschiede zeigten sich in der Caspase-Aktivität: signifikant mehr Caspase-3-positiv gefärbte Zellen wurden in den Restlebern der FGF-2-(– / –)-Mäusen gezählt.

Morphologischer Vergleich

In der FGF-2-(– / –)-Maus waren in der Nähe der Zentralvenen fokale Nekrosen am Tag 0 nachweisbar. Zell- und Zellkerngröße waren in beiden Gruppen identisch. Hepatozyten von FGF-2-(+ / +)-Tieren haben meist einen Zellkern mit 1 - 2 Nukleoli, wohingegen Zellkerne aus FGF-2-(– / –)-Mäusen oft mehr als einen Nukleoli aufwiesen. Mitochondrien von FGF-2-(– / –)-Tieren zeigten atypische Formen und regelmäßig intramitochondriale Einschlüsse. Das rauhe ER war in Schichten gegliedert und vergröbert mit fragmentierten Zisternen.

Sinusoidale Endothelzellen der FGF-2-(– / –) Tiere waren gleichermaßen auffallend. Auch die Basalmembran war unregelmäßig in Form und Durchmesser und lies die trilamelläre Struktur vermissen. Intravasal finden sich lipidtropfenähliche Einschlüsse.

In den FGF-2(– / –) Tiere war der durchschnittliche Kapillardurchmesser signifikant verändert (163 μm^2 versus 110 μm^2, $p < 0{,}05$), die Flächen von Zentral.- und Portalvenen im HE-Schnitt jedoch nicht.

Schlussfolgerung

FGF-2-(+ / +) und FGF-2-(– / –)-Mäuse unterscheiden sich hinsichtlich BrdU-Labelling der Hepatozyten und in der Apoptoserate während der Leberregeneration.

Die FGF-2 Genotypen zeigen deutliche morphologische Unterschiede. Trotzdem ist die Regenerationskapazität der Leber gleich. Somit legen die vorgestellten Ergebnisse eine funktionelle Substitution von FGF-2 durch VEGF nahe.

Literatur

1. Fausto N (2000) Liver Regeneration. J Hepatol 32: 19–31
2. Jung J, Zheng M, Goldfarb M, Zaret KS (1999) Initiation of mammalian liver development from endoderm by fibroblast factors. Science 284: 1998–2003
3. Hoffmann B, Paul D (1990) Basic fibroblast growth factor and transforming growth factor-alpha are hepatotrophic mitogens in vitro. J Cell Physiol 142: 149–154
4. Dono R, Texido G, Dussel R, Ehmke H, Zeller R (1998) Impaired cerebral cortex development and blood pressure regulation in FGF-2-deficient mice. Embo J 17: 4213–4225
5. Surm J, Keese M, Zhang H, Bönninghoff R, Magdeburg R, Vajkoczy P., Dono R, Zeller R, Gretz N (2002) Liver regeneration in FGF-2-deficient mice: VEGF acts as potential functional substitute for FGF-2. J Hepatol: in print

Korrespondenzadresse: Dr. Michael Keese, Chirurgische Klinik, Universitätsklinikum Mannheim, Universität Heidelberg, 68167 Mannheim, Tel.: 0621-383 2357, e-mail: michael.keese@chir.ma.uni-heidelberg.de

Blockade von RAGE fördert die Leberregeneration nach subtotaler Hepatektomie

Blockade of RAGE promotes liver regeneration after massive hepatectomy

G. Cataldegirmen, S. F. Yan, W. Qu, Y. Lu, D. C. Bröring, X. Rogiers, D. M. Stern, A. M. Schmidt, J. Emond

College of Physicians and Surgeons, Columbia University, Department of Surgery, NYC
Universitätsklinik Eppendorf, Klinik für Hepatobiliäre Chirurgie, Hamburg

Abstract

Receptor for AGE (RAGE), a multiligand member of the immunoglobulin superfamily, interacts with ligands released from activated inflammatory cells, Amphoterin and EN-RAGES (the latter members of the S100/Calgranulin family of proinflammatory cytokines, to propagate inflammatory responses, thereby leading to excessive cellular activation and tissue damage. Activation of RAGE has been demonstrated to contribute to cell injury in both chronic (diabetes, Alzheimers) and acute (endotoxin) injury models. Our previous studies in rats suggested that subtotal hepatectomy is associated with progressive inflammatory injury to the small hepatic remnant. Since stress increases both expression of RAGE and presence of ist natural ligands, S100/calgranulins and amphoterin, we hypothesized that increased RAGE expression is associated with increased inflammatory response and decreased survival after massive hepatectomy. We proposed that receptor blockade would limit injury and might prolong survival after massive hepatectomy in mice. Although examination of remnant tissue revealed no increase in RAGE expression by immunoblotting after 70% hepatectomy, a significant increase in RAGE expression after 85% hepatectomy was observed at 24 hours. Immunoblotting revealed selective expression of S100 and amphoterin in the hepatic remnant after 85%, not 70%, hepatectomy. We administered sRAGE, the extracellular domain of RAGE that binds ligands and prevents activation of cell surface receptor, or vehicle (saline) to mice undergoing 85% hepatectomy.

Compared to mice receiving vehicle (60% mortality), those mice receiving sRAGE experienced dose dependent increases in survival after 7 days restoring survival in the 85% partial hepatectomy to 90% ($p < 0.0001$). In addition mass restoration was significantly faster in treated animals as detected by liver weight. Levels of inflammatory tissue destructive cytokines, TNF-α, IL-6, IL-2 and the transcription factor NF-κB were significantly higher in vehicle treated mice in the first 24 hours.

In macrophage deleted transgenic mice we demonstrated that proinflammatory cascades after massive hepatectomy were significantly decreased. These results show dramatic effects on regeneration and survival in an extreme hepatectomy model using a novel approach, blockade of RAGE activation. These intervention resulted in improvement of liver function and accelerated regeneration leading to enhanced survival, and may have great importance in understanding and eventually preventing the failure of regeneration in extreme liver injury.

Einleitung

Receptor für AGE (RAGE), ein Multi-Liganden Mitglied der Immunoglobulin superfamily, interagiert mit von aktivierten proinflammatorischen Zellen freigesetzten Liganden, wie Amphoterin und EN-RAGES, und verbreitet darüber die Entzündungsantwort, die zu exzessiver

Zellschädigung führt [1]. Es konnte gezeigt werden, daß die Aktivierung von RAGE in akuten (endotoxin) wie auch chronischen Zellschädigungs-Modellen (Diabetes und Alzheimer) eine wichtige Rolle in der Ausbreitung der Entzündung spielt.

Vorangegangene Studien haben gezeigt, daß die subtotale Hepatektomie (85%) in Ratten mit einer ausgeprägten entzündlichen Schädigung des Leberrestes assoziert ist [2]. Da Stress die Expression von RAGE und seiner natürlichen Liganden fördert, haben wir die Hypothese aufgestellt, daß die Aktivierung von RAGE an der verstärkten Entzündungsreaktion und herabgesetzten Überleben nach massiver Hepatektomie, teilnimmt.

Wir haben angenommmen, dass die Blockade des Receptors den Schaden limitiert und das Überleben in den massiv hepatektomierten Tieren erhöhen wird.

Methoden und Ergebnisse

Obwohl die Untersuchung des restlichen Gewebes durch Western blotting keine erhöhte RAGE Expression nach 70% Hepatektomie aufwies; konnte ein signifikanter Anstieg der RAGE Expression 24 Stunden nach subtotaler (85%) Hepatektomie beobachtet werden. Auch konnte eine Expression von Amphoterin und S100-Proteinen selektiv in dem Leberrest der 85%-ig hepatektomierten Tiere nachgewiesen werden.

Wir haben C57/Bl Mäusen, die einer 85%-igen Hepatektomie unterzogen wurden sRAGE, die extracelluläre Domäne von RAGE, welches die Liganden bindet und somit die Aktivierung des Zelloberflächen-Receptors verhindert oder einen Vehikel (Kochsalz) verabreicht.

Verglichen mit den Mäusen, die den Vehikel erhielten und eine Mortalität von 60% aufwiesen, erfuhren die Mäuse, die sRAGE erhielten dosisabhängig eine Verbesserung des Überlebens nach 7 Tagen mit 90% ($p < 0.0001$). Auch war die Wiederherstellung des notwendigen Lebervolumens bei diesen Tieren signifikant schneller erreicht. Die Expression von Gewebe-zerstörenden Cytokinen, wie TNF-α, IL-6, IL-2 und auch dem Transkriptionsfaktor Nf-KB waren in den ersten 24 bei den unbehandelten Mäusen signifikant höher. Die Aktivierung von den Zelltod- vermittelnden proinflammatorischen Kaskaden war in den mit sRAGE blockierten Leberresten signifikant supprimiert. In den späteren Zeitpunkten war die Expression der proinflammatorischen Cytokine, parallel mit der Verbesserung des Überlebens, bei den sRAGE behandelten Tieren signifikant höher.

Auch konnte in Makrophagen depletierten transgenen Mäusen gezeigt werden, daß die proinflammatorische Kaskade nach massiver Hepatektomie auffallend supprimiert ist.

Schlussfolgerung

Diese Ergebnisse zeigen einen dramatischen Effekt auf die Leberregeneration und Überleben in dem Modell der massiven Leberresektion durch den neuartigen Ansatz die RAGE Aktivierung zu blockieren. Dieser Eingriff resultierte in der Vebesserung der Leberfunktion und Regeneration, wie dem Überleben der Tiere, und könnte eine wichtige Rolle in dem Verständnis des Leberversagens in Modellen des massiven Leberschadens spielen.

Literatur

1. Panis Y, Mc Mullan DM, Emond J (1997) Progressive necrosis after hepatectomy and the pathophysiology of liver failure after massive resection. Surgery 121: 142–149
2. Hofmann MA, Drury S, Fu C, Qu W, Taguchi A, Lu Y, Avila C, Kambham N, Bierhaus A, Nawroth P, Neurath MF, Slattery T, Beach D, McClary J, Nagashima M, Morser J, Stern D, Schmidt AM (1999) RAGE mediates a novel proinflammatory axis: a central cell surface receptor for S100/calgranulin Polypeptides. Cell 25; 97: 889–901

Korrespondenzadresse: Frau Dr. med. Güllü Cataldegirmen, Universitätsklinik Eppendorf, Klinik für Hepatobiliäre Chirurgie, Martinistr. 52, 20246 Hamburg, Tel.: 040-42803 6136, Fax.: 040-42803 3431, E-mail: g.cataldegirmen@uke.uni-hamburg.de

Leberfunktion unter Adenovirus vermitteltem VEGF-Gentransfer in 2/3-hepatektomierten Mäusen

Liver function after adenovirus-mediated gene-transfer of VEGF in a murine regeneration model

Y. K. Vashist[1], C. A. Redaelli[1], M. Ledermann[2], J. Kovac[1], B. Sauter[3], J. F. Dufour[2]

[1] Abteilung für Viszeral und Transplantationschirurgie, Inselspital, Universität Bern, Schweiz
[2] Institut für Klinische Pharmakologie, Universität Bern, Schweiz
[3] Division of Gastroenterology, Institute for Gene Therapy and Molecular Medicine, Mount Sinai School of Medicine, New York, USA

Abstract

Liver function is impaired after hepatectomy. Besides replication of the hepatocytes angiogenesis also plays an important role in liver regeneration. We investigated the impact of an angiogenesis inductor (VEGF) and inhibitor (Endostatin) on liver function. The functional recovery assessed by GEC (Galactose Elimination Capacity) was improved in VEGF-treated mice.

Einleitung

Trotz aller Bemühungen zur Vergrößerung des prospektiv residualen Lebervolumens bergen größere Leberresektionen die Gefahr eines postoperativen Leberversagens. Insbesondere bei Vorliegen eines zirrhotischen Umbaus und bei Einlagerung von Fett in der Leber ist diese Gefahr erhöht. Obwohl dem Anschein nach genügend Lebervolumen vorhanden ist, kann die Leber ihren spezifischen Funktionen nicht in ausreichendem Masse nachkommen. Sie vermag zwar nach einem Zellschaden, wie z.B. nach einer Resektion, eine Regenration zu unterlaufen, aber insbesondere in der initialen Phase der Regeneration bleibt die Leberleistung vermindert. Die Leberregeneration subsumiert die Regeneration der Hepatozyten, der extrazellulären Matrix und der nicht-parenchymalen Zellen. Die Angiogenese spielt in der Leberregeneration (Erhalt der leberspezifischen Funktionen und Organarchitektur) eine wesentliche Rolle. Um den Einfluss der Angiogenese auf die Leberfunktion in einer sich regenerierenden Leber zu untersuchen, haben wir die funktionelle hepatozytäre Masse in einem Adenovirus-vermittelten Gentransfer von Vascular Endothelial Growth Factor (VEGF) und Endostatin bei 2/3-hepatektomierten Mäusen mittels der Galaktose-Eliminationskapazität (GEK) bestimmt.

Material und Methoden

Wir benutzten männliche C57B16-Mäuse sowie Adenoviren mit cDNS für VEGF oder Endostatin; Viren ohne Insert galten als Kontrolle. Dabei wurde die GEK in Form eines Atemtests zu verschiedenen Zeitpunkten ermittelt. Die Genexpression des VEGF, des Endostatins, des VEGF-Rezeptor Flt-1 und des Hypoxia-inducible Factors (HIF-1) wurde mit Hilfe der real-time quantitative PCR-Methode (Taqman®) bestimmt.

Ergebnisse

Drei Tage nach der Resektion war die GEK in der NaCl-, Kontrollvirus- und Endostatin-Gruppe niedriger als in der VEGF-Gruppe. Das mittlere Lebergewicht war in den einzelnen vier Gruppen nicht signifikant verändert. Eine quantitative PCR bestätigte die Transduktion von Endostatin und

VEGF. Nach der partiellen Hepatektomie (PH) stieg die HIF-1-mRNA-Konzentration in der NaCl-, der Kontrollvirus- und Endostatin-Gruppe an, während sie in der VEGF-Gruppe abnahm. Die Flt-1-mRNA-Konzentration nahm in der NaCl-Gruppe nach der PH zu. Dieser Effekt wurde in den anderen Gruppen nicht beobachtet. Sechs Tage nach der Resektion erholte sich die GEK in allen Gruppen.

Diskussion

In der vorliegenden Studie konnten wir zeigen, dass die normale Mausleber nach einer 2/3-Hepatektomie durch Transfer von VEGF schneller erholt. In der Frühphase der Leberregenration teilen sich die Hepatozyten zuerst und bilden Inseln von Hepatozyten, die keinen direkten Kontakt zu den Sinusoiden haben. Die Sinusoiden sind für die Versorgung der Hepatozyten von entscheidender Bedeutung. Ihre Regenration erfolgt im Vergleich zu den Hepatozyten mit einer Verzögerung von 24–48 Stunden. VEGF ist ein Induktor für die Proliferation von sinusoidalen Endothelzellen in Rahmen der Leberregeneration. Die periportal gelegenen Hepatozyten produzieren VEGF und haben auch VEGF-Rezeptoren. Für die schnellere Erholung der Leberfunktion in unserer VEGF-Gruppe könnte zum einen die möglicherweise frühzeitige Proliferation der Endothelzellen und zum andern eine möglicherweise durch VEGF induzierte Verstärkung der Hepatozytenregeneration verantwortlich sein. Eine frühzeitige Proliferation der Endothelzellen könnte zum schnelleren Wiederaufbau der leberspezifischen Architektur beitragen, wodurch die Hepatozyten in der Lage wären, ihre spezifischen Funktionen schneller wiederaufzunehmen. Obwohl sich drei Tage nach der Resektion das Lebergewicht in den einzelnen Gruppen nicht wesentlich unterschied, kann eine verstärkte Regeneration der Hepatozyten unter dem Einfluss von VEGF nicht ausgeschlossen werden. Auch die Tatsache, dass die HIF-1-mRNA-Konzentration in der VEGF-Gruppe am niedrigsten war, kann als Zeichen einer Stressreduktion durch eine frühzeitig einsetzende und verbesserte Vaskularisation der regenerienden Leber gewertet werden.

Literatur

1. Martinez-Hernandez A, Amenta PS (1995) The extracellular matrix in hepatic regeneration. FASEB J. Nov; 9: 1401–1410
2. Ferrara N. (2001) Role of vascular endothelial growth factor in regulation of physiological angiogenesis. Am J Physiol Cell Physiol Jun; 280: C1358–C1366
3. Ferrara N, Gerber HP (2001) The role of vascular endothelial growth factor in angiogenesis. Acta Haematol 106: 148–156
4. Shimizu H, Miyazaki M, Wakabayashi Y, Mitsuhashi N, Kato A, Ito H, Nakagawa K, Yoshidome H, Kataoka M, Nakajima N (2001) Vascular endothelial growth factor secreted by replicating hepatocytes induces sinusoidal endothelial cell proliferation during regeneration after partial hepatectomy in rats. J Hepatol, May; 34: 683–689.

Korrespondenzadresse: Yogesh Kumar Vashist, c/o Dr. med. Lars Müller, Universitätsklinikum Eppendorf-Hamburg, Abteilung für Hepatobiliäre Chirurgie (Transplantationschirurgie), Martinistr. 52, D-20251 Hamburg, Tel.: +49-40 42803-6135/2450/5440, Fax: +49-40-42803-3431, e-mail: vashist@uke.uni-hamburg.de

Stammzellmobilisation führt zur Induktion von Regeneration nach subtotaler Leberresektion und ermöglicht Langzeitüberleben in sonst letalem Modell

Stem cell mobilization leads to induction of regeneration after subtotal liver resection and enables long-term survival in an otherwise lethal model

U. Dahmen[1], O. Dirsch[2], N. Madrahimov[1], Y. Ji[1], J. Li[1] und C. E. Broelsch[1]

[1] Klinik für Allgemein- und Transplantationschirurgie
[2] Institut für Pathologie, Universitätsklinikum Essen

Abstract

Human recombinant G-CSF leads to a stem cell mobilization in rats. In a subtotal liver resection model in rats administration of G-CSF before and after liver resection leads to survival of the rats in an otherwise lethal model. In treated animals histologic signs of liver cell damage and serum values of liver parameters are lower compared to untreated animals.

Einleitung

Eine Reduktion des Lebervolumens auf weniger als 40% ist gelegentlich im Rahmen onkologischer Operationen erforderlich, aber auch im Rahmen der Leberlebendspende zwischen Erwachsenen, sowohl beim Spender wie auch beim Empfänger. Eine solche Verminderung von Lebergewebe geht mit der Gefahr der postoperativen Leberinsuffizienz einher.

Zusätzlich zu den schon bekannten Mechanismen der Leberregeneration konnte jüngst auch die Transdifferenzierung von knochenmarksabhängigen Stammzellen in Hepatozyten nachgewiesen werden [1, 2]. Aus diesem Grunde wurde ein Versuch konzipiert, bei dem der Einfluss der Stammzellmobilisierung mittels G-CSF auf das Outcome nach 90% Leberresektion in der Ratte untersucht wurde.

Methodik

Männliche Lew-Ratten wurden unter Isoflurane-Inhalationsnarkose einer 90% Leberresektion unterzogen. Die Behandlungsgruppe (männliche Lew-Ratten, n = 10) erhielt während des gesamten Beobachtungszeitraumes täglich 100 μg humanen rekombinanten G-CSF subkutan (beginnend am Tag 5 präop bis maximal Tag 21 postop). Die Kontrollgruppe blieb unbehandelt. In einem zweiten Versuchsansatz wurden die Tiere 6 h nach 90% bzw. 70% Resektion getötet, um Serumproben und Lebergewebe zur histologischen Untersuchung zu gewinnen.

Ergebnisse

Die Vorbehandlung der Ratten mit humanem G-CSF führte zu einer Stammzellmobilisierung, erkennbar an der deutlichen Linksverschiebung im peripheren Blutbild und höheren Zahl von Colony Forming Units (CFU) aus der Milz im Vergleich zu unbehandelten Tieren.

Sämtliche Tiere der Kontrollgruppe verstarben innerhalb von 5 Tagen unter den klinischen Zeichen der Leberinsuffizienz. Histologisch zeigten sie Zeichen der unspezifischen Schädigung des Leberparenchyms (vakuoläre Transformation von Hepatozyten, Einzelnekrosen und konfluente hepatozelluläre Nekrosen, eosinophile Globuli im Zytoplasma von Hepatozyten), wohingegen 5 Tiere der Behandlungsgruppe bei gutem Allgemeinzustand am Tag 21 getötet wurden. Der Unterschied der Überlebenszeiten zwischen Kontroll- und Behandlungsgruppe ist dabei signifikant ($p > 0.05$).

Die am Tag 21 getöteten Tiere hatten normale Routinelaborparameter und wiesen ein Lebergewicht von > 90% des Ausgangsgewichtes auf. In den Leberproben, die 6 h nach Resektion gewonnen wurden, wie auch in Serumproben war das Ausmaß der unspezifischen Schädigung laborchemisch (GOT, GPT) wie auch histologisch in der Behandlungsgruppe deutlich geringer ausgeprägt als bei den unbehandelten Tieren. Die Anzahl der Mitosefiguren war in der Behandlungsgruppe deutlich erhöht gegenüber der Kontrollgruppe.

Diskussion

Die Behandlung mit humanem rekombinantem G-CSF führte im Rattenmodell zur Stammzellmobilisierung. Damit konnte der Nachweis der biologischen Wirksamkeit in diesem System erbracht werden. Der Einsatz von kommerziell nicht erhältlichem Ratten-G-CSF ist somit in diesen Versuchen nicht erforderlich.

G-CSF Gabe geht mit einer deutlichen Verbesserung des Überlebens in einem subtotalen 90%-igen und unbehandelt letalen Rattenresektionsmodell einher. Ein positiver Effekt durch die Gabe von G-CSF konnte auch schon in anderen Leberschädigungsmodellen gezeigt werden [3]. Zusätzlich ist auch das Ausmaß der semiquantitativ erfassten histologischen Leberzellschädigung unter G-CSF Gabe deutlich geringer.

Dieses Modell lässt jedoch keine eindeutige Aussage zum Mechanismus zu. Theoretisch könnte der Überlebensvorteil in der Behandlungsgruppe auf einen direkten hepatischen Effekt von G-CSF zurückgeführt werden. G-CSF Rezeptoren sind dabei nicht nur in Kupfferzellen, sondern auch bei Hepatozyten beschrieben [4], so dass eine direkte Wirkung möglich wäre. Zum anderen könnte die höhere Überlebensrate auch ein Effekt der Stammzellmobilisierung und der Transdifferenzierung sein. Zur Klärung des Mechanismus (direkte Wirkung von G-SCF auf die hepatozytäre Proliferation oder über eine Stammzellmobilisation, Transdifferenzierung zu lebereigenen parenchymatösen Zellen und Repopulation der Leber) werden derzeit Experimente im Modell der geschlechtsdifferenten Teillebertransplantation durchgeführt.

Literatur

1. Theise ND, Nimmakayalu M, Gardner R, Illei PB, Morgan G, Teperman L, Henegariu O, Krause DS (2000) Liver from bone marrow in humans. Hepatology 32: 11–16
2. Petersen BE, Bowen WC, Patrene KD, Mars WM, Sullivan AK, Murase N, Boggs SS, Greenberger JS, Goff JP (1999) Bone marrow as a potential source of hepatic oval cells. Science 284: 1168–1170
3. Theocharis SE, Margeli AP, Goutas ND, Horti MG, Karkantaris CS, Kittas CN (1996) Granulocyte colony-stimulating factor administration reverses cadmium-associated inhibition of hepatocyte regeneration. Eur J Gastroenterol Hepatol 8: 805–809
4. Calhoun DA, Donnelly WH, Jr., Du Y, Dame JB, Li Y, Christensen RD (1999) Distribution of granulocyte colony-stimulating factor (G-CSF) and G-CSF-receptor mRNA and protein in the human fetus. Pediatr Res 46: 333–338

Korrespondenzadresse: Dr. U. Dahmen, Klinik für Allgemein- und Transplantationschirurgie, Hufelandstr. 55, 45122 Essen, Fax: (0201)723-1121, e-mail: uta.dahmen@uni-essen.de

Embryonale Stammzellen verhindern das fulminante Leberversagen nach Retrorsine Schädigung im Rattenmodell-Korrelation mit *in vitro* Differenzierungsmöglichkeiten

Embryonic stem cells prevent acute liver failure in retrorsine-treated rats – correlation with hepatic differentiation in vitro

M. Ruhnke[1], *H. Ungefroren*[1], *G. Zehle*[1], *B. Bader*[2], *B. Kremer*[1], *F. Fändrich*[1]

[1] Klinik für Allgemeine und Thoraxchirurgie, UKK Kiel, Arnold-Heller Str.7, 24105 Kiel
[2] Max Delbrück Centrum für Molekulare Medizin, Berlin Buch

Abstract

Up to now liver transplantation is the only curative therapy for patients with acute or chronic liver failure. Stem cells are of great interest developing new therapeutic alternatives to restore liver function.

We used rat embryonic stem cells from 4.5 days old blastocysts from WKY rats. They were cultured under standard conditions in the presence or leukaemia inhibitory factor (LIF).

For hepatic differentiation *in vitro* rat embryonic stem cells were treated with bFGF4 and HGF for a period of 14 – 21 days. For *in vivo* differentiation studies female rats were treated with retrorsine to inhibit hepatocyte proliferation. It was injected into the peritoneal cavity 6 and 4 weeks prior to 80 – 90% liverresection and intraportal injection of 10^6 embryonic stem cells.

After 6-8 days *in vitro* treatment with FGF4 and HGF a subpopulation of rat embryonic stem cells became diploid and exhibited a polygonal morphology. Immunhistochemistry revealed the expression of hepatocyte specific antigens (AFP, Albumin, CK18). RT-PCR showing transcription of hepatocyte specific genes confirmed these findings.

In vivo rat embryonic stem cells prevented acute liver failure in retrorsine treated rats. 14 days after intraportal injection of embryonic stem cells they reconstituted 5 – 15% of the liver parenchyma, after 6 weeks 60 – 90% was replaced. The injected cells could be visualised by their Y-chromosome using the fluorescent in situ hybridisation technique since recipient rats were female.

These results indicate that rat embryonic stem cells are capable of differentiation into functional hepatocytes *in vivo* and *in vitro*. They repopulate liver parenchyma and restore liver function in retrorsine treated animals. *In vitro*, embryonic stem cells can be directed to differentiate into hepatocytes using a special differentiation medium.

Einleitung

Im Falle eines akuten oder chronischen Leberversagens gibt es neben der Lebertransplantation nur wenige alternative Therapieansätze. Die sogenannte apparative Leberdialyse kann nur die Entgiftungsfunktion, nicht jedoch Synthese und Metabolismus übernehmen. Bioreaktoren, die mit Hepatozyten aus verworfenen Spenderorganen bestückt sind, können für einen Zeitraum von max. 8 Tagen eine Aufrechterhaltung der Leberfunktion bei fulminantem Organversagen übernehmen [1].

Aus der aktuellen Literatur ist hinreichend bekannt, daß sich embryonale Stammzellen *in vitro* spontan in Zellen aller drei Keimblätter und später in verschiedene somatische Zellarten differenzieren. Eine gerichtete Differenzierung, im Sinne einer Programmierung von Stammzellen in eine homogene Population eines einzigen somatischen Zelltyps kann *in vitro* durch die

Behandlung mit spezifischen Wachstumsfaktoren induziert werden. Ebenfalls kann die Kultivierung embryonaler Stammzellen mit einem konditionierten Medium eines somatischen Zelltyps eine Differenzierung in genau diese Richtung initiieren. Diese Erkenntnisse legen nahe, daß ein organspezifisches Umgebungsmilieu eine gerichtete Differenzierung auslösen kann. Somit könnte die intraportale Injektion embryonaler oder adulter Stammzellen eine Perspektive für zukünftige Therapiealternativen darstellen. Unsere Arbeitsgruppe konnte bereits zeigen, dass embryonale Stammzellen der Ratte nach intraportaler Injektion in Leber, Myokard und Endothel des Empfängers persistieren und integriert werden [2].

Durch die intraportale Injektion embryonaler Stammzellen des WKY-Inzuchtrattenstamms [RT1.[l]] nach Hemmung der Hepatozytenproliferation durch Retrorsine und 80 – 90%iger Leberresektion soll das Differenzierungspotential durch ein organspezifisches Milieu *in vivo* untersucht werden. Dazu vergleichend wird die hepatische Differenzierung *in vitro* nach dem Protokoll von Schwartz et al. [3] untersucht.

Methodik

Embryonale Stammzellen wurden aus einer 4,5 Tage alten Blastozyste einer schwangeren Ratte des WKY Stammes [RT.[l]] isoliert, wie bereits von unserer Arbeitsgruppe beschrieben (2). Für die im folgenden beschriebenen Versuche wurde nur ein bestimmter Klon (C12) benutzt. Die Zellen wurden *in vitro* expandiert, unter Zusatz eines Differenzierungsinhibitors, (LIF) und auf mit 1%iger Gelatine beschichteten Kulturflaschen in Kultur expandiert.

Zur Hemmung der Leberzellproliferation wurden weibliche Ratten des WKY Stammes mit 30 mg/kg KG Retrorsine für 6 Wochen behandelt (intraperitoneale Injektion) [4]. Am OP-Tag wurde eine 80 – 90%ige Leberresektion durchgeführt und 10^6 undifferenzierte C12 Zellen intraportal injiziert. An Tag 5, 10, 15 und 20 postoperativ wurden Transaminasen und Ammoniakspiegel bestimmt. An Gefrierschnitten der Leber (Probeexcisionen Tag 10) wurde eine Flourescenz-in-situ-Hybridisieung zum Nachweis des Y Chromosoms der C12 Zelle durchgeführt, die durch eine floureszenzimmunhistochemische Färbung gegen Albumin am gleichen Präparat ergänzt wurde.

In vitro wurden undifferenzierte C12 Zellen mit hepatocyte growth factor (HGF) und fibroblast growth factor 4 (FGF4) für einen Zeitraum von drei Wochen (3) ohne LIF kultiviert. Ein Mediumwechsel wurde alle 3 Tage durchgeführt. Die Zellen wurden an Tag 21 mit Aceton fixiert und mit Antikörpern gegen Albumin, Alpha-Fetoprotein, alpha-1-antitrypsin und Cytokeratin 18 immunhistochemisch gefärbt. Zusätzlich wurden die behandelten Zellen an Tag 21 lysiert, mRNA isoliert um mittels RT-PCR die Transkription hepatozytenspezifischer Gene (Albumin, AFP, Transthyretin und Carbamoylphosphatsynthetase 1) nachzuweisen.

Ergebnisse

Drei Wochen nach intraportaler Injektion von 10^6 C12 RES Zellen konnte ein Abfall der Transaminasen in den Normbereich, sowie eine deutliche Reduktion des Blut-Ammoniakspiegels in den behandelten Tieren im Vergleich zu den Tieren ohne Stammzellinjektion beobachtet werden. Unbehandelte Tiere starben innerhalb von 7 Tagen nach Leberresektion. Tiere, die eine Stammzellinjektion erhielten, überlebten bis zur gezielten Tötung und Organentnahme nach 3 Monaten.

Immunhistochemische Färbungen an Gefrierschnitten der Leberproben und des endgültigen Präparats zeigten bereits nach 10 Tagen eine Repopularisierung der Leber durch die zuvor injizierten Stammzellen. Nach 3 Monaten nahmen die Zellen 60 – 90% des Lebergewebes ein. Die intraportal injizierten Zellen konnten durch Floureszenz-in-situ-Hybridisierung des Y Chromosoms nachgewiesen werden.

In vitro konnte eine morphologische Veränderung der C12 Zellen in runde teilweise diploide Zellen bereits nach 6 Tagen Behandlung mit HGF und FGF4 beobachtet werden. Immunhistochemische Färbungen der *in vitro* differenzierten C12 Zellen an Tag 5 zeigten eine kaum nachweisbare Expression von Albumin, Alpha-Fetoprotein und Alpha-1-antitrypsin ohne Nachweis von Cytokeratin 18. An Tag 10 und 15 konnte eine deutlich stärkere Expression von Albumin, Alpha fetoprotein und Alpha-1-antitrypsin sowie eine beginnende Expression von Cytokeratin 18 beobachtet werden. An Tag 20 blieb die Expression aller Antigene vergleichbar hoch. RT-PCR Versuche zeigten eine Hochregulation der Transkription von AFP, Transthyretin und Carbamoylphosphatsynthetase 1 im Vergleich zu unbehandelten Zellen.

Schlussfolgerung

Nach Hemmung der Hepatozytenproliferation konnte eine Differenzierung von intraportal injizierten embryonale Stammzellen der Ratte in Hepatozyten induziert werden und ein Leberversagen verzögert oder verhindert werden. *In vitro* Paralellversuche zeigten, daß eine gerichtete spezifische Differenzierung durch den Zusatz von Wachstumsfaktoren wie sie bei adulten Stammzellen eingesetzt werden, möglich ist. Die Vorstellung, daß ein organspezifisches Umgebungsmilieu einen Stimulus zur gerichteten Differenzierung der Zellen darstellt wird von unseren vorherigen Versuchen unterstützt, die zeigten, daß auch eine Behandlung mit einem Hepatozyten-konditioniertem Medium in vitro eine hepatische Differenzierung in den C 12 Zellen auslöst.

Literatur

1. Gottwald E: Hilfsarbeiter für die Leber, Spektrum der Wissenschaft, Januar 2002, 44 – 51
2. Fändrich F, Lin X, Chai GX, Schulze M, Ganten D, Bader M, Holle J, Huang DS, Parwaresch R, Zavazava N, Binas B (2002) Preimplantation-stage stem cells induce long-term allogeneic graft acceptance without supplementary host conditioning. Nat Med 8: 171 – 178
3. Schwartz RE, Reyes M, Koodie L, Yuehua J, Blackstad M, Lund T, Lenvik T, Johnson S, Hu WS, Verfaille CM (2002) Multipotent adult progenitor cells from bone marrow differentiate into functional hepatocyte-like cells. J Clin Invest 109: 1291 – 1302
4. Laconi E, Oren R, Mukhodpadhay DK, Hurston E, Laconi S, Pani P, Dabeva MD, Shafritz DA. (1998) Long term, near total liver replavement by transplantation of isolated hepatocytes in rats treated with retrorsine. Am J Path 153: 319 – 329

Korrespondenzadresse: Dr. Maren Ruhnke (ehemals Schulze), Klinik für Allgemeine und Thoraxchirurgie UKK Kiel, Arnold-Heller Str. 7, 24106 Kiel, Tel.: 0431/5974481, e-mail: Marenschulze1@aol.com

XXII. Leber: Ischämie/Reperfusion

Vermehrte Induktion von Apoptose in alten Mauslebern nach Ischämie und Reperfusion: Neue Aspekte für die Leberchirurgie im Alter

Increased apoptosis in the old mouse liver after ischemia and reperfusion – a novel pathway of injury

M. Selzner[1], N. Selzner[1], W. Jochum[2], P.-A. Clavien[1]

[1] Klinik für Visceral- und Transplantationschirurgie
[2] Klinik für Pathologie, Universität Zürich

Abstract

Ischemic injury is common during liver resection, shock or trauma. Due to our aging population and increased need for organs for transplantation liver surgery is increasingly performed in older patients. However, the effect of age on ischemic injury of the liver is unknown. *Methods:* 60 minutes ischemia of 70% of the liver was performed in C57BL/6 mice of 6 weeks and 60 weeks of age (life expectancy 50 to 90 weeks). Differences in steatosis or fibrosis between the two groups were evaluated by a blinded pathologist (JW). Liver injury was determined by AST levels 4 hr after surgery. Apoptosis was evaluated by caspase 3 activity and the TUNEL test. TNFα, a central mediator of apoptosis in the normal liver, was determined in the liver tissue 4 hr after resection. Necrosis was investigated 24 hr after reperfusion by H&E staining. Finally, ischemic preconditioning (10 minutes ischemia & 15 minutes reperfusion) was performed in old and young mice as a novel strategy against reperfusion injury. *Results:* Mice of 60 weeks of age had significantly higher AST levels after 60 minutes ischemia and 4 hr of reperfusion than young mice of 6 weeks of age (12 500 U/L vs 8200 U/L; $p < 0.05$). Caspase 3 activity was higher in old mice than in young animals (98 vs 67 AUF/mg; $p = 0.04$). In addition, old mice had significantly more TUNEL pos. hepatocytes 4 hr after reperfusion when compared to the young control mice (55% vs 77%; $p < 0.05$). In contrast, TNFα was 3 times lower in old mice when compared with mice of 6 weeks of age (1.8 vs 0.6 pg/mg; $p = 0.03$). 24 hr after reperfusion old and young mice had similar degrees of necrotic tissue (20% vs 15%; $p = 0.23$). Ischemic preconditioning dramatically reduced AST levels in young mice (8200 vs 3200 U/L), while no protection was observed in old animals (12 500 vs 14 300 U/L). Similar, while preconditioning reduced the number of Tunel pos. cells in young mice (55% vs 15%) identical Tunel staining was found in old mice with or without preconditioning (77% vs 75%). In addition, caspase 3 levels were reduced in young mice by preconditioning (67 vs 44 AUF/mg; $p = 0.04$), while increased caspase 3 levels were present after preconditioning in old mice (98 vs 134 AUF/mg; $p = 0.03$). *Conclusion:* Livers from older animals tolerate ischemic injury poorly. The decreased tolerance for ischemic injury of old mice is related to higher susceptibility to apoptosis. While hepatocyte apoptosis is mediated by the local release of TNAα in the normal liver, the low TNFα levels observed in old mice indicate that increased activation of the apoptotic pathway occurs through a novel – TNFα independent – pathway. Old livers are not protected by ischemic preconditioning and require other strategies to prevent reperfusion injury.

Einleitung

Ischämische Schädigung ist häufig während Leberresektionen, aber auch nach Schock oder Traumata [1, 2]. Während der letzten Dekade erhielten zunehmend ältere Patienten ausgedehnte Leberteilresektionen. Der Effekt des Alters auf die Ischämie/Reperfusionsstörung der Leber ist unbekannt.

Methoden

60 Minuten Ischämie von 70% des Lebergewebes wurde in 6 Wochen und 60 Wochen alten C57BL/6 Mäusen durchgeführt. Das Leberparenchym wurde von einem Pathologen hinsichtlich Steatose und Fibrose untersucht. Das Ausmaß der Ischämie/Reperfusionsschädigung wurde durch die GOT-Spiegel 4 Stunden nach Reperfusion quantifiziert [3]. Apoptose wurde durch Messung der Caspase 3 Aktivität und einem Tunel-Test 4 Stunden postoperativ bestimmt. TNFα, ein wichtiger Mediator der apoptotischen Kaskade, wurde 4 Stunden nach Reperfusion im Lebergewebe gemessen. Nekrosen wurden durch H&E-Färbung 24 Stunden postoperativ bestimmt.

Ergebnisse

60 Wochen alte Mäuse hatten signifikant höhere GOT-Spiegel als junge Mäuse (12 500 vs 8200 U/L; $p < 0{,}05$). Die Caspase 3 Aktivität, ein Mediator der apoptotischen Kaskade, war in alten Mäusen deutlich höher als in 6 Wochen alten Tieren (147 vs 98; $p < 0{,}05$). Zudem wiesen alte Mäuse signifikant mehr Tunel positive Hepatozyten auf als junge Mäuse (77% vs 53%; $p < 0{,}05$). Im Gegensatz dazu war TNFα in alten Tieren im Vergleich zu jungen Mäusen 3-fach niedriger (0,6 vs 1,8 pg/mg; $p = 0{,}03$). Nekrosen waren in alten und jungen Tieren nur in geringer Zahl anzutreffen (20% vs 17%; $p = 0{,}2$).

Schlussfolgerung

Ischämie/Reperfusionsstörung führt in alten Tieren zu einer stärkeren Leberschädigung als in jungen Kontrollmäusen. Die vermehrte Leberschädigung nach Reperfusion wird durch eine gesteigerte Aktivierung der apoptotischen Signalkette vermittelt. TNFα, ein wichtiger extrazellulärer Mediator von Apoptosen, ist nicht in die vermehrte Induktion von Apoptosen in alten Lebern involviert.

Literatur

1. Selzner M, Clavien P-A (1999) Resection of liver tumors: special emphasis on neoadjuvant and adjuvant therapy. In: Clavien P-A (ed) Malignant liver tumors – Current and emerging therapies. Malden, MA: Blackwell Science, pp 137–149
2. Clavien PA, Yadav S, Sindram D, Bentley RC (2000) Protective effects of ischemic preconditioning for liver resection performed under inflow occlusion in humans. Ann Surg 232: 155-162
3. Iu S, Harvey P, Makowka L, et al. (1987) Markers of allograft viability in the rat. Relationship between transplantation viability and liver function in the isolated perfused rat liver. Transplantation 45: 562–569

Korrespondenzadresse: Dr. M. Selzner, Klinik für Visceral- und Transplantationschirurgie, Universität Zürich, Rämistraße 100, 8091 Zürich, Schweiz

NF-κB-Antisense-Blockade hepatischer sinusoidaler Endothelzellen verbessert die Mikrozirkulation und führt zur Reduktion des Reperfusionsschadens nach warmer Leberischämie in der Maus

NF-κB antisense blockade of liver sinusoidal endothelial cell (LSECs) improves microcirculation and reduces the reperfusion injury upon warm liver ischemia in the mouse

R. Banafsche[1], *M. Schneider*[1], *P. A. Knolle*[2], *E. Klar*[1]

[1] Chirurgische Universitätsklinik
[2] Zentrum für Molekulare Biologie, Heidelberg

Abstract

Aim: In the pathogenesis of ischemia-reperfusion injury (I/R injury) after partial warm ischemia of the liver the leukocyte-endothelial interaction (LEI) has a key role. The transcriptional regulation of chemokine, interleukine and adhesion molecule overexpression propagates LEI and determines the severity of the resulting I/R injury. The present study is based on earlier findings in murine in vitro LSECs in which NF-κB blockade by means of antisense treatment was established. Now it was to quantify in vivo how effective a therapeutic application of antisense oligodeoxynucleotides (AS-ODN) directed against the mRNA of the p65 domain of NF-κB can be. *Material and Methods*: Having established a murine model of partial warm ischemia of the liver and a technical procedure of intravital microscopy (IVM) of the liver of the C57BL/6 mouse we evaluated the in vivo efficacy using the murine sequence ssODN 5′-GAAACAGATCGTCCATGGT-3′ (21mer-AS-ODN directed against the p65/Rel A domain of NF-κB). 24 h after s.c. application of the test substance the induction of a hepatic ischemia of the left-lateral liver lobe was induced (60 min). As parameters (after 1, 2, 6, 12 h of reperfusion) were quantified: serum transaminases, sinusoidal perfusion and LEI (by IVM), expression of adhesion molecules (CD 54, CD 106 histochemistry and Northern/Western Blot) as well as parenchymal injury (histology score) in 3 groups of $n=8$ with: a) I/R after 24 h antisense pretreatment (200 nmol) and b) after 24 h pretreatment with a nonsense control sequence as well as c) sham operated animals. *Results*: The LEI in a) was reduced to subnormal values. After the induction by I/R the sinusoidal (sStick) and venular (vStick) stickers throughout the observation period of 24 upon reperfusion was dramatically reduced. The underlying VCAM-1 overexpression upon I/R was in a) 116 % of the baseline value vs. 214 % overexpression in b). The serum AST/ALT peak levels at 6 h were in a) (AST/ALT: $320 \pm 78/455 \pm 117$ U/l) lower than in b) ($1190 \pm 212/930 \pm 155$U/l, $p < 0.05$). *Discussion and Conclusion*: In the murine model the NF-κB antisense strategy proved to reduce hepatic I/R injury. The beneficial effect resulted in an improved sinusoidal perfusion, reduced expression of adhesion molecules and leukocyte-endothelial interaction as well as a reduction of the hepatic tissue injury. Together with the high specificity for the liver the minimal toxicity of this strategy can offer clinical application in liver surgery and transplantation.

Einleitung

Die Ischämie-Reperfusion der Leber stellt für die Chirurgie einen Pathomechanismus mit erheblicher klinischer Relevanz für Morbidität und Mortalität dar. Im Kontext mit Leberresektion und -transplantation repräsentiert die Toleranz der Leber für warme und kalte Ischämie den limitierenden Faktor für den chirurgischen Handlungsspielraum dar. In der Pathogenese des Ischämie-Reperfusionsschadens (I/R-Schaden) nach partiell warmer Ischämie der Leber kommt der pathologisch gesteigerten Leukozyten-Endothel-Interaktion (LEI) eine Schlüsselrolle zu. Die transkriptionell regulierte Überexpression von Chemokinen, Interleukinen und Adhäsionsmolekülen fördert die LEI und bestimmt damit maßgeblich die Ausprägung des I/R-Schadens. Die vorliegende Studie basiert auf früheren in vitro Ergebnissen an murinen sinusoidalen Endothelzellen der Leber, in denen eine NF-κB Blockade mittels Antisense etabliert worden war [1]. Es soll jetzt am murinen Modell in vivo quantifiziert werden, wie mittels Vorbehandlung mit Antisense-Oligodeoxynukleotiden (AS-ODN) gegen die mRNA der p65-Domäne von NF-κB eine therapeutische Nutzung der Reduktion der LEI umsetzbar ist.

Methodik

Nach Etablierung eines murinen Modells der partiellen warmen Leberischämie und der technischen Umsetzung der Intravitalmikroskopie (IVM) der Leber der C57BL/6-Maus wurde mit der murinen Sequenz ssODN 5'-GAAACAGATCGTCCATGGT-3' (21mer-AS-ODN gegen die p65/Rel A-Domäne von NF-κB) die in vivo Effektivität evaluiert. 24 h nach s.c. Applikation der Testsubstanzen erfolgte die Induktion einer hepatischen Ischämie des links-lateralen Leberlappens (60 min). Als Zielparameter (nach 1, 2, 6, 12 h Reperfusion) wurden quantifiziert: Plasma-Transaminasen, sinusoidale Perfusion und LEI (durch IVM), Expression von Adhäsionsmolekülen (CD 54, CD 106 Histochemie und Northern-/Western Blot) sowie Parenchymschädigung mittels Histologie-Score in drei Gruppen (je $n = 8$) mit a) I/R nach 24 h Antisense-Vorbehandlung (200 nmol) und b) nach 24 h Vorbehandlung mit einer Nonsense-Kontrollsequenz sowie c) sham operierte Tiere.

Ergebnisse

Die LEI in Gruppe a) wurde auf subnormale Werte reduziert. Nach I/R war die Induktion sinusoidaler (sStick) und venolärer (vStick) Sticker von 1 bis 24 h nach Reperfusion dramatisch reduziert (s. ◘ Tabelle 1). Die zugrundeliegende VCAM-1-Überexpression nach I/R entsprach in a)

Reperfusion	1 h		6 h		12 h		24 h	
Gruppe	*a*	*b*	*a*	*b*	*a*	*b*	*a*	*b*
vStick [L/mm² Endothel-Oberfläche]	**95****	684	**517***	919	**92****	1923	**82****	618
sStick [L/mm² Leber-Oberfläche]	**107**	112	**83****	353	**55****	462	**22****	414

* $p < 0.05$ vs. b, ** $p < 0.01$ vs. b, L = Leukozyten

116% des Basalwertes gegenüber 214% Überexpression in b). Die Serum-AST/ALT-Spitzenwerte bei 6 h waren in a) (AST/ALT: $320 \pm 78/455 \pm 117$ U/l) wesentlich niedriger als in b) (1190⟩212/930⟩155U/l, $p < 0.05$).

Diskussion und Schlußfolgerung

Im murinen Modell konnte eine potente protektive Wirkung der NF-κB-Antisense-Strategie zur Verminderung des hepatischen I/R-Schadens nachgewiesen werden. Es resultierte eine Verbesserung der sinusoidalen Perfusion, Verminderung der Expression von Adhäsionsmolekülen und Leukozyten-Endothel-Interaktion sowie eine Reduktion des hepatischen Parenchymschadens. Die zentrale Rolle der sinusoidalen Endothelzellen (LSECs) als Interface zwischen Parenchym und Mikrozirkulation [2, 3, 4] erklärt, wieso dieser primäre die LSEC betreffende Effekt so deutlichen Einfluß auf den Gesamtverlauf nach hepatischer Ischämie-Reperfusion hat. Bei der hohen, früher in vitro nachgewiesenen Spezifität für die Leber und minimaler Toxizität [1] eröffnet sich mit dieser Technik eine potentielle Anwendbarkeit in der speziellen Leberchirurgie und Transplantation.

Literatur

1. Banafsche R, Croner R, Conzelmann L, Kremer M, Gebhard MM, Herfarth C, Klar E (2000) Bedeutung der Aktivierung von NF-κB in sinusoidalen Endothelzellen der Leber für Lebermikrozirkulation, systemische Inflammation und Prognose in der polymikrobiellen Sepsis. In: A. Encke, ed, Chirurgisches Forum 2000 für experimentelle und klinische Forschung, Springer, Heidelberg, Bd. 29: 517–520
2. Banafsche R, Gunther L, Nefflen JU, Moutsiou S, Knolle PA, Herfarth C, Klar E (2001) NF-kappa B antisense oligonucleotides reduce leukocyte-endothelial interaction in hepatic ischemia-reperfusion. Transplant Proc 33(7–8): 3726–3727
3. Knolle PA, Gerken G (2000) Local control of the immune response in the liver. Immunol Rev 174: 21–34
4. Menger MD, Richter S, Yamauchi J, Vollmar B (1999) Role of microcirculation in hepatic ischemia/reperfusion injury. Hepatogastroenterology 46 (Suppl 2): 1452–1457

Korrespondenzadresse: Dr. R. Banafsche, Chirurgische Universitätsklinik Heidelberg, Kirschnerstr. 1, 69120 Heidelberg

Methylprednisolon minimiert im Rattenmodel die Ischämie/ Reperfusionsschädigung der Leber durch Reduktion von Apoptose und Inflammation

Methylprednisolone minimizes hepatic ischemia-reperfusion injury through reduction of apoptosis and inflammation in rats

Matthias Glanemann, Romy Strenziok, Simone Münchow, Jan M. Langrehr, Peter Neuhaus, Andreas K. Nuessler

Klinik für Allgemein-, Visceral- und Transplantationschirurgie, Charité Campus Virchow Klinikum, Humboldt Universität Berlin

Abstract

Itroduction: During hepatectomy, temporary hilar occlusion is sometimes necessary to reduce the risk of intraoperative bleeding. Hereafter, the associated ischemia/reperfusion (IR) injury may lead to hepatocellular damage, which might result in postoperative organ dysfunction and organ failure. The aim of our study was to evaluate the protective efficacy of steroid administration prior to hepatic ischemia, and the potential underlying mechanisms. *Material/Methods*: After midline laparotomy male wistar rats (250 – 300 g) underwent total hepatic vascular occlusion for 45 min. One group of animals received methylprednisolone (MP; 30 mg/kg BW), whereas one group served as ischemic control. Both groups were compared with regard to the extent of IR injury using AST-/ALT-/GLDH- serum levels and histological changes. We measured the apoptotic (cytochrom C, caspase 3) and inflammatory (ICAM-1 expression, leukocyte tissue infiltration) activity in the postischemic liver at 0, 3, 6 and 24 h after reperfusion. *Results*: All parameters indicating IR injury (AST/ALT/GLDH levels, histolological damage) revealed a significant protection of MP-administration when compared to ischemic controls. The apoptotic activity in hepatocytes was reduced in MP-treated animals, as demonstrated by a reduced expression of caspase 3 and cytochrom C. In the same way, the inflammatory response was reduced within 24 hours after reperfusion. *Discussion*: Administration of MP prior to hepatic ischemia significantly diminished IR injury. This observation was associated with a reduction of the apoptotic and inflammatory response in the postischemic liver tissue. In conclusion, in surgical situations requiring temporary vascular inflow occlusion administration of MP might minimize postoperative complications due to IR-related organ dysfunction.

Einleitung

Eine transiente Leberischämie ist zuweilen bei Leberresektionen zur Reduktion des intraoperativen Blutverlustes erforderlich. Die dabei auftretenden pathophysiologischen Vorgänge der warmen Ischämie/Reperfusion (IR) können eine erhebliche hepatozelluläre Schädigung bewirken, so daß ein postoperatives Organversagen resultieren kann [1]. Verschiedene Strategien wurden seither angewandt, um die Ischämietoleranz der Leber zu erhöhen [2]. Bereits 1975 berichteten Santiago-Delpin et al. [3], daß durch Vorbehandlung mit Steroiden der IR-Schaden in der Leber von Kaninchen nach warmer Ischämie reduziert werden konnte. Weitere Untersuchungen von Shimada et al. unterstützen diese Beobachtung [4].

Inwieweit durch eine phamakologische Vorbehandlung mit Methylprednisolon (MP) die IR-bedingte Leberschädigung reduziert werden kann und welche protektiven Mechanismen dem zu Grunde liegen, ist daher Gegenstand dieser Studie.

Material/Methoden

Männliche Wistar Ratten (250–300 g) erhielten nach medianer Laparotomie unter Inhalationsnarkose mit Isofluran/Sauerstoff eine totale warme Leberischämie durch Abklemmen des Lig. hepatoduodenale (Pringle-Manöver) für die Dauer von 45 min. Es wurden zwei Studiengruppen hinsichtlich der Intensität der Ischämie/Reperfusionsschädigung verglichen. Gruppe 1 erhielt MP (30 mg/kg KG, IV-Gabe 3 min vor Induktion der Ischämie) während Gruppe 2 (keine Vorbehandlung) als Ischämie-Kontrolle diente. Zur Materialgewinnung wurden die Tiere 0, 3, 6 und 24 h nach Reperfusion durch Ausbluten getötet. Das Ausmaß der hepatozellulären Schädigung wurde biochemisch (Serum-AST/-ALT/-GLDH) und histologisch bestimmt. Zusätzlich wurde die apoptotische (Caspase 3, Cytochrom C) und inflammatorische (ICAM-1 Expression, Leukozyteninfiltration) Aktivität mittels Western Blot und RT-PCR in postischämischem Lebergewebe untersucht. Die Versuche wurden nach Genehmigung der Ethik-Kommission der Humboldt-Universität Berlin gemäß den Tierschutz-Richtlinien durchgeführt.

Ergebnisse

Der Ischämie/Reperfusionsschaden war bei MP-behandelten Tieren gemessen an den Serumenzymen AST, ALT, GLDH und der histologisch nachweisbaren Nekroserate signifikant geringer als in der Ischämie-Kontrolle innerhalb von 24 h nach Leberischämie. Eine reduzierte Expression von Caspase 3 und Cytochrom C in MP-behandelten Lebern wies auf eine deutlich geringere apoptotische Aktivität in der MP-Gruppe hin. Ebenfalls fand sich in MP-behandelten Lebern eine geringere leukozytäre Infiltration sowie eine signifikant geringere Expression von ICAM-1 mRNA als Ausdruck einer verminderten Inflammation.

Diskussion

Durch Vorbehandlung mit MP konnte der hepatozelluläre IR-Schaden nach warmer Leberischämie statistisch signifikant reduziert werden. Diese Ergebnisse sind analog denen anderer Forschungsgruppen [3–5]. Die von uns beobachtete steroidbedingte Hepatoprotektion ging einher mit einer Reduktion der postischämischen apoptotischen und inflammatorischen Aktivität.

Es sollte daher MP routinemäßig bei allen Leberresektionen eingesetzt werden, in denen eine transiente Ischämie (Pringle-Manöver) erforderlich wird, um die Gefahr einer postoperativen Organdysfunktion sowie deren Komplikationen zu minimieren.

Literatur

1. Belghiti J, Noun R, Malafosse R, Jagot P, Sauvanet A, Pierangeli F, Marty J, Farges O (1999) Continuous versus intermittent portal triad clamping for liver resection. A controlled study. Ann Surg 3: 369–375
2. Lentsch AB, Kato A, Yoshidome H, McMasters KM, Edwards MJ (2000) Inflammatory mechanisms and therapeutic strategies for warm hepatic ischemia/reperfusion injury. Hepatology 32: 169–173
3. Santiago-Delpin EA, Figueroa I, Lopez R, Vazquez J (1975) Protective effect of steroids on liver ischemia. Am Surg 41: 683–695
4. Shimada M, Saitoh A, Kano T, Takenaka K, Sugimachi K (1996) The effect of perioperative steroid pulse on surgical stress in hepatic resection. Int Surg 81: 49–51

5. Yamashita Y, Shimada M, Hamatsu T, Rikimaru T, Tanaka S, Shirabe K, Sugimachi K (2001) Effects of preoperative steroid administration on surgical stress in hepatic resection. Arch Surg 136: 328–333

Korrespondenzadresse: Dr. Matthias Glanemann, Klinik für Allgemein-, Visceral- und Transplantationschirurgie, Charité, Campus Virchow Klinikum, Humboldt Universität Berlin, Augustenburger Platz 1, 13353 Berlin, Tel.: 030-450552001, Fax: 030-450552900, e-mail: matthias.glanemann@charite.de

Glycin minimiert Leukozyten-Endothel-Interaktion nach warmer Ischämie durch Inaktivierung der Kupfferzellen

Glycine minimizes leukocyte – endothelium interaction after warm ischemia via mechanisms including inactivation of Kupffer cells

P. Schemmer[1], J. Jost[1], L. O. Conzelmann[1], U. Pöschl[1], A. Mehrabi[1], C. Gutt[1], M.-M. Gebhard[2], M. W. Büchler[1], E. Klar[1]

[1] Chirurgische Universitätsklinik Heidelberg, Abteilung für Allgemein-, Viszeral- und Unfallchirurgie
[2] Abteilung für Experimentelle Chirurgie der Universität Heidelberg

Abstract

Hepatic microcirculation is disturbed after warm ischemia via mechanisms including Kupffer cell-dependent injury which cannot be prevented during major abdominal surgery, i.e. liver resection or transplantation. Since glycine, a non-toxic amino acid, prevents Kupffer cell-activation this study was designed to assess its impact on leukocyte-endothelium interaction in detail. Sprague-Dawley rats (200 – 230 g) were infused with glycine (1.5 ml; 300 mM) to increase serum glycine levels about 4-fold to 1.2 ± 0.1 mM ($p < 0.05$) compared with controls treated with isonitrogenous valine, an amino acid without effects on Kupffer cells. Subsequently, warm ischemia of the left liver lobule was induced for 60 minutes. In vivo microscopy immediately after warm ischemia / reperfusion revealed that glycine totally prevented permanent adhesion of leukocytes in postsinusoidal venules ($p < 0.05$) and significantly reduced this phenomenon in sinusoids from $267 \pm 43/mm^2$ in controls to $66 \pm 13/mm^2$. Further, at 2 hours after warm ischemia glycine significantly reduced AST, ALT and LDH from 375 ± 24 U/l, 402 ± 27 U/l and 3373 ± 351 U/l in controls to 211 ± 27 U/l, 223 ± 31 U/l and 1374 ± 238 U/l respectively. Warm ischemia increased both phagocytosis of fluorescent latex beads (1 μm) more than 3.5-fold to 85 ± 6/microscopic field ($p < 0.05$) and $[Ca^{2+}]_i$ in Kupffer cells about 2-fold to 190 ± 8 nM ($p < 0.05$) which indicates Kupffer cell-activation, being totally prevented with glycine. These results demonstrate for the first time that glycine dramatically reduces injury to livers after warm ischemia via mechanisms including minimized Kupffer cell-mediated leukocyte-endothelium-interaction.

Einleitung

Die Ursachen für postoperative Leberfunktionsstörungen sind häufig unklar. Sowohl warme als auch kalte Ischämie des Lebergewebes, Endotoxinämie und die resultierende Aktivierung von Kupfferzellen mit konsekutiver Störung der intrahepatischen Mikrozirkulation und Steigerung der Leukozyten-Endothel-Interaktion scheinen jedoch für die zugrundeliegenden Pathomechanismen eine zentrale Rolle zu spielen [1, 3, 5]. Bereits das Operationstrauma bei zahlreichen abdominalchirurgischen Eingriffen führt zur Hypoxie [1, 2, 4]. Bei Leberresektionen kommt hinzu, daß der Blutfluß zur Leber häufig zur Kontrolle des intraoperativen Blutverlustes unterbrochen wird. Bei der Lebertransplantation wird sowohl warme als auch kalte Ischämie induziert. Daher kann eine konsekutive Kupfferzellaktivierung und Mikrozirkulationsstörung als Zeichen des Reperfusionsschaden nicht vermieden werden [2, 4]. Da Glycin, eine nicht-toxische Aminosäure, eine Aktivierung von Kupfferzellen verhindert [1], wurde diese Studie konzipiert deren Einfluß auf die Leukozyten-Endothel-Interaktion erstmalig in vivo nach warmer Ischämie zu evaluieren.

Methodik

Tiere und Medikation

Alle Versuchstiere hatten freien Zugang zu Wasser und Tierfutter. Während Sprague-Dawley Ratten (200 – 230 g) der Stickstoff-balancierten Kontrollgruppe 1,5 ml Valin (300 mM), eine Aminosäure ohne Einfluß auf Kupfferzellen, infundiert wurden, erhielten Tiere der Studiengruppe 1,5 ml Glycin (300 mM) unmittelbar vor 60-minütiger warmer Ischämie des linken Leberlappens.

Enzym Assay

Zwei Stunden nach warmer Ischämie wurden 0,3 ml Blut entnommen. Im Serum wurden anschließend mit standard-enzymatischer Methodik GOT, GPT und LDH bestimmt. Glycin wurde im Plasma unmittelbar nach der Infusion durch eine automatisierte Ionenaustausch-Chromatographie mit Ninhydrin bestimmt. Zum Quantifizieren wurde gereinigtes Glycin als interner Standard verwendet.

Isolation von Kupfferzellen

Die Kupfferzellen des linken Leberlappens wurden zwei Stunden nach warmer Ischämie mittels differentieller Zentrifugation mit Percoll nach portaler Perfusion der Leber mit Ca^{2+}- und Mg^{2+}-freier Hanks' balanced salt solution und Kollagenase IV (0,025%) isoliert. Die anschließende Kultivierung der vitalen Zellen erfolgte für 24 Stunden auf 25 mm^2 messenden Deckgläsern in Dulbeco's modifiziertem Eagle's Medium versetzt mit 10% fetalem Kälberserum und Antibiotika (100 U/ml Penicillin G, 100 µg/ml Streptomycin Sulfat) bei 37°C und 5% CO_2.

Messung von intrazellulärem Kalzium ($[Ca^{2+}]_i$)

Vor der fluorometrischen Messung von $[Ca^{2+}]_i$ mittels Kalziumindikator Fura-2 und Mikrospektrofluorometer mit invertiertem Mikroskop wurden die Kupfferzellen für eine Stunde in modifiziertem Hank's Puffer mit 5 µmol/l Fura-2 / Acetoxymethylester und 0,03% Pluronic F127 bei Raumtemperatur inkubiert. Durch Änderungen der Fluoreszenzintensität des Fura-2 Farbstoffes bei Exzitationswellenlängen von 340 nm und 380 nm und Emissionen bei 510 nm ließ sich nach Gabe von Lipopolysacchariden (100 ng/ml) die $[Ca^{2+}]_i$ berechnen.

Intravitalmikroskopie

Unmittelbar nach warmer Ischämie des linken Leberlappens wird dieser behutsam auf einem seiner Form und Größe angepaßten Plastilinbett ausgelagert und mit einem Deckglas bedeckt. Zur Intravitalmikroskopie wurde ein modifiziertes Leitz Orthoplan Stereomikroskop mit Auflichtbeleuchtung verwendet. Natrium-Fluoreszein (2 – 4 µmol/kgKG) wurde intravenös appliziert und zur Beurteilung der azinären Perfusion die einsehbare Leberoberfläche abgefahren. Rhodamin G (0,05 – 00,2 µmol/kgKG) wurde zur Kontrastierung von Leukozyten einmalig injiziert. Zur standardisierten Auswertung der sinusoidalen Perfusion und Leukozyten-Akkumulation wurde nach der Reperfusion die Perfusion von 10 zufällig ausgewählten Azini aufgezeichnet. Am Ende der intravitalmikroskopischen Untersuchung wurden schließlich fluoreszenz-markierte Latexpartikel im Bolus intraarteriell injiziert (3×10^8 Partikel / kgKG; Durchmesser 1,1 µm) und deren Verteilung und Adhärenzverhalten nochmals in 10 Azini dokumentiert. Aktivierte Kupfferzellen zeigen erhöhte Phagozytosebereitschaft. Die quantitative Videoauswertung erfolgte anschließend anhand von Einzelbildern.

Statistik

„One-Way-ANOVA" diente zur statistischen Auswertung. Die Ergebnisse sind als Mittelwert ± Standardabweichung dargestellt.

Ergebnisse

Glycin-Infusion erhöhte den Serum-Glycin Spiegel 4-fach auf $1{,}2 \pm 0{,}1$ mM ($p < 0{,}05$). Intravitalmikroskopisch wurden unmittelbar nach Reperfusion die Leukozyten-Endothel-Interaktion, Phagozytoserate der Kupfferzellen und Anstieg der Serum-Transaminasen beobachtet. Des Weiteren erfolgte eine Messung des $[Ca^{2+}]_i$ in isolierten Kupfferzellen als weiteres Maß für deren Aktivierung.

Während Glycin die permanente Leukozytenadhäsion in den postsinusoidalen Venolen signifikant von 267 ± 43 / mm^2 in der Kontrollgruppe auf 66 ± 13 / mm^2 reduzierte, wurde die temporäre Leukozytenadhäsion nicht beeinflußt. Außerdem führte Glycin zu einem signifikant geringeren Anstieg der Transaminasen. Während die Werte für GOT, GPT und LDH 2 Stunden nach warmer Ischämie bei Kontrolltieren auf 375 ± 24 U/l, 402 ± 27 U/l und 3373 ± 351 U/l anstiegen, konnte in der Glycin-Gruppe ein Anstieg auf nur 211 ± 27 U/l, 223 ± 31 U/l und 1374 ± 238 U/l verzeichnet werden ($p < 0{,}05$). Warme Ischämie führte sowohl zu einer 3,5-fachen Steigerung der Phagozytoserate auf 85 ± 6 fluoreszierende Latex-beads (1 µm) / mikroskopisches Feld ($p < 0{,}05$) als auch zu einer 2-fachen Erhöhung des $[Ca^{2+}]_i$ auf 190 ± 8 nM in Kupfferzellen ($p < 0{,}05$). Beide Phänomene, Zeichen für Kupfferzellaktivierung, konnten mit Glycin verhindert werden.

Diskussion/Schlußfolgerung

Die Leber ist außerordentlich sensibel hinsichtlich der Entwicklung von Ischämie-/Reperfusionsschäden, die nach Shock, Trauma, Transplantation, Resektion und anderen abdominalchirurgischen Eingriffen auftreten können [1, 3]. Die zugrundeliegenden Pathomechanismen werden noch immer nicht vollständig verstanden. Wie erwartet wurde auch in dieser Studie ein entsprechender Anstieg der Transaminasen bereits 2 Stunden nach 60-minütiger warmer Ischämie und anschließender Reperfusion beobachtet. Gemäß der postulierten zentralen Rolle von aktivierten Kupfferzellen und Leukozyten bei der Entwicklung dieser Gewebeschäden [1, 2, 5], waren Kupfferzellen in der Kontrollgruppe bereits 2 Stunden nach Ischämie und Reperfusion aktiviert, was sich sowohl durch eine signifikante Steigerung der Phagozytoseaktivität und durch einen signifikanten Anstieg des $[Ca^{2+}]_i$ wiederspiegelte. Die neutrophilen Granulozyten entwikkelten unmittelbar nach Reperfusion wahrscheinlich hauptsächlich durch die schnelle Expression von P-Selektinen eine temporäre Adhärenz (rolling) auf der Endotheloberfläche postkapillärer Venolen [3]. Adhäsionsmoleküle wie ICAM-1 werden nach Kupfferzell-Aktivierung verstärkt exprimiert [3]. Als Folge kann die nach Reperfusion beobachtete permanente Adhärenz der Leukozyten (sticking) gewertet werden.

Glycin konnte in zahlreichen Tiermodellen den Kupfferzell-abhängigen Ischämie-/Reperfusionsschaden unter Verbesserung der hepatischen Blutzirkulation reduzieren [1, 2]. Die Ergebnisse dieser in vivo Untersuchung zeigen erstmals, dass Glycin Leberschäden nach warmer Ischämie durch Reduktion der Kupfferzell-abhängigen Leukozyten-Endothel-Interaktion minimiert. Falls sich dies klinisch bestätigt, könnte Glycin zur Verbesserung der Organfunktion nicht nur nach Transplantation sondern vor allem auch nach Leberresektion beitragen, zumal bei moderner Leberchirurgie immer kleinere Restvolumina nach Resektion verbleiben, deren Funktion es zu optimieren gilt.

Literatur

1. Wheeler MD, Ikejima K, Enomoto N, Stacklewitz RF, Seabra V, Zhong Z, Yin M, Schemmer P, Rose ML, Rusyn I, Bradford BU, Thurman RG (1999) Glycine: a new anti-inflammatory immunonutrient. Cell. Mol. Life Sci. 56: 843–856
2. Schemmer P, Bradford BU, Rose ML, Bunzendahl H, Raleigh JA, Lemasters JJ, Thurman RG (1999) Intravenous glycine improves survival in rat liver transplantation. Am. J. Physiol. 276: G924–G932
3. Yadav SS, Howell DN, Gao W, Steeber DA, Harland RC, Clavien P-A (1998) L-selectin and ICAM-1 mediate reperfusion injury and neutrophil adhesion in the warm ischemic mouse liver. Am. J. Physiol. 275: G1341–G1352
4. Schemmer P, Enomoto N, Bradford BU, Bunzendahl H, Raleigh JA, Thurman RG (1998) Kupffer cells are activated during major abdominal surgery. Hepatology [Suppl.] 28: 307A
5. Vollmar B, Glasz J, Leiderer R, Post S, Menger MD (1994) Hepatic microcirculatory perfusion failure is a determinant for liver dysfunction in warm ischemia-reperfusiuon. Am. J. Pathol. 145: 1–11

Korrespondenzadresse: Dr. Peter Schemmer, Chirurgische Universitätsklinik, Im Neuenheimer Feld 110, 69120 Heidelberg, Tel.: +49(0)6221/56-6110, Fax: +49(0)6221/56-4215, e-mail: Peter_Schemmer@med.uni-heidelberg.de

Ischämietoleranz der Rattenleber durch alpha-Liponsäure

α-Lipoic acid prevents ischemia-reperfusion injury in rat liver

F. Dünschede[1], *P. Dutkowski*[1], *F. Bittinger*[2], *Th. Junginger*[1]

[1] Klinik für Allgemein- und Abdominalchirurgie, Universität Mainz
[2] Institut für Pathologie, Universität Mainz

Abstract

Ischemia reperfusion injury (IRI) represents a major clinical problem in liver resection and transplantation. The present work investigated the potential of α-lipoic-acid (LA), a well established drug in the therapy of diabetes, to reduce IRI of the rat liver in vivo. Two groups were chosen: one group with injection of 500 μmol α-lipoic acid 15 min before clamping of the left and median liver lobes for 90 min, the other with injection of NaCl 0,9%. Reperfusion was carried out for 1 h and 7 days. The results showed that a-lipoic acid reduced IRI. LDH, α-GST and lipid peroxidation were significantly decreased in the LA-group after 1 h reperfusion indicating less cell death during reperfusion. Caspase 3 activity was significantly decreased with LA. After 1 h reperfusion the bile flow was decreased in both groups about 50%. After 7 days reperfusion bile flow in lipoic acid group was 107% and in the controll only 59%. Microscopy of the ischemic lobes showed IRI with cytoplasmatic vacuols after 1h reperfusion without LA. With LA the ischemic lobes were not injured. α-lipoic acid might represent a new pharmacological approach in attenuating the early and late IRI of the liver. It is safe, easy and fast to applicate and therefore suitable in liver resection and transplantation.

Einleitung

Eine Ursache für Oxidativen Stress der Zelle, bei dem vermehrt cytotoxische Sauerstoffradikale entstehen, ist die Ischämie mit anschliessender Reperfusion eines Organs. Speziell in der Leberchirurgie ist man gezwungen, die Blutzufuhr des gesamten Organs zu unterbinden (Pringle-Manöver), um eine mögliche Blutungskomplikation zu vermeiden. Ein Medikament mit hoher antioxidativer Fähigkeit ist die alpha-Liponsäure (LA). Sie ist etabliert und zugelassen in der Therapie von Diabetikern. Die Wirkungen beruhen auf das Abfangen von Sauerstoffradikalen als starker Reduktor, der Regeneration einzelner Schutzsysteme der Zelle wie z.B. des Gluthations, Vitamins E und C sowie der Induktion von zytoprotectiven Kinasen. Die Liponsäure genügt den Anforderungen eines Medikamentes zum Einsatz in der Leberchirurgie: sie ist sicher, einfach und vor allem schnell zu applizieren. Ziel des Experimentes war es, eine Präkonditionierung der Rattenleber durch alpha-Liponsäure mit einer einzelnen i.v.-Injektion vor Leberischämie zu erzeugen.

Methodik

Es wurden männliche Brown Norway Ratten (250 g) verwendet. Während einer Äthernarkose wurde über eine mediane Laparotomie selektiv eine Ischämie des mittleren und linken Leberlappens der Ratte durch Abklemmen des linken Astes der Portalvene proximal des Abgangs hervorgerufen. Die Ischämiezeit betrug immer 90 Minuten. Es wurde eine Gruppe gebildet in der 15 min. vor Ischämie über die infrahepatische V. cava 500 μM (120 μg) LA injiziert wurde. In der Kontrollgruppe injizierte man zum selben Zeitpunkt NaCl 0,9%. Die Reperfusionszeit in vivo betrug in einer Gruppe 1h und in der anderen Gruppe 7Tage. Vor und während Ischämie sowie in der Reperfusion wurde in allen Gruppen der Gallefluß als Marker der Leberfunktion gemessen. Man gewann Blutserum der Ratte zur Bestimmung der Lactatdehydrogenase (LDH) und der alpha-Gluthation S-Transferase (α-GST). Aus Lebergewebe wurde die Lipidperoxidation sowie die Aktivität der Caspase 3 bestimmt. Die Ischämie- und der Kontrollappen der Leber wurden zu Licht- und Elektronenmikroskopischen Untersuchung in das hiesige pathologische Institut zur Beurteilung der Zellarchitektur gegeben.

Ergebnisse

Nach 1 h Reperfusion betrug die LDH im Serum ohne LA 11460 ± 3659 U/l. Im Serum der Ratte mit LA lag der Wert bei 1058 ± 243 U/l ($n = 6$, $p < 0{,}01$). Die α-GST lag nach 1h Reperfusion ohne LA bei 1346 ± 90 vs. 938 ± 184 µg/l mit LA ($n = 6$, $p < 0{,}01$). Beim Vergleich der Lipidperoxidation im Lebergewebe zeigen sich ohne LA im Kontroll- und Ischämielappen einmal 164 ± 6 und einmal 372 ± 89 nmol/g. Mit LA sinkt die LPO im Kontrollappen auf 70 ± 18 und im Ischämielappen auf 49 ± 23 nmol/g ($n = 6$, $p < 0{,}01$). Die Bestimmung der Caspase 3-Aktivität im Lebergewebe des Ischämielappens nach 1 h Reperfusion ist mit LA negativ im Vergleich des Ischämielappens mit einer 90%-igen Aktivität ohne LA ($n = 6$, $p < 0{,}01$). Bei der Messung des Gallefluß nach 1 h Reperfusion erreichen die Lebern ohne LA 42% des Ausgangswertes (210 ± 79 von 506 ± 102 µl) und mit LA 53% (268 ± 87 von 506 µl). Nach 7 Tagen Reperfusion normalisiert sich der Gallefluß der Ratten mit LA auf 107% (542 ± 104) wobei die Tiere ohne LA nur 59% (298 ± 54) des Ausgangswertes produzieren ($n = 6$, $p < 0{,}01$). In den Lichtmikroskopischen Aufnahmen ist nach 1h Reperfusion im Ischämielappen ohne Liponsäure ein mittlerer bis schwerer Reperfusionsschaden mit deutlichem Zellödem und cytoplasmatischen Vakuolen zu erkennen. In den Elektronenmikroskopischen Aufnahmen sind die Mitochondrien ödematös und die Cristae mitochondriales verstrichen. Dagegen imponiert in den Lebern mit LA eine intakte Zellarchitektur ohne Anzeichen des Reperfusionsschadens. Die Mitochondrien sind in ihrer Struktur gut erhalten (s.u.). Die Aufnahmen des Kontrollappens unterscheiden sich nach 1h Reperfusion nicht. Nach 7 Tagen Reperfusion ist jedoch im Kontrollappen ohne LA ein mittlerer Reperfusionsschaden mit cytoplasmatischen Vakuolen zu sehen. Dagegen ist der Kontrollappen mit LA unauffällig. Der Ischämielappen nach 7 Tagen Reperfusion ist mit LA ebenfalls unauffällig. Ohne LA bildet sich der anfangs beobachtete Reperfusionsschaden im Ischämielappen leicht zurück (■ Abbildung 1).

Diskussion/Schlussfolgerung

Die Präkonditionierung der Rattenleber durch alpha-Liponsäure ist eine bisher nicht bekannte Methode zur Verringerung des Ischämie/Reperfusionsschadens. Im Vergleich zu anderen Substanzen, wie z.B dem α-Tocopherol, ist die Liponsäure leicht, sicher und vor allem schnell zu applizieren [1]. Die hier vorliegenden Daten zeigen, daß durch eine i.v.-Injektion von 500 µmol LA 15 min vor Ischämie eine Ischämietoleranz der Leberzelle erzeugt wird. Die Schädigung des Parenchyms, ausgelöst durch Sauerstoffradikale, zeigt sich sowohl im Kontroll- als auch im Ischämielappen der Leber. Die Lipidperoxidation ist ohne Liponsäure signifikant erhöht. Erst nach 7 Tagen Reperfusion zeigt der Kontrollappen ohne LA einen Reperfusionsschaden, welcher im Ischämielappen ohne LA schon nach 1 h Reperfusion ausgeprägt ist. Der nicht-ischäme Lappen wird also ohne LA durch den Ischämie/Reperfusionsschaden des abgeklemmten Lappens mitgeschädigt. Dies deutet auf eine Mediatorfreisetzung hin, die auch im nicht ischämem Lappen einen deutlichen Zellschdaden zur Folge hat, welcher von der LA verhindert wird. Die Caspase 3-Aktivität im Ischämielappen in der LA-Gruppe ist negativ wogegen die Aktivität in der Gruppe ohne LA erhöht ist. Es wird vermutet, daß die LA über eine Aktivierung der Akt-Kinase eine

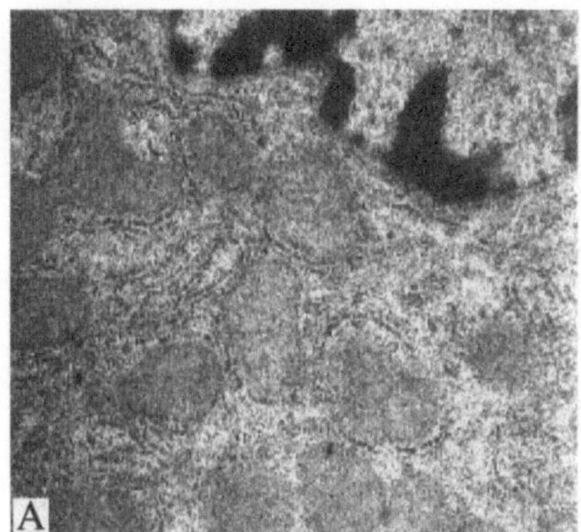

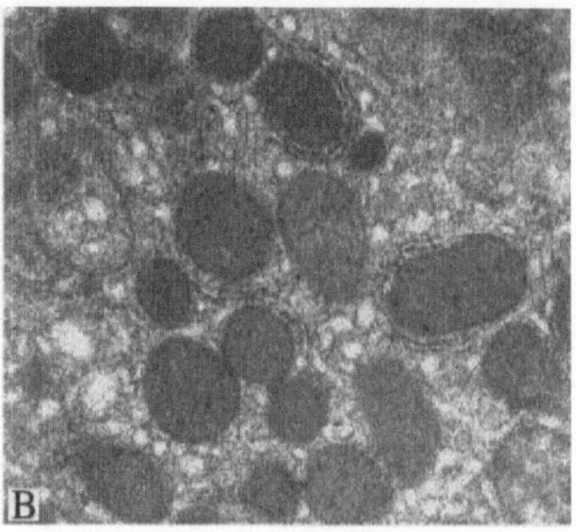

Abb. 1. Elektronenmikroskopische Aufnahmen nach 90min Ischämie und 1h Reperfusion mit und ohne Liponsäure; in A mit LA erhaltenes endoplasmatisches Reticulum, Mitochondrien mit innerer und äußerer Membran sowie feinen cristae mitochondriales; in B ohne LA endoplasmatische Vakuolen als Zeichen des nekrotischen endoplasmatischen Retiuklums, strukturell veränderte Mitochondrien ohne Differenzierung der inneren und äußeren Membran sowie aufgelöste cristae mitochondriales

Zytoprotection sowohl im Kontroll- als auch im Ischämielappen erzeugt [2]. Dabei ist die Funktion der Leber erhalten bzw. regeneriert, denn nach 7 Tagen Reperfusion ist die Galleproduktion der Lebern mit LA auf der Höhe des Ausgangsniveaus, wogegen die Produktion der Leber ohne LA nur 60% des Ausgangswertes erreicht. Die Galleproduktion nach 1 h Reperfusion ist sowohl mit LA als auch ohne LA in beiden Gruppen um etwa 50% erniedrigt. Das zeigt, daß beide Gruppen einen Ischämie/Reperfusionsschaden besitzen. Jedoch verdeutlicht die signifikant erniedrigte Lipidperoxidation, daß die LA bereits in der Frühphase des Ischämie/Reperfusionsschadens eine Zytoprotection bewirkt. Dies ist durch das Abfangen von Sauerstoffradikalen [3] und der Unterstützung zelleigener Schutzsysteme wie z.B. dem des Gluthations erklärt [4]. Die pharmakologische Präkonditionierung mit alpha-Liponsäure könnte eine neue und einfach Methode sein zur Verbesserung der Ischämietoleranz im Rahmen von Leberresektionen oder Transplantationen.

Literatur

1. Giakoustidis D, Papageorgiou G, Iliadis S, Kontos N, Ksotopoulou E, Papachresto A, Tsantilas D, Spyridis C, Takoudas D, Botsoglou N, Dimitriadou A, Giakoustidis E (2002) Intramusccular administration of very high dose of α-Tocopherol protects liver from severe ischemia/reperfusion injury. World J Surg 10: 268–271
2. Müller C, Kiemer A (2002) α-lipoic acid attenuates ischemia reperfusion injury of the rat liver: mechanism of protection, Digitale Publikation LMU München
3. Suzuki YJ, Tsuchiya M, Packer L (1991) Thioctic acid and dihydrolipoic acid are novel antioxidants which interact with reactive oxygen species, Free. Rad. Res. Commun. 15: 155–263
4. Han D, Handelmann G, Marcocci L, Sen CK, Roy S, Kohochi H,Tritschler HJ, Packer L (1997) α-lipoic acid increases de nove synthesis of zellular gluthation by improvimg cystine utilization Biofactors 6: 321–338

Korrespondenzadresse: Dr. med. F. Dünschede, Klinik für Allgemein- und Abdominalchirurgie, Universität Mainz, Langenbeckstr. 1, 55101 Mainz, Tel.: 06131 177291, Fax: 06131 176630, e-mail: dünschede@ach.klinik.uni-mainz.de

p38 MAPK- vermittelte Resistenz der Leber gegen H_2O_2: Ein neues Konzept der Hepatoprotektion durch ischämische Präkonditionierung

Induction of cellular resistance against Kupffer cell-derived oxidant stress: a novel concept of hepatoprotection by ischemic preconditioning

R. J. Schauer[1,3], *A. L. Gerbes*[2], *D. Vonier*[1], *M. op den Winkel*[2], *P. Fraunberger*[4], *K. Meßmer*[3], *M. Bilzer*[2]

[1] Chirurgische Klinik und Poliklinik
[2] Medizinische Klinik II
[3] Institut für Chirurgische Forschung
[4] Institut für Klinische Chemie, Klinikum Grosshadern, Ludwig-Maximilians Universität

Abstract

Ischemic preconditioning (IP) triggers protection of the liver from prolonged subsequent ischemia. We here investigated whether and how IP protects the liver against reperfusion injury caused by Kupffer cell (KC)-derived oxidants, such as H_2O_2. We showed that IP prior to 90 minutes of warm ischemia of rat livers as well as postischemic infusion of glutathione (GSH) significantly reduced cell damage and microvascular reperfusion injury. IP prevented also oxidant cell injury in vitro following KC activation by zymosan or upon selective H_2O_2-exposition (0.5 mM). IP-mediated resistance against H_2O_2 could neither be blocked by an adenosine A2a antagonist (DMPX) nor mimicked by an A2a agonist (CGS21680) whereas p38 MAPK inhibition (SB203580) abolished resistance against H_2O_2. Because induction of p38 MAPK by anisomycin enhanced H_2O_2 resistance of liver cells, we propose a novel concept of IP-mediated hepatoprotection: p38 MAPK-modulated protection of target cells in the liver by enhancing their resistance against KC-derived H_2O_2.

Einleitung

Ischämische Präkonditionierung (IP) ist ein sehr wirksames Verfahren zur Reduktion von Ischämie-Reperfusionsschäden (IRS) nach Pringle Manöver und Lebertransplantation [1, 2]. Die zugrundeliegenden protektiven Mechanismen sind jedoch weitgehend unbekannt. Dagegen gilt die Bildung reaktiver Sauerstoffspezies (ROS) durch aktivierte Kupffer Zellen (KC) als wesentlicher Pathomechanismus des frühen hepatischen Reperfusionsschadens [3]. Ziel dieser Untersuchung war festzustellen, ob und durch welche Mechanismen IP ROS- vermittelte Schäden der Leber vermindern kann.

Methodik

Lewis Ratten (n = 6-8/Gruppe) wurden in vivo einer 90-minütigen, normothermen Ischämie des linken Leberlappens sowie einer 2-stündigen Reperfusion unterzogen (Kontrolle) und mit folgenden Interventionsgruppen verglichen: 1. IP (10 Min. Ischämie / 10 Minuten Reperfusion vor 90 Min. Ischämie; 2. Intravenöse Zufuhr des Antioxidans Glutathion (GSH, 0.2 mmol/h/KG) während der gesamten Reperfusionsszeit; 3. Kombination von IP und GSH-Behandlung. In zusätzlichen Experimenten am Modell der perfundierten Rattenleber wurde der Einfluss der IP auf oxidative Zellschäden nach selektiver KC- Aktivierung durch Zymosan bzw. direkter Zufuhr von H_2O_2 (0.5 mM) untersucht. Statistik: MW ± SEM, ANOVA, T-Test, Mann-Whitney U Test; Signifikanzniveau $p < 0.05$.

Ergebnisse

IP reduzierte den postischämischen AST-Anstieg gegenüber unbehandelten Kontrollen um 75% ($p < 0.05$) und verbesserte sowohl die mikrovaskuläre Perfusion als auch die Leukozyten-Adhärenz am Endothel von Sinusoiden und postsinusoidalen Venolen signifikant ($p < 0.001$). Ein vergleichbarer protektiver Effekt konnte durch eine effiziente Detoxifikation der von KC freigesetzten ROS mittels postischämischer GSH- Infusion erzielt werden. Dieses Ergebnis sowie die fehlende additive Protektion durch Kombination beider Verfahren (IP + GSH) sind vereinbar mit einer Beeinflussung KC-vermittelter oxidativer Zellschäden durch IP. Hierfür spricht auch die Beobachtung, dass sowohl IP als auch die Behandlung mit GSH (0.5 mM) oder Katalase (15 U/L) zu einer vollständigen Prävention von Zellschäden nach selektiver KC Aktivierung führte (◘ Abbildung 1). Desweiteren verminderte IP Störungen des intrazellulären GSH/GSSG- Redox-Systems nach direkter Zufuhr von H_2O_2 (0.5 mM) (◘ Abbildung 2). Die Exposition mit dem p38 MAPK Inhibitor SB203580 (1 μM) führte zu einer vollständigen Aufhebung der IP- vermittelten H_2O_2 – Resistenz während eine direkte Aktivierung der p38 MAPK durch Anisomycin (0.5 μg/ml)

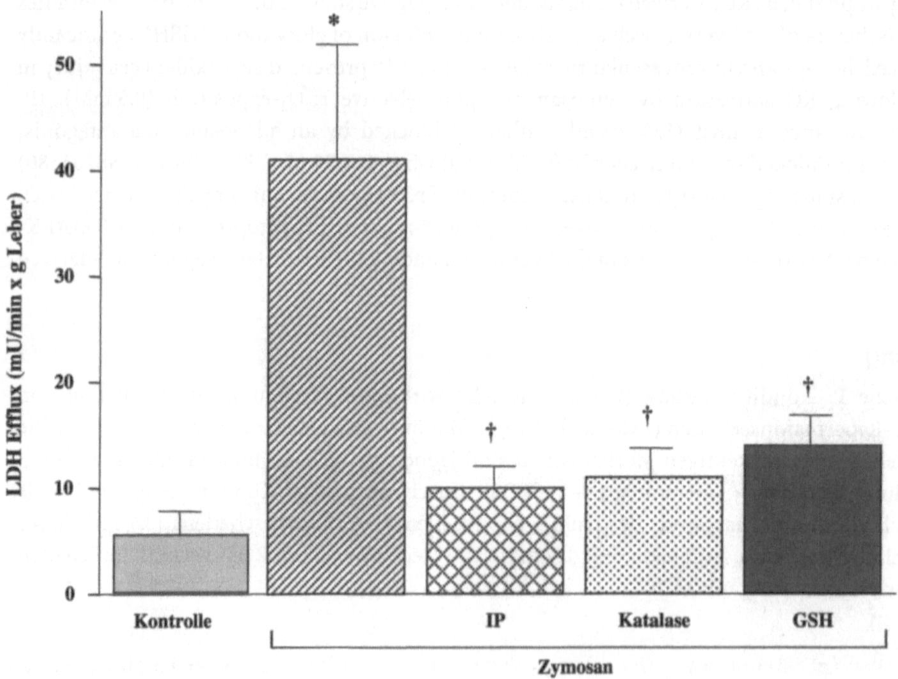

◘ **Abb. 1.** Einfluss von ischämischer Präkonditionierung (IP), Katalase und Glutathion (GSH) auf Leberzellschäden nach Aktivierung von Kupffer Zellen mit Zymosan (perfundierte Rattenleber). $^*p < 0.01$ vs. Kontrolle; $^†p < 0.01$ vs. Zymosan.

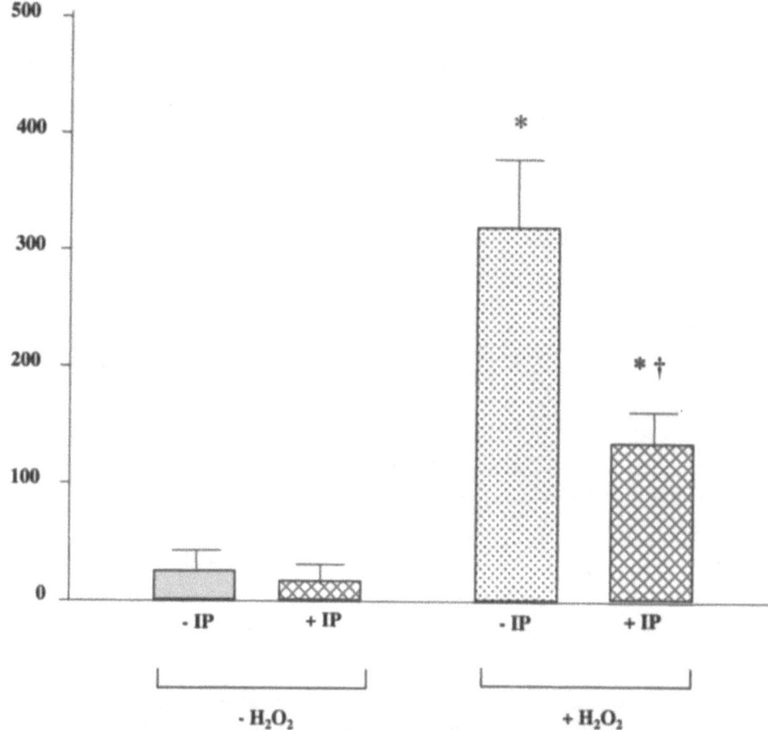

Abb. 2. Einfluss von ischämischer Präkonditionierung (IP) auf H_2O_2- vermittelte Störungen des intrazellulären GSH/GSSG- Redox- Systems (perfundierte Rattenleber). $^*p < 0.01$ vs. Kontrollen; $\dagger p < 0.05$ vs. H_2O_2.

eine H_2O_2 – Resistenz induzierte (Abbildung 3). Weder der Einsatz des Adenosin A2a Antagonisten DMPX noch der A2a Agonist CGS21680 verhinderte bzw. induzierte eine Resistenz gegenüber H_2O_2 (Abbildung 3).

Schlussfolgerung

Reperfusionsschäden der Leber können effektiv durch ischämische Präkonditionierung reduziert werden. Die hier vorliegenden Daten erlauben die Hypothese einer IP- vermittelten Protektion durch eine Steigerung der ROS-Resistenz von Hepatozyten gegenüber H_2O_2 aus aktivierten KC. Dieser Mechanismus wird durch Aktivierung der p38 MAPK vermittelt.

Literatur

1. Lloris-Carsi JM, Cejalvo D, Toledo-Pereyra LH, Calvo MA, Suzuki S (1993) Preconditioning: effect upon lesion modulation in warm liver ischemia. Transplant Proc 25: 3303 – 3304
2. Peralta C, Hotter G, Closa D, Gelpi E, Bulbena O, Rosello-Catafau J (1997) Protective effect of preconditioning on the injury associated to hepatic ischemia-reperfusion in the rat: role of nitric oxide and adenosine. Hepatology 25: 934 – 937
3. Jaeschke H, Farhood (1991) Neutrophil and Kupffer cell-induced oxidant stress and ischemia- reperfusion injury in rat liver. Am J physiol 260: G355 – G362

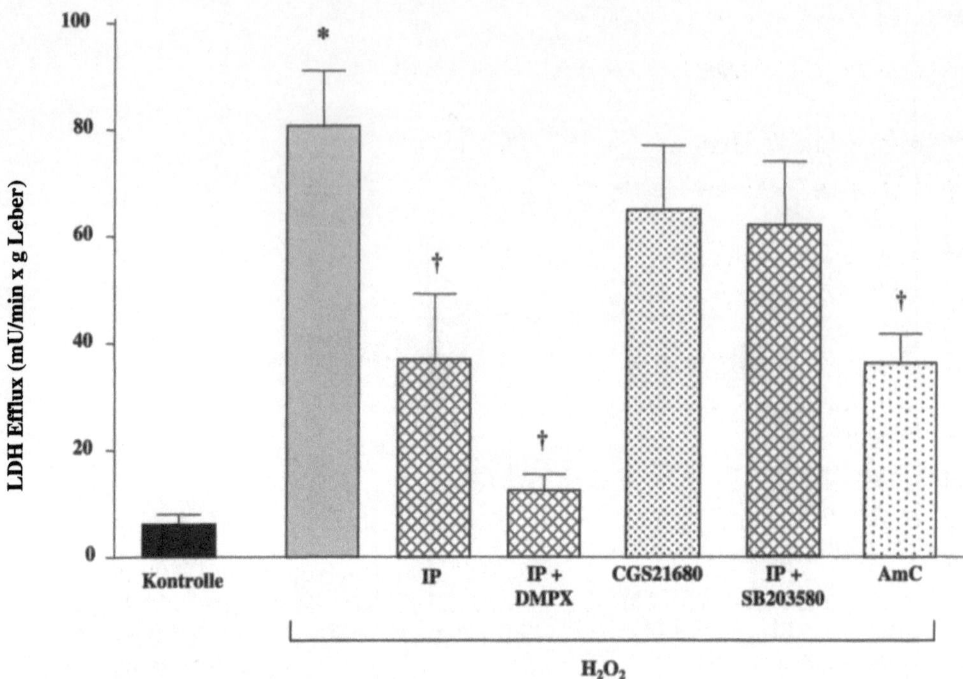

Abb. 3. Protektion vor oxidativen Leberzellschäden durch ischämische Präkonditionierung (IP). DMPX, A2a Antagonist; CGS21680, A2a Agonist; SB203580, p38 MAPK Inhibitor; AmC (Anisomycin C), p38 MAPK Aktivator (perfundierte Rattenleber). $^{*}p < 0.01$ vs. Kontrolle; $^{\dagger}p < 0.05$ vs. H_2O_2.

Korrespondenzadresse: Dr. Rolf Schauer, Chirurgische Klinik und Poliklinik der LMU München, Klinikum Grosshadern, Marchioninistr. 15, 81377 München, Tel.: 089-7095-3560, Fax: 089-7095-8894, e-mail: schauer@gch.med.uni-muenchen.de

XXIII. Ischämie/Reperfusion: Radikale, Leukozyten, Blutplättchen

Eine neue Methode zur mikroskopischen Analyse der transendothelialen Leukozytenmigration *in vivo*

A novel method for the intravital microscopic analysis of leukocyte transendothelial migration in vivo

C. M. Moser[1], *T. Mempel*[1], *J. Hutter*[1], *W. M. Kübler*[2], *F. Krombach*[1]

[1] Institut für Chirurgische Forschung, Klinikum der Universität München
[2] Institut für Physiologie, Freie Universität Berlin

Abstract

The extravasation of leukocytes out of the blood stream is the fundament of many physiological functions of the immune system as well as a main element of pathophysiological processes [1]. Aim of this study was to establish a microscopic approach that allows for the *in vivo* investigation of the cellular and molecular mechanisms of the whole emigration process in mice. Leukocyte rolling, adhesion, and transendothelial migration were investigated in the cremaster muscle C57BL/6 mice under control as well as under inflammatory conditions after local application of either PAF (100 nM, platelet activating factor) or KC (6,25 nM, murine chemokine acting on CXCR2) [2]. Leukocyte-endothelial cell interactions (rolling and adhesion) were analyzed conventionally after labeling of leukocytes with rhodamine 6G *in vivo*. Transmigration was observed and quantified with near-infrared reflective transillumination. This microscopic method provides a pseudo-three-dimensional plasticity of cellular structures. Stimulation with either PAF or KC decreased the number of rolling leukocytes (n/30 sec) significantly ($p < 0.05$) after 30min from 17.4 ± 2.6 (control) to 4.8 ± 0.5 (PAF) and 9.8 ± 2.8 (KC). In contrast, the number of adherent leukocytes (n/10^4 μm^2) was significantly increased from 3.6 ± 0.9 to 18.6 ± 1.3 and 9.6 ± 1.8, respectively. After 60 min, this was followed by a significant increase in the number of emigrated leukocytes (n/10^4 μm^2) from 5.0 ± 1.6 to 22.5 ± 2.3 and 13 ± 2.2, respectively. Taken together, we present a novel microscopic approach featuring the combination of conventional fluorescence microscopy and near-infrared reflective transillumination. This method allows for the *in vivo* investigation of the dynamic process of leukocyte emigration and the underlying cellular and molecular mechanisms in mice.

Einleitung

Die Rekrutierung von Leukozyten aus den Blutgefäßen in Gewebe und Organe nimmt eine zentrale Rolle im Rahmen immunologischer und inflammatorischer Ereignisse ein. Während in den letzten Jahren eine Vielzahl an *in vitro* und *in vivo* Untersuchungen dazu beigetragen haben, die initialen Mechanismen der Leukozytenrekrutierung (Rolling und Adhäsion) zu charakterisieren, stehen momentan nur wenige *in vivo* Modelle zur Untersuchung der transendothelialen Migration zur Verfügung [3]. Ziel unserer Studie war daher die Etablierung einer mikroskopischen Methode, die eine *in vivo* Untersuchung des gesamten dynamischen Leukozyten-Emigrationsprozesses in der Maus erlaubt.

Methodik

Männliche C57BL/6-Mäuse (Wildtyp n = 5, CD62P – / – n = 3, CD54-/- n = 3) wurden in Allgemeinanästhesie (Ketamin/ Xylazin i.p.) auf einer Heizplatte positioniert. In die *A. femoralis* und in die *V. jugularis interna* wurden Polyethylenkatheter zur Kontrolle der Makrohämodynamik und zur Applikation des Farbstoffes Rhodamin 6G und fluoreszierender Mikrosphären zur Bestimmung der Blutfließgeschwindigkeit eingebracht. Nach Präparation des rechten *M. cremaster* [4] wurden in einer Kontrollgruppe (Superfusion: Ringer's solution), einer Gruppe, in der mit 100 nM Platelet-activating factor superfundiert wurde, und einer Gruppe, in der mit 6,25 nM KC, einem murinen CXC-Chemokin, superfundiert wurde, in drei postkapillären Venolen Gefäßdurchmesser, Blutfließgeschwindigkeit, Scherrate sowie Leukozyten-Rolling, -Adhärenz und -Emigration quantifiziert. Leukozyten-Endothelzell-Interaktionen (Rolling und Adhärenz) wurden konventionell nach intravitaler Anfärbung der Leukozyten mit Rhodamin 6G analysiert. Transendotheliale Migration wurde mittels reflexiver Nahinfrarot-Transillumination in rechtwinkligen Arealen (100 μm × 50 μm) beidseits der beobachteten postkapillären Venole quantifiziert. Die Aufnahmen wurden auf Videoband aufgezeichnet und off-line computergestützt ausgewertet.

Ergebnisse

Der Vergleich der Gruppen ergab keinen signifikanten Unterschied des mittleren arteriellen Blutdruckes, des Gefäßdurchmessers, der mittleren Blutfließgeschwindigkeit und der Scherrate. Sowohl Stimulation mit PAF wie auch mit KC verminderte die Anzahl rollender Leukozyten (n/30 Sek.) nach 30 Min. signifikant ($p < 0{,}05$) von $17{,}4 \pm 2{,}6$ (Kontrolle) auf $4{,}8 \pm 0{,}5$ (PAF) und $9{,}8 \pm 2{,}8$ (KC). Im Gegensatz dazu erhöhte sich die Anzahl fest adhärenter Leukozyten ($n/10^4\ \mu m^2$) signifikant von $3{,}6 \pm 0{,}9$ auf $18{,}6 \pm 1{,}3$ und $9{,}6 \pm 1{,}8$. Nach 60 Min. folgte ein signifikanter Anstieg der Anzahl emigrierter Leukozyten ($n/10^4\ \mu m^2$) von $5{,}0 \pm 1{,}6$ auf $22{,}5 \pm 2{,}3$ und $13 \pm 2{,}2$. In CD62P-defizienten Mäusen fanden sich nach 60 Min. PAF-Stimulation kein Leukozyten-Rolling, keine -Adhärenz und keine -Emigration. CD54-Defizienz ging nach 60 Min. PAF-Stimulation mit keiner Änderung des Leukozyten-Rollings jedoch mit einer starken Reduktion der Anzahl adhärenter und emigrierter Leukozyten einher.

Diskussion

Die transendotheliale Leukozytenmigration ist Voraussetzung für die immunologische Abwehr pathogener Erreger und die Tumorzellelimination. Durch die Verwendung reflexiver Nahinfrarot-Transillumination ist es möglich, den dynamischen Prozess der transendothelialen, wie auch der interstitiellen Migration von Leukozyten intravitalmikroskopisch zu untersuchen. Die Verwendung monochromatischen Lichts der Wellenlänge 683 nm führt zur Reduktion der Hämoglobin- und Myoglobinextinktion und zu einer höheren Eindringtiefe ins Gewebe. Die geringere Energieübertragung auf das Präparat erlaubt längere Beobachtungszeiten bei gleichzeitiger Minimierung der Phototoxizität. Schließlich erzeugt die reflexive Transillumination eine pseudo-dreidimensionale Plastizität, die eine Identifikation emigrierter Leukozyten und endothelialer Strukturen erlaubt. Mit der Kombination konventioneller intravitaler Fluoreszenzmikroskopie und reflexiver Nahinfrarot-Transillumination präsentieren wir einen neuen mikroskopischen Ansatz zur *in vivo* Analyse des dynamischen Prozesses der Leukozytenrekrutierung in der Maus. Dadurch entsteht die Möglichkeit, die zellulären und molekularen Mechanismen der Leukozytenrekrutierung, insbesondere der transendothelialen Migration, und ihre individuelle Bedeutung im gesamten Emigrationsprozess mittels pharmakologischer Interventionen und/oder gen-modifizierter Tiere *in vivo* zu untersuchen.

Literatur

1. Geng JG (2001) Directional migration of leukocytes: their pathological roles in inflammation and strategies for development of anti-inflammatory therapies. Cell Res 11: 85–88
2. Hickey MJ, Forster M, Mitchell D, Kaur J, De Caigny C, Kubes P (2000) L-selectin facilitates emigration and extravascular locomotion of leukocytes during acute inflammatory responses in vivo. J Immunol 165: 7164–7170
3. Muller WA (2001) Migration of leukocytes across endothelial junctions: some concepts and controversies. Microcirculation 8: 181–193
4. Baez, S (1973) An open cremaster muscle preparation for the study of blood vessels by in vivo microscopy. Microvasc Res 5: 384–394

Korrespondenzadresse: Christian Moser, Institut für Chirurgische Forschung, Universität München, Marchioninistr. 27, 81377 München, Tel.: 089/7095-4357, Fax: 089/7095-4353, e-mail: christian.moser@stud.uni-muenchen.de

Einfluß von Immunsuppressiva auf die Mikrozirkulation und Leukozyten Endothelinteraktion nach Ischämie Reperfusion

Impact of immun suppressive drugs on postischemic microcirculation and leukocyte endothelium interaction

M. Steinbauer[1], *M. Guba*[1], *D. Fröhlich*[2], *C. Zülke*[1], *E. K. Geissler*[1], *M. Anthuber*[1], *K.-W. Jauch*[1]

[1] Klinik und Poliklinik für Chirurgie

[2] Klinik für Anästhesiologie, Universität Regensburg

Abstract

As ischemia/reperfusion injury (I/R) and rejection are closely interrelated phenomena, we aimed to examine the impact of immunosuppressive drugs on microvascular I/R injury *in vivo* and *in vitro*. By means of intravital microscopy leukocyte-endothelial interaction, functional capillary density (*FCD*), and microvascular permeability were investigated after application of immunosuppressive doses of Cyclosporin A (CyA, 20 mg/kg), Tacrolimus (FK 506, 0.4 mg/kg) and Mycophenolat Mofetil (MMF, 20 mg/kg) (n = 6) in a model of 3 h pressure induced ischemia in the dorsal skinfold chamber of BalbC mice. The effect of CyA, FK 506 and MMF on *in vitro* leukocyte adherence and adhesion molecule expression (ICAM-1,VCAM-1, E-selectin determined by FACS) on IL-1β stimulated HUVEC cells were assessed. CyA and FK 506 significantly reduced microvascular I/R injury, indicated by reduced leukocyte adhesion, improved macromolecular permeability and FCD *in vivo*. *In vitro*, CyA and FK 506 attenuated PMN adherence, ICAM-1, VCAM-1 and E-selectin expression. Although MMF inhibited endothelial adhesion molecule expression as well, it was less effective in reducing PMN adhesion *in vitro* as well as attenuating microvascular I/R injury *in vivo*, indicating an endothelial specificity of MMF. The efficacy of CyA and FK506 on I/R injury raises the question of a earlier treatment of donors and may explain the inefficiency of new drugs attenuating I/R in clinical trials

Einleitung

Sowohl der akute Ischämie/Reperfusionsschaden (I/R) als auch die chronische Transplantatdysfunktion spielen für die Prognose eines Transplantates eine entscheidende Bedeutung. Vor allem die Veränderung des mikrovaskulären Endothels und hier vor allem die Leukozyten-Endothelinteraktion nach schädigenden Einflüssen wie I/R, scheinen für die chronische Transplantatdysfunktion verantwortlich zu sein. Ziel unserer Studie war es deshalb systematisch den Einfluß der gebräuchlichen Immunsuppressiva Cyclosporin A (CyA), Tacrolimus (FK 506) und Mycophenolat-Mofetil (MMF) auf den mikrovaskulären I/R-Schaden *in vivo* und *in vitro* zu untersuchen.

Material und Methoden

Zwei Tage nach Implantation der transparenten Rückenhautkammer an der Balb/C Maus wurden mittels intravitaler Fluoreszensmikroskopie die funktionelle Kapillardichte (FCD), makromolekulare Permeabilität und Leukozyten-Adhärenz 0,5, 2 und 24 h nach 3 stündiger Druckischämie untersucht. Die Tiere der 4 Gruppen (n = 6) erhielten 1 h vor Ischämie-Induktion eine i.v. Injektion von 1) NaCl 0,9%, 2) 20 mg/kg CyA, 3) 0,4 mg/kg FK506 oder 4) 20 mg/kg MMF

Die Bestimmung der Leukozyten-Adhärenz und der Expression der Adhäsionsmoleküle (ICAM-1, VCAM-1 und E-Selektin) nach IL-1β Stimulation an humanen Nabelschnur-Endothelzellen (HUVECs) erfolgte mittels eines statischen Leukozytenadhärenzassays bzw. mittels Durchflußzytometrie.

Ergebnisse

Sowohl CyA als auch FK506 in einer normalen immunsuppressiven Dosierung führen *in vitro* als auch *in vivo* zu einer signifikanten Verminderung der Leukozyten-Endothelinteraktion (2 h nach Reperfusion: CyA $60 \pm 37{,}3\ mm^{-2}$, FK 506: $59 \pm 32{,}6\ mm^{-2}$ vs. NaCl: $529 \pm 131{,}8$) und der postischämischen makromolekularen Permeabilität *in vivo* (2 h nach Reperfusion: CyA $0{,}65 \pm 0{,}08$, FK506 $0{,}68 \pm 0{,}03$ vs. NaCl $1{,}01 \pm 0{,}10$). Die Mikrovaskuläre Perfusion wird nur durch FK 506 0,5h nach Reperfusion signifikant verbessert (FK506: $104 \pm 9{,}3\ cm^{-1}$ vs. NaCl: $48 \pm 8{,}9\ cm^{-1}$). *In vitro* waren alle 3 Immunsuppresiva – incl. MMF – in der Lage die Expression der endothelialen Adhäsionmoleküle ICAM-1, VCAM-1 und E-Selektin signifikant zu reduzieren.

Diskussion/Schlussfolgerung

Tacrolimus und Cyclosporin A führen neben Ihrer immunsuppressiven Wirkung zu einer Reduktion des I/R Schadens und hier insbesondere der postischämischen Leukozytenadhärenz und der makromolekularen Permeabilität. Für Mycophenolat-Mofetil konnte nur eine Wirkung auf die endotheliale Adhäsionsmolekülexpression beobachtet werden. Die hier gezeigten protektiven Effekte von CyA und FK506 lassen auch eine Spendervorbehandlung sinnvoll erscheinen und könnten, durch Maskierung, für die negativen Ergebnisse von anderen Medikamenten zur Verminderung des I/R Schadens in klinischen Studien verantwortlich sein.

Korrespondenzadresse: Dr. Markus Steinbauer, Klinik und Poliklinik für Chirurgie, Universität Regensburg, Franz-Josef-Strauß-Allee 11, D-93042 Regensburg, Phone: ++49-941/944-0, Fax: ++49-941/944-6932, e-mail: markus.steinbauer@klinik.uni-regensburg.de

VIP verbessert die Nierendurchblutung und den Mukosaschaden nach intestinaler Ischämie und Reperfusion

VIP improves renal perfusion and ameliorates mucosal damage following intestinal ischemia and reperfusion

I. Leister[1], C. N. Gutt[2], H. Becker[1], P. M. Markus[1]

[1] Abteilung für Allgemeinchirurgie, Georg-August-Universität Göttingen
[2] Abteilung für Allgemein- und Unfallchirurgie, Ruprecht-Karls-Universität Heidelberg

Abstract

Background: The present study investigates the effects of the vasoactive hormones VIP (vasoactive intestinal polypeptide) and GRP (gastrin releasing peptide) on the renal perfusion and the mucosal damage following intestinal ischemia and reperfusion in the rat model. *Method:* Wistar rats underwent laparotomy under ether-anaesthesia and continuous hemodynamic monitoring. By clamping the superior mesenteric artery intestinal ischemia was induced for a period of 40 minutes followed by 60 minutes of reperfusion. The control group was prepared in a similar fashion without clamping of intestinal vessels. Ten minutes before starting reperfusion, VIP (50 pmol/kg/h) and GRP (200 pmol/kg/h) respectively were continuously infused intravenously in the experimental groups. By means of a perivascular ultrasound probe, renal perfusion was measured continuously throughout the experiment in the renal vein (ml/min.). The intestinal mucosal damage was investigated using the Chiu score (1 – 5). Significant differences ($p < 0,05$) were evaluated using the Tukey's-test after performing a multivarianz-analysis (ANOVA). *Results:* Intestinal ischemia resulted in a significant increase of the renal blood flow compared to the control group (control: 95.9 ± 7.4; IIR: 111.6 ± 8.9) followed by a decrease in the phase of reperfusion (control: 106.0 ± 5.3; IIR: 77.8 ± 8.4). Administration of VIP led to a significant improvement of the renal perfusion during reperfusion in comparison with the non-treated IIR-group. (IIR: 77.8 ± 8.4; IIR + VIP: 106.6 ± 2.2). GRP did not result in any significant changes in renal blood flow (blood flow is given as a percentage of intraindividual control ± SEM). Furthermore IIR resulted in a significant intestinal mucosal damage compared to the control group. Administration of VIP significantly attenuated this mucosal damage compared to the non-treated IIR group. GRP did not alter the mucosal damage significantly in our animal model (control: $0,04 \pm 0,02$; IIR: $2,38 \pm 0,46$; IIR + VIP: $1,35 \pm 0,21$; IIR + GRP: $2,21 \pm 0,3$). *Conclusion:* IIR resulted in a decrease of renal perfusion during reperfusion as well as in a significant intestinal mucosal damage compared to the control group. These alterations are possibly responsible for disturbances in renal function as well as an increased postoperative resorption of enterotoxins. Intravenously administration of the vasoactive hormone VIP may improve renal perfusion during intestinal reperfusion and attenuates intestinal mucosal damage.

Einleitung

Die intestinale Ischämie und Reperfusion (IIR) stellt mit einer perioperativen Mortalität von bis zu 80% ein bedeutendes klinisches Problem dar. Neben dem betroffenen Dünndarm haben postoperative Funktionsstörungen der primären Schockorgane wie Lunge und Niere eine besondere Bedeutung [1]. Ziel der vorliegenden Studie war es die Auswirkungen der IIR auf die

Nierendurchblutung sowie den intestinalen Mukosaschaden unter besonderer Berücksichtigung der vasoaktiven Hormone VIP (vasoaktive intestinal polypeptide) und GRP (gastrin releasing peptide) am Rattenmodell zu untersuchen.

Methodik

Wistar Ratten (n = 12) wurden unter Ethernarkose und hämodynamischem Monitoring laparotomiert. Durch Abklemmen der Arteria mesenterica superior wurde für 40 Minuten eine Dünndarmischämie induziert, gefolgt von einer Phase der Reperfusion von 60 Minuten. Die Kontrollgruppe wurde in gleicher Weise jedoch ohne Abklemmen der Arteria mesenterica superior präpariert. In den Hormongruppen wurde 10 Minuten vor Beginn der Reperfusion VIP (50 pmol/kg/h) bzw. GRP (200 pmol/kg/h) intravenös infundiert. Mittels Ultraschallsonde wurde die Durchblutung in der Vena renalis (ml/min) gemessen. Der Mukosaschaden des Dünndarms wurde mittels Chiu score (0 – 5) [2] semiquantitativ erfasst. Signifikante Unterschiede wurden mittels Tukey's-Test nach Multivarianzanalyse (ANOVA) ermittelt ($p < 0{,}05$).

Ergebnisse

Die intestinale Ischämie führte zu einem signifikanten Anstieg der Nierendurchblutung im Vergleich zur Kontrollgruppe (Kontrolle: 95.9 ± 7.4; IIR: 111.6 ± 8.9), gefolgt von einem Abfall in der Phase der Reperfusion (Kontrolle: 106.0 ± 5.3; IIR: 77.8 ± 8.4). Nach Gabe von VIP zeigte sich eine signifikante Verbesserung der Nierendurchblutung während der Reperfusion im Vergleich zur IIR Gruppe ohne Hormon (IIR: 77.8 ± 8.4; IIR + VIP: 106.6 ± 2.2). Die Gabe von GRP führte zu keiner signifikanten Veränderung des Blutflusses (Blutfluss in % der intraindividuellen Kontrolle ± SEM).

Darüber hinaus führte die IIR zu einem signifikanten Mukosaschaden des Dünndarms im Vergleich zur Kontrollgruppe. Nach Gabe von VIP kam es zu einer Verminderung dieses Mukosaschadens im Vergleich zur IIR Gruppe ohne Hormon. Die Gabe von GRP bewirkte keine signifikante Veränderung des Mukosaschadens (Kontrolle 0,04 ± 0,02; IIR: 2,38 ± 0,46; IIR + VIP: 1,35 ± 0,21; IIR + GRP: 2,21 ± 0,3).

Diskussion

Die IIR führt im Rattenmodell zu einer signifikanten Verschlechterung der Nierendurchblutung in der Phase der Reperfusion und zu einem signifikanten Mukosaschaden des Dünndarms im Vergleich zur Kontrollgruppe. Diese Veränderungen sind möglicherweise ein Korrelat beschriebener postoperativer Störungen der Nierenfunktion [3] sowie einer gesteigerten Enterotoxinresorption [4, 5]. Die intravenöse Gabe des vasoaktiven Hormons VIP kann die Nierendurchblutung in der Phase der Reperfusion verbessern und den Mukosaschaden des Dünndarms verringern.

Literatur

1. Post S, Meßmer K (1996) Die Rolle des Reperfusionsschadens. Der Chirurg 67:318–323.
2. Chiu CJ, Mc Ardle AH, Brown R, Scott HJ, Gurd FN (1970) Intestinal mucosal lesion in low flow states: a morphological, hemodynamic and metabolic reappraisal. Arch Surg 101: 478–483
3. La Noue JL Jr, Turnage RH, Kadesky KM, Guice KS, Oldham KT, Meyers SI (1996) The effect of intestinal reperfusion on renal function and perfusion. J Surg Res 64: 19–25
4. Liu DL, Jeppsson B, Hakansson CH, Odselius R (1996) Multiple-system organ damage resulting from prolonged hepatic inflow interruption. Arch Surg 131: 442–447
5. Wettanasirichaigon S, Menconi MJ, Delude RL, Fink MP (1999) Effect of mesenteric ischemia and reperfusion or hemorrhagic shock on intestinal mucosal permeability and ATP content in rats. Shock 12: 127–133

Korrespondenzadresse: Dr. med. Ingo Leister, Abteilung für Allgemein- und Transplantationschirurgie, Georg-August-Universität, 37075 Göttingen, Fax: +49 551 396106, e-mail: Ileiste@chirurgie-goettingen.de

NF-kappa B vermittelte NOS-2 Expression wirkt protektiv bei isolierter Dünndarmischämie

NF-kappa B-mediated NOS-2 expression is protective after intestinal ischemia

Natascha C. Nüssler, Andrea R. Müller, Peter Neuhaus, Andreas K. Nüssler

Klinik für Allgemein- Viszeral- und Transplantationschirurgie, Charité, Campus Virchow-Klinikum, Humboldt Universität zu Berlin

Abstract

Introduction: Intestinal ischemia/reperfusion injury (IRI) is characterized by tissue destruction in the gut and accompanying cellular damage in the liver. The detrimental effects of intestinal IRI can be diminished by the administration of interleukin-2 (IL-2). This study focused on the question whether the beneficial effect of IL-2 is mediated through activation of NFκB/Rel and subsequently increased expression of NOS-2. *Methods*: Intestinal ischemia was achieved in Lewis rats by selective clamping of the superior mesenteric artery for 60 minutes. IL-2 or IL-10 were administered IV before reperfusion. Animals were sacrificed 1 h, 4 h and 24 h after reperfusion. Blood and tissue samples were obtained for analysis of serum levels of NO_2^-/NO_3^-, hyaluronic acid (HA) and aminoaspartat-transaminase (AST) as well as for RT-PCR of the inducible nitric-oxide-synthase (NOS-2) mRNA. The activation of NFκB/Rel was determined by electro-mobility-shift assays (EMSA) in nuclear extracts. *Results*: IR resulted in tissue destruction in the intestine and liver indicated by elevated HA and AST serum levels. In addition, NFκB/Rel activation and increased NOS-2 mRNA expression were detected in both organs after IR. IL-2 administration resulted in clinical improvement of the animals and was associated with additionally increased NFκB/Rel activation and enhanced NOS-2 mRNA expression, as well as increased serum levels of NO_2^-/NO_3^-. In contrast, IL-10 resulted in increased tissue damage and failed to enhance NFκB/Rel activity, NOS-2 mRNA expression or NO_2^-/NO_3^- serum levels. *Conclusion*: This study provides evidence for controversial effects of IL-2 and IL-10 on IRI, which may have been mediated through transcriptional regulation of NOS-2 gene expression. The beneficial effect of IL-2 was associated with activation of NFκB/Rel, and subsequently increased NOS-2 activity in the intestine and liver. In contrast, the administration of IL-10 failed to improve the outcome in IRI. The negative effect of IL-10 could be attributed to a diminished NFκB/Rel activation and subsequently reduced NOS-2 activity.

Einleitung

Der intestinale Ischämie/Reperfusionsschaden (I/RS) ist durch eine Gewebeschädigung des Dünndarms, sowie durch eine gleichzeitig auftretende hepatische Zellschädigung gekennzeichnet [1]. Eine Minderung des Gewebeschadens beider Organe lässt sich durch Stimulation der inflammatorischen Antwort mittels Interleukin-2 (IL-2) erreichen. Unklar ist bislang jedoch der Mechanismus dieses protektiven Effektes. In der vorliegenden Studie wurde untersucht, ob der positive Effekt der IL-2 Gabe nach intestinaler Ischämie auf einer Aktivierung von NFκB/Rel und einer nachfolgenden vermehrten Expression von NOS-2 beruht [2, 3].

Methodik

Männliche Lewis-Ratten wurden einer 60 min. Dünndarmischämie durch selektives Abklemmen der A. mesenterica superior unterzogen. Kontrolltiere wurden nur laparatomiert. Vor Reperfusion wurde IL-2 (40 µg/kg), IL-10 (40 µg/kg) oder NaCl i.v. verabreicht. 1, 4 und 24 Stunden nach Reperfusion wurden Blut- und Gewebeproben aus Dünndarm und Leber zur Bestimmung von Transaminasen (AST), Hyaluronsäure (HA) und der Konzentration von NO_2^-/NO_3^- im Serum und zur quantitativen Bestimmung der NOS-2 mRNA Expression mittels TaqMan PCR gewonnen. Die Analyse der NFκB/Rel Aktivität erfolgte mittels electro-mobility-shift Assay (EMSA) aus nukleären Proteinextrakten der Gewebeproben.

Ergebnisse

Intestinale IR führte zu einer Gewebeschädigung in Darm und Leber, nachweisbar an einer signifikanten Erhöhung der Serumkonzentrationen von HA und AST. Gleichzeitig kam es in Darm und Leber zu einer Aktivierung von NFκB/Rel und einer im Vergleich zur Kontrolle verstärkten Expression der NOS-2 mRNA. Die Gabe von IL-2 verminderte den Gewebeschaden nach IR und führte zu einer zusätzlichen signifikanten Zunahme der NFκB/Rel Aktivität und einer nachfolgenden weiteren Steigerung der NOS-2 mRNA Expression. Die gesteigerte NOS-2 Expression war mit einer signifikanten Erhöhung der NO_2^-/NO_3^- Serumkonzentration verbunden.

Im Gegensatz zu diesem positiven Effekt der IL-2 Gabe war nach Gabe von IL-10 eine Zunahme sowohl des hepatischen als auch des intestinalen IR-Schadens zu beobachten. Gleichzeitig war nach IL-10 Applikation im Vergleich zu unbehandelten Tieren weder eine Steigerung der NFκB/Rel Aktivität, noch der NOS-2 mRNA Expression nachweisbar. Zusätzlich fand sich nach IL-10 Gabe eine Verminderung der Serumkonzentration von NO_2^-/NO_3^-.

Diskussion

IL-2 und IL-10 entfalten gegensätzlichen Effekte auf den intestinalen Ischämie-Reperfusionsschaden. In der vorliegenden Studie konnte gezeigt werden, dass der positive Effekt von IL-2 auf der Induktion endogener Schutzmechanismen, wie der Expression von NOS-2 und der damit verbundenen Produktion von NO beruht. Im Gegensatz dazu lässt sich der negative Effekt des antiinflammatorischen IL-10 mit einer Hemmung der NOS-2 Aktivität erklären [4]. Eine wichtige Rolle scheint dabei der Transkriptionsfaktor NFκB zu spielen [2]. So ging der Steigerung NOS-2 Expression nach IL-2 Gabe eine Zunahme der NF-κB/Rel Aktivität voraus, wohingegen die verminderte NOS-2 Expression nach IL-10 Gabe mit einer verminderten NF-κB/Rel Aktivität verbunden war.

Schlussfolgerung

Die Gewebeschädigung im Rahmen des intestinalen IR/S kann durch Gabe des proinflammatorischen IL-2 vermindert werden. Ursache des protektiven Effektes ist die NF-κB/Rel vermittelte Steigerung der NOS-2 Expression und NOS-2 Aktivität.

Literatur

1. Moore EE, Moore FA, Franciose RJ, Kim FJ, Biffl WL, Banerjee A (1994). The post-ischemic gut serves as a priming bed for circulating neutrophils that provoke multiple organ failure. J Trauma 37: 881–887
2. Neurath MF, Becker C, Barbulescu K (1998) Role of NF – κB in immune and inflammatory responses in the gut. Gut 43: 856–860

3. Mueller AR, Platz K, Schirmeier A, Nüssler NC, Seehofer D, Schmitz V, Nussler AK, Radke C, Neuhaus P. (2000) L-arginine application improves graft morphology and mucosal barrier function after small bowel transplantation. Transplant Proc 32: 1275–1277
4. Ameredes BT, Zamora R, Gibson KF, Billiar TR, Dixon-McCarthy B, Watkins S, Calhoun WJ (2001) Increased nitric oxide production by airway cells of sensitized and challenged IL-10 knockout mice. J Leukoc Biol 70: 730–736

Korrespondenzadresse: Priv.-Doz. Dr. med. Natascha C. Nüssler, Klinik für Allgemein- Viszeral- und Transplantationschirurgie, Charité Campus Virchow-Klinikum, Humboldt Universität zu Berlin, Augustenburger Platz 1, 13353 Berlin, Tel.: 030/450 552623, Fax: 030/450 552960, e-mail: natascha.nuessler@charite.de

Die intravenöse Gabe des Polyphenols Epigallocatechin Gallate führt zu einer Verminderung der Superoxidradikal Entstehung im postischämischen Gewebsschaden

Epigallocatechin gallate can significantly decrease oxygen free radicals in reperfusion injury in vivo

A. W. Philipp, L. Schlenzka, J. W. Mall, R. Büttemeyer

Klinik für Allgemein-, Viszeral-, Gefäß- und Thoraxchirurgie, Universitätsklinikum Charité der Humboldt Universität zu Berlin

Abstract

Objective: There is experimental evidence that oxygen derived-free radicals (*Superoxide* (O_2^-)) play a key role in tissue damage in ischemia/reperfusion injury. Among various antioxidants tested *in vitro*, natural polyphenols like Epigallocatechine Gallate (EGCG) show a 170 fold higher scavenging activity for O_2^- than ascorbic acid. A recently developed cytochrome c based biosensor facilitates on-line *in-vivo* monitoring of O_2^- concentrations in the muscle tissue. We therefore conducted an animal study in order to investigate the impact of EGCG on O_2^--production during reperfusion after defined periods of ischemia in the muscle tissue of the rat. *Materials and Methods*: Arteria and vena femoralis were dissected below the inguinal ligament in male Wistar rats. The cytochrome c based biosensor was placed in the M. gastrocnemius. Ischemia was induced by clamping the femoral vessels. Ischemia times were either 60 ($n = 14$) or 120 ($n = 14$) minutes. Six animals in each group received 4mg/kg body weight EGCG intravenously at time of reperfusion, another six animals in each group served as control (no treatment), additionally two animals in each group received the same volume of saline instead of EGCG. The current response of the biosensor corresponding to the O_2^- concentrations *in vivo* was recorded on a PC. The gastrocnemius muscles were harvested for histological evaluation. Statistical data analysis was performed according to Wilcoxon and 2 tailed T-Test. *Results*: Median maximum O_2^- concentration after 60 minutes ischemia was 188,18nM (23pA) compared to 90 nM (11 pA) ($p < 0{,}01$) with EGCG application. Median value O_2^- after 120 minutes was 220nM (27pA) and 135nM (16,5pA) ($p < 0{,}01$) with EGCG, respectively. Histological analysis showed advanced muscle cell injury and neutrophil infiltration in the group without EGCG. No O_2^- reduction could be verified administering saline instead of EGCG. *Conclusion*: For the first time the scavenging activity of an antioxidant could be verified *in vivo* on-line. EGCG significantly diminished O_2^- tissue concentrations after 60, respectively 120 minutes ischemia by nearly 50% on average, pointing out its potential.

Einleitung

Freie Superoxidradikale spielen eine Schlüsselrolle in der Entstehung des Gewebeschädigung beim Ischämie-Reperfusionsschaden. Bisherige Arbeiten zur Wertigkeit von Antioxidantien beschränken sich auf histologische Untersuchung [1]. Mit einem neu entwickelten Biosensor auf Cytochrom C Basis ist es erstmalig möglich eine Messung der Superoxid-Radikal (O_2^-) Konzentration im Muskelgewebe in der Reperfusionsphase online durchzuführen [2]. Ziel dieser Studie war es die Superoxidkonzentration nach Gabe von Epigallocatechin Gallate (EGCG) im

Muskelgewebe der Ratte nach Reperfusionsschaden zu untersuchen [3]. Phytamine, wie das EGCG, zeigen im Vergleich zu Vitamin C in vitro eine 170fach höhere Kapazität zu Eliminierung von Superoxid-Radikalen [4].

Methodik

An 28 männlichen Wistarratten (250 – 400 g) wurden mikrochirurgisch die A. und V. femoralis unterhalb des Leistenbandes präpariert und Kollateralgefäße ligiert. Der Superoxidsensor wurde im M. Gastrocnemius platziert. Die Ischämie (60 und 120 min) wurde durch temporäres Abklemmen der Gefäße mit Mikroklips induziert. Das EGCG wurde i.v. unmittelbar vor Reperfusionsbeginn appliziert. Die Versuchsgruppe jeder Ischämiezeit umfasste jeweils n = 14 Tiere, aufgeteilt zu je n = 6 Tieren mit EGCG Applikation und n = 6 ohne. Je 2 Tieren pro Gruppe wurde als Kontrollenach 60, respektive 120 Minuten Ischämie NaCl anstatt EGCG i.v. appliziert. Die Superoxidproduktion ist equivalent zum gemessenen Stromfluss am Sensor und wurde in pA wurde kontinuierlich registriert und aufgezeichnet. Dabei entsprachen 22pA einer Konzentration von 180nM O_2^-. Der Muskel wurde anschließend in Formalin fixiert und histologisch untersucht. Die statistische Auswertung erfolgte mit Wilcoxon Test sowie zweiseitigem T-Test.

Ergebnisse

Nach 60 Minuten lag die mediane Superoxidkonzentration ohne EGCG Gabe bei 188,18nM (23pA), unter EGCG Applikation bei durchschnittlich 90nM (11pA) ($p < 0{,}01$). Nach 120 Minuten lagen die medianen Werte ohne EGCG bei 220nM (27pA), unter EGCG Applikation bei 135nM (16,5pA) ($p < 0{,}01$) (■ Abbildung 1).

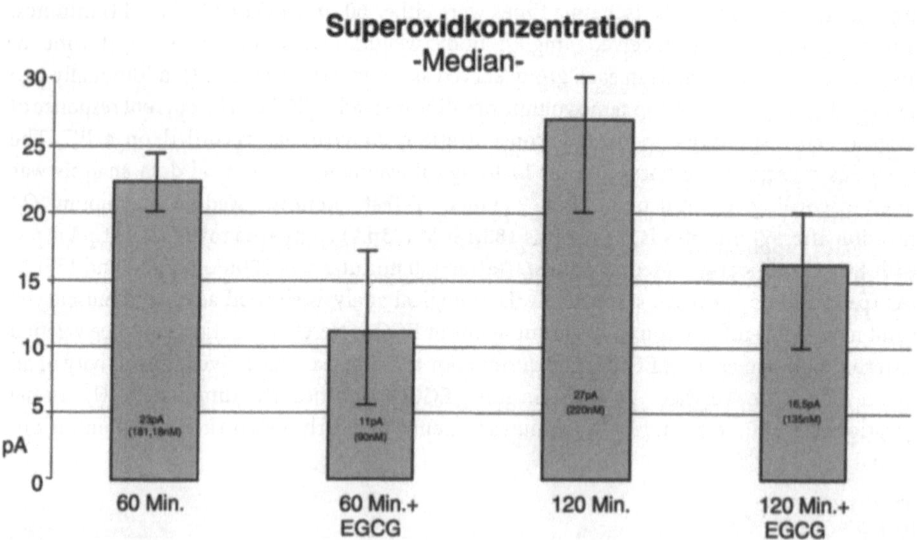

■ **Abb. 1.** Superoxidkonzentrationen im Muskelgewebe nach Ischämie. Darstellung der Medianwerte und Range.
pA: Piko Ampere
nM: Nano Molar
Min.: Minuten
EGCG: Epigallocatechine Gallate

In der Kontrollgruppe n = 4 konnte keine Reduzierung der Superoxidradikalkonzentrationen nachgewiesen werden. Histologisch zeigten sich in den Präparaten ohne EGCG nach 60, respektive 120 Minuten Ischämie vermehrt Zelluntergänge und Leukozyteninfiltration im Vergleich zu den Tieren ohne EGCG.

Schlussfolgerung

Es konnte erstmalig der Effekt eines Antioxidants *in vivo* online nachgewiesen werden. Durch die Gabe von EGCG konnte eine signifikante Reduzierung der O_2^- Konzentration im Muskelgewebe nach 60, respektive 120 Minuten Ischämie erzielt werden. Dabei lagen die O_2^- Konzentrationen bei EGCG Gabe durchschnittlich um fast 50% niedriger und unterstreichen damit das Potenzial von Antioxidantien.

Literatur

1. Reilly PM, Schiller HJ, Bulkey GB (1991) Pharmacologic approach to tissue injury mediated by free radicals and other reactive oxygen metabolites. Am J Surg 161: 88–503
2. Büttemeyer R, Philipp AW, Mall JW, Ge B, Scheller FW, Lisdat F (2002) In vivo measurement of oxygen-derived free radicals during reperfusion injury. Microsurgery 22: 108–113
3. Hasalam E (1996) Natural polyphenols (Vegetable Tannins) as drugs: Possible mode of action. J Nat Prod 59: 205–215
4. Ignatov S, Shishniashvilli D, Ge B, Scheller FW, Lisdat F (2002) Amperometric biosensor based on a functionalized gold electrode for detection of antioxidants. Biosensors & Bioelectronics 17: 191–199

Korrespondenzadresse: Andreas W. Philipp, Klinik für Allgemein-, Viszeral-, Gefäß- und Thoraxchirurgie, Charité Campus Mitte, Schumannstrasse 20/21,10117 Berlin. Fax: 030 450 522911, e-mail: andrew@philipp.com

Antioxidatives Ebselen inhibiert die thrombozytäre CD62P-Expression und wirkt anti-thrombogen *in vivo*

Antioxidative ebselen inhibits platelet CD62P expression and functions antithrombotic in vivo

N. Lindenblatt[1,2], *W. Schareck*[2], *L. Belusa*[2], *R. M. Nickels*[3], *M. D. Menger*[3], *B. Vollmar*[1]

[1] Abteilung für Experimentelle Chirurgie, Universität Rostock
[2] Abteilung für Allgemeinchirurgie, Universität Rostock
[3] Institut für Klinisch-Experimentelle Chirurgie, Universität des Saarlandes, Homburg/Saar

Abstract

Ebselen, a seleno-organic compound showing glutathione peroxidase-like activity, has potent anti-inflammatory and anti-oxidant effects. Since selenium deficiency is thought to be associated with an increased incidence of vascular thrombosis, we studied the effect of ebselen on blood cell aggregate formation and vessel occlusion *in vivo*. In individual microvessels of rat cremaster muscle preparations photochemically induced thrombus formation was analyzed in detail using intravital fluorescence microscopy. In ebselen-pretreated animals (30 mg/kg ip), venular thrombus formation was significantly delayed (50% vessel occlusion: 535 ± 34s; initial stasis: 872 ± 82s; complete occlusion: 908 ± 87s) as compared to vehicle-treated controls (416 ± 42s; 612 ± 49s; 647 ± 51s). Moreover, ebselen significantly prolonged the kinetics of arteriolar thrombus formation and even completely prevented blood cell aggregate and thrombus formation in 88.9% of all arterioles studied ($p < 0.05$ vs controls: 37.5%). As assessed by flow cytometry, oxidant stress-induced upregulation of CD62P on isolated platelets was found dose-dependently inhibited by increasing concentrations of ebselen (10 – 100 μM), suggesting that the antithrombotic effect of ebselen is achieved by attenuation of CD62P-dependent platelet/leukocyte aggregation. Thus, ebselen represents preventive and therapeutic value for disorders with increased risk for oxidant stress-associated thrombotic events.

Einleitung

Ebselen, eine Selen-haltige organische Substanz mit Glutathionperoxidase-ähnlicher Aktivität, zeigt potente anti-inflammatorische und antioxidative Eigenschaften [1]. Da eine diätetische Selen-Defizienz mit einer erhöhten Inzidenz an vaskulären Thrombosen assoziiert zu sein scheint [2], haben wir die Wirkung von Ebselen auf die Ausbildung mikrovaskulärer Thrombosen mit nachfolgendem Gefäßverschluss *in vivo* untersucht.

Methodik

Wie kürzlich von uns im Modell der Maus beschrieben [3], wurde an Cremastermuskel-Präparationen der Ratte mittels intravitaler Fluoreszenzmikroskopie die Kinetik der Bildung photochemisch-induzierter Thromben in arteriolären und venulären Mikrogefässen analysiert. Hierzu erhielten die Tiere fünf Minuten vor Lichtexposition der Gefäße FITC-Dextran-150000 intravenös appliziert. Pro Tier bzw. Präparation wurde die Kinetik der Thrombusentstehung in bis zu 3 Arteriolen und 5 Venolen untersucht. Die Applikation von Ebselen erfolgte intraperitoneal direkt vor Versuchsbeginn in einer Dosierung von 30 mg/kg (n = 7). Tiere, welche lediglich identische Volumina der Trägersubstanz DMSO erhielten, dienten als Kontrolle ($n = 7$). Angegeben sind Mittelwerte ± SEM. Die statistische Analyse erfolgte durch den ungepaarten Student's *t*-Test.

Ergebnisse

In Ebselen-vorbehandelten Tieren war die venuläre Thrombusformation (50% Gefässverschluss: 535 ± 34s; initiale Stase: 872 ± 82s; komplette Stase: 908 ± 87s) signifikant ($p < 0.05$) gegenüber DMSO (Vehikel)-vorbehandelten Kontrolltieren verzögert (416 ± 42s; 612 ± 49s; 647 ± 51s). In Arteriolen hingegen führte Ebselen nicht nur zu einer signifikanten Verzögerung des thrombotischen Verschlusses, sondern verhinderte in 88.9% der untersuchten Gefässe bereits die initiale Bildung von Zellaggregationen ($p < 0.05$ vs Kontrolle: 37.5%). Wir konnten weiterhin mittels durchflusszytometrischer Analysen an isolierten Thrombozyten zeigen, dass die Wasserstoffperoxid-induzierte Hochregulation von thrombozytärem CD62P durch steigende Konzentrationen an Ebselen (10 – 100 μM) dosisabhängig inhibierbar ist. Die Spezifität der durch oxidativen Stress induzierten CD62P-Expression konnte durch die Inhibition mit Katalase (1000 U/ml) bestätigt werden.

Zusammenfassung und Schlussfolgerung

Damit kann die von uns erstmals aufgezeigte anti-thrombogene Wirkung von Ebselen auf eine Reduktion der CD62P-abhängigen Zell-Zell-, in Sonderheit Thrombozyten-Leukozyten-Interaktion zurückgeführt werden. Angesichts dieses neuen Wirkprofils könnte Ebselen von hohem präventiven und therapeutischen Wert in der Behandlung von Erkrankungen sein, die mit einem erhöhten Thromboserisiko einhergehen.

Literatur

1. Schewe T (1995) Molecular actions of ebselen - an antiinflammatory antioxidant. Gen Pharmacol 26: 1153 – 1169
2. Salonen JT, Alfthan G, Huttunen JK, Pikkarainen J, Puska P (1982) Association between cardiovascular death and myocardial infarction and serum selenium in a matched-paired longitudinal study. Lancet 2: 175 – 179
3. Vollmar B, Schmitz R, Kunz D, Menger MD (2001) Lack of in vivo function of CD31 in vascular thrombosis. Thromb Haemost 85: 160 – 164

Korrespondenzadresse: Dr. Nicole Lindenblatt, Abteilung für Experimentelle Chirurgie, Universität Rostock, Rostock, Tel.: 0381-494-6220, Fax: 0381-494-6222, e-mail: niclindenblatt@hotmail.com

XXIV. Pankreas: Ischämie/Reperfusion und Pankreatitis

Konfokale Laser Reflektanz Mikroskopie *in vivo*: eine neue Methode zur Beurteilung der pankreatischen Mikrozirkulation bei akut nekrotisierender Pankreatitis

Near-infrared reflectance confocal microscopy: a new method to evaluate pancreatic microcirculation in experimental acute pancreatitis

T. Keck[1,3], *A. L. Warshaw*[1], *G. Alsfasser*[1], *B. Antoniu*[1], *S. Gonzàles*[2], *C. Fernàndez-del Castillo*[1]

[1] Department of Surgery Massachusetts General Hospital und
[2] Wellman Laboratories of Photomedicine, Harvard Medical School, Boston, USA
[3] Abteilung für Allgemeine und Viszeralchirurgie mit Poliklinik, Universität Freiburg im Breisgau

Abstract

Background: Near infrared confocal microscopy (CM) provides non-invasive real time images of thin virtual horizontal tissue sections with high resolution and contrast. We recently described the validity of CM for evaluation of pancreatic microcirculation and leukocyte-endothelial interaction in-vivo in healthy rats. The objective of this study was to apply reflectance confocal microscopy for the evaluation of pancreatic microcirculation in-vivo in rats with acute pancreatitis. *Methods*: Acute pancreatitis was induced in male Sprague Dawley rats by intraductal infusion of glycodesoxycholic acid followed by intravenous cerulein hyperstimulation. Nine hours after induction of pancreatitis the organ was exteriorized and microcirculation of several areas of the pancreas was imaged using CM. For CM we used water immersion objective lenses of high numerical aperture and near infrared wavelengths. Experimentally measured lateral resolution was 0.5 – 1 µm and the axial resolution was 3-5µm. Images were obtained in real time at rates of 30 frames/sec and later functional capillary density (FCD) was analyzed off-line. We also evaluated the effects of the protease and complement inhibitor nafamostat (FUT-175) on microcirculation using CM. *Results*: Functional capillary density in healthy controls was $267 \pm 2.95/mm^2$. Acute pancreatitis significantly reduced FCD to $91.29 \pm 12.81/mm^2$ ($p < 0.001$). Treatment with nafamostat improved microcirculation significantly ($134.6 \pm 4.6/mm^2$) ($p < 0.05$) compared to the pancreatitis group, but did not return FCD to normal values. *Conclusion*: Reflectance confocal microscopy is an ideal method of evaluating microcirculation in acute pancreatitis without the use of toxic dyes. It is easy to perform and allows valid conclusions about microcirculatory disturbances in inflammatory pancreatic diseases. Protease and complement inhibition with nafamostat significantly improves microcirculation in experimental acute pancreatitis.

Einleitung

Die pathogenetische Bedeutung von Mikrozirkulationsstörungen für die akute Pankreatitis ist in zahlreichen Studien seit über 30 Jahren belegt. Die Evaluation verschiedener therapeutischer Ansätze zur Verbesserung der Mikrozirkulation und damit des Verlaufs der akuten Pankreatitis war wegen der Notwendigkeit der Verwendung toxischer oder mutagener Fluoreszenzfarbstoffe bei der Fluoreszenz Intravitalmikroskopie auf Tiermodelle begrenzt. Konfokale Laser Reflektanz Mikroskopie (CM) liefert in Echtzeit nicht invasive Bilder von dünnen virtuellen Schnitten durch Gewebe mit hoher Auflösung und Kontrast. Dabei können in nicht aufbereiteten Geweben Schichten bis zu einer Tiefe von 500 μm beurteilt werden. Wir haben vor kurzem die Anwendbarkeit dieser neuen Technik in vivo ohne den Einsatz von Farbstoffen erstmals für die Beurteilung der Mikrozirkulation des Pankreas und die Evaluierung der Leukozyten-Endothel Interaktion in postkapillären Venolen des Pankreas bei der Ratte demonstriert [1]. Ziel dieser Studie war es, die Mikrozirkulation des Pankreas bei akuter Pankreatitis im Vergleich zu gesunden Tieren und einer Therapiegruppe zu evaluieren, um somit eine Basis für weitere Untersuchungen am humanen Pankreas zu schaffen. Als Therapiegruppe wählten wir eine Behandlung mit dem Protease und Komplement Inhibitor Nafamostat (FUT-175), der bereits im Vorfeld protektive Effekte auf den Gewebeschaden des Pankreas in unserem Modell der akuten nekrotisierenden Pankreatitis gezeigt hatte.

Methodik

Wir induzierten akute Pankreatitis, wie vormals exakt beschrieben [2], in männlichen Sprague Dawley Ratten durch intraduktale Infusion von Glycodeoxycholsäure (10 mmol/l) und anschließende Hyperstimulierung des Pankreas mit Caerulein (5 μg/kg/h) für 6 h. 9 h nach Induktion der akuten Pankreatitis wurde das Organ auf eine eigens hierfür konstruierte Bühne ausgelagert und die Mikrozirkulation in mindestens 10 randomisierten Arealen wurde mittels *in-vivo* CM unter Superfusion von 37°C warmer Ringer Lösung visualisiert und auf einen Videorecorder übertragen. Der exakte Aufbau des Mikroskops und der Ablauf der Mikroskopie wurde anderorts bereits im Detail beschrieben [1]. Für die CM verwendeten wir Wasser-Immersionsobjektive mit einer hohen numerischen Apertur und Wellenlängen im Infrarotbereich. Als Lichtquelle für die konfokale Mikroskopie verwendeten wir einen 1064 nm Neodymium:Yttrium-aluminium Garnet (Nd:YAG) Laser (Modell CV-4, Santa Fe Laser Co., Tuscon, AZ, USA). Die experimentell gemessene laterale Auflösung betrug 0.5 – 1 μm und die axiale Auflösung betrug 3 – 5 μm. Die maximale Tiefe der virtuellen Schnitte betrug 500 μm. Die Bilder wurden in Echtzeit mit einer Rate von 30 Frames/sec erfaßt und später die Perfusion anhand der funktionellen Kapillardichte offline von Videobändern analysiert. Die Berechnung der funktionellen Kapillardichte erfolgte hierbei unter Verwendung eines quadratischen Gitters durch Auszählung der Kreuzungsstellen zwischen Gitter und perfundierten Kapillaren durch einen unabhängigen Untersucher. Die Errechnung der funktionellen Kapillardichte (FCD) erfolgte nach einer von Schmid-Schönbein et al. [3] vorbeschriebenen Formel: $FCD = \pi/2 \cdot N_I/L$; [$L = 2 \cdot P \cdot d$ (P: Anzahl der Felder auf dem Gitter, d: Seitenlänge des Gitters); N_I: Anzahl der Kreuzungsstellen zwischen Gitter und perfundierten Gefäßen].

In einem zweiten Teil der Studie evaluierten wir die Effekte des Protease und Komplement Inhibitors Nafamostat (FUT-175) auf die Mikrozirkulation des Pankreas bei akuter Pankreatitis in vivo. In der Therapiegruppe ($n = 10$) wurde Nafamostat (25 μg/kg/min) 3 h nach intraduktaler Infusion für 6 h appliziert. Die CM erfolgte auch hier 9 h nach Induktion der akuten Pankreatitis.

Ergebnisse

Die Tiere unterschieden sich nicht signifikant hinsichtlich makrohämodynamischer Parameter und Hämatokrit. (Daten nicht gezeigt). Die funktionelle Kapillardichte bei gesunden Kontrolltieren ($n = 10$) betrug $267.1 \pm 2.95/mm^3$. Bei akuter Pankreatitis war die Perfusion des Organs signifikant zu $91.29 \pm 12.81/mm^3$ reduziert ($p < 0.001$). Im Kollektiv der Tiere mit akuter Pankreatitis war hierbei in perinekrotischen Arealen, innerhalb von 500 μm einer Nekrosezone,

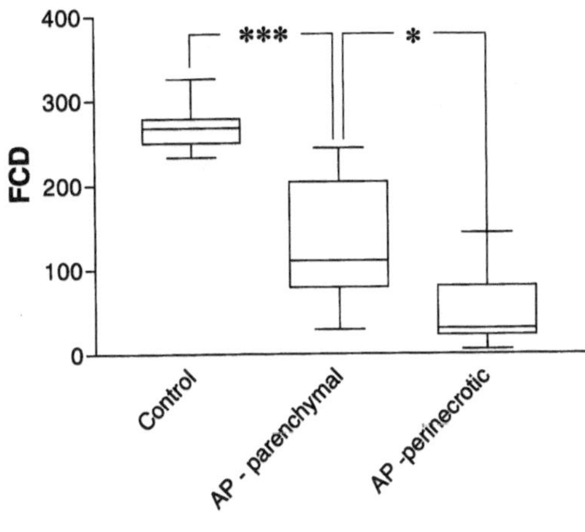

Abb. 1. Funktionelle Kapillardichte (FCD) als Maß der Organperfusion [3]. Signifikante Reduktion der funktionellen Kapillardichte in Tieren mit akuter Pankreatitis in einem Abstand von 500 µm zu Nekrosen (AP-perinecrotic) und akuter Pankreatitis weiter als 500 µm Abstand zu Nekrosen (AP-parenchymal) im Vergleich zu Kontrolltieren (Control). Werte als Mittelwerte ± SEM. *** = $p < 0.001$ (höchst signifikant), * = $p < 0.05$ (signifikant). Mann-Whitney-U Test.

die Perfusion signifikant gegenüber nicht nekrotischen Arealen bei akuter Pankreatitis reduziert ($p < 0.01$) (Abbildung 1). Die prophylaktische Behandlung mit Nafamostat verbesserte die Mikrozirkulation signifikant ($134.6 \pm 4.6/mm^3$) ($p < 0.05$) im Vergleich zur Pankreatitisgruppe. Die Werte der Kontrollgruppe konnten jedoch durch eine Therapie mit Nafamostat nicht erreicht werden.

Schlussfolgerung

Konfokale Laser Reflektanz Mikroskopie ist eine ideale Methode zur Evaluierung der Mikrozirkulation bei akuter Pankreatitis ohne die Verwendung potentiell toxischer Farbstoffe. Sie ist einfach durchzuführen und ermöglicht valide Schlußfolgerungen bezüglich der Mikrozirkulation des gesunden und entzündeten Pankreas. Die Mikrozirkulation kann hierbei dreidimensional in virtuellen Schnitten bis zu einer Tiefe von 500 µm beurteilt werden. Protease und Komplementinhibition mit Nafamostat verbessert die Mikrozirkulation des Pankreas. Konfokale Laser Reflektanz Mikroskopie ist auch zur Evaluierung von Therapien bei Mikrozirkulationsstörungen geeignet und ist potentiell bei Patienten einsetzbar.

Literatur

1. Keck T, Campo-Ruiz V, Warshaw AL, Anderson RR, Fernandez-del Castillo C, Gonzalez S (2001) Evaluation of morphology and microcirculation of the pancreas by ex vivo and in vivo reflectance confocal microscopy. Pancreatology 1: 48–57
2. Schmidt J, Rattner DW, Lewandrowski K, et al. (1992) A better model of acute pancreatitis for evaluating therapy. Ann Surg 215: 44–56
3. Schmid-Schoenbein GW, Zweifach BW, Kovalcheck S (1977) The application of stereological principles to morphometry of the microcirculation in different tissues. Microvasc Res 14: 303–317

Korrespondenzadresse: Dr. med. Tobias Keck, Wissenschaftlicher Mitarbeiter, Abteilung für Allgemeine und Viszeralchirurgie mit Poliklinik, Chirurgische Universitätsklinik Freiburg, Hugstetter Strasse 55, 79106 Freiburg im Breisgau, Tel.: 0761-270-2401, Fax: 0761-270-2444, e-mail keck@chir.ukl.uni-freiburg.de

Thrombozytenfunktion beim Ischämie-Reperfusionsschaden des Pankreas

Platelet function in ischemia-reperfusion-induced acute pancreatitis

T. Hackert[1], J. Werner[1], W. Hartwig[1], D. Pfeil[1], M. Gebhard[2], M. W. Büchler[1], W. Uhl[1]

[1] Abteilung für Allgemeine Chirurgie und
[2] Experimentelle Chirurgie, Universität Heidelberg

Abstract

Background: Post-transplantation pancreatitis is an important complication of pancreatic transplantation. Ischemia-reperfusion associated microcirculatory changes play a major role in the pathogenesis of this complication. The pathophysiological role of platelets in theses events are unknown. Therefore, the aim of our study was to examine the role of platelet adhesion and function during early reperfusion in experimental complete ischemia of the pancreas. *Methods*: 12 Wistar rats were subjected to warm pancreatic ischemia by cross-clamping of the pancreatic vessels for one hour. Following one hour reperfusion, intravital microscopy was performed in 6 animals. Platelet-endothelium interaction was evaluated after platelet separation and staining with rhodamin 6G by flourescence microscopy regarding 3 capillary fields and 3 postcapillary venules. In the other 6 animals blood samples and pancreatic tissue were taken after 24 h of reperfusion to evaluate serum amylase and histological changes (edema, inflammation, necrosis). 12 additional animals served as controls, following the identical protocol without induction of ischemia. *Results*: 24 h after ischemia-reperfusion, animals showed a mild pancreatitis. Serum amylase was significantly ($p < 0.05$) higher than in control animals. As evaluated by intravital microscopy, adherent platelets in capillary fields and venules were significantly increased ($p < 0.01$) and platelet velocity in capillaries was significantly lower after ischemia-reperfusion compared to control animals ($p < 0.05$). Moreover, histological analysis showed significantly more edema formation and inflammation in these animals ($p < 0.05$). *Conclusion*: Following 1h of warm ischemia and 24hrs of reperfusion, a mild pancreatitis was observed in our model. Pancreatic microcirculation was characterized by pronounced platelet-endothelium interaction in capillaries and postcapillary venules. These results show that platelet activation plays an important role in ischemia-reperfusion induced acute pancreatitis.

Hintergrund

Die Posttransplantationspankreatitis ist eine der Hauptkomplikationen bei der Pankreastransplantation. Ischämie-Reperfusionsvorgänge mit nachfolgender Störung der pankreatischen Mikrozirkulation spielen eine entscheidende Rolle bei der Pathogenese sowohl dieser als auch anderer Pankreatitisformen [1, 2]. Die Bedeutung der Thrombozyten für die Mikrozirkulation ist bislang am Pankreas nicht untersucht. Im Rahmen von Ischämie-Reperfusionsvorgängen der Leber konnte die Bedeutung einer Thrombozytenaktivierung für die Ausprägung einer Mikrozirkulationsstörung, sowie einer nachfolgenden Gewebeschädigung in experimentellen Studien gezeigt werde [3, 4]. Ziel der Studie war die Charakterisierung der Thrombozytenfunktion während der frühen Reperfusionsphase nach warmer Pankreasischämie im Rattenmodell.

Methodik

In 12 Wistar-Ratten (280 – 330 g) wurde eine komplette temporäre Pankreasischämie durch Klemmen der versorgenden Gefäße induziert. Die warme Ischämiezeit betrug eine Stunde. Nach 1h Reperfusion erfolgte bei 6 Tieren die intravitalmikroskopische Untersuchung des Pankreas. Hierzu wurden die Thrombozyten 30 min. nach Reperfusion aus 1ml Vollblut nach der Methode von Massberg et al. [5] separiert, mit Rhodamin 6G gefärbt und unter Fluoreszenzauflicht die Perfusion von jeweils 3 Kapillarfeldern und 3 Venolen evaluiert. Dabei wurde jeweils die Anzahl der adhärenten Thrombozyten pro Kapillarfeld, bzw. 100 μm Venole und die Thrombozytengeschwindigkeit in Kapillaren und Venolen gemessen.

Bei 6 Tieren erfolgte nach 24 Std. Reperfusion die Blutentnahme zur Bestimmung der Pankreasenzyme, sowie die Entnahme des Pankreas zur histologischen Untersuchung (Bewertung von Ödem, Inflammation, Nekrose; Score von 0-3). 12 weitere Tiere dienten als Kontrolle mit analogem Protokoll ohne Ischämieinduktion.

Ergebnisse

Die Tiere mit Ischämie-Reperfusion zeigten nach 24 Std. eine milde Pankreatitis, die histologisch durch ein signifikant ausgeprägtes Ödem und entzündliche Infiltrate gekennzeichnet war (Ödem 1,1 ± 0,18 vs. 0,28 ± 0,11, $p < 0,05$; Inflammation 0,6 ± 0,09 vs. 0,2 ± 0,08, $p < 0,05$ Nekrose 0,4 ± 0,1 vs. 0,2 ± 0,07, n.s.). Die Amylasewerte waren ebenfalls nach Ischämie signifikant höher als bei Kontrolltieren (1238 ± 327 vs. 389 ± 68 u/l, $p < 0,05$). In der Intravitalmikroskopie war in der Ischämiegruppe die Zahl der adhärenten Thrombozyten in Kapillarfeldern (13,6 ± 3,0 vs. 4,0 ± 1,1; $p < 0,05$) und postkapillären Venolen (33,2 ± 6,8 vs. 6,5 ± 2,4; $p < 0,05$) signifikant höher und die Thrombozytengeschwindigkeit in den Kapillarfeldern niedriger (0,29 ± 0,08 mm/s vs. 0,59 ± 0,09 mm/s; $p < 0,05$) als bei den Kontrolltieren.

Diskussion

Ischämie-Reperfusionsvorgänge spielen in der Pathogenese der akuten Pankreatitis eine bedeutsame Rolle und sind insbesondere durch eine ausgeprägte Mikrozirkulationsstörung gekennzeichnet. Die Leukozyten-Endothel-Interaktion als Pathomechanismus ist dabei in einer Vielzahl von Studien untersucht und charakterisiert worden [1, 2]. Die Bedeutung einer Thrombozytenaktivierung ist dagegen bislang am Pankreas nicht untersucht. Beim Ischämie-Reperfusionsschaden der Leber konnte eine Thrombozytenaktivierung mit nachfolgender Triggerung von endothelialer Zellapoptose gezeigt werden [3, 4]. In unserer Studie zeigte sich nach 1 Std. warmer Ischämie und 24 Std. Reperfusion eine milde Pankreatitis. Mikrozirkulatorisch war diese gekennzeichnet durch eine stärker ausgeprägte Thrombozyten-Endothel-Interaktion in Kapillaren und postkapillären Venolen. Diese Ergebnisse weisen auf eine relevante Bedeutung der Thrombozyten im postischämischen Reperfusionsschaden und der dadurch ausgelösten Transplantatpankreatitis hin. Pathophysiologisch könnte dabei sowohl die Interaktion zwischen Thrombozyten und Endothel, als auch zwischen Thrombozyten und Leukozyten von Bedeutung sein, wobei die Endothelkomponente für die Entstehung einer Mikrozirkulationsstörung und die Bildung von Mikrothromben mit der Folge eines Perfusionsausfalls und konsekutiver Nekrose des abhängigen Gewebes wahrscheinlich größere Bedeutung hat. Auch bei der genuinen, insbesondere nekrotisierenden akuten Pankreatitis könnten diese Vorgänge sowohl eine bedeutsame pathophysiologische Komponente als auch eine Therapieoption sein.

Literatur

1. Menger MD, Plusczyk T, Vollmar B (2001) Microcirculatory derangements in acute pancreatitis. J Hepatobiliary Pancreat Surg 8: 187–194
2. Klar E, Werner J (2000) New pathophysiologic knowledge about acute pancreatitis. Chirurg 71: 253–264
3. Khandoga A, Biberthaler P, Enders G, Axmann S, Hutter J, Messmer K, Krombach F (2002) Platelet adhesion mediated by fibrinogen-intercelllular adhesion molecule-1 binding induces tissue injury in the postischemic liver in vivo. Transplantation 74: 681–688
4. Sindram D, Porte RJ, Hoffman MR, Bentley RC, Clavien PA (2000) Platelets induce sinusoidal endothelial cell apoptosis upon reperfusion of the cold ischemic rat liver. Gastroenterology 118: 183–191
5. Massberg S, Enders G, Leiderer R, Eisenmenger S, Vestweber D, Krombach F, Messmer K (1998) Platelet-endothelial cell interactions during ischemia/reperfusion: the role of P-selectin. Blood 92: 507–515

Korrespondenzadresse: Dr. Thilo Hackert, Abt. für Allgemeine, Viszerale, Unfallchirurgie und Poliklinik, Chirurgische Universitätsklinik, Im Neuenheimer Feld 110, 69120 Heidelberg, Tel.: 06221 566110, Fax: 06221 565450, e-mail: Thilo_Hackert@med.uni-heidelberg.de

Alkoholpankreatitis assoziierte pulmonale Komplikationen sind schwerwiegender als bei biliärer Pankreatitis: Bedeutung der Lebermikrozirkulation und systemischer Zytokine

Lung injury is more severe in alcoholic than in biliary pancreatitis in rats: role of liver microcirculation and systemic cytokine release

J. Werner[1], *M. Pietschmann*[1], *W. Hartwig*[1], *T. Hackert*[1], *O. Strobel*[1], *Ch. Müller*[1], *M. M. Gebhard*[2], *M. W. Büchler*[1], *W. Uhl*[1]

[1] Abteilung für Allgemeine und Viszerale Chirurgie und
[2] Abteilung für Experimentelle Chirurgie, Universität Heidelberg

Abstract

Systemic complications including pancreatitis associated lung injury are the main predominators for the outcome of severe pancreatitis. The aim of the present study was to evaluate whether pulmonary complications in acute pancreatitis are more likely to develop in alcoholics, and whether cytokine release and microcirculation of the liver play a pathophysiological role. *Methods*: After feeding rats with either Lieber deCarli a) control diet (CD) or b) alcohol diet (AD) for 6 weeks, an experimental severe pancreatitis was induced (CD-SP and AD-SP; n = 12/group). Control animals received Ringers solution i.v. (CD-C and AD-C). Intravital microscopy of the pancreas and liver were performed at 6hrs and pancreatic, liver and lung injury were evaluated at 12 hrs. Cytokines were evaluated in portal and systemic blood. *Results*: Pancreatic injury was not increased by AD-C compared to CD-C. Moreover, pancreatic microcirculatory disturbances and pancreatic injury were not different between AD-SP and CD-SP, but lung injury was more pronounced in AD-SP. The microcirculation of the liver was changed by both alcohol diet alone and acute pancreatitis alone, but was even more disturbed in alcoholic rats. IL-6 levels were significantly elevated in CD-SP, and even more in AD-SP. Systemic levels of IL-6 were significantly higher than in the portal blood. *Conclusion*: Alcoholic pancreatitis is associated with a significant more severe lung injury than biliary disease. Pronounced disturbances of the liver microcirculation in alcoholic rats seem to induce a higher hepatic release of cytokines, and by that may trigger pancreatitis associated lung injury.

Einleitung

Systemische Komplikationen wie die Pankreatitis assoziierte Lungenschädigung sind Hauptdeterminanten des Überlebens bei nekrotisierender Pankreatitis [1]. Die vorliegende Studie untersuchte, ob Komplikationen der nekrotisierenden Pankreatitis bei Alkoholikern häufiger und schwerwiegender als bei anderen Ätiologien sind. Zusätzlich evaluierten wir, ob die hepatische Zytokinfreisetzung und die Mikrozirkulation der Leber eine pathophysiologische Bedeutung bei der Entstehung der Pankreatitis assoziierten Lungenschädigung haben.

Methodik

48 Ratten wurden entweder mit der Lieber DeCarli (a) Kontroll- (KD) oder (b) Alkohol-Diät (AD) für 6 Wochen gefüttert. Im Anschluss wurde eine schwere nekrotisierende Pankreatitis (intraduktaler Infusion von einem Gallensalz plus 6 Std. Caeruleininfusion; SP) induziert.

Kontrolltiere erhielten Ringer-Infusionen (KD-K und AD-K). Nach 6 Stunden wurde intravitalmikroskopisch die Pankreas- und Lebermikrozirkulation (Perfusion, Leukozytenadhäsion; n = 6/Gruppe) evaluiert, nach 12 Stunden die Pankreas- Leber- und Lungenschädigung (Feucht/Trocken-Gewicht, Myeloperoxidase-Aktivität, Histologie, Pankreas- und Leberenzyme; n = 6/Gruppe). Zusätzlich wurden die Zytokine (TNF, IL-1, IL-6, IL-10) im portalvenösen und systemischen Blut untersucht.

Ergebnisse

Eine Pankreasschädigung und eine Störung der Mikrozirkulation des Pankreas war nach langfristiger Alkoholapplikation nicht zu beobachten (AD-K vs. KD-K, N.S.). Nach Induktion einer schweren Pankreatitis bestand eine Mikrozirkulationsstörung im Vergleich zu den Kontrolltieren (KD-K vs. KD-SP, $p < 0,001$), jedoch war weder die Mikrozirkulationsstörung, noch der Pankreasschaden durch die Alkoholexposition verstärkt (AD-SP vs. KD-SP, N.S.). Im Gegensatz dazu war der Lungenschaden nach Induktion einer Pankreatitis bei den Ratten nach langfristiger Alkoholexposition signifikant stärker ausgeprägt (Ödem, Inflammation; $p < 0,05$ AD-SP vs. KD-SP). Die chronische Alkoholdiät induzierte eine leichte Fettleber (AD-K). Die Lebermikrozirkulation war sowohl nach alleiniger chronischer Alkoholexposition (AD-K) als auch nach Induktion einer Pankreatitis (KD-SP) signifikant gestört (Perfusion und Leukozytenadhäsion $p < 0,05$ AD-K vs. KD-K; KD-SP vs. KD-K). Dies war bei der Alkoholpankreatitis noch wesentlich verstärkt ($p < 0,05$; AD-SP vs. KD-SP). Auch die IL-6 Konzentrationen im Serum waren bei der Alkoholpankreatitis signifikant über denen bei akuter biliärer Pankreatitis erhöht (AD-SP vs. KD-SP). Die systemischen IL-6 Konzentrationen waren dabei höher als im portal-venösen Blut.

Diskussion

Die Mechanismen der Pankreatitis assoziierten Lungenschädigung sind gut untersucht [2] und weisen eine entscheidende Bedeutung der Leber als Mediator der systemischen Leukozytenaktivierung und Lungenschädigung nach [3]. Klinische Beobachtungsstudien zeigten zudem ein gehäuftes Auftreten von pulmonalen Komplikationen bei der Alkoholpankreatitis im Vergleich zu anderen Ätiologien [4]. Diese klinische Beobachtung wurde durch unsere experimentelle Studie bestätigt. Bei der experimentellen Alkoholpankreatitis ist die Lungenschädigung stärker als bei der biliären Pankreatitis, während der lokale Pankreasschaden identisch war. Die Untersuchung der verantwortlichen Mechanismen bestätigte die Bedeutung der Leber als Mediator von systemischen Komplikationen bei der akuten Pankreatitis unabhängig von der Ätiologie. Die beobachtete Mikrozirkulationsstörung der Leber mit konsekutiver Leberischämie und hepatischer Zytokinfreisetzung könnte hierbei die Ursache für die Pankreatitis assoziierten systemischen und insbesondere der pulmonalen Komplikationen sein. Die verstärkte Lungenschädigung bei der Alkoholpankreatitis im Vergleich zur biliären Pankreatitis beruht hierbei auf der Leberschädigung durch chronischen Alkoholkonsum.

Literatur

1. Büchler MW, Gloor B, Müller CA, Friess H, Seiler, CA, Uhl W (2000) Acute necrotizing pancreatitis: treatment strategy according to the status of infection. Ann Surg 232: 619–626
2. Werner J, Z'graggen K, Fernandez-del Castillo C, Lewandrowski KB, Compton CC, Warshaw AL (1999) Specific therapy for local and systemic complications of acute pancreatitis with monoclonal antibodies against ICAM-1. Ann Surg 229: 834–840
3. Closa D, Sabater L, Fernandez-Cruz L, Gelpi E, Rosello-Catafau J (1999) Activation of alveolar macrophages in lung injury associated with experimental acute pancreatitis is mediated by the liver. Ann Surg 229: 230–236

4. Lankisch PG, Assmus C, Pflichthofer D, Struckmann K, Lehnick D (1999) Which etiology causes the most severe acute pancreatitis? Int J Pancreatol 26: 55–57

Korrespondenzadresse: PD Dr. Jens Werner, Abteilung für Allgemeine, Viszerale und Unfallchirurgie, Chirurgische Universitätsklinik Heidelberg, Im Neuenheimer Feld 110, 69120 Heidelberg, Fax: 06221-565450, e-mail: Jens_Werner@med.uni-heidelberg.de

4. Lankisch PG, Assmus C, Pflichthofer D, Struckmann K, Lehnick D (1999) Which etiology causes the most severe acute pancreatitis? Int J Pancreatol 26: 55–57

Korrespondenzadresse: PD Dr. Jens Werner, Abteilung für Allgemeine, Viszeral- und Unfallchirurgie, Chirurgische Universitätsklinik Heidelberg, Im Neuenheimer Feld 110, 69120 Heidelberg, Fax 06221/564306, e-mail: Jens_Werner@med.uni-heidelberg.de

Ischämische Präkonditionierung des Pankreas

Ischemic preconditioning of the pancreas

R. Wießner[1], T. Foitzik[1], S. Benz[2], W. Schareck[1]

[1] Klinik und Poliklink für Allgemein, Gefäß-, Thorax- und Transplantationschirurgie, Universität Rostock
[2] Klinik für Viszeral- und Transplantationschirurgie, Universität Freiburg, Hugstetter Str. 55, 70106 Freiburg

Abstract

Background: Ischemia and reperfusion injury (I/R-I) are well recognized factors contributing to acute pancreatitis after pancreas transplantation. Ischemic preconditioning (IP), i.e. short periods of ischemia followed by reperfusion prior to a sustained ischemic insult, has been reported to ameliorate I/R-I, for example in liver surgery and liver transplantation. The aim of the present study was to evaluate effects of IP on the pancreas in an animal model. *Method*: Landrace pigs (42 ± 3 kg) were randomly allocated to the following groups: Group A [control]: 3 hrs of warm ischemia followed by 6 hrs of reperfusion ($n = 8$); Group B [IP]: 5 min of ischemia followed by 20 min reperfusion prior to protocol A ($n = 7$); Group C [IP10/10]: 10 min ischemia, 10 min reperfusion prior to protocol A ($n = 6$). Animals were equipped with catheters in the carotid artery, external jugular vein and distal part of the splenic artery and vein. The celiac axis was also exposed. The pancreas was divided along the superior mesenteric vein; the head was not further mobilized and served for control measurements; complete ischemia of the tail was achieved by complete organ dissection and clamping of the splenic vessels. Blood flow through the pancreatic tail was measured before and after IP and several times following sustained ischemia. Tissue oxymetry was performed in the pancreatic head and tail by Clarke-type electrodes (LICOX, Fa. GMS, Kiel). Oxygen consumption was calculated from the pancreatic venous effluent and systemic blood gases. Immunehistochemistry was performed from biopsies taken before and after IP, and at several times after reperfusion following sustained ischemia; Granulocytes were stained with an anti-SWC-I antibody (APAAP method), and positive cells counted in 5 high power fields (x160) per biopsy. *Results*: Ischemia caused significant changes in the tail of the pancreas in all parameters and groups ($p < 0{,}01$ vs. head). Ischemic preconditioning was associated with fewer adherent and migrating granulocyzes in the first hour of reperfusion (9 ± 3 vs. 18 ± 15 Gran/HPF in controls). Also, the number of granulocytes positively correlated with tissue pO_2 (increased) and oxygen consumption (decreased). However, after six hours, there were no significant differences between controls and IP-groups. *Discussion*: Observation in the early period of reperfusion cannot exclude that IP may have a protective effect on the pancreas. However, results were not consistent and as convincing as previously reported for the liver. In the later stage IP failed to demonstrate any measurable benefit. Further studies are warranted to better define the effect of IP for the pancreas. Until then we suggest to avoid any form of pancreatic ischemia and the use of donor organs after ischemic insults for pancreas transplantation.

Einleitung

Nach kombinierter Nieren-Pankreastransplantation kommt es häufig zu einer Transplantatpankreatitis, die bei schwerer Ausprägung bis zum Verlust des Organs führen kann [1]. Für die Determinierung des Gewebeschadens ist zum einen die durch neutrophile Granulozyten hervorgerufene interstitielle Entzündungsreaktion und zum anderen die Mikrozirkulationsstörung nach Ischämie/Reperfusion von besonderem Interesse [2]. Murry und Mitarbeitern beobachteten 1986, daß eine intermittierende Ischämie keinen additiven sondern einen protektiven Effekt auf eine anschließende lange Ischämiedauer am Herzen von Hunden hat [3]. So wurden am Herzen (aber auch am Gehirn, Rückenmark, Leber, Lunge, Niere, Skelettmuskel und der Retina) von Kaninchen, Ratten, Hunden, Schweinen und am Menschen Versuche zur ischämischen Präkonditionierung (IP) durchgeführt, die eine Verbesserung der Toleranz gegenüber einer langandauernden Ischämie zeigten. In der Leberchirurgie zeigte sich nach Hemihepatektomie unter Nutzung der IP signifikant verminderte postoperative Transaminasewerte sowie Apoptoseraten [4]. Für das Pankreas gibt es weder am Großtiermodell noch am Menschen keine entsprechenden Untersuchungen.

Methodik

Landschweine (42 ± 3 kg) wurden folgenden Protokollen zugeordnet: Gruppe A [Kontrolle]: 3 h Ischämie, 6 h Reperfusion (n = 8); Gruppe B [IP 5/20]: 5 min Kurzischämie, 20 min Zwischenperfusion, danach Protokoll A (n = 7); Gruppe C [IP 10/10]: 10 min Kurzischämie, 10 min Zwischenperfusion, danach Protokoll A. (n = 6). Die Präparation umfaßte Katheter in A. carotis com. u. V. jug. ext. sowie A. u. V. lienalis. Das Pankreas wurde in Höhe des Konfluenz durchtrennt, A. und V. lienalis auch proximal dargestellt. Durch Abklemmen der proximalen A. und V. lienalis wurde eine vollständige Ischämie des Pankreasschwanzes erreicht, die Blutversorgung des Pankreaskopfes blieb (für intraindividuelle Kontrollmessungen) intakt. Messungen erfolgten vor und nach IP, nach dreistündiger Hauptischämie, 10 Min, 1 h sowie 6 h nach Reperfusion. Gemessen wurden Gewebe-pO_2 (mit LICOX-Sonden), lokale u. systemische Blutflüsse, Blutgase und diverse Laborparameter (Amylase, Lipase, Glukose, Laktat, Harnsäure, Ca). Zusätzlich wurden Biopsien aus Pankreaskopf u. -schwanz für histologische u. immunhistochemische Untersuchungen entnommen. Bestimmt wurden Granulozyten/Makrophagen-Antigene (mit monoklonalen Antikörpern gegen SWC-I/III, CD11b, MHC-II; APAAP-Methode] und die Anzahl (n) der Granulozyten im Gewebe mittels Okularmikrometer (160-fache Vergrößerung) in 5 High-Power-Fields (HPF) je Biopsie.

Ergebnisse

In allen Gruppen zeigten sich im Pankreasschwanz zu allen Zeitpunkten massive Veränderungen aller Parameter ($p < 0.01$ vs. Pankreaskopf). In der frühen Reperfusionsphase (1h) war die Zahl der adhärenten bzw. transmigrierten Granulozyten in den IP-Gruppen geringer als in der Kontrollgruppe (9 ± 3 vs. 18 ± 15 Granulozyten/HPF; $p < 0.05$). Die verminderte Granulozytenzahl korrelierte in dieser Phase mit einem besseren Gewebe-pO_2 und signifikant geringerem Sauerstoffverbrauch in Gruppe C (0,07 ml/min). In Gruppe B war der Sauerstoffverbrauch signifikant erhöht (0,17 ml/min). In beiden Versuchsgruppen mit IP fanden sich signifikant erhöhte lokale Blutflüsse nach Reperfusion mit einem Gipfel 2 h nach Reperfusion (A: 13,67 ml/min, B: 32,9 ml/min, C: 31,12 ml/min). Nach 6 Std. zeigten sich Histologisch keine signifikanten Unterschiede mehr bei einem signifikant erhöhtem Sauerstoffverbrauch und lokalem Blutfluß in Gruppe B.

Diskussion/Schlussfolgerung

Die Daten aus der frühen Reperfusionsphase zeigen, daß die IP auch beim Pankreas einen protektiven Effekt haben könnte. Vergleiche mit der Leber deuten aber an, daß der zeitliche Rahmen für die IP beim Pankreas enger gesteckt werden muß. Solange definitive positive

Ergebnisse mit der IP des Pankreas beim Großtier nicht vorliegen, ist die klinisch Anwendung nicht vertretbar. Dies bedeutet auch, daß ischämische Phasen beim Organspender hinsichtlich der Eignung des Pankreas für eine Transplantation kritischer einzuschätzen sind als z.B. bei der Leber.

Literatur

1. Busing M, Martin G, Riege R, Schultz T, Dehof S, Kozuschek W (1996) Combined pancreas/kidney transplantation as standard procedure in therapy of type I diabetic patients in renal failure. Chirurg 67: 1002–1006
2. Kelly JK, Bonventre JV (1996) Ischemia/Reperfusion Injury in Transplantation. Transplantation Biology: Cellular and Molecular Aspects 26: 257–274
3. Murry CE, Jennings RB, Keith AR (1986) Preconditioning with ischemia: a delay of lethal cell injury in ischemic myocardium. Circulation 74: 1124–1136
4. Clavien PA, Yadav S, Sindram D, Bentley RC (2000) Protective effects of ischemic preconditioning for liver resection performed under inflow occlusion in humans. AnnSurg 232: 155–162

Korrespondenzadresse: Dr. med. Reiko Wießner, Klinik und Poliklink für Allgemein, Gefäß-, Thorax- und Transplantationschirurgie, Schillingallee 35, 18055 Rostock, Tel.: +49/381/494 6001, Fax: +49/381/494 6002, e-mail: reiko.wiessner@t-online.de

XXV. Laparoskopische Chirurgie

Der ungünstige Effekt der β-Blockade zur Therapie hämodynamischer Auswirkungen des Kapnoperitoneums

The negative effects of esmolol in the treatment of hemodynamic response to capnoperitoneum

T. Junghans[1], B. Böhm[1], D. Modersohn[2], W. Schwenk[1], H. Neuss[1], F. Dörner[1], O. Haase[1]

[1] Universitätsklinikum Medizinische Fakultät, der Humboldt-Universität zu Berlin
Klinik für Allgemein-, Viszeral-, Gefäss- und Thoraxchirurgie
[2] Klinik für Kardiovaskuläre Chirurgie, Abteilung für Experimentelle Herzchirurgie, Campus Charité Mitte

Abstract

Capnoperitoneum (CP) compromises venous blood return to the heart followed by a decrease of cardiac output as well as an increase of mean arterial pressure(MAP) and heart rate. The treatment with esmolol in order to minimize the negative effects of CP was studied in a porcine model in supine, head-up, and head-down position. Group B received esmolol just before CP was created, group A served as control. Invasive hemodynamic monitoring was placed. Heart rate and myocardial contractility were reduced in the esmolol group compared to the control group resulting in a compromised cardiac output. These effects were most pronounced in head-up position, less pronounced in head-down position and almost not significant in supine position. Esmolol can not generally be recommended in the treatment of negative effects during CP.

Einleitung

Ein Capnoperitoneum reduziert das Herzminutenvolumen (HMV) und erhöht den mittleren arteriellen Druck(MAD) und die Herzfrequenz [1]. Der erhöhte intraperitoneale Druck vermindert den venösen Rückstrom zum rechten Herzen und reduziert die kardiale Vorlast [2]. Als Folge sinkt das Herzminutenvolumen, wodurch wiederum sympathikusgesteuerte Gegenregulationsmechanismen des Organismus ausgelöst werden, die die Herzfrequenz und den peripheren systemischen Gefäßwiderstand erhöhen. Eine Reduktion der HF und des MAD wurde unter Verwendung des β1-Blockers Esmolol in einer klinischen Studie bei laparoskopischen Cholecystektomien beschrieben [3]. Dabei wurde jedoch das HMV nicht gemessen, so dass eine genauere Bewertung dieses therapeutischen Ansatzes schwierig ist.

Methodik

In einer tierexperimentellen Studie wurde an 43 Läuferschweinen folgende H0-Hypothese untersucht: Eine partielle β-Blockade durch Esmololhydrochlorid ist geeignet, die Herzauswurfleistung bei einem Kapnoperitoneum zu verbessern. Hauptzielkriterium war das Herzminutenvolumen. Die Tiere mit einem Körpergewicht von $30 \pm 2{,}6$ kg wurden in Intubationsnarkose kontrolliert hyperventiliert und in eine Normovolämie gebracht. Nach Platzierung des kompletten invasiven hämodynamischen Monitorings inklusive zentralvenösem

Katheter, COLD[7]-Katheter und Linksherzkatheter zu Ermittlung der myokardialen Kontraktilität (Emax) wurden die Basiswerte gemessen(Messzeitpunkt 1). Die Tiere wurden in zwei Gruppen eingeteilt. In Gruppe B (n = 21) erhielten die Tiere vor Aufbau des Kapnoperitoneums eine Infusion des ultrakurzwirksamen β-Blockers Esmololhydrochlorid als Bolus in einer Dosierung von 1 ml*kg^{-1} und 200 µg*kg^{-1}*min^{-1} als Dauerinfusion. Gruppe A (n = 22) erhielt statt Esmololhydrochlorid eine gleichvolumige Infusion 0,9%iger Kochsalzlösung und wurde als unbehandelte Kontrollgruppe mitgeführt. In Jeder Gruppe wurden je 7 Tiere nach Aufbau des Kapnoperitoneums von 14 mm Hg in Horizontallage, in 30° Kopfhochlage und in 30° Kopftieflage nach einer Adaptationszeit von 15 min. untersucht (Messzeitpunkt 2).

Die Ergebnisse wurden als prozentuale Differenz von M2 zu M1 berechnet und zwischen den Gruppen A und B mit dem Mann-Whitney-U Test verglichen. P-Werte < 0,05 wurden als signifikant angesehen.

Ergebnisse

Der MAD und das HSV unterschieden sich nicht zwischen beiden Gruppen ◘ Tabelle 1.

◘ Tabelle 1. Veränderungen der Herzfrequenz(HF), der myokardialen Kontraktilität(Emax) und des Herzminutenvolumen(HMV) in % als Mittelwert und Standardabweichung in Gruppe A(ohne Esmolohydrochlorid) und Gruppe B(mit Esmololhydrochlorid)

	Position	Gruppe A %	Gruppe B %	p-Wert
HF	Horizontal	101 ± 5	86 ± 6	< 0,01
HF	Kopf-hoch	114 ± 21	85 ± 19	< 0,05
HF	Kopf-tief	107 ± 12	88 ± 6	< 0,01
Emax	Horizontal	94 ± 15	79 ± 12	< 0,01
Emax	Kopf-hoch	97 ± 16	63 ± 6	< 0,01
Emax	Kopf-tief	105 ± 8	90 ± 14	< 0,01
HMV	Horizontal	89 ± 12	79 ± 6	= 0,05
HMV	Kopf-hoch	76 ± 9	61 ± 6	< 0,01
HMV	Kopf-tief	92 ± 10	80 ± 7	= 0,05

Schlussfolgerungen

Zusätzlich zu den Auswirkungen des Kapnoperitoneums verschlechterte Esmolol im Tierversuch die Herz- Kreislauffunktion. Die Medikation von Esmolol zur Minimierung der hämodynamischen Auswirkungen des Kapnoperitoneums kann nicht generell empfohlen werden.

Literatur

1. Dorsay D, Greene F, Baysinger C (1995) Hemodynamic changes during laparoscopic cholecystectomy monitored with transesophageal echocardiography. Surg Endosc 9: 128–133
2. Marathe U, Lilly R, Silvestry S, Schauer P, Davis J, Pappas T, Glower D (1996) Alterations in hemodynamics and left ventricular contractility during carbon dioxide pneumoperitoneum. Surg Endosc 10: 974–978
3. Koivusalo A, Scheinin M, Tikkanen I, Yli Suomu T, Ristkari S, Laasko J, Lindgren L (1998) Effects of esmolol on hemodynamic response to CO2 pneumoperitoneum for laparoscopic surgery. Acta Anesthesiol Scand 42: 510–517

Korrespondenzadresse: Dr. Tido Junghans, Klinik für Allgemein-, Gefäß-, Thorax- und Viszeralchirurgie, Humboldt-Universität Berlin, Charité Campus Mitte, Schumannstrasse 20/21, 10117 Berlin, Telefon: 030-450522156, Fax: 030-450522922

Einfluss der Laparoskopiegase CO_2 und Helium auf Tumorvolumen, Proliferation und Apoptose eines malignen Lebertumors im Kleintiermodell

Influence of gases used for laparoscopy (CO_2, helium) on proliferation and apoptosis of a malign liver tumor in rat

S. Dähn[1], *P. Schwalbach*[1], *F. Wöhleke*[1], *A. Benner*[2], *C. Kuntz*[1]

[1] Chirurgische Universitätsklinik Heidelberg (Prof. Dr. M. Büchler), Heidelberg
[2] Abteilung für Statistik, Deutsches Krebsforschungszentrum, Heidelberg

Abstract

Background: Previous reports suggest that helium pneumoperitoneum used for laparoscopic surgery suppresses postoperative tumor growth. The mechanism of decreased tumor growth by helium are unknown. The present study was designed to determine the effect of different gases for laparoscopy (helium, carbon dioxide) on tumor volume, mitotic rate and apoptosis in rats with implanted malignoma (Morris hepatoma 3924A). *Methods*: In 21 male ACI rats Morris hepatoma 3294A cells were implanted intrahepatically. Rats were randomised into 3 groups. 5 days after implantation they underwent either laparoscopy using helium ($n = 7$) or carbon dioxide ($n = 7$). One group received anaesthesia only and served as the control group ($n = 7$). Rats were sacrificed 10 days after tumor implantation and 5 days after laparoscopy to assess tumor volume, tumor cell proliferation (PCNA) and apoptosis (TUNEL reaction). *Results*: Compared to control or group that received CO_2 for pneumoperitoneum, the establishment of helium pneumoperitoneum caused a statistically significant smaller tumor volume (Kruskal-Wallis test: $p = 0{,}002$; 50%-quantile: control group: 44 mm^3; helium: 19 mm^3). There was no significant increase of tumor volume in the group receiving CO_2 (67 mm^3) compared to control group. There was no significant difference in tumor cell proliferation (Kruskal-Wallis test: $p = 0{,}28$) and apoptosis between the groups (Kruskal-Wallis test: $p = 0{,}12$). *Conclusion*: In this small amount of animals, there was a statistically significant decrease of tumor volume using helium pneumoperitoneum for laparoscopy compared to the other groups. We can suggest that suppression of tumor growth is not due to decreased tumor cell proliferation or increased tumor cell apoptosis.

Einleitung

Die minimal-invasive Chirurgie ist ein etabliertes Operationsverfahren in der Behandlung gutartiger Erkrankungen. Im Vergleich zur konventionellen Chirurgie sind nach laparoskopischen Operationen ein geringerer postoperativer Schmerz und eine kürzere Hospitalisation zu beobachten. Ebenso konnte man in experimentellen in vivo und in vitro Studien nach Laparoskopie ein geringeres Tumorwachstum als nach Laparotomie finden [1]. In Anbetracht dieser Vorzüge der laparoskopischen Chirurgie könnte sie auch für die kurative onkologische Chirurgie eine interessante Technik sein. In diesem Zusammenhang ist in den letzten Jahren das Interesse an der Wirkung verschiedener Laparoskopiegas gestiegen. Aufgrund seiner positiven Eigenschaften wie Farblosigkeit, fehlender Explosivität und guter Verfügbarkeit ist Kohlendioxyd das am häufigst verwendete Gas in der Laparoskopie. In der Literatur sind konträre Meinungen über die Wirkung von CO_2 auf Tumorwachstum zu finden. Einige Autoren beschreiben ein vermehrtes Tumorwachstum nach Laparoskopie mit Kohlendioxyd [2], andere konnten keinen

Effekt auf das Tumorwachstum feststellen [3]. Das Edelgas Helium hat dieselben positiven Eigenschaften wie CO_2. Einige Studien zeigten einen postoperativen tumorsupprimierenden Effekt und eine geringere Metastasierung nach Laparoskopie mit Helium [4]. Der Pathomechanismus ist jedoch unbekannt.

Sinn der folgenden Studie ist es, die Effekte der verschiedenen Laparoskopiegase auf das Lebertumorwachstum zu untersuchen und als möglichen Pathomechanismus die Proliferation und die Apoptose zu untersuchen.

Methodik

Tumorzellen und Tiermodell: Als Tumormodell wurde ein hepatozelluläres Karzinom, das Morris Hepatoma 3924A, verwendet. Die Versuche wurden an männlichen ACI-Ratten mit einem Gewicht von 240 – 275 g durchgeführt. *Anästhesie:* Die Tiere wurden mit S-Ketaminhydrochlorid (S-Ketanest, 4 mg/kg Körpergewicht, intramuskulär) und Pentobarbital-Natrium (Nacoren, 20 mg/kg Körpergewicht, 1 : 5 mit NaCl, intraperitoneal) anästhesiert. *Operatives Vorgehen:* Es wurden 21 Tiere untersucht. Es wurde subxiphoidal laparotomiert und eine Morris Hepatoma-Tumorzellsuspension mit einer Konzentration von 2×10^6 Zellen wurde subkapsulär in den linken lateralen Leberlappen mit einer Mikroliterspritze implantiert. Die Tiere wurden randomisiert 3 Gruppen zugeordnet. 5 Tage nach Tumorimplantation wurde an ihnen eine 30-minütige Laparoskopie mit den Gasen Helium ($n = 7$) oder CO_2 ($n = 7$) mit einem intraperitonealen Druck von 8 mmHg, vorgenommen. Eine Gruppe wurde nur narkotisiert und diente als Kontrollgruppe ($n = 7$). 10 Tage nach Implantation wurden die Tiere mit einer Überdosis Pentobarbital-Natrium getötet. Das Tumorvolumen wurde manuell ausgemessen und mit der Formel $V = 1/6 \times \pi \times \text{Länge} \times \text{Breite} \times \text{Tiefe}$ berechnet. *Immunhistochemie:* Zur Ermittlung der Tumorzellproliferation wurde eine immunhistochemische Anfärbung von „proliferation cell nuclear antigen“ (PCNA) durchgeführt. Die Apoptoserate innerhalb des Tumors wurde mit einer TUNEL-Färbung ermittelt. Die Zellen wurden am Tumorrand in 3 Mikroskopfeldern ausgezählt. *Statistik:* Die Verteilung des Tumorvolumens, Proliferationsrate und Apoptoserate wurde durch ihre 0%, 25%, 50% (Median), 75% und 100%-Quantile dargestellt. Zum Vergleich der 3 Untersuchungsgruppen wurde der Kruskall-Wallis-Test verwendet. Zeigte dieser Test eine statistische Signifikanz, so wurde zusätzlich ein paarweiser Vergleich der Gruppen, der sog. Mann-Whitney-Test angewandt. Ein Ergebnis galt als statistisch signifikant, wenn der p-Wert kleiner als 5% war ($< 0{,}05$).

Ergebnisse

Nach Laparoskopie mit Helium-Pneumoperitoneum konnte verglichen mit der Kontrollgruppe ein statistisch signifikant kleineres Tumorvolumen ermittelt werden (Kruskal-Wallis-Test: $p = 0{,}002$; 50%-Quantile: Kontrollgruppe: 44 mm^3; Helium: 19 mm^3). Das Tumorvolumen bei den Tieren, welche mit CO_2 laparoskopiert worden waren, war verglichen mit der Kontrollgruppe nicht signifikant größer (50%-Quantil: 67 mm^3). Es konnte kein statistisch signifikanter Unterschied bezüglich der Tumorzellproliferation zwischen den 3 Untersuchungsgruppen gezeigt werden (Kruskal-Wallis-Test: $p = 0{,}28$, 50%-Quantile: Kontrollgruppe: 102 Zellen pro Mikroskopfeld, Helium: 89, CO_2: 43). Es gab keinen statistisch signifikanten Unterschied der Tumorzell-Apoptoserate zwischen den 3 Gruppen (Kruskal-Wallis-Test: $p = 0{,}12$, 50%-Quantile: Kontrollgruppe: 4, Helium: 2, CO_2: 2). In der Kontrollgruppe konnten aus technischen Gründen nur 5 Tiere bezüglich der Apoptoserate ausgewertet werden.

Diskussion

In dieser Studie konnte nach Laparoskopie mit Helium, bei geringer Anzahl an Versuchstieren, verglichen mit den anderen Gruppen, ein statistisch signifikant kleineres Tumorwachstum nachgewiesen werden. Dieses korrelierte jedoch nicht mit einer geringeren Proliferations- oder erhöhten Apoptoserate. Der Pathomechanismus der Tumorsuppression durch Helium bleibt also weiterhin nicht gesichert. Eventuell sollten Untersuchungen an einem weniger aggressiven Tumormodell oder Untersuchungen an andere Schritten des Zellzyklus mit einer größeren Anzahl an Tieren den Pathomechanismus aufklären.

Literatur

1. Allendorf JD, Bessler M, Kayton M, Oesterling SD, Treat M, Nowygrod R, Whelan R (1995) Increased Tumor establishment and growth after laparotomy vs laparoscopy in a murine model. Arch Surg 130: 649–653
2. Nduka C, Puttick M, Coates P, Darzi A (1998) Enhancement of tumor cell metastatic potential in vitro and in vivo by CO_2 pneumoperitoneum during laparoscopy. Surg Endosc 12 (Suppl): 515
3. Targarona EM, Martinez J, Nadal A, Balague C, Cardesa A, Pascual S, Trias M (1998) Cancer dissemination during laparoscopic surgery: tubes, gas and cells. World J Surg 22: 55–61
4. Neuhaus SJ, Ellis TS, Barrett MW, Rofe AM, Jamieson GG, Watson DI (1999) In vitro inhibition of tumor growth in a helium-rich enviroment: implications for laparoscopic surgery. Austr New Zeal J Surg 69: 52–55

Korrespondenzadresse: Sylvia Dähn, Merkurstr. 70, CH-8032 Zürich, Schweiz, Tel.: +41-1-385 7837, Fax: +41-1-385 7590, e-mail: sdaehn@hotmail.com

Die Implantation von Polypropylene-Mesh induziert eine B7-2 (CD86) positive Fasciitis am Rattenmodell

Polypropylene mesh repair for treatment of groin hernias induces a B7-2 (CD86)-positive fasciitis in rats

C. Isbert, T. Wittkowski, J.-P. Ritz, H. J. Buhr, C.-T. Germer

Chirurgische Klinik I, Abteilung für Allgemein-, Gefäß- und Thoraxchirurgie, Freie Universität Berlin

Abstract

Objective: The use of polypropylene in hernia mesh repair is widely accepted today. The aim of the study was to evaluate the immune response to polypropylene mesh in vivo. *Material and methods*: A total number of 60 Wag rats were randomized into 3 groups. In group I (n = 20) poypropylene mesh was implanted into the preperitoneal space by midline abdominal incision. In group II (n = 20) the musculus rectus abdominis was continuously sutured using prolene 5/0. Animals of group III (n = 20) were shame treated according to group I but without mesh implantation. After 24, 48, 96 h and 14 d five animals from each group were killed and the abdominal wall was resected. Immunohistology was used for detection of CD4, CD8, ICAM1 (CD54), MHCII, B7-2 (CD86) as well as collagene I, III, IV. *Results*: The implantation of polypropylene meshes were uneventful in all cases. In an early phase (24 – 48 h postoperatively) conventional histology showed an inflammation response to prosthetic mesh. 96 h up to 14 d postoperatively mesh was increasingly surrounded by scare tissue. 24 h up to 48 h postoperatively immunohistology showed a higher level of inflammatory molecules such as CD8 B7-2 and MHCII in group I compared to group II and III. In the areas of fascies there was a high expression of B7-2 in group I. In the opposite to this no B7-2 positive fasciitis was found in group II and III. After 48 h there was an early expression of collagen I and IV. *Conclusions*: After implantation of polypropylene mesh expression of important costimulatory and cytotoxic molecules of T-cell response were shown for the first time. Polypropylene mesh repair induces a B7-2 positive fasciitis. The fact of B7-2 positive fasciitis may be responsible for development of postoperative complications (infection, rejection).

Einleitung

Mit der Verbreitung endoskopischer Methoden und der Lichtensteinhernioplastik kommen in Deutschland in der Hernienchirurgie zunehmend Kunststoffnetze zur Anwendung [1]. Dabei ist die Verwendung von Polypropylene-Mesh derzeit am gebräuchlichsten [2]. Bisher ist unklar welche Effekte auf immunologischer Basis dabei im Wirtsorganismus induziert werden [3]. Insbesondere ist die Ursache von Netzinfektionen bisher völlig ungeklärt. Ziel der Studie war es, erstmalig die Expression kostimulatorisch/zytotoxisch relevanter Moleküle (B7-2) nach Implantation eines Polypropylene-Mesh in-vivo zu untersuchen.

Methodik

Wag-Ratten (n = 60) wurden in 3 Gruppen randomisiert. In der Gruppe I (n = 20) erfolgte eine präperitoneale Implantation eines Polypropylene-Mesh über einen medianen Bauchschnitt. In der Gruppe II (n = 20) erfolgte eine Muskelraffung des M. rectus abdominis mit fortlaufender Prolene 5/0 Naht. In der Gruppe III (n = 20) erfolgte eine Scheinoperation entsprechend der Gruppe I jedoch ohne Mesh-Implantation. 24, 48, 96 h und 14 d postoperativ wurden bei je 5 Tiere je Gruppe die Bauchwand reseziert, formalin-fixiert und kryoasserviert. Imunhistochemisch (APAAP) wurden die Expressionen von CD8, CD4, ICAM1 (CD54), MHCII, B7-2 (CD86) sowie der Kollagene I, III, IV und VI bestimmt. Die Intensitäten der Expressionen wurde semiquantitativ in gering (+), mittel (++) und stark (+++) graduiert.

Ergebnisse

Die Implantation der Polypropylene-Meshs gelang in allen Fällen komplikationslos. Konventionell histologisch zeigte sich in der Frühphase 24 – 48 h postoperativ eine Infiltration des Mesh mit Rundzellen. 96 h – 14 d postoperativ ließ sich um das Mesh herum vermehrt Bindegewebe nachweisen. Immunhistologisch zeigte sich in der Frühphase 24 – 48 h nach Implantation in der Gruppe I eine vermehrte Expression von CD8, B7-2 und MHCII. Dabei waren insbesondere in Bereichen von Muskelfascien vermehrt B7-2 positive Zellen nachweisbar. Im Gegensatz dazu ließ sich in den Gruppen II und III keine B7-2 positive Fasciitis nachweisen. Bereits nach 48h kam es in der Gruppe I um das Mesh herum zu einer Expression von Kollagen I und IV. 96 h – 14 d postoperativ waren die Kollagene I, III, IV und VI in der Gruppe I reichlich und in den Gruppen II und III gering bis spärlich exprimiert. ◘ Tabelle 1

◘ **Tabelle 1.** Tabellarische Darstellung der semiquantitativen Auswertung der Expressionen von B7-2 und Kollagen IV in den Gruppen I – III.

	Gruppe	24 h	48 h	96 h	14 d
B7-2	I	+	+++	++	+
	II	–	+	+	+
	III	–	+	+	+
Kollagen IV	I	–	+	++	+++
	II	–	–	+	+
	III	–	–	–	–

Diskussion/Schlussfolgerungen

Erstmalig konnte nach Implantation von Polypropylene-Mesh eine Expression des wichtigsten kostimulatorischen/zytotoxischen Moleküls der T-Zell-Immunantwort (B7) nachgewiesen werden. Die erhöhte Expression von B7-2 im Bereich der Muskelfascie deutet auf eine differenzierte Immunantwort nach Implantation von Polypropylene-Mesh hin. Die B7-2 positive Fasciitis könnte ursächlich an der Entwicklung einer postoperativen Mesh-Unverträglichkeit (z. B. Infekt) beteiligt sein.

Literatur

1. Waleczek H, Wenning M (2000) Results of surgical quality assurance in Westphalia-Lippe – recurrence data in inguinal hernia operation. A coomparison of literature and reality. Zentralbl Chir; 125 Suppl 2: 205 – 207
2. Schumpelick V, Junge K, Rosch R, Klinge U, Stumpf M (2002) Retromuscular mesh repair for ventral incision hernia in Germany. Chirurg Sep; 73: 888 – 894
3. Klosterhalfen B, Junge K, Hermanns B, Klinge U (2002) Influence of implantation interval on the long-term biocompatibility of surgical mesh. Br J Surg Aug; 89: 1043 – 1048

Korrespondenzadresse: Dr. med. C. Isbert, Chirurgische Klinik I, Abteilung für Allgemein-, Gefäß-, und Thoraxchirurgie, Freie Universität Berlin, Hindenburgdamm 30, 12200 Berlin, Tel.: 030-8445-2541/42, Fax: 030-8445-2740

Konzeption und Evaluation eines Trainingsprogramms zur klinischen Einführung des Da Vinci-Robotersystems

Development and evaluation of a trainings module for the clinical introduction of the da vinci robotic system

A. Mehrabi[1], C. Gutt[1], C. L. Yetimoglu[2], P. Kienle[1], P. Schemmer[1], H. Friess[1], J. Schmidt[1], M. W. Büchler[1]

[1] Chirurgische Universitätsklinik Heidelberg
[2] Institut für Experimentelle Chirurgie der Universität Heidelberg

Abstract

Telemanipulation in surgery enables the performance of atraumatic surgical procedures. To date there has not been a trainings module for potential users of these manipulators. This study was conducted as preparation for the use of the Da Vinci System in clinical visceral surgery. An experimental training module on small animals was implemented and its effect of the manual skills of the user was evaluated. For evaluation of manual skills test persons performed standardized surgical procedures (cholecystectomy, gastrotomy, anastomosis of the small intestine and anastomosis of the aorta) with the Da Vinci Robotic System on landrace pigs. Test persons were evaluated concerning the operation time (mm:ss), the quality of the procedure (grade) and the complication rate (bleeding, insufficiency of the anastomosis and stenosis). The training modul comprised four performances of clearly defined surgical procedures (gastrotomy, anastomosis of the large and small intestine as well as the anastomosis of the aorta) in „Sprague Dawley" rats. Data are presented as averages. ◘ Tabelle 1

◘ Tabelle 2.

Operation	vor dem Training			nach dem Training		
	Dauer (mm:ss)	Anzahl der Komplikationen	Qualität (Note)	Dauer (mm:ss)	Anzahl der Komplikationen	Qualität (Note)
Cholezystektomie	09:43	5	3,3	05:35	1	2,7
Gastrotomie	22:40	4	4,5	14:50	2	3,6
Dünndarmanastomose	31:15	9	3,8	19:04	5	3,1
Anastomose der Aorta	38:30	5	2,9	20:55	2	2,1

The training modul was well accepted by the colleagues involved. The training of standardized operation procedures on the rat using the Da Vinci System leads to an improvement of manual skills on the pig model that is similar to the clinical application in humans. After four training sessions on the rat an improvement of manual skills and operation technique as measured by the required operating time and the quality of the procedure could be achieved. A reduction of the intraoperative complication rate could be also verified. We recommend the use of an intensive training program in small as well as large animal before clinical application of the Da Vinci Robotic System in visceral surgery.

Einleitung

Durch die Einführung von laparoskopischen Operationstechniken hat sich die „Minimalinvasive Chirurgie“ in der klinischen Anwendung etabliert. Die Erfahrungen der Computertechnologie und der minimalinvasiven Chirurgie wurden genutzt um auf die Bedürfnisse des Chirurgen abgestimmte Telemanipulatoren zu entwickeln. Telemanipulatoren in der Chirurgie ermöglichen die minimalinvasive und präzise Durchführung von verschiedenen Operationseingriffen [1, 2]. Erste klinische Anwendungen und deren Outcome in der Herz-, Viszeral- und Kinderchirurgie wurden bereits berichtet [3, 4, 5]. Obwohl der Umgang und die Benutzbarkeit dieser Systeme komplex sind, wurde bis dato noch kein adäquates Trainingsprogramm für die potentiellen Anwender dieser Manipulatoren definiert [1]. In dieser Arbeit wurde zur Vorbereitung auf die Nutzung und den Einsatz des Da Vinci-Systems in der Viszeralchirurgie ein experimentelles Trainingsprogramm an Kleintieren und ein Evaluationsprogramm an Großtieren konzipiert und deren Auswirkung auf die manuellen Fähigkeiten der Anwender des Systems analysiert.

Material und Methode

Evaluation

Zur Erfassung der manuellen Fähigkeiten führten Teilnehmer in verschiedenen Ausbildungsstadien (PJ-Student, Assistenzarzt, Oberarzt und Oberarzt mit langjähriger laparoskopischer Erfahrung) mittels des Da Vinci-Robotersystems (Fa. Intuitive Surgical, Mountain View; USA) in Intubationsnarkose an Landschweinen ($25{,}9 \pm 4{,}1$ kg) standardisierte chirurgische Eingriffe (Cholezystektomie, Gastrotomie, Anastomose des Dünndarms und Anastomose der Aorta) durch. Die Probanden wurden vor dem Beginn und nach dem Abschluss des Trainingsprogramms in der Ratte hinsichtlich der OP-Dauer (mm:ss), der Qualität des Eingriffes und der Anzahl der Komplikationen (Blutung, Nahtinsuffizienz und Stenose) evaluiert und nach dem Notensystem (sehr gut: 1 bis mangelhaft: 5) bewertet.

Training

Das Trainingsprogramm beinhaltete für jeden Probanden die im Intervall vierfache Durchführung von definierten standardisierten Operationen (Gastrotomie, Dünn- und Dickdarmanastomose sowie Anastomose der Aorta) an Sprague-Dawley-Ratten ($361{,}8 \pm 47{,}2$ gr.). Für jeden Teilnehmer kam pro Trainingseinheit eine Ratte zur Anwendung. Die Gastrostomie erfolgte an der ventralen Magenfläche über eine definierte Strecke von 1 cm. Für den Verschluss kam eine fortlaufende Naht (PDS 6.0) zur Anwendung. Die Dünndarmanastomose wurde mit Einzelstichnähten (PDS 6.0) und die Dickdarmanastomose in fortlaufender Zirkulärnaht-Technik (PDS 7.0) durchgeführt. Die Arteriotomie der Aorta wurde mit PDS 7.0 in Einzelstichnähten versorgt.

Ergebnisse

Die OP-Zeiten der einzelnen durchgeführten Operationen am Großtiermodell wurden vor und nach dem Training an den 4 Ratten-Operationen zwischen den Probanden ermittelt (Mittelwert). Des Weiteren wurden die Anzahl der Komplikationen (Blutung, Nahtinsuffizienz und Stenose) und das bewertete operative Ergebnis in Noten dargestellt (siehe ■ Tabelle 2).

Nach dem intensivem Training im Kleintiermodel konnte eine deutliche Verbesserung der OP-Zeit und eine Optimierung der OP-Qualität sowie eine Verminderung der erfassten Komplikationen verzeichnet werden.

■ Tabelle 2.

Operation	vor dem Training			nach dem Training		
	Dauer (mm:ss)	Anzahl der Komplikationen	Qualität (Note)	Dauer (mm:ss)	Anzahl der Komplikationen	Qualität (Note)
Cholezystektomie	09:43	5	3,3	05:35	1	2,7
Gastrotomie	22:40	4	4,5	14:50	2	3,6
Dünndarmanastomose	31:15	9	3,8	19:04	5	3,1
Anastomose der Aorta	38:30	5	2,9	20:55	2	2,1

Schlussfolgerung

Das konzipierte Trainingsprogramm wurde von den Teilnehmern sehr gut akzeptiert. Die Durchführung von standardisierten Operationen in einem mikrochirurgischem Operationsmodell (an der Ratte) mit dem Da Vinci-System führt zu einer zeitlichen und qualitativen Verbesserung der manuellen Fähigkeiten der Probanden im Großtiermodell, die der klinischen Praxis entsprechen. Schon nach vier Trainingsrunden im Rattenmodell konnte eine bemerkenswerte Verbesserung der manuellen Fähigkeiten und der Operationstechnik hinsichtlich der benötigten Zeitdauer und der Qualität der durchgeführten Eingriffe erzielt werden. Schon nach der ersten Trainingseinheit konnte eine deutliche Verminderung der intraoperativen Komplikationen festgestellt werden.

Wir empfehlen jedem Anwender vor dem klinischen Einsatz des Da Vinci-Systems die Durchführung eines intensiven Trainingsprogramms. Das intensive Trainingsmodul im Kleintiermodell kann als ein adäquates Trainingsprogramm vor der klinischen Einführung des Da Vinci-Systems eingesetzt werden. Somit bekommt der Chirurg die optimale Möglichkeit seine manuellen Fähigkeiten in einer kurzen Zeitspane zu trainieren und zu verfeinern. Die Effektivität des Trainings kann bei Bedarf in einem klardefiniertem Großtiermodell evaluiert werden. Das Großtiermodell (z.B. Landschweine), wie wir es eingesetzt haben, ermöglicht auf Grund der nahezu vergleichbaren anatomischen Verhältnisse zur humanen Situation eine klinisch-reale Erfassung der manuellen Fähigkeiten des Chirurgen, um die notwendigen Trainingseinheiten zu bestimmen.

Literatur

1. Ballantyne GH (2002) Robotic surgery, telerobotic surgery, telepresence, and telementoring. Review of early clinical results. Surg Endosc Oct; 16: 1389–1402
2. Ruurda JP, Broeders IA, Simmermacher RP, Rinkes IH, Van Vroonhoven TJ (2002) Feasibility of robot-assisted laparoscopic surgery: an evaluation of 35 robot-assisted laparoscopic cholecystectomies. Surg Laparosc Endosc Percutan Tech Feb; 12: 41–45
3. Dogan S, Aybek T, Khan MF, Kessler P, Mierdl S, Kleine P, Moritz A, Wimmer-Greinecker G (2002) Computer-enhanced telemanipulation enables a variety of totally endoscopic cardiac procedures. Thorac Cardiovasc Surg Oct; 50: 281–286
4. Cadiere GB, Himpens J, Germay O, Izizaw R, Degueldre M, Vandromme J, Capelluto E, Bruyns J (2001) Feasibility of robotic laparoscopic surgery: 146 cases. World J Surg Nov; 25: 1467–1477
5. Gutt CN, Markus B, Kim ZG, Meininger D, Brinkmann L, Heller K (2002) Early experiences of robotic surgery in children. Surg Endosc Jul; 16: 1083–1086

Korrespondenzadresse: Chirurgische Universitätsklinik Heidelberg, Abteilung für Allgemein, Viszeral- und Transplantationschirurgie, Im Neuenheimer Feld 110, 69120 Heidelberg, Tel.: 06221-566520, Fax: 06221-564953, e-mail: arianeb_mehrabi@med.uni-heidelberg.de

XXVI. Klinische Studien

Der Status Quo der Fall-Kontroll-Studie in den chirurgischen Fachzeitschriften

The status quo of the case-control study in the surgical literature

S. Sauerland, R. Lefering, S. Jahn, E. A. M. Neugebauer

Biochemische und Experimentelle Abteilung, II. Chirurgischer Lehrstuhl, Universität zu Köln

Abstract

Introduction: Our objective was to examine the quality of case-control studies in the surgical literature over a ten-year time period (1992 – 2001). *Methods:* By using the unexploded Medline subject heading „case-control studies", we identified 229 articles published in 11 leading general surgery journals. The design and quality of each study was assessed with the 20-item checklist of Lichtenstein et al. (1987). *Results:* Although 92 articles (40%) carried the word „case-control" in their title, abstract or methods section, only 28 articles (12% of 229) were true case-control studies, whereas the remaining 200 articles described all other types of pro- and retrospective studies, including even randomised controlled trials. Studies that used matching criteria were more likely to be falsely called case-control study (Odds Ratio 3.5; $p < 0.001$). *Conclusions:* In the surgical literature, case-control studies are a rare and most often inappropriately labelled research design.

Einleitung

In Fall-Kontroll-Studien werden Fälle und Kontrollen nicht danach ausgewählt, ob sie eine gewisse Therapie (oder „Exposition") erhalten haben, sondern ob bei ihnen ein definiertes Zielereignis (z. B. Erkrankung oder Komplikation) eingetreten ist [4, 5]. Damit sind Fall-Kontroll-Studien besonders geeignet, um seltene, erst viele Jahre später auftretende Ereignisse zu studieren, die nur in sehr großen randomisierten Studien erfassbar wären [1]. Unser Ziel war es, den gegenwärtigen Stand der Fall-Kontroll-Studie in der chirurgischen Literatur zu ermitteln.

Methodik

Über den 1991 eingeführten Medline-Suchterm „Case-Control Studies" (ohne Unterbegriffe) wurden aus 11 führenden chirurgischen Fachzeitschriften die zwischen 1992 und 2001 publizierten Fall-Kontroll-Studien gesucht. Als deutsche Zeitschriften wurden „Der Chirurg", „Langenbeck's Arch Surg" und das „Zentralblatt für Chirurgie" ausgewählt.

Die Studien wurden hinsichtlich ihres Designs beurteilt, wobei unterschieden wurde in:

- Echte Fall-Kontroll-Studien zu ätiologischen Fragen
- Querschnittsstudien zu diagnostischen oder prognostischen Markern oder pathophysiologischen Prozessen
- Kohortenstudien prospektiver oder retrospektiver Natur mit oder ohne Kontrollgruppe zu Therapie- oder Prognosefragen

Für echte Fall-Kontroll-Studien wurde zusätzlich die Checkliste von Lichtenstein et al. [3] zu Bewertung verwendet.

Ergebnisse

Insgesamt fanden sich 229 Artikel, darunter 11 aus den drei deutschen Zeitschriften. 92 dieser Artikel (40,2%) bezeichneten sich im Titel, Abstract oder Methodikteil explizit als Fall-Kontroll-Studie. Nur 28 der 229 Artikel (12,3%) waren echte Fall-Kontroll-Studien, während die meisten übrigen Studien in Wahrheit prospektive (24%) und retrospektive (14%) Vergleichsstudien waren. In zwei Fällen handelte es sich um randomisiert-kontrollierte Studien. Ferner fanden sich zu 9% historisch kontrollierte Studien und zu 16% reine Querschnittsstudien. Der Rest (8%) verteilt sich auf Kohortenstudien ohne Vergleichsgruppe und sonstige Artikel.

Von den 28 echten Fall-Kontroll-Studien wurden nur 21 korrekt als solche bezeichnet. In der übrigen Gruppe ($n = 200$) führte besonders das Verwenden eines Matching-Verfahrens in einer Studie dazu, diese fälschlicherweise als Fall-Kontroll-Studie zu benennen: Quotenverhältnis 3,5; 95%-Konfidenzintervall 1,9 bis 6,5; $p < 0{,}001$. Von einem Matching-Verfahren in der Kontrollgruppe berichteten 73 (31,9%) aller Arbeiten, darunter auch zwölf der Fall-Kontroll-Studien.

Bei den echten Fall-Kontroll-Studien wurden im Mittel 257 Patienten eingeschlossen, was über dem Mittelwert der übrigen Studien lag. Die Qualität der Fall-Kontroll-Studien war sehr variabel aber insgesamt eher mäßig, insbesondere weil die Auswahl der Kontrollgruppen unklar beschrieben wurde oder nicht alle potenziell relevanten Störgrößen erfasst oder adjustiert werden konnten.

Diskussion

Schon 1985 kritisierte Feinstein: „In no other branch of science would this type of ambiguous nomenclature be tolerated." [2] Trotz seiner Vorschläge zur präziseren Bezeichnung der Studiendesigns ist der Begriff der Fall-Kontroll-Studie weiterhin irreführend und wird in der chirurgischen Literatur für nahezu jedes Studiendesign verwendet. Hinzu kommen Folgeprobleme in der Zuordnung der offiziellen Medline-Schlagworte. Der insgesamt niedrige Anteil von echten Fall-Kontroll-Studien deutet an, dass dieses Studiendesign unter Chirurgen letzendlich zu wenig bekannt und zu selten eingesetzt wird.

Literatur

1. Feinstein AR (1979) Methodologic problems and standards in case-control research. J Chronic Dis 32: 35–41
2. Feinstein AR (1985) Experimental requirements and scientific principles in case-control studies. J Chronic Dis 38: 127–133
3. Lichtenstein MJ, Mulrow CD, Elwood PC (1987) Guidelines for reading case-control studies. J Chronic Dis 40: 893–903
4. Rothman KJ, Greenland S. Case-control studies (1998) Modern epidemiology (2nd Ed). In: Rothman KJ, Greenland S (eds). Philadelphia, PA: Lippincott-Raven, S 93–114
5. Schulz KF, Grimes DA (2002) Case-control studies. Lancet 359: 431–434

Korrespondenzadresse: Dr. med. Stefan Sauerland, Biochemische und Experimentelle Abteilung, II. Chirurgischer Lehrstuhl der Universität zu Köln, Ostmerheimer Str. 200, 51109 Köln, Tel.: 0221-98957-19, Fax: 0221-98957-30, e-mail: S.Sauerland@uni-koeln.de

Laparoskopische versus konventionelle Leistenhernien-Operation: Alles klar nach Meta-Analyse?

Laparoscopic versus open inguinal hernioplasty: all questions solved by meta-analysis?

D. Stengel, K. Bauwens, A. Ekkernkamp

AG Klinische Epidemiologie, Unfallkrankenhaus Berlin

Abstract

Despite strong heterogeneity, the EU Hernia Trialists meta-analysis currently provide the best available evidence to discuss the pros and cons of laparoscopic versus open hernia repair.

In the present study, substructures of this meta-analysis were investigated, revealing five clusters of trials of which two showed opposite relative risk estimates of hernia recurrence with laparoscopic repair. Studies favouring open surgery did so irrespective of the use of surgical mesh.

Einleitung

Die Meta-Analyse der EU Hernia Trialists Collaboration [1] repräsentiert die z.Z. beste wissenschaftliche Datenbasis zur objektiven Beurteilung von Vor- und Nachteilen der endo- bzw. laparoskopischen Hernienchirurgie. Die Kernaussagen dieser Meta-Analyse sind 1) eine nicht signifikante Reduktion des relativen Risikos (RR 0.79, 95% Konfidenzintervall [KI] 0.59 bis 1.04) für ein Hernienrezidiv nach laparoskopischer verglichen mit offener Leistenhernienoperation bei 2) einem vergleichbaren relativen Rezidiv-Risiko nach laparoskopischer versus offener Kunststoffnetz-Augmentation. Aus diesen Ergebnissen wird ein Netto-Effekt synthetischer Netze auf die Inzidenz von Hernienrezidiven, unabhängig vom operativen Zugangsweg abgeleitet. Von den Autoren wurde kaum auf die erhebliche Heterogenität der Einzelstudien eingegangen, die den Sinn und die Interpretation eines gemeinsamen Effektschätzers anzweifeln lassen. Ziel dieser Untersuchung war die Identifikation von Substrukturen in der Meta-Analyse, die mögliche Quellen für die beobachtete Heterogenität darstellen könnten.

Methodik

Alle in die Meta-Analyse eingeschlossenen Originalstudien wurden gewonnen. Durch eine strukturierte Datenbanksuche (Medline und Cochrane Controlled Trials Register) konnten eine weitere, bis dahin nicht berücksichtigte randomisierte klinische Studie sowie drei aktualisierte Publikationen über Langzeit-Ergebnisse identifiziert werden. Eine nochmalige qualitative Bewertung der verfügbaren Literatur wurde in dieser Untersuchung nicht angestrebt. Die insgesamt 40 Studien mit Einschluß von 7086 Patienten wurden zunächst anhand ihrer Punktschätzer (RR) aufsteigend sortiert; betrachtet wurde nur der Endpunkt des Hernienrezidivs. Im generalisierten linearen Modell (GLM) wurde geprüft, aus wie vielen dieser Gruppen von Studien (Cluster) sich der Datenpool mit der größtmöglichen Wahrscheinlichkeit zusammensetzt [2]. Verschiedene Modelle mit steigender Anzahl von Clustern wurden mit Hilfe des Bayes-Informationskriteriums (BIC) miteinander verglichen. Die Ergebnisse der zu den identifizierten Clustern gehörigen Studien wurden im fixed-effects-Modell summiert [3]. Innerhalb der Cluster wurde der Effekt von Kunststoffnetzen auf die Rezidivraten durch den Vergleich zwischen Laparoskopie- und offenem Arm mit und ohne Netzaugmentation ermittelt.

Ergebnisse

Im GLM-Modell wurde eine Aufteilung des Datenpools in fünf Cluster am besten erklärt. Zwei Gruppen von Studien zeigten einen eindeutigen (9 Studien, 2398 Patienten, RR 0.43, 95% KI 0.30 bis 063) bzw. marginalen Vorteil (5 Studien, 784 Patienten, RR 0.74, 95% KI 0.30 bis 1.85) der laparoskopischen gegenüber den offenen Verfahren. Neun Studien ließen sich einer „Null-Effekt"-Gruppe zuordnen (1210 Patienten, RR 1.03, 95% KI 0.28 bis 3.76). In zwei weiteren Gruppen von 6 bzw. 11 Studien (773 und 1970 Patienten) wurden jedoch genau gegensätzliche Effekte mit einem eindeutigen (RR 4.55, 95% KI 2.05 bis 10.11) oder marginalen Vorteil (RR 1.43, 95% KI 0.74 bis 2.75) der offenen gegenüber den laparoskopischen Verfahren beobachtet. Die Verteilung des gemeinsamen Effektschätzers in Studien *zugunsten* der Laparoskopie (Cluster 1) deckt sich zwar mit der Verteilung des Effektschätzers aus Studien, in denen die laparoskopische Hernioplastik mit Verfahren ohne Netzimplantation verglichen wurde (s. ◘ Tabelle 1), diese biologisch plausible

◘ Tabelle 1. Effekt der Netzaugmentation auf das relative Rezidivrisiko der endoskopischen verglichen mit der offenen Leistenhernienoperation.
Cluster 1: Studien mit eindeutigem Benefit der endoskopischen OP
Cluster 5: Studien mit eindeutigem Benefit der offenen OP
Werte in Klammern entsprechen dem 95% Konfidenzintervall

	Cluster 1	Cluster 5
Kontrollgruppe: offen, Mesh	0.34 (0.13, 0.94)	4.53 (1.32, 15.56)
Kontrollgruppe: offen, ohne Mesh	0.46 (0.31, 0.67)	4.57 (1.61, 13.00)
Gemeinsamer Cluster-Effekt	0.43 (0.30, 0.63)	4.55 (2.05, 10.11)

Erklärung ist aber im Umkehrschluß nicht gültig: in Studien, die einen klaren Vorteil der offenen Verfahren zeigen konnten, wurde dieser Effekt *unabhängig* von der Verwendung eines Kunststoffnetzes beobachtet (Cluster 5). Erhebliche Differenzen zwischen den Clustern fanden sich im Anteil der zensierten Patienten (globaler Chi^2-Test: $p < 0.0001$). Während in der Gruppe der Studien mit eindeutigem Vorteil der endoskopischen OP 24.5% (95% KI 22.8 bis 26.3%) im Studienverlauf ausschieden, waren in der Gruppe von Studien mit marginalem Vorteil von TAP und TEP nur 2.9% (1.8 bis 4.3%) „losses to follow-up" zu verzeichnen.

Ein größerer Anteil zensierter Beobachtungen lag im Laparoskopie-Arm verglichen mit der offenen Gruppe des Clusters 1 vor (sog. informative Zensierung).

Diskussion

Medizinische Verfahren mit offensichtlicher Wirkung (Effektivität) und Wirksamkeit (Effizienz) bedürfen häufig keiner Technologiebewertung i. S. eines Systematic Review, um in der Klinik etabliert und durch das Gesundheitsbudget gedeckt zu werden. Gleiches gilt für Verfahren mit offensichtlich fehlender oder schädlicher Wirkung. Diese Klarheit ist jedoch nur selten gegeben. Die bisherigen Methoden der Meta-Analyse bei statistischer Heterogenität bergen die Gefahr, aufgrund einer Summierung positiver und negativer Studien einen Null-Effekt des experimentellen im Vergleich zum Referenzverfahren vorzutäuschen. Der von uns entwickelte Ansatz stellt ein neues, präzises Instrument für die Suche nach Quellen dieser Heterogenität dar. Die untersuchte Meta-Analyse weist eine klare Substruktur auf, in der sich einzelne randomisierte Studien formal zu Gruppen mit ähnlichen Effektdimensionen zusammenfassen lassen. Für den Kliniker bedeuten die Ergebnisse, dass sich der bisher postulierte, biologisch sicher plausible

Netto-Effekt von Kunststoffnetzen in der endoskopischen Hernienchirurgie relativiert. In zehn Studien ließ sich ein Vorteil der offenen Verfahren gegenüber TAP und TEP unabhängig von einer Netzaugmentation nachweisen.

Neben dem Problem einer informativen Zensierung (d.h., wurden in Studien mit klaren Vorteilen der endoskopischen Versorgung tatsächlich mehr Teilnehmer aus dem experimentellen Arm nicht nachbeobachtet, kann dies 1) durch Ausscheiden der „Problempatienten" die Ergebnisse von TAP/TEP verbessert oder 2) durch Ausscheiden der Patienten mit komplikationslosem Verlauf die Ergebnisse von TAP/TEP verschlechtert haben) [4] könnten Lern- und Zentrumseffekte naheliegende Störvariablen darstellen.

Die vorliegenden Resultate rechtfertigen eine nochmalige kritische Betrachtung der Originaldatensätze, da sich hinter dem gemeinsamen Punktschätzer widersprüchliche Studienergebnisse verbergen.

Literatur

1. McCormack K, Scott NW, Go PMNYH, Ross S, Grant AM on behalf of the EU Hernia Trialists Collaboration (2002) Laparoscopic techniques versus open techniques for inguinal hernia repair (Cochrane Review). In: The Cochrane Library, Issue 4. Update Software, Oxford
2. Schlattmann P, Dietz E, Bohning D (1996) Covariate adjusted mixture models and disease mapping with the program DismapWin. Stat Med 15: 919–929
3. Sutton AJ, Abrams KR, Jones DR, Sheldon TA, Song F (2000) Methods for Meta-Analysis in Medical Research. Wiley, Chichester
4. Rubin DB (1976) Inference and missing data. Biometrika 63: 581–592

Korrespondenzadresse: Dr. med. Dirk Stengel, AG Klinische Epidemiologie, Klinik für Unfall- und Wiederherstellungschirurgie, Unfallkrankenhaus Berlin, Warener Str. 7, 12683 Berlin, Tel.: (30) 5681 3170, Fax: (30) 5681 3003, e-mail: dirk.stengel@ukb.de, URL: http://www.epi-ukb.de

Lebensqualitätsmessung in der kolorektalen Chirurgie: Einfluss des klinischen Risikoprofils auf Patientencompliance und Ergebnisinterpretation

Quality of life assessment in colorectal surgery: influence of clinical risk profiles on patient compliance and interpretation of results

I. Kopp[1], W. Lorenz[1], B. Stinner[2], M. Koller[1]

[1] Institut für Theoretische Chirurgie, Philipps-Universität Marburg
[2] Klinik für Visceral-, Thorax- und Gefäßchirurgie, Elbe-Klinikum Stade

Abstract

Quality of life (QoL) is an important outcome measure in addition to traditional endpoints in clinical studies. However, missing data and drop-out cases may have distinct consequences for the analysis of QoL data. We addressed this problem in a population based prolective cohort study (small area analysis). 146 patients with newly diagnosed rectal cancer were consecutively recruited. QoL was assessed using the European Organisation for the Research and Treatment of Cancer (EORTC) QLQ C30 and CR38 questionnaires at discharge from the hospital after primary operative treatment and at 3-month intervals for 2 years. In parallel, clinical parameters were documented. Comparisons were made between the cohort, participants with QoL-asessment and 2 extreme groups: patients who filled in only one or two questionnaires ($n = 20$) and patients who filled in all or nearly all questionnaires ($n = 18$). Non-participants and poor-compliers were more likely to receive palliative treatment and had higher ASA scores ($p = 0{,}05$). They had a higher probability to die during the follow up period than good-compliers ($p < 0{,}001$) but mortality was not the limiting factor for compliance. QoL-studies are prone to selection bias. Therefore, compliance rates and characteristics of none-compliers need to be specified. Otherwise, reporting of QoL mean scores may imply overestimation of sample QoL.

Einleitung

Die Lebensqualität (LQ) gewinnt neben traditionellen klinischen Messgrößen (z.B. Überlebensraten) als Endpunkt klinischer Studien in der Onkologie zunehmende Bedeutung. Ein methodisches Problem in LQ-Studien stellen fehlende Werte (missing values) dar. In der Literatur werden primär Möglichkeiten statistischer Verfahren zur Komplettierung der Datensätze beschrieben, mit denen dann die üblichen, auf Mittelwerten basierenden Vergleichsberechnungen vorgenommen werden [1]. Zu wenig beachtet wird die Möglichkeit, dass Patienten, die Fragebögen ausfüllen, sich von Nichtausfüllern in klinischer Hinsicht unterscheiden. Dieses Problem wird anhand einer populationsbezogenen Studie dargestellt.

Methodik

Prolektive Kohortenstudie auf der Basis eines Landkreises als Versorgungsregion (small-area-Analyse) [2]. Einschlusskriterien waren Neuerkrankung mit der Diagnose Rektumkarzinom und Behandlungsort in der Versorgungsregion vom 01.01.1997 bis zum 31.12.1998. Die Lebensqualität (LQ) wurde erfasst anhand des Fragebogens EORTC QLQ-C30 und CR38 [3]. Tumorklassifikation, Diagnostik, Therapie, Begleiterkrankungen [4] sowie aktueller Gesundheits-

und Behandlungsstatus im Nachsorgezeitraum wurden parallel zur LQ-Messung erfasst. Die Dokumentation erfolgte bei Klinikentlassung nach erster chirurgischer Therapie und in dreimonatigen Intervallen über 2 Jahre. Die Charakteristika von Patienten, die nicht an der LQ-Messung teilnahmen, wurden verglichen mit denen der Teilnehmer. Zusätzlich wurden 2 Extremgruppen analysiert: Patienten, die im Beobachtungszeitraum 1 – 2 LQ-Fragebögen ausfüllten (Wenigausfüller, n = 20) und Patienten, die 8 – 9 Bögen ausfüllten (Vielausfüller, n = 18).

Ergebnisse

Von 146 konsekutiv rekrutierten Studienpatienten waren 98 bereit, an der Lebensqualitätsmessung teilzunehmen und füllten im Zeitraum von 2 Jahren insgesamt 486 Fragebögen aus. Der Durchschnitt pro Patient lag bei 5 Bögen (Mittelwert; Spannweite 1 – 9). Teilnehmer an der LQ-Messung wiesen ein günstigeres klinisches Profil auf als Nichtteilnehmer Signifikant unterschieden sich Alter, perioperatives Risiko nach ASA-Klassifikation, Therapieintention und Mortalität (◘ Tabelle 1). Gleiches wurde deutlich im Vergleich Vielausfüller versus Wenigausfüller. Trotz hoher Mortalität (45%) hätten Patienten der Gruppe der Wenigausfüller aufgrund der mittleren Überlebenszeit von 19 Monaten theoretisch 7 Fragebögen ausfüllen können, bei tatsächlichem Mittelwert von 1,5 Fragebögen.

◘ **Tabelle 1.** Patientencharakteristika

	Studienpopulation n = 146	keine Teilnahme an LQ-Messung n = 48	Teilnahme an LQ-Messung n = 98	p	Wenigausfüller n = 20	Vielausfüller n = 18	p
Alter							
Mittelwert	65,6	70,3	63,2	0,001	64,3	60,9	0,03
Range	33 – 92	40 – 92	33 – 88		36 – 88	48 – 73	
Geschlecht							
weiblich	58	21	38	n.s.	9	5	n.s.
männlich	88	27	60		11	13	
UICC Stadium							
I (pT1 – 2 No Mo)	48	15	33	0,138	3	8	0,04
II (pT3 – 4 No Mo)	34	14	20		6	3	
III (alle pT N + Mo)	37	6	31		4	6	
IV (alle pT/N M +)	21	7	14		7	1	
keine Angabe	6	6	–				
ASA Klassifikation [4]							
1	9	–	9	0,055 [a)]	2	–	0,05 [a)]
2	51	10	41		5	12	
3	41	13	28		5	5	
4	12	4	8		3	–	
keine Angabe	33	21	12		5	1	
Operative Therapie							
keine	5	5	–	< 0,001	–	–	n.s.
Tiefe anteriore Resektion	89	20	69		13	10	
abdom. perin. Exstirpation	33	10	23		7	8	
sonstige	19	13	6		–	–	

Tabelle 1. (Forts.)

	Studien-population n = 146	keine Teil-nahme an LQ-Messung n = 48	Teilnahme an LQ-Messung n = 98	p	Wenig-ausfüller n = 20	Viel-ausfüller n = 18	p
Adjuvante Therapie							
ja	46	11	35	n.s.	8	5	n.s.
nein	94	31	63		12	13	
keine Angabe	6	6	–				
Intention							
kurativ	118	31	87	< 0,001	14	17	0,05
palliativ	22	17	11		6	1	
Mortalität	40	28	12	< 0,001	9	0	< 0.001
Mittleres Überleben in Monaten	20	14,77	22,54	< 0,001	18,55	24	0,001
Tumorprogression/ Rezidiv							
im Nachsorgezeit-raum	–	–	–	–	13	5	0,022
Therap. Interventionen im Nachsorgezeit-raum	–	–	–	–	7 [b]	1 [c]	0,026

[a] niedriges Risiko (ASA I + II) vs. hohes Risiko (ASA II + IV)
[b] palliative Chemotherapie (n = 5), Resektion Lokalrezidiv (n = 1), atyp. Lungenresektion bei Metastasen (n = 1),
[c] atyp. Lungenresektion bei Metastasen (n = 1)

Diskussion und Schlussfolgerung

Patienten, die durch schweren Krankheitsverlauf oder therapeutische Maßnahmen besonders belastet sind, sind in Lebensqualitätsstudien unterrepräsentiert. Dies kann zur Überschätzung der mittleren Lebensqualität bei Gruppenanalysen führen und eine falsche Annahme gleicher Wirksamkeit verschiedener Therapieverfahren erzeugen. Eine exakte Charakterisierung der Studienpopulation, insbesondere der Patienten mit geringer Compliance, ist daher zu fordern. Gerade für diese Patienten sind Lebensqualitätsmessung und daraus resultierende problemorientierte therapeutische Strategien wichtig. Die Erstellung individueller Lebensqualitätsprofile wird dem Einzelschicksal des Patienten gerecht und ist außerdem für den Kliniker auch handlungsleitend [5].

Literatur

1. Raboud JM, Singer J , Thorne A , Schechter MT, Shafran SD (1998) Estimating the effect of treatment on quality of life in the presence of missing data due to drop-out and death. Qual Life Res 7: 487–494
2. Kopp I, Koller M, Stinner B, Hainbach S, Rothmund M, Lorenz W (2001) Chirurgische Therapie des Rektumkarzinoms: Abbildung der realen Versorgungssituation im Rahmen einer kreisbezogenen Qualitätssicherungs-Studie. Chirurg 72: 1467–1477
3. Fayers P, Aaronson N, Bjordal K, Curran D, Groenvold M (1999) EORTC QLQ-C30 scoring manual. 2nd ed. EORTC Study Group Quality of Life, Brüssel, S 1–86

4. Wagner G, Hermanek P [Arbeitsgemeinschaft Deutscher Tumorzentren] (1995) Organspezifische Tumordokumentation. Springer, Berlin Heidelberg, S 3 – 32, 17
5. Koller M, Lorenz W (2002) Quality of life: a deconstruction for clinicians. J R Soc Med 95: 481 – 488

Korrespondenzadresse: Dr. med. Ina Brigitta Kopp, Institut für Theoretische Chirurgie, Klinikum der Philipps Universität, 35033 Marburg, Tel.: 06421 286 2249, Fax: 06421 286 8926, e-mail: kopp@mailer.uni-marburg.de

Hohe Akzeptanz additiver perioperativer Entspannungsübungen trotz fehlender Beeinflussung des Schmerzempfindens nach kolorektalen Resektionen – eine randomisierte, teilgeblindete Studie

High acceptance of additive perioperative psychological interventions despite lack of effect on pain perception after colorectal resection – a randomized, partially blinded trial

O. Haase[1], C. Hermann[2], J. M. Müller[1], W. Schwenk[1]

[1] Klinik für Allgemein-, Visceral-, Gefäß- und Thoraxchirurgie, Charité Campus Mitte, Humboldt-Universität zu Berlin
[2] Zentralinstitut für Seelische Gesundheit, Lehrstuhl Neuropsychologie, Humboldt-Universität zu Berlin

Abstract

Additive psychological treatment may improve the postoperative course of patients undergoing surgery. *Method:* In a controlled randomized, partially blinded trail the effect of therapist-independent psychological therapy on analgetic consumption, pain perception and acceptance after elective conventional colorectal resections was studied in three groups (imagination, relaxation, or control). *Results:* In 60 patients there were no differences in patients characteristics, cumulative dosage of morphine, pain scores while at rest, coughing, or sitting up. 80% of the patients tought they had benefited from listening to the tapes and more than 90% would recommend other patients use the tapes. *Conclusion:* Because of patients high acceptance we recommend additive therapist-independent imagination or muscle relaxation after elective colorectal resections.

Einleitung

Imagination und Muskelrelaxation als additive psychologische Interventionen sind nach abdominalchirurgischen Operationen mit unterschiedlichen Erfolg zur Reduktion von Schmerzen eingesetzt worden [1–3]. Nach kolorektalen Resektionen beobachteten Tusek et al. [1] eine Reduktion des Schmerzmittelbedarfs durch eine Imaginationsübung unter therapeutischer Anleitung. Zur Wirksamkeit therapeutenunabhängiger Übungen bei Karzinomresektionen liegen keine randomisierte Studien vor.

Methodik

In einer randomisierten, teilgeblindeten Studie wurde bei kolorektalen Karzinompatienten in drei Gruppen der Einfluss therapeutenunabhängiger Übungen (Imagination, progressive Muskelrelaxation oder Kontrolle) auf Scherzmittelbedarf, Schmerzempfindenden und Akzeptanz untersucht. Die Übungen wurden selbständig unter Verwendung eines tragbaren Kassetenrecorders durchgeführt. Die Patienten der Übungsgruppen, die Behandler und die Untersucher waren über die Art der Interventionen geblindet. Mit der Imagination wurden die Patienten auf eine Reise an einen inneren Ort der Sicherheit und Entspannung geschickt. Mit der Entspannungsübung wurde eine progressive Muskelrelaxation nach Jacobsohn angestrebt. Die postoperative Analgesie bestand in allen Gruppen aus 3×1 g Metimazol (Novalgin®) i.v. und Morphin i.v. mittels patienten-kontrollierter Analgesie (PCA). Ein Unterschied beim kumulativen

Schmerzmittelverbrauch von 25% (alpha = 0.05, beta = 0.2) hätte mit 20 Patienten in jeder Gruppe nachgewiesen werden können. Das Schmerzempfinden wurde mit einer visuell-analogen Skala (0 – 100) erfasst. Alle Patientendaten wurden täglich morgens erfasst und bei Entlassung wurde ein Fragebogen zur Akzeptanz der Übungen ausgefüllt. Schmerzmittelverbrauch und Schmerzempfinden wurden durch area-under-curve-Analysen verglichen.

Ergebnisse

Bei den demographischen Daten (▪ Tabelle 1) und den Komplikationsraten gab es keine Unterschiede zwischen den Gruppen. Die kumulative Morphinmenge bis zum 4. postoperativen Tag ($p = 0.6$) sowie das Schmerzempfinden in Ruhe, beim Husten und beim Aufsetzen waren nicht verschieden (jeweils $p > 0,05$). Über 80% der additiv behandelten Patienten empfanden die Übungen als nützlich und über 90% würden die Anwendung anderen Patienten empfehlen.

▪ Tabelle 1. Patientencharakteristik der Kontroll-, Imaginations- und Entspannungsgruppe. Demographie, Tumorstadien und Operationsverfahren. Daten als Absolutwerte oder Mittelwert ± Standardabweichung

	Kontrolle n = 18	Imagination n = 20	Entspannung n = 22	p
Alter (Jahre)	65,8 ± 11,5	64,7 ± 8,6	64,8 ± 9,9	n.s.
Geschlecht (M/W)	6/12	9/11	8/14	n.s.
Stomaanlage (J/N)	12/6	16/4	13/9	n.s.
UICC-Stadium 0*	1	3	1	n.s.
UICC-Stadium I	5	7	9	n.s.
UICC-Stadium II	6	4	6	n.s.
UICC-Stadium III	6	6	6	n.s.
Rektumresektionen	12	16	17	n.s.
Kolonresektionen	6	4	5	n.s.

* beinhaltet 1 Adenom mit High-Grade-Dysplasie und 4 Patienten mit ypT0 pn0 M0

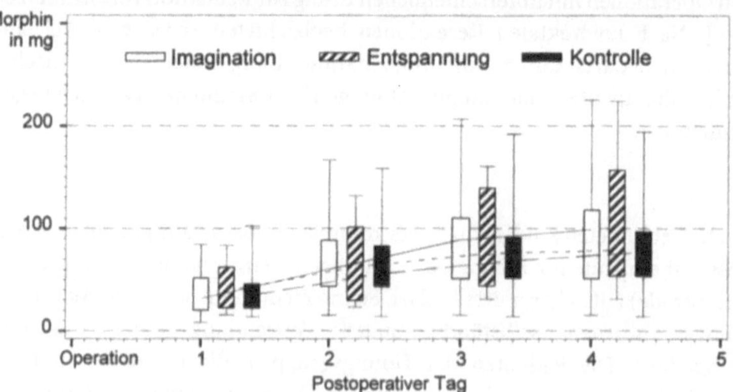

▪ Abb. 1. Kumulative postoperative Morphingabe (in mg) bei patientenkontrollierter Analgesie. Daten als Median, 5., 25., 75. und 95. Percentile

Schlussfolgerungen

Patienten bewerten perioperative additive psychologische Übungen sehr positiv. Ein wesentlicher Einfluss auf die postoperativen Schmerzen konnte bei konventionellen kolorektalen Karzinomresektionen nicht nachgewiesen werden. Die positive Resonanz deutet auf einen Bedarf für Entspannungstechniken hin. Imaginative und muskelrelaxierende Übungen können deshalb zur Anwendung empfohlen werden. (■ Abbildung 1)

Literatur

1. Tusek DL, Church JM, Strong SA, Grass JA, Fazio VW (1997) A significant advance in the care of patients undergoing elective colorectal cancer. Dis Colon Rectum 40: 172–178
2. Good M, Stanton-Hicks M, Grass JA, Anderson GC, Choi C, Schoolmeesters LJ, Salman A (1999) Relief of postoperative pain with jaw relaxation, music and their combination. Pain 81: 163–172
3. Johnston M, Vögele K. (1993) Benefits of Psychological Preparation for Surgery. Ann Behav Med 15: 245–256

Korrespondenzadresse: Dr. med. O. Haase, Klinik für Allgemein-, Visceral-, Gefäß- und Thoraxchirurgie, Charité Campus Mitte, Medizinische Fakultät der Humboldt-Universität zu Berlin, 10117 Berlin Schumannstr. 20–21, Fax: 030/450 522912, e-mail: oliver.haase@charite.de

Eine randomisierte prospektive Interventionsstudie zu Effekten psychoonkologischer Betreuung stationärer chirurgischer Patienten mit colorectalen Carcinomen

A randomized prospective intervention study on the impact of psychooncological support for surgical inpatients with colorectal cancer

M. M. Determann[1], V.-E. Kollenbaum[2], B. Kremer[3], D. Henne-Bruns[1]

[1] Abteilung für Viszeral- und Transplantationschirurgie am Universitätsklinikum Ulm
[2] Tumorzentrum am Universitätsklinikum Kiel
[3] Abteilung für Allgemeine Chirurgie am Universitätsklinikum Kiel

Abstract

The aim of the study was the evaluation of individual psychooncological support for inpatients with colorectal cancer undergoing surgery in terms of anxiety and quality of life (QoL). The design was a prospective randomized controlled study. After informed consent, patients were randomized in one of two groups: patients in the experimental group received individualized psychotherapeutic support during the hospital stay; those in the control group received a daily program of classical music. All patients were assessed one day before surgical treatment, 10 days and 3 months after surgery. Instruments were questionnaires for QoL and state anxiety. The psychotherapeutic sessions, sociodemographical and medical covariables were documented. 106 patients met the inclusion criteria of the study. 53 patients were in each group. The anxiety is highest one day before surgery and decreases after surgical treatment ($F_{(df=2)} = 25.37$**). In contrast to patients without postoperative complications and short length of hospital stay (≤ 11 days) the anxiety in patients with postoperative complications and long length of hospital stay remains after surgical treatment on the high preoperative level ($F_{(df=1)} = 14.13$**, $F_{(df=1} =$ 15.80**). In contrast to patients with tumours graded T1 to T3, who's anxiety decreases after surgical treatment, the anxiety of patients with tumours graded T4 increases from discharge to three month after treatment ($F_{(df=2)} = 3.48$*). Results show significant positive effects of psychooncological intervention on emotional functioning during the hospital stay ($F_{(df=1)} = 4.64$*) and on anxiety three month after surgical treatment in dependence of intensity of psychooncological treatment ($F_{(df=2)} = 3.46$*). The intensity is measured by the number of psychotherapeutic sessions and can be explained by the length of hospital stay ($R^2_{cub} = 0.51$, $F_{(df=3)} = 15.61$**). Concluding recommendations are to start psychooncological intervention before surgical treatment, to intensify intervention when postoperative complications occur or when patients have a T4 graded tumour diagnosis and to continue intervention after discharge. The study was sponsored by the German Cancer Help.

Einleitung

Die Erkrankung an einem Carcinom sowie die chirurgische Behandlung stellen eine extreme Belastung für die betroffenen Patienten und Patientinnen dar. Insbesondere die Angst, die damit einhergeht, erreicht häufig behandlungsbedürftige Ausmaße, so dass ein psychoonkologisches Angebot hier als indiziert erscheint. Gleichzeitig stellt sich mit der Implementierung und Professionalisierung psychoonkologischer Angebote die Frage nach einer angemessenen Qualitätssicherung dieser Leistung. Ziel der Studie war die Evaluation der Effekte psychoonkologischer Betreuung von

Patientinnen und Patienten, die mit der Ersterkrankung eines colorectalen Carcinoms in der Chirurgischen Klinik behandelt wurden. Fokussiert wurden Effekte auf die Angst und Lebensqualität der Patienten. Die Studie wurde von der Deutschen Krebshilfe e.V. gefördert.

Methodik

Die Studie hat ein randomisiertes, kontrolliertes und prospektives Studiendesign. Nach Informed Consent sind die PatientInnen randomisiert der psychoonkologisch betreuten Interventionsgruppe oder der mit einem täglichen Musikangebot versorgten Kontrollgruppe zugeteilt worden. Bei allen PatientInnen wurden am Tag vor der Operation und 10 Tage und 3 Monate nach der Operation die Lebensqualität (EORTC-QLQ-C30, European Organisation for Research and Treatment of Cancer, Aaronson et al. 1993) und die State-Angst (State-Trait-Angstinventar, Laux et al. 1981) erfasst. Zusätzlich wurden medizinische und soziodemographische Covariablen dokumentiert sowie die psychotherapeutische Betreuung mittels eines psychologischen Dokumentationsbogens standardisiert erfasst.

Ergebnisse

Von 203 gescreenten Patienten erfüllten 106 die Aufnahmenkriterien der Studie. In jede der beiden Gruppen wurden je 53 Patienten aufgenommen. Die Ergebnisse von T-Tests zeigen, dass die Randomisierung der Patienten in die Interventions- und die Kontrollgruppe erfolgreich war. Die Angst der Patienten ist präoperativ am höchsten und sinkt nach der Operation ($F_{(df=2)} = 25{,}37^{**}$). Im Unterschied zu den Patienten ohne postoperative Komplikationen und mit kurzer Verweildauer (≤ 11 Tage) bleibt die Angst jedoch während der stationären Zeit bei den Patienten mit Komplikationen und mit längerer Verweildauer auf dem hohen präoperativen Niveau ($F_{(df=1)} = 14{,}13^{**}$, $F_{(df=1)} = 15{,}80^{**}$). Im Unterschied zu den Patienten mit einem Tumor der Ausprägung T1 bis T3, bei denen die Angst postoperativ sinkt, steigt die Angst bei den Patienten mit einem T4-Tumor bis drei Monate nach der OP wieder an ($F_{(df=2)} = 3{,}48^{*}$). Die psychoonkologische Betreuung zeigt signifikant positive Effekte im Sinne der Verbesserung des emotionalen Befindens in der Interventions- im Vergleich zur Kontrollgruppe ($F_{(df=1)} = 4{,}64^{*}$) während des stationären Aufenthalts und im Sinne der Angstreduktion bis drei Monate nach der Operation in Abhängigkeit von der Dosierung der Intervention ($F_{(df=2)} = 3{,}46^{*}$) (◘ Abbildung 1: Betreuungseffekte). Die Dosierung, erfasst als Anzahl psychotherapeutischer Sitzungen, kann in erster Linie mit der postoperativen Verweildauer in der Klinik erklärt werden ($R^2_{cub} = 0{,}51$, $F_{(df=3)} = 15{,}61^{**}$).

Diskussion/ Schlussfolgerung

Die Ergebnisse der randomisierten prospektiven Interventionsstudie zeigen signifikante Effekte der psychoonkologischen Betreuung im Sinne einer Verbesserung des emotionalen Befindens und der Angstreduktion. Aus den Ergebnissen leitet sich weiterhin ab, dass die Betreuung möglichst präoperativ beginnen und bei Patienten mit postoperativen Komplikationen und bei Patienten mit ausgeprägten Tumoren intensiviert werden sollte. Darüber hinaus sollte die Betreuung über den stationären Aufenthalt hinaus fortgesetzt werden können.

Literatur

1. Aaronson NK, Ahmedzai S, Bergmann B, Bullinger M, Cull A, Duez NJ, Filiberti A, Flechtner-Fleischmann SB, de Haes JC, Kaasa S, Klee M, Osoba D, Razavi D, Rofe PB, Schraub S, Sneeuv K, Sullivan M, Takeda F (1993) The European Organisation for Research and Treatment of Cancer QLQ-C30: A quality-of-life instrument for use in international clinical trials in oncology. J of the National Cancer Institute 85: 365–376
2. Laux L, Glanzmann P, Schaffner P, Spielberger CD (1981) Das State-Trait-Angstinventar (STAI). Hogrefe, Göttingen

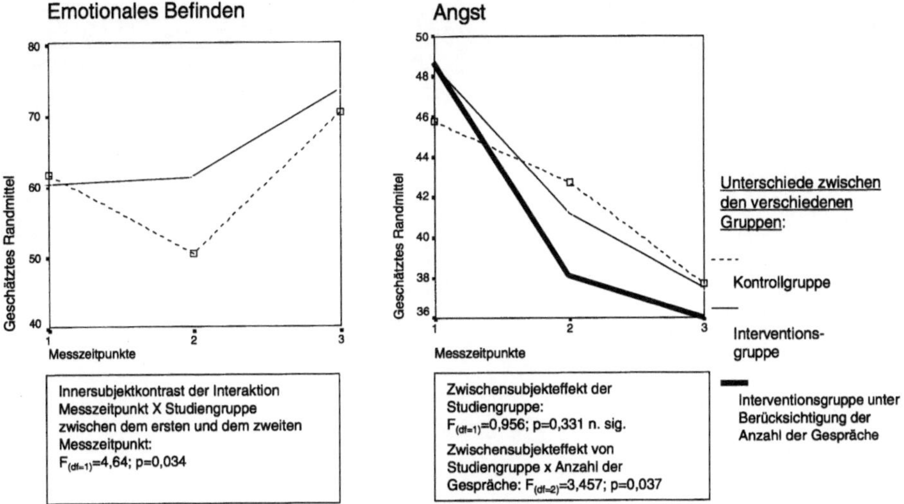

Abb. 1. Betreuungseffekte (Allgemeine Lineare Modelle (GLM))

Korrespondenzadresse: Dr. phil. Mechthild M. Determann, Universitätsklinikum Ulm, Abteilung für Viszeral- und Transplantationschirurgie, Steinhövelstr. 9, 89075 Ulm, Tel.: 0731-500-27227, Fax: 0731-500-26684, e-mail: mechthild.determann@medizin.uni-ulm.de

Coloplasty vs. Colon-J-Pouch nach tiefer anteriorer Rektumresektion beim Rektumkarzinom – Ergebnisse einer prospektiv randomisierten Vergleichsstudie

Coloplasty vs. colonic J-pouch following resection of distal rectal cancer – results of a prospective randomized pilot study

A. Fürst, S. Suttner, A. Agha, A. Beham, K.-W. Jauch

Klinik und Poliklinik für Chirurgie, Universitätsklinikum Regensburg

Abstract

Purpose: In terms of functional outcome, there is evidence of the superiority of the colonic J-pouch over a straight coloanal anastomosis. Even though the colonic J-pouch was created to restore a neorectal reservoir, manometric data show that the volume of a short colonic J-pouch does not differ from a straight coloanal anastomosis. We speculate that the advantage of the colonic J-pouch is not in creating a larger neorectal reservoir, but rather related to decreased motility. Z'graggen et al. recently described a new colonic pouch design, performing a „transverse coloplasty" pouch. The aim of the present pilot study was to compare the functional outcome of the 5 cm colonic J-pouch, versus the Coloplasty-pouch. *Methods:* From February 2000 to June 2001 we randomized 40 consecutive patients with distal rectal cancer (< 12 cm from the anal verge) either into the J-pouch or into the Coloplasty group. A low rectal resection (TME) and coloanal anastomosis was performed in all patients. Functional data were collected by a standardized questionnaire and anorectal manometry, pre- and six months postoperatively. Primary endpoints of the study were potentially differences of both groups regarding technical feasibility, stool frequency and anorectal manometry. *Results:* The construction of a Coloplasty-Pouch was feasible in all cases of the Coloplasty group, but not in 5/20 (25%) patients of the J-pouch group, due to colonic adipositas. Six months after operation or stoma closure respectively, stool frequency was 2.75 ± 1.2 per day in the J-pouch group and 1.75 ± 1.9 per day in the Coloplasty group. There was no significant difference in resting and squeeze pressure and neorectal volume between both groups, but an increased neorectal sensitivity in the Coloplasty group. *Conclusion:* In the present study, we found similar functional results in the Coloplasty group, when compared to the J-pouch group. The neorectal sensitivity was increased in the Coloplasty group. Therefore, the colonic Coloplasty seems to be an attractive pouch design, because of its feasibility, simplicity and effectiveness.

Einleitung

Nach tiefer anteriorer Rektumresektion klagen viele Patienten über funktionelle anorektale Beschwerden, insbesondere über imperativen Stuhldrang, Stuhlfragmentierung, langdauernde Entleerungsepisoden und Kontinenzprobleme. Um diese Beschwerden zu lindern, konstruierten Lazorthes und Parc 1986 ein neorektales Reservoir, welches als Colon-J-Pouch der analen Anastomose vorgeschaltet wurde [1, 2]. Die Rationale für die Einführung des J-Pouches war die Konstruktion eines rektalen Neoreservoirs. Lazorthes und Parc fanden in der J-Pouchgruppe eine signifikante Verringerung der postoperativen Stuhlfrequenz verglichen mit der geraden coloanalen Anastomose. In weiteren klinischen Studien wurde evident, dass ein 5 cm langer J-Pouch die optimale Pouchgröße darstellt mit ausreichender Reservoirfunktion ohne die neorektale Stuhlentleerung zu kompromittieren. In einer eigenen kürzlich publizierten Studie stellten wir ohnehin die Rationale der Pouchfunktion in Frage und propagieren die „Peristaltikbremse" als Funktionsprinzip des kurzen Kolon-J-Pouches und nicht die Reservoirfunktion [3]. Ein zusätzlicher Nachteil der J-Pouchkonstruktion liegt in der fehlenden technischen Durchführbarkeit bei einigen Patienten, insbesondere bei Kolonadipositas und engem männlichen Becken.

Vor wenigen Jahren wurde die Coloplasty-Technik als neue vereinfache Pouchform vorgeschlagen. Diese Technik untersuchte Z'graggen et al. erstmals in einem Tiermodel und publizierte diese Pouchform als transverse Coloplasty [4, 5]. Die ersten nicht randomisierten klinischen Evaluationen zeigten ähnliche funktionelle Ergebnisse für das Coloplasty-Verfahren verglichen mit der J-Pouch-Technik.

Wir verglichen in der vorliegenden prospektiv randomisierten Studie den 5 cm langen Colon-J-Pouch mit dem Coloplasty-Verfahren hinsichtlich technischer Durchführbarkeit, Kontinenz, Stuhlfrequenz und neorektalem Reservoirvolumen prä- und 6 Monate postoperativ.

Methodik

Die Patienten wurden entsprechend den Richtlinien der Ethik-Kommission der Universität Regensburg randomisiert. Einschlusskriterien waren (1) Adenokarzinom des mittleren und distalen Rektums (Tumorunterrand < 12 cm gemessen zur anokutanen Linie), (2) lokal kurative Resektion, (3) normale präoperative Kontinenz, (4) Karzinom nicht CED-assoziiert und (5) Sphinktererhalt möglich.

Die Randomisation war auf 40 Patienten limitiert. Nach Aufklärung und Einverständnis des Patienten (informed consent) erfolgte die Randomisation entweder in die Coloplasty- oder in die J-Pouchgruppe.

20 Patienten (27 m, 13 w) wurden in jede Gruppe randomisiert. Das mediane Alter der Patienten betrug 57,5 Jahre (28 – 80 Jahre) und die mediane Tumordistanz zur L. anocutanea 8,4 cm (4 – 12 cm). Sowohl Geschlecht, Alter, Tumorhöhe, Stadienverteilung und der Anteil der vorbehandelten Patienten war homogen verteilt. Die Stuhlkontinenz und die Stuhlgewohnheiten wurden mit Hilfe eines standardisierten Fragebogens und die anorektalen Funktionsdaten mittels Perfusionsmanometrie erfasst.

Operationstechnik

Das Operationsverfahren war standardisiert in Form einer kompletten mesorektalen Dissektion nach Mobilisation der linken Kolonflexur und abgangsnaher Ligatur der V. und A. mesenterica inferior unter Schonung der autonomen Nerven. Die Anastomose kam nach kompletter Rektumentfernung am oberen Analkanal zu liegen. Mit einem 75 mm- Linearstapler wurde ein 5 cm langer Colon-J-Pouch konstruiert, der Linearstapler wurde dabei von distal eingeführt. In der Coloplasty-Gruppe wurde 3 cm proximal der Anastomose eine 8 cm lange antimesenteriale, longitudinale Inzision durchgeführt mit nachfolgender transversaler Naht. Die anale Anastomose erfolgte mit einem zirkulären 31 mm oder 33 mm-Staplergerät (■ Abbildung 1).

Follow-up und Statistik

Präoperativ und 6 Monate postoperativ untersuchten wir die Patienten in einem standardisiertem proktologischen Untersuchungsgang und anorektaler Manometrie. Die Kontinenzleistung und die Stuhlgewohnheiten wurden mit Hilfe eines standardisierten Fragebogens ermittelt. Die

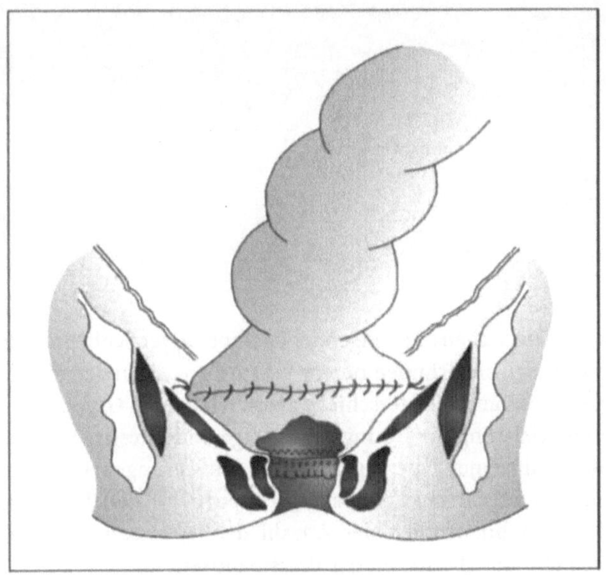

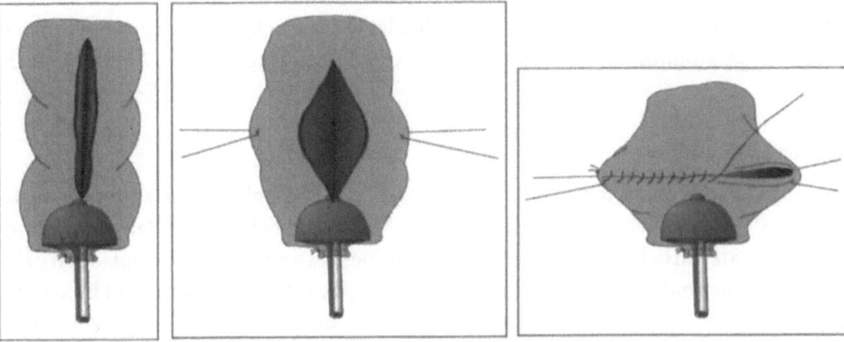

◘ Abb. 1. Die Konstruktion einer Coloplasty beginnt mit einer 8 cm langen antimesenterialen Inzision (ca. 4 cm proximal der Anastomose) mit anschließender transversalen Naht im Sinne einer luminalen Erweiterungsplastik. Anschließend erfolgt die koloanale Anastomose in üblicher Staplertechnik

Analyse auf Normalverteilung der Daten erfolgte mit dem Kolmogorov-Smirnov Test. Zur Signifikanzprüfung führten wir non-parametrische Tests auf der Basis des Mann-Whitney-U-test; ein P Wert von $< 0{,}05$ wurde als signifikant erachtet.

Ergebnisse

Wir randomisierten von 2/2000 bis 6/2001 insgesamt 40 konsekutive Patienten entweder in die Kolon-J-Pouch oder in die Coloplasty Gruppe. Alle Patienten erhielten eine Stapleranastomose in „douple-stapling"-Technik. Die J-Pouch-Technik war bei insgesamt 5 Patienten wegen Kolonadipositas oder engem männlichen Becken nicht möglich. Die Coloplasty-Technik war hingegen bei allen Patienten möglich (◘ Tabelle 1). Zwei Patienten behielten das protektive

Tabelle 1. In jede Gruppe wurden 20 Patienten randomisiert. Die Kolon-J-Pouchkonstruktion war bei 75%, das Coloplasty-Verfahren bei 100% der Patienten durchführbar

Colon J-Pouch vs. Coloplasty (n = 40)		
	J-Pouch	Coloplasty
Randomisation	20	20
Pouch-Verfahren	15	20
Durchführbarkeit	(75%)	(100%)

Ileostoma über sechs Monate hinaus wegen ungenügender postoperativer Schließmuskelfunktion. Ein Patient ist aus tumorunabhängigen Gründen bereits verstorben. Es fanden sich hinsichtlich der Komplikationsrate keine signifikanten Unterschiede zwischen beiden Gruppen.

Die Bewertung der Kontinenzleistung für Darmgase, flüssigen oder festen Stuhlgang war für beide Gruppen gleich. Die Stuhlfrequenz betrug 2,75± 1,0 Entleerungen pro Tag in der J-Pouchgruppe vs. 2,0 ± 2,0 Entleerungen in der Coloplasty-Gruppe (p = 0,299). Keine signifikanten Gruppenunterschiede fanden sich hinsichtlich der Anzahl der Drangepisoden, der Zahl der unvollständigen Entleerungen und der Häufigkeit der Pressmanöver.

In der manometrischen Untersuchung fand sich eine geringere neorektale Kapazität in beiden Gruppen, jedoch keine Gruppenunterschiede zwischen Kolon-J-Pouch und Coloplasty. Ruhe- und Kontraktionsdruck zeigten ein keine Gruppenunterschiede. Die neorektale Perzeptionsschwelle war in Coloplasty-Gruppe signifikant niedriger als in der J-Pouchgruppe (36 ± 28 ml vs. 46 ± 13 ml; p = 0,012).

Schlussfolgerung

In dieser prospektiv randomisierten Pilotstudie zeigte das Coloplasty-Verfahren nahezu identische funktionelle Ergebnisse verglichen mit dem Kolon-J-Pouch. Es fanden sich keine signifikanten Unterschiede hinsichtlich Stuhlfrequenz, Kontinenz, Drang- und Pressepisoden und Evakuation. Die neorektale Sensibilität war jedoch in der Coloplasty-Gruppe signifikant höher als in der J-Pouchgruppe. Die Konstruktion der Coloplasty war ausnahmslos bei allen Patienten möglich, aber nicht die technische oder anatomische Durchführbarkeit des Kolon-J-Pouches. Wir halten daher die Coloplasty-Technik für ein attraktives Pouchdesign, insbesondere hinsichtlich ihrer Durchführbarkeit, einfacher Operationstechnik und Effektivität.

Literatur

1. Lazorthes F, Fages P, Chiotasso P, Lemozy J, Bloom E (1986) Resection of the rectum with construction of a colonic reservoir and colo-anal anastomosis for carcinoma of the rectum. Br J Surg 73: 136–138
2. Parc R, Tiret E, Frileux P, Moszkowski E, Loygue J (1986) Resection and colo-anal anastomosis with colonic reservoir for rectal carcinoma. Br J Surg 73: 139–141
3. Fürst A, Burghofer K, Hutzel L, Jauch K-W (2002) Neorectal Reservoir is not the Functional Principle of the Colonic J-pouch: The Volume of a Short Colonic J-pouch does not Differ from a Straight Coloanal Anastomosis. Dis Colon Rectum 45: 660–667
4. Z'graggen K, Maurer CA, Mettler D, Stoupis C, Wildi S, Büchler MW (1999) A novel colon pouch and its comparison with a straight coloanal and colon J-pouch-anal anastomosis: preliminary results in pigs. Surgery 125: 105–112
5. Z'graggen K, Maurer CA, Büchler MW (1999) Transverse coloplasty pouch. A novel neorectal reservoir. Dig Surg 16: 363–366

Korrespondenzadresse: PD Dr. med. Alois Fürst, Klinik und Poliklinik für Chirurgie, Universitätsklinikum Regensburg, 93042 Regensburg, Tel.: 0941 944 0, Fax: 0941 944 6802, e-mail: alois.fuerst@t-online.de

XXVII. Gefäßchirurgie

Lokale Hämodynamik und Energieverluste von cruralen Bypassanastomosen, in-vitro Untersuchung mittels Particle Image Velocimetry

Local hemodynamics and energy losses of crural anastomoses: in-vitro study using particle image velocimetry

M. Heise[1], *U. Krüger*[2], *R. Rückert*[3], *S. Rösler*[1], *P. Neuhaus*[1], *U. Settmacher*[1]

[1] Charité, Campus Virchow Klinikum, Klinik für Allgemein-, Transplantations- und Viszeralchirurgie, Berlin
[2] Königin Elisabeth Krankenhaus, Klinik für Gefäßchirurgie
[3] Charité, Campus Mitte, Klinik für Allgemein- und Gefäßchirurgie, Berlin

Abstract

Objective: To study the local hemodynamics and energy losses of crural anastomoses using Particle Image Velocimetry. *Methods:* Silastic models of a Taylor patch, a Miller cuff and a femoro-crural patch prosthesis (FCPP) were attached to a circuit driven by a Berlin Heart, providing pulsatile flow. Instantaneous velocity fields were obtained by means of Particle Image Velocimetry (PIV) and shear rates as well as shear stresses calculated. In addition perfusion pressures were measured at the anastomotic inlet and outlets. The resulting energy losses due to flow separation and distal fluid acceleration were calculated based on the Bernoulli equation. *Results:* Inside the Taylor patch and Miller cuff anastomoses large hood and heel separations were found. The FCPP equally showed separation areas at the hood and heel, although these were smaller compared to the other anastomoses. The mainstream velocities at the inlet levels were comparable. A significant fluid acceleration was present at the antegrade as well as retrograde outlets of the Taylor and Miller cuff, while the fluid acceleration at the antegrade outflow of the FCPP was small. The resulting antegrade and retrograde energy losses for the Taylor form were 0.214 and 0.279 m, for the Miller cuff 0.226 and 0.303 m and for the FCPP 0.12 and 0.32 m, respectively. *Conclusions:* The flow pattern inside end-to-side anastomoses consists of large separation zones, which are thought to be associated with intimal hyperplasia development. In addition unbalanced fluid accelerations at the distal outlets result in energy losses, which may contribute to impaired crural perfusion.

Einleitung

Die Langzeit-Prognose von cruralen Prothesenbypässen wird vor allem durch die Entwicklung einer Intimahyperplasie im Bereich der distalen Anastomosen eingeschränkt. Um die Offenheitsraten zu verbessern, werden verschiedene Anastomosenkonfigurationen verwendet, wobei die lokale Hämodynamik und Energieverluste dieser Formen bislang wenig erforscht wurde. Die Particle Image Velocimetry (PIV) stellt ein neues Verfahren zur Flussvisualisierung dar, welches gleichzeitig die Erfassung der instantanen Geschwindigkeiten erlaubt.

Material und Methoden

Silikonmodelle einer Taylor-Patch-Anastomose, eines Miller-Cuffs sowie einer femoro-cruralen Patch-Prothese (FCPP) wurden in einem Modellkreislauf untersucht. Die pulsatile Strömung wurde mit Hilfe eines Kunstherzens (Berlin Heart) erzeugt. Als Modellflüssigkeit wurde ein Glyzerin/Wasser-Gemisch im Verhältnis 52:48 verwendet, in das Glassphären mit einer Größe von 5 – 15 µm zur Flussvisualisierung eingeschwemmt wurden. Die Messung der instantanen Geschwindigkeitsfelder erfolgte mit Hilfe der Particle Image Velocimetry. Durch die Anwendung von partiellen Differentialgleichungen ließen sich Scherraten und Scherstressfelder in hoher Auflösung berechnen. Zusätzlich erfolgten selektive Druckmessungen im Bereich des Einstromes sowie beider Ausstromregionen der jeweiligen Anastomosenformen, um die Energieverluste mit Hilfe der Bernoulli-Gleichung zu ermitteln.

Ergebnisse

Die Flußvisualisierung zeigte in allen Anastomosen einen Zentralstrom mit hohen Geschwindigkeiten, welcher sich im Zentrum in Richtung des ante- und retrograden Ausstromes aufteilte. Im Bereich der Hauben- und der Fersenregionen aller Anastomosen entwickelten sich zwei unterschiedlich große Separationszonen, welche räumlich mit den bekannten Prädilektionsstellen der subendothelialen Intimahyperplasie korrelierten. In den Taylor-Patch- und Miller-Cuff Anastomosen kam es während des Herzzyklus zusätzlich zu Wirbelbildungen in den Separationszonen. Zwischen dem Zentralstrom und den Separationszonen fanden sich darüber hinaus Übergangszonen mit deutlich höherem Scherstress. Im Bereich der ante- und retrograden Ausströme ließen sich, in Abhängigkeit von der Konfiguration, unterschiedlich hohe Flussbeschleunigungen nachweisen, die neben den Flussablösungen und Wirbelbildungen zu Energieverlusten beitrugen. Hierbei fanden sich signifikante Flussbeschleunigungen im Bereich der ante- und retrograden Ausströme von Taylor-Patch und Miller-Cuff, während die antegrade Beschleunigung des FCPP-Ausstromes aufgrund der funktionellen End-zu-End-Konfiguration gering war. Die berechneten totalen ante- und retrograden Energieverluste für den Taylor-Patch betrugen 0,214 und 0,279 m, für den Miller-Cuff 0,226 und 0,303 m, sowie für die FCPP-Form 0,12 und 0,32 m.

Diskussion

Innerhalb der beschriebenen Flussablösungszonen fanden sich Scherstressmuster, die deutlich unterhalb des normalen Wandscherstress-Niveaus lagen. Diese Befunde unterstützen die sogenannte low-shear-Theorie, welche zur Erklärung der subendothelialen Intimahyperplasie herangezogen wird [1]. Hiernach kommt es infolge von erniedrigtem Wandscherstress zu einem arteriellen Remodelling, mit dem Ziel, das physiologisch höhere Scherstressniveau wieder herzustellen [2]. Die räumliche Korrelation der typischen Prädilektionsstellen der Intimahyperplasie mit den durch PIV nachgewiesenen Flussablösungen zeigte eine sehr hohe Übereinstimmung [3]. Hier sind jedoch weitere Untersuchungen erforderlich, um das Zusammenspiel von mechanischen Kräften und Endothelzellregulation aufzuklären. Darüber hinaus sind weitere Verbesserungen des Anastomosendesigns erforderlich, um die hämodynamisch ungünstige End-zu-Seit-Anastomose zu optimieren. Insbesondere ist hierbei die Minimierung der Separationszonen und der hohen Energieverluste erforderlich. Mit Hilfe der Particle Image Velocimetry lassen sich diese Designanpassungen jedoch schnell realisieren und validieren.

Literatur

1. Salam T, Lumsden A, Suggs W, Ku DN (1996) Low shear stress promotes intimal hyperplasia thickening. J Vasc Invest. 2: 12–22
2. Davies PF (1995) Flow-mediated endothelial mechanotransduction. Physiol Rev 75: 519–560
3. Bassiouny HS, White S, Glagov S, Choi E, Giddens DP, Zarins CK (1992) Anastomotic intimal hyperplasia: mechanical injury or flow induced. J Vasc Surg 15: 708–716

Korrespondenzadresse: Dr. Michael Heise, Charité, Campus Virchow Klinikum, Klinik für Allgemein-, Transplantations- und Viszeralchirurgie, Augustenburger Platz 1, 13353 Berlin, Tel.: 030/450 552 001, Fax: 030/450 552 900, e-mail: michael.heise@charite.de

Auch minimale Typ I Endoleaks nach Stentgrafttherapie des Bauchaortenaneurysmas führen zu einer Angleichung des Drucks im Aneurysmasack an den Systemdruck – eine in-vitro Studie

Small type 1 endoleaks in abdominal aortic aneurysm with stent graft lead to systemic pressure in the aneurysmal sac – an in-vitro study

P. Knez[1], D. Menges[1], R. Ritter[1], G. Silber[2], G. Benderoth[2], Th. Schmitz-Rixen[1]

[1] Schwerpunkt Gefäß- und EndovascularChirurgie, Klinikum der J. W. Goethe Universität Frankfurt
[2] Labor für Materialwissenschaft, Fachhochschule Frankfurt am Main

Abstract

Background: Although endovascular treatment of abdominal aortic aneurysms with a stent graft has been employed since 1990, safety is still controversial since type 1 endoleaks lead to reperfusion of the aneurysmal sac. The effect of small endoleaks on pressure in the aneurysmal sac with subsequent rupture risk has not been fully investigated. This study examines average pressure and pressure amplitude in the aneurysmal sac of abdominal aortic aneurysm models with a stent graft, depending on the diameter of a type 1 endoleak. *Material and methods:* A silicone model of an abdominal aortic aneurysm with an endovascularly inserted stent graft was integrated into an artificial circulation system with variable biomechanical parameters. Average pressure and pressure amplitude in the aneurysmal sac with either proximal or distal endoleak (diameter 0.5, 1, 2, 3, 4 mm), with or without collateral outflow (flow 100 ml/min) and under hypo-, normo- and hypertensive circulation conditions (flow 1l/min, average pressure 60 – 150 mmHg) were measured. *Results:* Presence or absence of collateral outflow made no difference in the pressure in the aneurysmal sac with either proximal ($n = 8$) or distal ($n = 8$) endoleak. Average pressure and pressure amplitude corresponded to the systemic pressure. There was no significant difference in pressure in the aneurysmal sac depending on the diameter (0.5 to 4 mm) of the endoleak. *Conclusion:* Very small proximal or distal type 1 endoleaks cause the pressure in the aneurysmal sac to approach the systemic pressure. Extrapolating to the real situation means that aneurysms, even with small endoleaks, require further treatment to avoid the risk of rupture.

Einleitung

Die endovaskuläre Therapie des Bauchaortenaneurysmas mittels Stentgraft, welche 1990 durch Parodi eingeführt wurde [1], stellt heute neben der offen chirurgischen Ausschaltung eine gebräuchliche Therapiealternative dar. Trotz der inzwischen 12-jährigen Erfahrung wird die Sicherheit des Verfahrens nach wie vor kritisch diskutiert [2]. Das Auftreten paraprothetischer Leckagen zwischen Aortenlumen und Aneurysmasack (Typ I Endoleaks) stellt dabei die wesentlichste Komplikation dar. Hierbei kommt es über die direkte Reperfusion des Aneurysmasackes zu einer Druckangleichung an den arteriellen Blutdruck, was mittels Simulation an künstlichen Kreislaufmodellen nachgewiesen werden konnte [3, 4]. Dementsprechend muß ein endovaskulär ausgeschaltetes Aneurysma bei Vorliegen eines Typ I Endoleaks als nicht therapiert angesehen werden, was für größere Endoleakdurchmesser allgemein akzeptiert wird. Strittig ist demgegenüber nach wie vor die Relevanz kleiner Endoleakdurchmesser, welche sich einem radiologischen Nachweis mittels Computertomographie entziehen können. Das Ziel dieser Arbeit liegt dementsprechend in der Untersuchung der Druckverhältnisse im Aneurysmasack eines künstlichen Kreislaufmodells bei minimalen Endoleakdurchmessern mit und ohne Kollateralabstrom aus dem Aneurysmasack.

Material und Methode

Zur Klärung dieser Frage wurde von uns das künstliche Kreislaufmodell eines endovaskulär ausgeschalteten Bauchaortenaneurysmas entwickelt, in welchem näherungsweise physiologische biomechanische Bedingungen vorherrschen. Messparameter waren Mitteldruck und Druckamplitude im Aneurysmasack bei proximalem sowie distalem Endoleak (Durchmesser 0,5, 1, 2, 3, 4 mm bei 10 mm Länge) mit- und ohne Kollateralabstrom (Fluß 100 ml/min). Es wurden hypo-, nomo- und hypertensiven Kreislaufverhältnissen untersucht (Flußvolumen 1000 ml/min). Die elastischen Eigenschaften des Aneurysmamodells entsprachen den in vivo Bedingungen. Als Perfusionsmedium wurde eine in ihrem viskösen Verhalten dem menschlichen Blut entsprechende Suspension eingesetzt. Jeder einzelne Versuche wurde mit einer Fallzahl von n = 8 mit jeweils unterschiedlichen Aneursmamodellen durchgeführt. Eine bildgebende Darstellung des Endoleaks wurde mittels Computertomographie nach Kontrastmittelinjekton durchgeführt (Siemens Volume Zoom Somatom plus 4, Institut für diagnostische und interventionelle Radiologie, Klinikum der J. W.-Goethe-Universität Frankfurt).

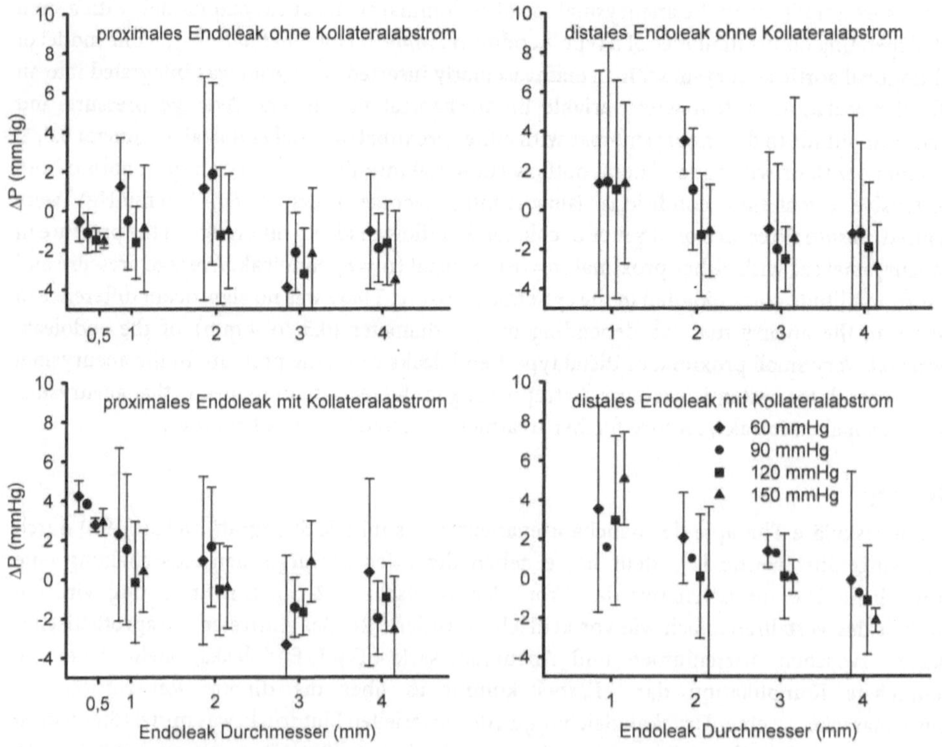

Abb. 1. Abweichung des Mitteldruckes im Aneurysmasack vom systemischen Mitteldruck (ΔP in mmHg) gegen den Endoleakdurchmesser (mm) bei 60, 90, 120 und 150 mmHg. Oben links: proximales Endoleak ohne Kollateralabstrom; oben rechts: distales Endoleak ohne Kollateralabstrom; unten links: proximales Endoleak mit Kollateralabstrom; unten rechts: distales Endoleak mit Kollateralabstrom. Werte ± Standardabweichung

Ergebnisse

Weder mit noch ohne Kollateralabstrom kam es bei Vorliegen eines proximalen oder distalen Typ I Endoleaks zu einer Druckausschaltung im Bereich des Aneurysmasackes. Mitteldruck und Druckamplitude entsprachen dabei den systemischen Druckverhältnissen. Eine signifikante Abhängigkeit der Druckverhältnisse vom Durchmesser des Endoleaks lag dabei nicht vor. Der Endoleaknachweis mittels Computertomographie war bei einem Endoleakdurchmesser von 0,5 mm bei fehlendem Kollateralabstrom nicht möglich.

Schlussfolgerung

Proximale- oder distale Typ I Endoleaks führen selbst bei minimalem Durchmesser zu einer Angleichung von systemischem Druck und Aneurysmasackdruck, womit diese Aneurysmata als nicht therapiert betrachtet werden müssen. Dies gilt auch für Endoleakdurchmesser, welche unterhalb der Nachweisgrenze der heute üblichen bildgebenden Diagnostik (4-Zeil-CT) liegen. (Abbildung 1, Abbildung 2)

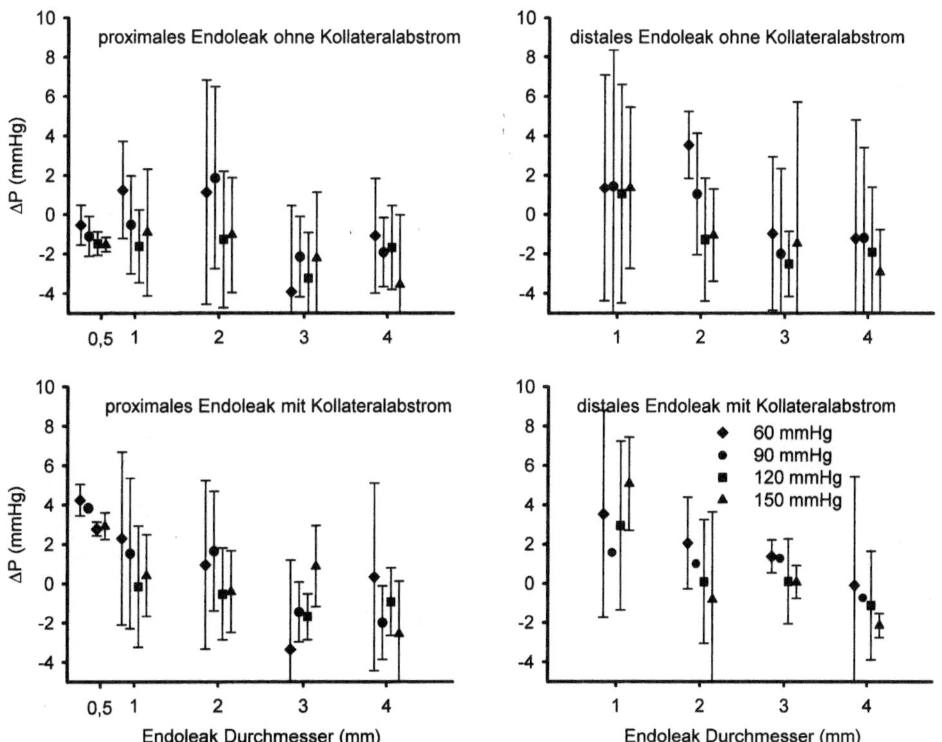

Abb. 2. Abweichung der Druckamplitude im Aneurysmasack von der systemischen Druckamplitude (ΔP in mmHg) gegen den Endoleakdurchmesser (mm) bei 60, 90, 120 und 150 mmHg. Oben links: proximales Endoleak ohne Kollateralabstrom; oben rechts: distales Endoleak ohne Kollateralabstrom; unten links: proximales Endoleak mit Kollateralabstrom; unten rechts: distales Endoleak mit Kollateralabstrom. Werte ± Standardabweichung

Literatur

1. Parodi JC, Palmaz JC, Barone HD (1991) Transfemoral intraluminal graft implantation for abdominal aortic aneurysms. Ann Vasc Surg 5: 491–499
2. Pfeiffer T, Sandmann W (2002) Die endovaskuläre Therapie des abdominalen Aortenaneurysmas: Aus der Sicht des Gefäßchirurgen. Deutsches Ärzteblatt 99: A-1160–1167
3. Parodi JC, Berguer R, Ferreira LM, La Mura R, Schermerhorn ML (2001) Intra-aneurysmal pressure after incomplete endovascular exclusion. J Vasc Surg 34: 909–914
4. Schurink GW, Aarts NJ, Wilde J, van Baalen JM, Chuter TA, Schultze Kool LJ, van Bockel JH (1998) Endoleakage after stent-graft treatment of abdominal aneurysm: implications on pressure and imaging – an in vitro study. J Vasc Surg 28: 234–241

Korrespondenzadresse: Peter Knez, Vaskuläre und Endovaskuläre Chirurgie des Klinikums der J. W.-Goethe Universität Frankfurt, Theodor-Stern-Kai 7, 60529 Frankfurt am Main, Tel.: 069/ 6301 5349, Fax: 069/6301 5336, e-mail: peter.knez@gmx.net

Genomische Analyse des Matrix Metalloproteinase-2 Gens (MMP-2) als potentieller ätiologischer Faktor spontaner Aortenaneurysmen

Genomic analysis of the matrix metalloproteinase-2 gene (MMP-2) as a potential etiologic factor of spontaneous aortic aneurysms

I. Hinterseher[1], *D. Krex*[2], *D. Ockert*[1], *E. Kuhlisch*[3], *H. K. Schackert*[4], *H. D. Saeger*[1]

[1] Klinik und Poliklinik für Viszeral-, Thorax- und Gefäßchirurgie, Universitätsklinikum Carl Gustav Carus, Technische Universität Dresden

[2] Klinik und Poliklinik für Neurochirurgie, Universitätsklinikum Carl Gustav Carus, Technische Universität Dresden

[3] Institut für Medizinische Informatik und Biometrie, Technische Universität Dresden

[4] Abteilung Chirurgische Forschung, Universitätsklinikum Carl Gustav Carus, Technische Universität Dresden

Abstract

Variable expression patterns of the matrix metalloproteinase-2 (MMP-2) gene in the wall of spontaneous aortic aneurysms suggest that the phenotype may be associated with functional genetic variants of this gene. Thus, we have analyzed the coding sequence of the MMP-2 gene in a group of 51 patients with abdominal aortic aneurysm and in a control group of 48 healthy individuals. We have identified ten new single nucleotide polymorphisms (SNP) and established a weak association of the SNP c.2122C > G with the phenotype. Our findings do not exclude a potential role for SNPs or haplotypes of the MMP-2 gene in the etiology of spontaneous abdominal aortic aneurysms.

Einleitung

Sporadische Aortenaneurysmen werden häufig im Zusammenhang mit einer Atherosklerose beobachtet, die durch exogene Faktoren wie Hypertonie, Nikotinabusus, Hypercholesterinämie begünstigt wird. Morphologische Studien zeigen jedoch auch einen verminderten Kollagengehalt in aneurysmatisch veränderten Aortenwänden [1], was auf endogene Ursachen hinweist. Veränderte Genexpressionsmuster von Metalloproteinasen und ihren Inhibitoren in Aneurysmawänden von Betroffenen im Vergleich zu Normalgewebe [2, 3] weisen auf ein Ungleichgewicht von Proteinasen und Proteinase-Inhibitoren hin. Es wurde vermutet, daß daraus eine vermehrte Proteolyse resultiert in deren Folge die Gewebetextur geschwächt und das Aortenaneurysma ausgebildet wird. Die Genexpression wird auf genomischer Ebene über Promotorvarianten und Varianten in der codierenden und untranslatierten Gensequenz reguliert. Deshalb ist unsere Hypothese, daß die Entstehung sporadischer Aortenaneurysmen mit genetischen Varianten des MMP-2 Gens assoziiert ist.

Methodik

Aus der DNA von 51 Patienten mit abdominalem Aortenaneurysma und 48 Personen aus der Normalbevölkerung wurden systematisch die codierende Region (13 Exons) und 3 ausgewählte Promotorabschnitte des MMP-2 Gens sequenziert und miteinander verglichen. 16 Primerpaare wurden ausgewählt, jeder Genabschnitt wurde durch eine Polymerasekettenreaktion amplifiziert, und schließlich wurde eine DNA-Sequenzierung nach Sanger mit anschließender Detektion auf dem automatischen Laserfluoreszenzsequenzierer (A. L. F. express™) durchgeführt. Jede erfolgte

Sequenzierung wurde mit einer Referenzsequenz verglichen und ausgewertet. Beschriebene [4] und neu identifizierte Genvarianten wurden in beiden Untersuchungsgruppen notiert. Die statistische Auswertung erfolgte mittels Exaktem Fisher Test.

Ergebnisse

Neben 11 bereits beschriebenen Polymorphismen [4], konnten 10 weitere Sequenzvarianten detektiert werden. Eine Assoziation zum Phänotyp Aortenaneurysma zeigte sich für den Polymorphismus c.2122C > G, ohne jedoch statistische Signifikanz zu erreichen.

Schlussfolgerung

Unsere Daten erlauben es nicht, die dieser Arbeit zugrunde liegende Hypothese abzulehnen. Obwohl wir bei den meisten Polymorphismen keine Assoziation mit dem Phänotyp finden konnten, schließt diese Beobachtung nicht aus, daß assoziierte Haplotypen vorliegen. Wir werden deshalb auf der Basis dieses präliminären Datensatzes Haplotypen konstruieren und versuchen, die Funktionalität verschiedener Allele zu testen.

Literatur

1. Campa JS, Greenhalgh RM, Powell JT (1987) Elastin degradation in abdominal aortic aneurysms. Atherosclerosis 65: 13–21
2. Davis V, Persidskaia R, Baca-Regen L, Itoh Y, Nagase H, Persidsky Y, Ghorpade A, Baxter BT (1998) Matrix metalloproteinase-2 production and its binding to the matrix are increased in abdominal aortic aneurysms. Arterioscler Thromb Vasc Biol 18: 1625–1633
3. Sakalihasan N, Delvenne P, Nusgens BV, Limet R, Lapiere CM (1996) Activated forms of MMP2 and MMP9 in abdominal aortic aneurysms. J Vasc Surg 24: 127–133
4. Price SJ, Greaves DR, Watkins H (2001) Identification of Novel, Functional Genetic Variants in the Human Matrix Metalloproteinase-2 Gene. J Biol Chem 276: 7549–7558

Korrespondenzadresse: Dr. med. Irene Hinterseher, Klinik für Viszeral-, Thorax- und Gefäßchirurgie des Universitätsklinikums Carl Gustav Carus der Technischen Universität Dresden, Fetscherstr. 74, 01307 Dresden, Fax: 0351/458-4395, e-mail: medk382@yahoo.com

Angiogenese mit HIV-1-Tat-Peptiden: Grundlage der Behandlung chirurgisch nicht rekonstruierbarer peripherer arterieller Verschlusskrankheit?

A possible therapy with HIV-1-Tat-derived peptides for the treatment of unreconstructable end-stage vascular diseases

M. Ismail[1,2], *Ch. Braumann*[1], *R. I. Rückert*[1], *W. Dubiel*[2]

[1] Klinik für Allgemein-, Visceral-, Gefäß- und Thoraxchirurgie, Humboldt-Universität zu Berlin
[2] Abteilung für Molekularbiologie, Humboldt-Universität zu Berlin

Abstract

Introduction: This study is designed to develop a possible therapy for the treatment of end-stage unreconstructible peripheral arterial occlusive diseases based on the pro-angiogenic effect of human immunodeficiency virus type 1 (HIV-1) Tat-derived peptides. The viral Tat protein exerts pleiotropic effects on host cells [1]. It is a main transactivator of HIV-1 and suppresses the immune system by modulating the activity of the proteasome [2, 3]. It has a potent pro-angiogenic activity, presumably located to the basic domain of the Tat protein, which causes the development of Kaposi sarcoma in AIDS patients [1]. The aim of this study is to identify the Tat region responsible for the pro-angiogenic effect and test its possible application for therapy. *Methods:* In our study we have mutated the basic domain of the HIV-1 Tat protein and a series of peptides were synthesized. To exclude possible side effects, the impact of these peptides on the ubiquitin/proteasome system was examined. Human umbilical vein endothelial cells (HUVEC) were used as a model to study the angiogenic properties of the Tat peptides. HUVEC produce the plasminogen activator inhibitor-1 (PAI-1), which is involved in the process of angiogenesis. The effect of Tat protein and Tat peptides on the production of PAI-1 was tested using a specific enzyme-linked immunosorbent assay (ELISA). In addition, the concentrations of the pro-angiogenic transcription factors c-Jun [4], specific promoter-1 (SP-1) [5] were analysed by Western blots after cells were treated with Tat or Tat peptides. *Results:* To minimize side effects, Tat peptides, which do not affect the proteasome system, were selected. A dose-dependent stimulating effect by Tat protein and three Tat peptides derived from the basic region of the viral protein on the production of PAI-1 was found. Endogenous concentrations of c-Jun and SP-1 correlated with the dose-dependent variations of PAI-1 production in HUVEC induced by Tat peptides. *Conclutions:* We have identified Tat peptides with pro-angiogenic effects, which have no impact on the proteasome. According to our criteria for a pro-angiogenic effect in the HUVEC system, three Tat peptides were selected. To determine the invasive and proliferative capacity of these peptides, they will be tested in a specific matrigel cell invasion assay.

Einleitung

Das HIV-Tat-Protein induziert Angiogenese [1], was u. a. zur Ausbildung des Kaposi Sarkoms während der AIDS Erkrankung führt. Dieses Protein ist ein wesentlicher Transaktivator von HIV-1 und supprimiert das Immunsystem durch Modulation der Aktivität des Proteasoms [2]. Diese Studie untersucht Tat-Peptide, die Angiogenese induzieren, aber keinen Effekt auf das Immunsystem haben. Solche Peptide könnten die Therapie der schweren peripheren arteriellen

Verschlußkrankheit erlauben, bei der eine gefäßchirurgische Rekonstruktion nicht mehr möglich ist. Das Tat-Protein hemmt die Antigenpräsentation mittels MHC Klasse I Molekülen [3] Dieser Effekt wird bei der Auswahl pro-angiogener Tat-Peptide berücksichtigt.

Methodik

Ausgehend von der essentiellen Sequenz des Tat-Peptides wurden verschiedene Peptide synthetisiert. Physiologische Endothelzellen (HUVEC, Human umbilical vein endothelial cells) wurden mit diesen Tat-Peptiden behandelt. Hierbei wurde deren Einfluss auf das Ubiquitin/Proteasom-System analysiert. Kriterien für die Auswahl potentieller pro-angiogener Eigenschaften der Tat-Peptide waren die Induktion von Transkriptionsfaktoren (c-Jun [4], specific promoter (SP)-1 [5]) sowie Plasminogen Aktivator Inhibitor (PAI)-1 in HUVEC. C-Jun und SP-1 wurden mittels Western blot, PAI-1 mittels spezifischem ELISA analysiert.

Ergebnisse

Tat-Peptide, welche das Ubiquitin/Proteasom-System nicht beeinflussen, wurden selektiert. Ein Dosis-Wirkungseffekt der Basis-Region konnte nachgewiesen werden, welcher durch Tat selbst sowie 3 andere Tat-Peptide die Produktion von PAI-1 beeinflussten. Die Tat-Peptide veränderten endogene Konzentrationen von c-Jun und SP-1, welche mit der PAI-I Produktion korrelierten.

Diskussion

Es wurden Tat-Peptide mit proangiogenem Effekt hergestellt, welche keinen Einfluss auf das Ubiquitin/Proteasom-System haben. Im HUVEC System konnten 3 Tat-Peptide mit proangiogener Kapazität selektiert werden. In einem nächsten Schritt werden im Matrigel-Invasions-Assay die proangiogenen Effekte dieser Peptide auf Invasion und Mobilität von HUVEC, essentielle Schritte der Angiogenese, untersucht. Danach sollen diese Peptide in einem Matrigel-Gefäßneubildungsassay untersucht und schließlich im Tiermodell getestet werden.

Literatur

1. Albini A, Benelli R, Presta M, Rusnati M, Ziche M, Rubartelli A, Paglialunga G, Bussolino F, Noonan D (1996) HIV-tat protein is a heparin-binding angiogenic growth factor. Oncogene 12: 289–297
2. Seeger M, Ferrell K, Frank R, Dubiel W (1997) HIV-1 Tat inhibits the 20S proteasome and its 11S regulator-mediated activation. J Biol Chem 272: 8145–8148
3. Huang X, Seifert U, Salzmann U, Henklein P, Preissner R, Henke W, Sijts AJ, Kloetzel PM, Dubiel W (2002) The RTP site shared by the HIV-1 Tat protein and the 11S regulator subunit alpha is crucial for their effects on proteasome function including antigen processing. J Mol Biol Nov 1, 323: 771–782
4. Arts J, Grimbergen J, Toet K, Kooistra T (1999) On the role of c-Jun in the induction of PAI-1 gene expression by phorbol ester, serum, and IL-1alpha in HepG2 cells. Arterioscler Thromb Vasc Biol 19: 39–46
5. Chen Y-Q, Su M, Walia RR, Hao Q, Covington JW, Vaughan DE (1998) Sp1 sites mediate activation of plasminogen activator inhibitor-1 promotor by glucose in vascular smooth muscle cells. J Biol Chem 273: 8225–8231

Korrespondenzadresse: MUDr. Mahmoud Ismail, Medizinische Fakultät Charité der Humboldt-Universität zu Berlin, Klinik für Allgemein-, Visceral-, Gefäß- und Thoraxchirurgie, Schumannstr. 20/21, 10117 Berlin, Fax: +49-30-450522928, e-mail: mahmoud.ismail@charite.de

Endotension und Compliance der Aneurysmawand – eine in vitro Untersuchung

Endotension and compliance of the aneurysm wall – an in vitro study

M. Gawenda[1], P. Knez[2], G. Jaschke[1], St. Winter[1], Th. Schmitz-Rixen[2], J. Brunkwall[1]

[1] Schwerpunkt Gefäßchirurgie, Klinik und Poliklinik für Visceral- und Gefäßchirurgie, Universität zu Köln
[2] Schwerpunkt Gefäßchirurgie, Klinik für Allgemein- und Gefäßchirurgie, Klinikum der Johann-Wolfgang Goethe-Universität, Frankfurt am Main

Abstract

Objectives: Endovascular aneurysm repair (EVAR) creates a closed chamber except for the presence of any patent branches, but the intra-sac pressure is never zero.

The present study was designed to investigate whether, and to what extent, pressure is influenced by the aneurysm wall compliance. *Method:* Artificial aneurysms of latex (6 and 12 coats) with constant aneurysm volumes and two different kinds of wall compliance (circumferential compliance: 3.5 ± 0.5%/100 mmHg and 0.9 ± 0.3%/100 mmHg; maximum aneurysm diameter – MAD: 60 mm) were inserted into an in vitro circulation model. The systemic mean pressure (SP_{mean}) was varied from 50 to 120 mmHg. The aneurysms were excluded by a woven polyethylene graft. Intra-aneurysm sac mean pressure (ASP_{mean}) was measured.

Data are presented as mean ± SD. Statistics were performed using repeated measurements of variance. A $P < 0.05$ was considered significant. *Results:* In the in vitro model the EVAR created a closed chamber without endoleak, but showed a relevant aneurysm sac pressure that related to the different kinds of compliance. In the more elastic aneurysm model (Latex 6 coats) the aneurysm-sac mean pressure (ASP_{mean}) was always significantly lower than it was in the stiffer model (Latex 12 coats) ($p < 0.05$). At a SP_{mean} of 90 mmHg, the ASP_{mean} was 17.5 ± 0.8 mmHg (Latex 6 coats) and 23.7 ± 1.2 mmHg (Latex 12 coats) ($p < 0.05$). *Conclusions*: The presented in vitro model demonstrated that the aneurysm sac mean pressure (ASP_{mean}) is significantly influenced by the compliance of the aneurysm wall. These data highlights the need for further studies regarding endotension.

Einleitung

Ziel der endovaskulären Behandlung des abdominellen Aortenaneurysmas (AAA) ist die komplette Exklusion des Aneurysmas aus der systemischen Zirkulation. Mit technisch erfolgreicher Platzierung des Stentgrafts sollte die Wirkung des systemischen Blutdrucks auf die Aneurysmawand aufgehoben sein.

Anhand von in vivo Messungen konnte nachgewiesen werden, dass im Aneurysmasack ein relevanter Druck fortbesteht, auch wenn keine Endoleaks vorliegen. Dieses Phänomen des intra-aneurysmatischen Druckes wird mit dem Begriff „Endotension" umschrieben.

Material und Methoden

In einem in weiteren Untersuchungen [1] etablierten in vitro Zirkulationsmodell, bestehend aus pulsatiler Pumpe, Silikon-Schlauch-System mit integrierter peripherer Resistance und Windkessel, erfolgte die Perfusion anatomisch adaptierter Aneurysmamodelle. Die Aneurysma-modelle wurden nach Herstellung eines Glasmodells mittels Latexmilch in einem

Schichtverfahren erzeugt. Dieses Produktionsverfahren ermöglichte es, Aneurysmamodelle mit unterschiedlichen Wanddicken und damit unterschiedlicher radialer Compliance herzustellen (*Latex 6*: höhere Elastizität; *Latex 12*: niedrigere Elastizität). Die fusiformen Aneurysmen hatten einen maximalen transversalen Durchmesser von 60 mm bei einer Länge von 60 mm. Der Durchmesser des Aneurysmahalses betrug 18 mm.

Die endovaskuläre Ausschaltung der Aneurysmen erfolgte mittels einer Prothese (Polyethylen (Dacron™) Cooley very soft; Meadox Medical, Oakland, N.J., USA).

Die Druckmessungen wurden über intraluminal platzierte Katheter (G 14) durchgeführt, untersucht wurden die intra-aneurysmatischen Druckparameter ($P_{systolic}$, $P_{diastolic}$, P_{mean}, P_{pulse}) in Abhängigkeit vom systemischen Perfusionsdruck (P_{mean} 50 – 120 mmHg).

Ergebnisse

Im vorgestellten in vitro Modell konnte gezeigt werden, dass eine Transmission des systemischen Drucks über die implantierte Prothese in dem exkludierten Aneurysmasack stattfindet. Der zu messende Mitteldruck im Aneurysmasack stand dabei in Abhängigkeit zur Höhe des systemischen Mitteldrucks. Die unterschiedlichen Wandstärken der artifiziellen Aneurysmen zeigten hierbei einen Einfluss auf die Höhe des Aneurysmasack-Mitteldrucks. Das Niveau der intra-aneurysmatischen Drücke war niedriger bei höherer Elastizität der Aneurysmawand. Der Unterschied wurde mit ansteigendem systemischen Mitteldruck deutlicher (◘ Tabelle 1, ◘ Abbildung 1).

◘ Tabelle 1. Intra-aneurysmatischer Druck und Systemischer Druck

Systemischer Mitteldruck (mmHg)	IAP (Mitteldruck) (mmHg)			
	Latex 6		Latex 12	
	Mean ± SD	Ratio (IAP/SP)	Mean ± SD	Ratio (IAP/SP)
50	12.8 ± 0.41	0.26	14.5 ± 0.55	0.29
60	14.0 ± 0	0.23	16.7 ± 0.52	0.28
70	15.0 ± 0.63	0.21	19.0 ± 0.63	0.27
80	16.2 ± 0.75	0.20	21.3 ± 0.82	0.26
90	17.5 ± 0.84	0.19	23.7 ± 1.21	0.26
100	19.1 ± 1.17	0.19	26.5 ± 1.05	0.26
110	20.5 ± 1.38	0.19	29.3 ± 1.63	0.27
120	22.2 ± 1.60	0.18	32.2 ± 2.04	0.27

IAP: intra-aneurysmatischer Druck; SP: systemischer Druck; Mean ± SD: Mittelwert ± Standardabweichung

Diskussion

Die technisch erfolgreiche Stentprothesen-Platzierung sollte die Wirkung des systemischen Blutdruckes auf die erkrankte Aneurysmawand eliminieren. Dieses theoretische Konzept steht im Widerspruch zu der klinischen Datenlage. Einerseits konnte durch verschiedene Arbeitsgruppen ein relevanter Druck im Aneurysmasack nach endovaskulärer Ausschaltung nachgewiesen werden [2 – 4], andererseits lässt sich das Schicksal des Aneurysmas im Follow-up nicht mit Sicherheit voraussagen. Schrumpfen die meisten Aneurysmen, so finden sich aber auch konstante Durchmesser und sogar Größenzunahmen [3], in Einzelfällen auch Aneurysmarupturen. Zur Erklärung dieser Phänomene wurde der Begriff „Endotension" eingeführt. Definiert wird

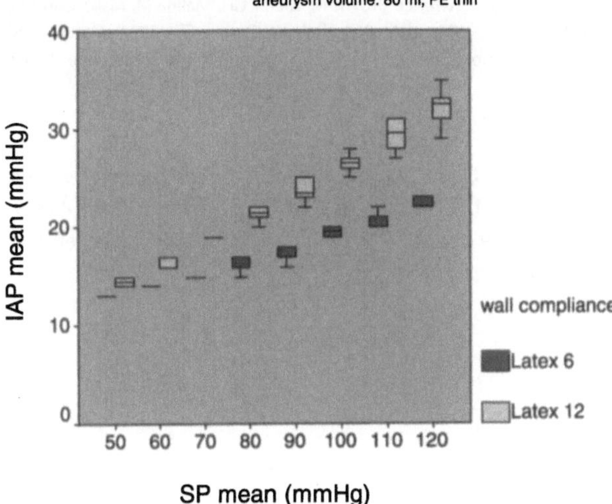

Abb. 1. Intra-aneurysmatischer Druck und Elastizität der Aneurysmawand

Endotension als Erhöhung des innerhalb des Aneurysmasacks zu messenden Drucks nach endovaskulärer Aneurysmaausschaltung ohne Nachweis von Endoleaks. Aber auch in der neuesten Überarbeitung dieses Konzeptes wird die Begrifflichkeit von Endotension nicht mit konkretem Inhalt gefüllt [5]. Unklar ist weiterhin, welcher Druck im exkludierten Aneurysmasack als physiologisch und ungefährlich zu gelten hat, zum anderen sind die Quellen des nachzuweisenden Drucks nicht geklärt.

Anhand experimenteller Untersuchungen konnte belegt werden, dass thrombosierte Typ-I-Endoleaks zu einer Angleichung des intra-aneurysmatischen Mitteldrucks an den systemischen Mitteldruck führen und dass eine Drucktransmission über das implantierte Prothesenmaterial erfolgt [1]. Nachdem bereits nachgewiesen werden konnte, dass das Aneurysmavolumen den Druck im Aneurysmasack beeinflusst, dokumentiert die vorliegende Arbeit ein weiteres Mal, dass auch Aneurysma-inhärente Faktoren, wie die Elastizität der Aneurysmawand, das Druckniveau im exkludierten Aneurysmasack beeinflussen.

Schlussfolgerungen

Nach endoluminaler Stentprothesen-Implantation zwecks Aneurysmaausschaltung ist ein Druck im Aneurysmasack physiologisch. Im vorgestellten in vitro Modell konnte nachgewiesen werden, dass die Höhe dieses intra-aneurysmatischen durch die Compliance der Aneurysmawand beeinflusst wird. Vor dem Hintergrund dieser wie auch der anderen genannten Befunde bedarf die aktuelle gültige Definition von Endotension [5] einer Überarbeitung.

Literatur

1. Gawenda M, Jaschke, G, Winter S, Wassmer G, Brunkwall J (in press) Endotension as a result of pressure transmission over the graft following endovascular aneurysm repair – an in vitro study. Eur J Vasc Endovasc Surg
2. Chuter T, Ivancev K, Malina M, Resch T, Brunkwall J, Lindblad B, Risberg B (1997) Aneurysm pressure following endovascular exclusion. Eur J Vasc Endovasc Surg 13: 85–87
3. Gawenda M, Heckenkamp J, Zaehringer M, Brunkwall J (2002) Intra-aneurysm sac pressure – The holy grail of endoluminal grafting. Eur J Vasc Endovasc Surg 24: 139–145
4. Treharne GD, Loftus IM, Thompson MM, Lennard N, Smith J, Fishwick G, Bell PR (1999) Quality control during endovascular aneurysm repair: monitoring aneurysmal sac pressure and superficial femoral artery flow velocity. J Endovasc Surg 6: 239–245

5. Veith FJ, Baum RA, Ohki T, Amor M, Adiseshiah M, Blankensteijn JD, Buth J, Chuter TA, Fairman RM, Gilling-Smith G, Harris PL, Hodgson KJ, Hopkinson BR, Ivancev K, Katzen BT, Lawrence-Brown M, Meier GH, Malina M, Makaroun MS, Parodi JC, Richter GM, Rubin GD, Stelter WJ, White GH, White RA, Wisselink W, Zarins CK (2002) Nature and significance of endoleaks and endotension: Summary of opinions expressed at an international conference. J Vasc Surg 35: 1029–1035
(weitere Literatur beim Verfasser)

Korrespondenzadresse: Dr. med. Michael Gawenda, Oberarzt, Schwerpunkt Gefäßchirurgie, Klinik und Poliklinik für Visceral- und Gefäßchirurgie, Universität zu Köln, Joseph-Stelzmann-Str. 9, 50924 Köln, Tel.: +49 (0) 221 478 4820, Fax: +49 (0) 221 478 7241, e-mail: Michael.Gawenda@medizin.uni-koeln.de

XXVIII. Kinderchirurgie

Nachweis einer fehlenden Kontaktinhibition der Leber durch Northern blot und Array-Technik bei der congenitalen Zwerchfellhernie im Nitrofen-Rattenmodell

Evidence of lack of contact inhibition in the liver by northern blot and array technique in congenital diaphragmatic hernia in a nitrofen rat model

T. E. Langwieler[1,2], *O. Mann*[1], *J. R. Izbicki*[1], *W. Lambrecht*[2], *D. Kluth*[2]

[1] Klinik für Allgemein-, Viszeral- und Thoraxchirurgie
[2] Chirurgische Klinik, Abteilung für Kinderchirurgie, Universitätsklinikum Hamburg-Eppendorf

Abstract

Background: Symptoms of congenital diaphragmatic hernia has to be a central theme in paediatric surgery. An attempt to operate these children in case of an ultrasonically detected diaphragmatic hernia during the foetal period was unsuccessful. The main problems are the hypoplastic lungs, the hypoxia and at last the persisting foetal circulation that is responsible for the death of the children. In prior investigations we detected first that there is an active ingrowths of the liver in the thoracic cavity and second an increased proliferation of the intrathoracic part of the liver (BrdU-labeling-index). In this study we focused mainly to the difference in gene expression of the different liver parts. *Methods:* After established a nitrofen rat model to produce diaphragmatic hernias 12 newborn Sprague-Dawley-rats were examined for the intrathoracic part of the liver at day 17, 19 and 21. After extraction of liver-RNA a gene analysis was followed by Atlas cDNA expression array and northern blots. *Results:* (1) In the livers of day 17 we found only a low concentration of IGF-bp-1 and PRL-1. (2) The highest concentrations of these genes were measured at day 19. (3) At day 21 the concentration decreased again. (4) In hernias who take more than 50% of the thoracic cavity we found the highest concentrations for IGF-bp-1 and PRL-1. *Conclusion:* Our results indicate different gene expressions in nitrofen induced diaphragmatic hernias and a maximum of intrathoracic liver growth at day 19. We grade this as an increased mitotic activity and proliferation of the missing contact inhibition to the diaphragm.

Einleitung

Kinder, die mit einer Zwerchfellhernie geboren werden, haben aufgrund ihrer Lungenhypoplasie eine schlechte Prognose. Die bisher unternommenen Therapieschritte sind fast ausnahmslos gescheitert. Hier ist vor allem die intrauterine Korrekturchirurgie zu sehen. Trotz Verlagerung der Leber in den Bauchraum und des Zwerchfellverschlusses konnte keine Verbesserung der Lungensituation erzielt werden. [1, 2] Geringe passagere Erfolge konnten mit der extracorporalen Membran-oxygenierung erzielt werden. Allerdings stellt dieses Verfahren nur ein bridging dar mit der Hoffnung so die Lunge zu einer besseren Ausreifung zu bekommen. Der persistierende fetale Kreislauf stellt die behandelnden Ärzte aber weiterhin vor ein ungelöstes Problem. Vor diesem

Hintergrund konnte mit Nitrofen – einem Herbizid – ein Rattenmodell [3] geschaffen werden bei dem es möglich war das Wachstum der Lungen zu studieren. Die einseitige Focusseriung auf diesen Lungenaspekt führte aber nicht zu einem Durchbruch in der Therapie der angeborenen Zwerchfellhernie. Somit mußten andere Faktoren eine entscheidende Rolle spielen. Wir haben in den letzten Jahren die Rolle der Leber bei diesem Krankheitsbild untersucht und fanden u. a. eine deutliche Gesamtlebergewichtszunahme, eine Leberzellhypertrophie mit einem erhöhten BrdU-labeling-index und eine gesteigerte Genexpression als Zeichen eines aktiven Einwachsens der Leber in den Thoraxraum. Ziel dieser Untersuchung war es nun den Zeitpunkt des aktiven Vorwachsens der Leber zu untersuchen.

Methodik

Nach Verpaarung und positivem Vaginalabstrich wurde den Muttertieren am Tag 11,5 100 mg Nitrofen in einer Einzeldosis oral appliziert. Am Tag 17 und 19 wurden die Muttertiere mittels Ether narkotisiert und eine sectio caesarea durchgeführt. Die so gewonnenen Jungtiere wurden unter der Streolupe mikropäpariert und die Lebern anschließend in flüssigem Stickstoff gelagert. Weitere Jungtiere wurden am Tag der Spontangeburt (21) ebenfalls dem glechen Verfahren unterzogen. Als Kontrolltiere dienten jeweils Jungtiere der gleichen Muttertiere ohne Zerchfellhernie. Die Isolierung der RNA erfolgte mittels Atlas™ cDNA expression array. Es erfolgte die Hybridisierung und die anschließende Auswertung mit der AtlasImag™ Software. Zur Überprüfung der Genprodukte wurden am gleichen Material Northern blots durchgeführt.

Ergebnisse

Bei ingesamt 12 nitrofenexponierten Jungtieren wurden die intrathoraklen Leberanteile und die dem intrathorakalen Anteil entsprechenden Leberanteile untersucht. Als Kontrolle dienten Tiere des gleichen Wurfs ohne Zwerchfellhernie.

Bei der Betrachtung der hernierten Leberanteile von Tag 17 fiel auf, daß nur eine geringe Konzentration von IGF-bp-1 und PRL-1 nachweisbar war. Dies spiegelte sich auch in den Genprodukte im Northern blot wider. Dagegen fanden sich bei den Tieren am Tag 19 die höchsten Konzentrationen der Gene und ihrer Produkte. Die Adj. Intensity für PRl-1 und IGF-bp-1 am Tag 21 waren nur bei den Tieren mit einer Herniengröße von 50% diskret erhöht. Gleichzeitig konnten wir beobachten, daß bei den Tieren die eine Hernie mit Einnahme von ca. 50% der Thoraxcavität zeigten signifikant höhere Konzentrationen der gemessenen Gene aufwiesen. (■ Abbildung 1)

Diskussion

Durch die Untersuchungen der Gene und der Northern blots am gleichen Material ist es erstmals gelungen die Genaktivität und ihrer Produkte eindeutig dem Tag ihrer maximalen Aktivität zu bestimmen. Somit konnten wir zeigen, daß am Tag 19 bei Tieren mit Ausbildung einer Hernie es zu einer deutlich erhöhten Genaktivität im Vergleich zu Tag 17 und Tag 21 kommt. Dies deckt sich mit unseren früheren Beobachtungen des BrdU-lableing-index bei dem sich auch am Tag 19 die meisten Zellen in der S-Phase im intrathorakalne Leberabschnitt fanden. Diese Befunde werden durch HASEGWA et al. unterstrichen. [4] Er fand bei der Untersuchung von TM-3-Zelllinien (Leydig-Maus), welche IGF-bp sezernieren, daß das IGF-bp nur solange im Serum erhöht messbar ist wie das Zellwachstum anhält bevor es zur Kontaktinhibition kommt.

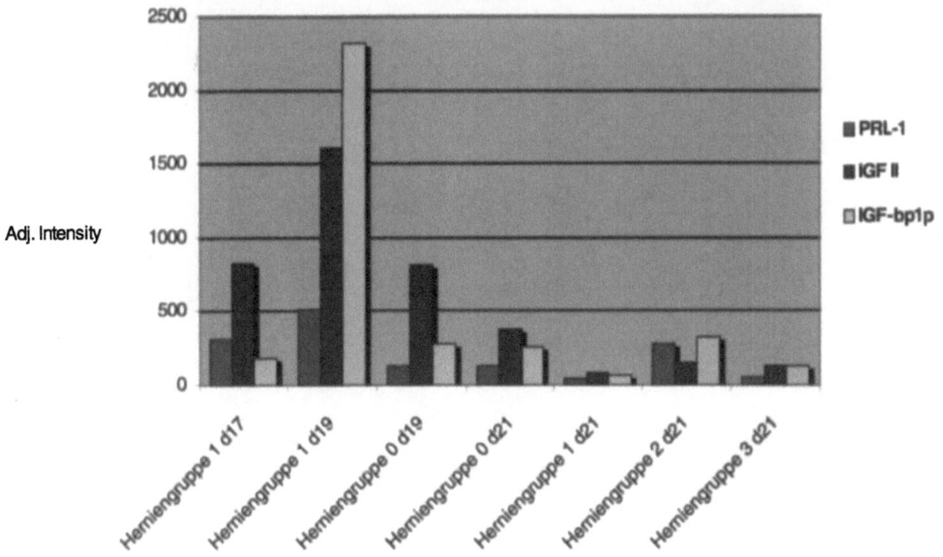

Abb. 1. Genexpressionsprofil der Gene PRL-1, IGF II, IGF-bp1p

Schlussfolgerung

Die erhobenen Befunde demonstrieren ein gesteigertes Leberwachstums bedingt durch eine erhöhte Genaktivität am Tag 19 bei nitrofen-exponierten Ratten. Eine mögliche Erklärung hierfür ist die fehlende Kontaktinhibition der Leber bei vorhandener Zwerchfellhernie. Das die Konzentration der gemessenen Gene am Tag 21 wieder abnimmt, steht u. E. mit der Beobachtung in Zusammenhang, daß es kurz vor der Geburt zu einem gesteigerten Lungenwachstums kommt welches dann zu einer Verminderung des Leberwachstums führt.

Literatur

1. Adzick NS, Outwater KM, Harrison MR, Davies P, Glick PL, deLormier AA, Reid LM (1985) Correction of congenital diaphragmatic hernia in utero. IV. An early gestational fetal lamb model for pulmonary vascular morphometric analysis. J Pediatr Surg 20: 673–680
2. Adzick NS, Harrison MR, Glick PL, Anderson J, Villa RL, Flake AW, Laberge JM (1986) Fetal surgery in the primate. III. Maternal outcome after fetal surgery. J Pediatr Surg 21: 477–480
3. Kluth D, Kangah R, Reich P, Tenbrink R, Tiboel D, Lambrecht W (1990) Nitrofen-induced diaphragmatic hernias in rats; an animal model. J Pediatr Surg 25: 850–854
4. Hasegawa T, Hasegawa Y, Rosenfeld RG, Cohen P (1998) Insulin-like growth factor binding protein-4 accumulation is negatively correlated with growth rate in TM-3 cells. Growth Horm IGF Res 8: 277–282

Korrespondenzadresse: Dr. med. Thomas E. Langwieler; Universitätsklinikum Hamburg-Eppendorf, Klinik für Allgemein-, Viszeral- u. Thoraxchirurgie, Martinistr. 52, 20246 Hamburg, Tel.: 040-42803-4401/5403, Fax: 040-42803-6756, e-mail: langwieler@uke.uni-hamburg.de

XXIX. Endokrine Chirurgie

Endokrine Sekretion und physiologische Steuerbarkeit von humanem Nebenschilddrüsengewebe nach Mikroenkapsulierung mit Natriumcellulosesulfat und Poly-DADMAC

Endocrine secretion and physiological responsiveness of human parathyroid tissue after microencapsulation with sodium cellulose sulphate and Poly-DADMAC

F. Ulrich[1], *T. Steinmüller*[1], *M. Gärtner*[1], *S. G. Tullius*[1], *B. Kamm*[2], *C. Müller*[3], *P. Neuhaus*[1]

[1] Klinik für Allgemein-, Viszeral- und Transplantationschirurgie
[2] BIOPOS, Forschungsinstitut Bioaktive Polymersysteme, Potsdam
[3] Institut für Laboratoriumsmedizin und Pathobiochemie, Humboldt-Universität, Charité, Campus Virchow-Klinikum, Berlin

Abstract

Due to the various metabolic functions of parathyroid hormone (PTH) satisfactory treatment of permanent hypoparathyroidism after thyroid and parathyroid surgery remains difficult. Previous trials with allotransplantation of human parathyroid tissue failed because of rejection. Besides their immunoisolation abilities semi-permeable membranes of microcapsules ensure access to nutrients or oxygen and transfer of peptide hormones. An established human parathyroid cell culture model was used to examine 30 cryopreserved specimens from patients with secondary hyperparathyroidism. We analyzed PTH secretion and function before and after microencapsulation with sodium cellulose sulphate (NaCS) and Poly-DADMAC (poly(diallyldimethylammonium chloride)). Cell viability of cryopreserved tissue in culture increased from 72% (±11,7) to 97% (±4,3) after two days. Physiological responsiveness to calcium suppression was still intact and comparable to the encapsulated group. Mean capsule diameter was 0,39 mm (±0,09), while pore size was 1,41 nm (1,28 – 21,57 nm) on average. PTH secretion of encapsulated cells in culture medium increased from 2096,64 pg/ml (±1705,14) 3 days after encapsulation to 5195,30 pg/ml (±4829,97) at day 9. This study shows that microencapsulation with NaCS and Poly-DADMAC allows nutritive supply and endocrine secretion of human parathyroid cells. Mean pore size of capsules should be suitable for immunoisolation, which has to be verified in further allo- and xenotransplantation studies.

Einleitung

Die permanente parathyreoprive Hypocalcämie stellt eine wesentliche Komplikation der Schilddrüsenchirurgie dar. Bei gegebener vitaler Gefährdung des Patienten durch tetanische Krampfanfälle ist eine lebenslange Calcium- und Vitamin D-Substitution notwendig. Bisherige Therapieversuche durch allogene Transplantation von humanem Nebenschilddrüsengewebe scheiterten letztendlich an der Rejektion der Parathyreozyten. Einen möglichen Lösungsansatz bieten die semipermeablen Membranen von Mikrokapseln, die neben ihren immunisolatorischen Eigenschaften die nutritive Versorgung und endokrine Sekretion der Zellen ermöglichen. Im Rahmen einer in vitro-Studie wurde die Mikroenkapsulierung von kultivierten humanen Parathyreozyten mit einer Polysalzmembran aus Natriumcellulosesulfat und Poly-DADMAC evaluiert.

Methodik

Aufbauend auf bereits etablierte Parathyreozytenkulturverfahren zur Funktionsdiagnostik wurde in 30 konsekutiven Einzelversuchen kryokonserviertes humanes Nebenschilddrüsengewebe von Patienten mit renalem Hyperparathyreoidismus als Einzelzellsuspensionskultur aufgearbeitet (DMEM, 10% FBS, 2% l-Glutamin, 1% PenStrep). Am 3. Versuchstag wurde das abzentrifugierte Zellpellet mit der anionischen Komponente Natriumcellulosesulfat und einem kationischen Fällbad aus Poly-DADMAC (Polydiallyldimethylammoniumchlorid) mikroenkapsuliert (Encapsulator Medical, Fa. Inotech AG). Die Untersuchung der mechanischen Eigenschaften und mittleren Porengrössen der Kapseln erfolgte mit speziellen Messvorrichtungen (LUMI-Tester) und HPLC-Chromatographiesäulen. Viabilitätstests, Parathormon(PTH)-Sekretionsanalysen, Calciumsuppressionstests sowie lichtmikroskopische Analysen wurden vor und nach Enkapsulierung durchgeführt.

Ergebnisse

Die mechanische Analyse der Kapselstrukur erbrachte einen mittleren Durchmesser von 0,39 mm ($\pm$0,09), δD bei Zerplatzen lag im Mittel bei 0,28 mm ($\pm$0,13) und der mittlere Zerplatzdruck betrug 411,93 kPa ($\pm$447,84). Eine Messung der Membranporengrösse ergab eine mittlere Trenngrenze von 1,41 nm (1,28 – 21,57 nm). Im Anschluss erfolgte die experimentelle Prüfung der Kapselfunktion im Zellkulturmodell. Die initiale Zellviabilität nach Aufarbeitung des kryokonservierten Gewebes lag bei 72% ($\pm$11,7) und stieg nach zweitägiger Kultivierung auf 97% ($\pm$4,3) an. Im Calciumsuppressionstest lag der maximale suppressive Effekt im Mittel bei 39,18% in der Einzelzellkultur vs. 28,54% bei den enkapsulierten Parathyreozyten. Dabei blieb die physiologische Steuerbarkeit der Parathyreozyten auch innerhalb der Kapseln erhalten. Der zeitliche Verlauf der endokrinen Sekretion nach Enkapsulierung erbrachte einen fast linearen Anstieg der mittleren PTH-Werte. Dieser betrug an Tag 3 2096,64 pg/ml ($\pm$1705,14) und stieg bis

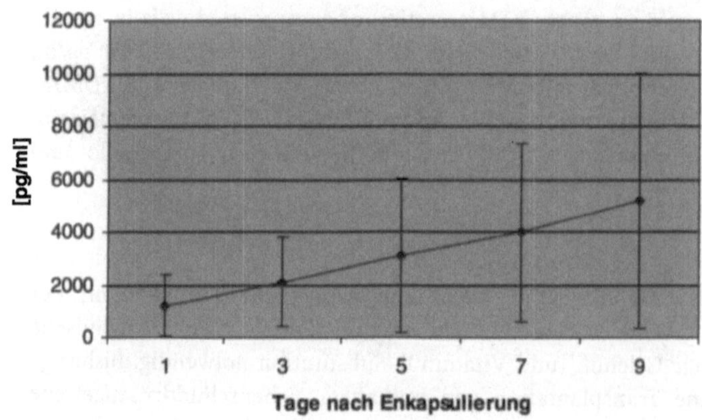

Abb. 1. Mittlere Parathormonsekretion mikroenkapsulierter humaner Parathyreozyten in Kulturmedium (DMEM)

zum 9. Tag auf 5195,30 pg/ml (± 4829,97) an (◘ Abbildung 1). Langzeitversuche mit einer kleineren Versuchsgruppe (n = 10) konnten am 80. Tag nach Enkapsulierung einen mittleren PTH-Wert von 63203,47 pg/ml (± 53662,58) nachweisen.

Diskussion

Die allogene Transplantation von Nebenschilddrüsengewebe ohne Immunsuppression war bislang erfolglos, da die Parathyreozyten trotz aufwendiger experimenteller und klinischer Ansätze („interim host system", [1]) letztendlich abgestossen wurden. Erfolgversprechender waren immunisolatorische Ansätze mit Alginatkapseln, die tierexperimentell längerfristige Transplantatfunktionen ermöglichten, dies in zwei klinischen Heilversuchen aber nicht bestätigen konnten [2]. Statt der Enkapsulierung ganzer Gewebepartikel könnte sich die Verkapselung von Einzelzellsuspensionskulturen [3] und die Verwendung anderer Enkapsulierungstechnologien [4] vorteilhaft auf das Transplantatüberleben auswirken.

Im Rahmen dieser in vitro-Studie konnten gezeigt werden, dass die vorliegende Enkapsulierungstechnologie die nutritive Versorgung und hormonelle Sekretion endokriner Zellen sicherstellt. Die Limitierung des auffälligen Anstiegs der Parathormonsekretionsleistung ist noch ungeklärt. Aufgrund der Trenngrösse der Membran sollte eine suffiziente Immunisolation gewährleistet sein, die allerdings noch in allogenen und xenogenen in vivo-Experimenten verifiziert werden muss.

Literatur

1. Sollinger HW, Mack E, Cook K, Belzer FO (1983) Allotransplantation of human parathyroid tissue without immunosuppression. Transplantation 36: 599–602
2. Hasse C, Klock G, Schlosser A, Zimmermann U, Rothmund M (1997) Parathyroid allotransplantation without immunosuppression. Lancet 350: 1296–1297
3. Picariello L, Benvenuti S, Recenti R, Formigli L, Falchetti A, Morelli A, Masi L, Tonelli F, Cicchi P, Brandi ML (2001) Microencapsulation of human parathyroid cells: an „in vitro" study. J Surg Res 96: 81–89
4. Dautzenberg H, Schuldt U, Grasnick G, Karle P, Müller P, Löhr M, Pelegrin M, Piechaczyk M, Rombs KV, Günzburg WH, Salmons B, Saller RM (1999) Development of cellulose sulfate-based polyelectrolyte complex microcapsules for medical applications. Ann NY Acad Sci 875: 46–63

Korrespondenzadresse: Dr. med. F. Ulrich, Klinik für Allgemein-, Viszeral- und Transplantationschirurgie, Charité, Campus Virchow-Klinikum, Augustenburger Platz 1, 13353 Berlin, Tel.: +49 30 450552001, Fax: +49 30 450552900, e-mail: frank.ulrich@charite.de

XXX. Thoraxchirurgie

Intravitalmikroskopische Untersuchungen zur temporären Mikroembolisation der Lunge im Rattenmodell

Unilateral microembolization of the lung: an in vivo videomicroscopic study of the pulmonary microcirculation in the rat

P. Schneider, M.-P. Schneider, H. J. Buhr

Chirurgische Klinik I, Universitätsklinikum Benjamin Franklin der Freien Universität Berlin

Abstract

Except in patients with resectable disease, treatment of pulmonary metastases is still disappointing. Regional chemotherapy may be a suitable method to deliver more effective doses to regionally confined tumors while minimizing systemic toxicity. We propose an unilateral chemoembolization of the lung applicable by endovascular method. An unilateral microembolization of the lung with degradable starch microspheres (DSM) alone (group 1) and combined with carboplatin (group 2) was performed on Sprague-Dawley rats (n = 12). Microcirculatory parameters were studied by *in vivo* videomicroscopy. After injection of DSM mean embolization time in subpleural capillaries was 7,1 ± 2,3 min, followed by a mean flow retardation of 14,3 ± 4,6 min. 21,4 ± 4,7 min after embolization original flow of erythrocytes was observed demonstrating reperfusion and reversibility of microembolization. After reperfusion relative fluorescence measured in subpleural alveoli was 0,13 ± 0,049 in group 1, 0,105 ± 0,016 in group 2 and 0,11 ± 0,036 in control group (n.s.). Alveolar septal diameter was 17,3 ± 1,13 μm in group 1, 16,8 ± 1,25 μm in group 2 and 16,6 ± 1,08 μm in control group (n.s.) demonstrating neither altered permeability nor pulmonary edema. For the first time unilateral microembolization of the lung could be established in an experimental model. By injection of DSM reversible embolization on arteriolar and capillary level could be demonstrated. Alveolar-capillary membrane disorder as symptom of early toxicity could not be detected even with additional application of carboplatin.

Einleitung

Die Effektivität der Chemotherapie kann durch die regionale Applikation in Kombination mit einer temporären Blutflussverlangsamung verbessert werden. Wir haben dieses neue Konzept in der experimentellen Behandlung von Lungenmetastasen erstmals eingesetzt. Das Ziel dieser Arbeit war es daher am Rattenmodell folgende Fragen zu klären:

- Führt die Applikation von DSM zu einer Embolisation und Blutflussverlangsamung auf arteriolärer und kapillärer Ebene?
- Wie lange hält die Embolisation und Blutflussverlangsamung an?
- Tritt eine Frühtoxizität nach Reperfusion auf?

Daher wurden die mikrozirkulatorischen Parameter (Erythrozytenfluss-geschwindigkeit (V_{RBC}), Permeabilität der alveolo-kapillaren Membran und interstitielles Ödem) während und nach der Mikroembolisation auf mikrozirkulatorischer Ebene mittels Intravitalmikroskopie untersucht.

Material und Methoden

Zwei Gruppen à 6 Tiere (männliche Sprague-Dawley Ratten, 300 – 380 g) wurden untersucht. In Gruppe I wurden 30 mg DSM/kg entsprechend 0,15 ml mit 9 mg DSM/Tier in die linke Pulmonalarterie injiziert. In Gruppe II wurde zusätzlich 15 mg/kg Carboplatin zum DSM gemischt. Um die einseitige Embolisation der linken Lunge ohne Manipulation der Lunge zu erreichen, wurden die DSM über einen Cava-Katheter injiziert. Gleichzeitig wurde durch Zug an einer Schlinge um die rechte Pulmonalarterie der Blutstrom aus dem Truncus pulmonalis mit dem Embolisat in die linke Lunge geleitet.

Nach Embolisation der linken Lunge wurde die V_{RBC} im subpleuralen Kapillarnetz in 2-minütigem Abstand bis zum Erreichen der Ausgangswerte gemessen. Nach Erreichen der Reperfusion wurde die Permeabilität der alveolo-kapillaren Membran und das interstitielle Ödem gemessen. Alle Messungen wurden mittels Intravitalmikroskopie durchgeführt [1].

Ergebnisse

Sofort nach Injektion von DSM bzw. DSM + Carboplatin fiel bei allen Tieren die V_{RBC} in den Alveolarkapillaren von $0{,}560 \pm 0{,}062$ mm/sec auf 0 mm/sec. Nach 6 Minuten bewegten sich die Erythrozyten wieder sehr langsam durch die Kapillaren. Nach 12 Minuten war bei allen Tieren wieder ein langsamer Fluss der Erythrozyten zu beobachten. Die V_{RBC} stieg bei allen Tieren an, um 12 bis 20 Minuten nach der Injektion wieder den physiologischen Ausgangswert zu erreichen. Die *Embolisation* dauerte $7{,}1 \pm 2{,}3$ Minuten. Die *Flussverlangsamung* dauerte $14{,}3 \pm 4{,}6$ Minuten. Die *Reperfusion* wurde nach $21{,}4 \pm 4{,}7$ Minuten nach Injektion der DSM erreicht. Der zeitliche Verlauf der V_{RBC} war zwischen Gruppe I und II nicht unterschiedlich. Nach der Reperfusion betrug die relative Fluoreszenz in den subpleuralen Alveolen $0{,}13 \pm 0{,}049$ in Gruppe I, $0{,}105 \pm 0{,}016$ in Gruppe II und $0{,}11 \pm 0{,}036$ in der Kontrollgruppe (n.s.). Der Durchmesser der alveolo-kapillaren Membran als Ausdruck des interstiellen Ödems betrug $17{,}3 \pm 1{,}13$ µm in Gruppe I, $16{,}8 \pm 1{,}25$ µm in Gruppe II und $16{,}6 \pm 1{,}08$ µm in der Kontrollgruppe (n.s.). Die Permeabilität der alveolo-kapillaren Membran stieg also nicht an und ein interstitiellen Ödems trat nicht auf.

Zusammenfassung und Schlussfolgerung

Die Injektion von DSM bzw. DSM + Carboplatin führt zu einer temporären, komplett reversiblen Embolisation in den Alveolarkapillaren. Dabei kam es zu keiner Störung der Permeabilität der alveolo-kapillaren Membran, bzw. nicht zur Ausbildung eines interstitiellen Ödems. Die einseitige Injektion von DSM in die Pulmonalarterie führt also zu einer temporären Mikroembolisation auf kapillärer Ebene. Die Mikroembolisation mit DSM und Carboplatin ist reversibel und führt nicht zu einer frühen Lungentoxizität. Die temporäre Mikroembolisation ist Grundlage der Chemoembolisation der Lunge, ein neues Therapiekonzept in der Behandlung von Lungenmetastasen [2].

Literatur

1. Schneider P, Foitzik T, Kahrau S, Podufal A, Buhr HJ (2001) An Experimental Rat Model for Studying Pulmonary Microcirculation by in Vivo Videomicroscopy. Microvasc Res 62: 421 – 435
2. Schneider P, Kampfer S, Loddenkemper C, Foitzik T, Buhr HJ (2002) Chemoembolization of the Lung Improves Tumor Control in a Rat Model. Clin Cancer Res 8: 2463 – 2468

Korrespondenzadresse: Dr. med. Paul Schneider, Chirurgische Klinik I, Universitätsklinikum Benjamin Franklin der Freien Universität Berlin, Hindenburgdamm 30, 12200 Berlin, Tel.: 030 8445 2543, Fax: 030 8445 2740, e-mail: p.schneider@ukbf.fu-berlin.de

Verzeichnis der Erstautoren

Sachregister

A

B

C

D

E

L

M

N

O

P

Q

R

S

T

U

V

W

Z

Chirurgisches Forum 2004

Berlin, 121. Kongress 27.04. – 01.05.2004

Vortragsanmeldungen

Die Sitzungen des FORUMs für experimentelle und klinische Forschung sind ein fester Bestandteil im Gesamtkongressprogramm. Sie bestehen aus 8-Minuten-Vorträgen mit 5-minütiger Diskussionszeit über Ergebnisse aus der experimentellen und klinischen Forschung. Zur Beteiligung sind bevorzugt der chirurgische Nachwuchs, aber auch junge Forscher aus anderen medizinischen Fachgebieten zur Pflege interdisziplinärer Kontakte aufgefordert. Verhandlungssprachen sind Deutsch und Englisch.

Als Leitthema der einzelnen Sitzungen sind vorgesehen: Wundheilung, Viszeralchirurgie (Oesophagus/Magen/Darm und Leber/Galle/Pankreas); Laparoskopische Chirurgie; Onkologie und onkologische Molekularbiologie; SIRS und Sepsis, Schock; perioperative Pathophysiologie, Organtransplantation; Endokrinologie; klinische Studien; Traumatologie inklusive Poly/Neurotrauma; Herzchirurgie; Thorax- und Gefäßchirurgie; Kinderchirurgie; Plastische Chirurgie und Tissue-Engineering.

Die Auswahl der Sitzungstitel für das endgültige Programm richtet sich danach, wieviele der Beiträge, die auf der Basis der Qualitätsbewertung ausgewählt wurden, den verschiedenen Themenkreisen zugeordnet werden können.

Bedingungen für die Anmeldungen

1. Für die Anmeldung von Beiträgen zum CHIRURGISCHEN FORUM ist eine Kurzfassung in **einfacher Ausfertigung** bis spätestens 30. September 2003 einzusenden:

   Sekretariat „Chirurgisches FORUM"
   Institut für Klinisch-Experimentelle Chirurgie
   Universitätsklinikum des Saarlandes
   66421 Homburg/Saar

   Bereits veröffentlichte Arbeiten dürfen nicht eingesandt werden, dies entspricht den Richtlinien der s.g. „Ingelfinger rule". Konkret beinhaltet dies Arbeiten, die über eine ISBN-Nummer abrufbar sind.

   (Angelik, M., J. P. Kassirer: The Ingelfinger rule revisited. New Engl. J. Med. 325 (1991), 1371).

   Eine FORUM-Anmeldung schließt eine gleichzeitige Anmeldung zu einem deutsch/englischsprachigen internationalen Fachkongress **nicht** aus.

2. Der Erstautor bestätigt durch seine Unterschrift, dass die gesetzlichen Bestimmungen des Tierschutzes bei tierexperimentellen Untersuchungen eingehalten worden sind.

3. Grundsätzlich ist die Anmeldung mehrerer verschiedener Beiträge möglich. Die Nennung als **Erstautor** ist nur **einmal** möglich!

4. Die Anmeldung eines Beitrages zum FORUM schließt die Anmeldung eines Vortrages mit dem gleichen Grundthema für eine andere Kongresssitzung im Chirurgenkonress aus.

Kurzfassung

5. Die Kurzfassung soll in klarer Gliederung ausschließlich objektive Fakten über die Zahl der Untersuchungen oder Experimente, die angewandten Methoden und endgültigen Ergebnisse enthalten. Ausführliche Einleitungen, historische Daten und Literaturübersichten sind zu vermeiden. Nur Mitteilungen von wesentlichem Informationswert ermöglichen eine sachliche Beurteilung durch die Mitglieder des wissenschaftlichen Beirates.

6. In der Internet-Anmeldung bzw. auf dem Formblatt (Beilage in den MITTEILUNGEN, ansonsten über die Deutsche Gesellschaft für Chirurgie oder Sekretariat „Chirurgisches FORUM" erhältlich) sind die Namen der Autoren, beginnend mit dem Vortragenden, Anschrift der Klinik oder des Institutes und der Arbeitstitel einzutragen. Die Anmeldungen sollten bevorzugt im Internet und nur noch in Ausnahmefällen auf dem

Formblatt erfolgen. **Bitte beachten Sie, dass Ihr Abstract im Falle der Annahme im Internet veröffentlicht wird und sich daher nicht von Ihrem Manuskript unterscheiden darf (Autoren, Titel, Daten).**

7. Da sich die Deutsche Gesellschaft für Chirurgie einer „Empfehlung über die Begrenzung der Autorenzahl" angeschlossen hat (siehe MITTEILUNGEN Heft 4/1975, Seite 140), können einschließlich des Vortragenden nur 4 Autoren genannt werden. Lediglich bei interdisziplinären Arbeiten aus 2 Instituten sind insgesamt 6 Autorennamen möglich, bei Arbeiten aus 3 oder mehr Instituten ist die Nennung von max. 8 Autoren möglich. Die Richtlinien zur Koautorenschaft beinhalten, dass nur der Koautor sein kann, der einen substantiellen Beitrag zu Konzeption, Design, Analyse oder Interpretation der Untersuchung geleistet und das Manuskript miterarbeitet bzw. kritisch durchgesehen und gebilligt hat (Anderson, C.: Writer's cramp. Nature (Lond.) **355** (1992), 101). Seniorautoren sollten nur als Autoren erscheinen, wenn sie die Entstehung des Manuskriptes von der Erarbeitung der Daten bis zur Abfassung kennen und es auch gelesen haben (M. Rothmund: Qualitätssicherung bei Publikationen. Dtsch. Med. Wschr. 117 (1992), 1834–1858).
8. Dem Text der Kurzfassung wird nur der Arbeitstitel ohne Autorennamen vorausgestellt, damit eine anonyme Weiterbearbeitung gesichert ist. Der Umfang darf das angegebene Feld nicht überschreiten. Die eigene Klinik (Institut) darf im Text nicht erwähnt oder zitiert werden. Der Erstautor (bitte korrekte Anschrift!) erhält vom Forumssekreteriat eine Bestätigung des Eingangs der Kurzfassung.
9. Jeder Beitrag soll vom Autor durch Ankreuzen für eines der oben angegebenen Leitthemen vorgeschlagen werden.
10. Bitte schicken Sie mit Ihrer Kurzfassung eine Diskette, die die Kurzfassung enthält, falls sie **nicht** über das Internet anmelden.

Anonyme Bearbeitung

11. Vor der Sitzung des FORUM-Ausschusses werden die Beiträge anonym (ohne Nennung der Autoren und der Herkunft) zur Beurteilung an die Mitglieder des wissenschaftlichen Beirats und die externen Fachgutachter versandt (Bestimmung für den FORUM-Ausschuss, siehe MITTEILUNGEN, Heft 5/1990, Seite 24).
12. Die Autoren der Beiträge werden bis Mitte November des Vorjahres vor dem Kongress verständigt, ob ihr Beitrag angenommen wurde. **Bei Annahme muss ein Manuskript erstellt werden (s.u.); ansonsten muss der Vortrag aus dem Kongressprogramm gestrichen werden.**

Manuskript

13. Das Manuskript ist in doppelter Ausfertigung mit folgender Gliederung einzureichen:

    - deutscher und englischer Titel
    - sämtliche Autoren
    - beteiligte Institute und Kliniken
    - Abstract in Englisch
    - Einleitung, Methodik, Ergebnisse, Diskussion in Deutsch
    - Literaturangaben (max. 5)
    - vollständige Korrespondenzadresse des Erstautors mit Fax und e-mail.

    Zusätzlich muss eine Diskette (MS Word 6.0 für Windows oder Mac) dem Manuskript beiliegen. Ein identischer Ausdruck in doppelter Ausfertigung ist ebenfalls mitzusenden.

    Wenn keine Bilder oder Tabellen eingereicht werden, darf das gesamte Manuskript im Ausdruck **maximal 3½ Seiten** (bei 4 cm Rand allseitig, maximal 35 Zeilen pro Seite bei 1½-zeiligem Abstand, pitch 11) umfassen.

    Jede Schwarzweiß-Abbildung (schematische Strichabbildung) oder Tabelle verkürzt den zulässigen Schreibmaschinentext mindestens um ½ Textseite. Es werden Positivabzüge (tiefschwarz) in Endgröße erbeten. Abbildungen und Tabellen sind arabisch zu nummerieren, die Abbildungen sind mit einer Überschrift zu versehen. Für jede Abbildung oder Tabelle ist eine prägnante Legende auf gesondertem Blatt erforderlich. Die Autoren müssen darauf achten, dass sämtliche in den Abbildungen oder Tabellen vorkommenden Abkürzungen in der Legende erklärt werden. Halbtonbilder oder Röntgenbilder werden nicht angenommen. Strichabbildungen, die mit einem PC erstellt werden, müssen über Laserdrucker ausgegeben werden (kein Nadeldrucker).

Das Literaturverzeichnis darf 5 Zitate nicht überschreiten. Es sind 1. sämtliche Autorennamen mit den Initialen der Vornamen (grundsätzlich nachgestellt); 2. Jahreszahl in Klammer; 3. vollständiger Titel der zitierten Arbeit; 4. abgekürzter Titel der Zeitschrift (nach Index medicus); 5. Bandzahl (arabische Ziffern); und 6. Anfangs- und Endseitenzahl der Arbeit anzugeben, z. B.:

Sawasti P, Watsnabe M, Weronawitti T (1979) Gallensteine in Asien. Chirurg 50: 57–64.

Bei Büchern sind 1. sämtliche Autorennamen mit den Initialen der Vornamen (grundsätzlich nachgestellt); 2. Erscheinungsjahr in Klammer; 3. Titel des Kapitels; 4. Namen der Herausgeber (Initialen des Vornamens nach den Herausgebern gestellt); 5. vollständiger, nicht abgekürzter Buchtitel; 6. Verlag; 7. Verlagsort; und 8. Anfangs- und Endseitenzahl des zitierten Kapitels anzugeben, z. B.:

Encke, A. Hanisch E (1990) Management inklusive intensivmedizinischer Überwachung und Therapie bei gastrointestinaler Blutung. In: Häring R (Hrsg.) Gastrointestinale Blutung. Blackwell Überreuter, Berlin, S. 39–43.

14. Die redaktionellen Vorschriften sind sorgfältig zu beachten. Gelegentlich trotzdem erforderlich werdende redaktionelle Änderungen im Rahmen der gegebenen Vorschriften behält sich die Schriftleitung vor.
15. Der Beitrag wird nach Korrektur der Umbruchabzüge mit Unterschrift vom Erstautor zum Druck freigegeben.
16. Das Manuskript wird im FORUM-Band, der als Periodikum fortlaufend nummeriert geführt wird, jedoch nicht in Medline etc. gelistet ist, vor dem nächsten Kongress gedruckt vorliegen; das Abstract wird zusätzlich im Internet unter der Kongressadresse veröffentlicht.

Einsendeschluss

17. Manuskripte, die nicht termingerecht eingehen, können im FORUM-Band nicht berücksichtigt werden und **schließen eine Aufnahme in das endgültige Kongressprogramm aus.**
18. Die Prüfung der Korrekturabzüge erfolgt durch den Erstautor, ein nachträglicher Wechsel in der Autorenfolge ist nicht zulässig.
19. Lieferung von Sonderdrucken nur bei sofortiger Bestellung nach Aufforderung durch den Verlag und gegen Berechnung.

Wissenschaftlicher Beirat im FORUM-Ausschuss der Deutschen Gesellschaft für Chirurgie

M. D. Menger, Homburg/Saar
Vorsitzender des Beirates

M. Laschke und J. Slotta
für das FORUM-Sekretariat